AF752865

Jelena Krmpotić-Nemanić
Wolfgang Draf · Jan Helms

Chirurgische Anatomie des Kopf-Hals-Bereiches

Geleitwort von H.-J. Denecke

Mit 233 zum großen Teil farbigen Abbildungen

Springer-Verlag Berlin Heidelberg GmbH

Professor Dr. Jelena Krmpotić-Nemanić
Anatomisches Institut, Šalata 11, Zagreb/Jugoslawien

Professor Dr. Wolfgang Draf
Städtische Kliniken, Klinik für HNO-Krankheiten und Plastische Gesichtschirurgie,
Pacelliallee 4, 6400 Fulda, Bundesrepublik Deutschland

Professor Dr. Jan Helms
HNO-Klinik der Universität,
Langenbeckstr. 1, 6500 Mainz, Bundesrepublik Deutschland

CIP-Kurztitelaufnahme der Deutschen Bibliothek
Krmpotić-Nemanić, Jelena: Chirurgische Anatomie des Kopf-Hals-Bereiches/
Jelena Krmpotić-Nemanić; Wolfgang Draf; Jan Helms.
Mit einem Geleitwort von H.-J. Denecke.
Berlin; Heidelberg; New York; Tokyo: Springer, 1985

NE: Draf, Wolfgang; Helms, Jan.

Das Werk ist urheberrechtlich geschützt. Die dadurch begründeten Rechte, insbesondere die der Übersetzung, des Nachdrucks, der Entnahme von Abbildungen, der Funksendung, der Wiedergabe auf photomechanischem oder ähnlichem Wege und der Speicherung in Datenverarbeitungsanlagen bleiben, auch bei nur auszugsweiser Verwertung, vorbehalten. Die Vergütungsansprüche des § 54, Abs. 2 UrhG werden durch die „Verwertungsgesellschaft Wort", München, wahrgenommen.

ISBN 978-3-662-11320-2 ISBN 978-3-662-11319-6 (eBook)
DOI 10.1007/978-3-662-11319-6

© by Springer-Verlag Berlin Heidelberg, 1985

Ursprünglich erschienen bei Springer-Verlag Berlin Heidelberg New York 1985.
Softcover reprint of the hardcover 1st edition 1985

Die Wiedergabe von Gebrauchsnamen, Handelsnamen, Warenbezeichnungen usw. in diesem Werk berechtigt auch ohne besondere Kennzeichnung nicht zu der Annahme, daß solche Namen im Sinne der Warenzeichen- und Markenschutz-Gesetzgebung als frei zu betrachten wären und daher von jedermann benutzt werden dürften.

Produkthaftung: Für Angaben über Dosierungsanweisungen und Applikationsformen kann vom Verlag keine Gewähr übernommen werden. Derartige Angaben müssen vom jeweiligen Anwender im Einzelfall anhand anderer Literaturstellen auf ihre Richtigkeit überprüft werden.

2122/3130-543210

Geleitwort

Der klinisch und operativ an Kopf und Hals tätige Arzt hat immer schon den Wunsch gehabt, eine Anatomie dieser Region zur Verfügung zu haben, in der er sich schnell und sachlich orientieren kann. Es gibt zwar eine Reihe sehr guter anatomischer Atlanten und Bücher, doch ist darin häufig eine rasche Orientierung, z.B. *intra operationem,* durch einen ausführlichen, mehr anatomisch ausgerichteten Text erschwert. Außerdem lassen sie die klinischen Belange vielfach vermissen.

Die Hauptautorin dieses Buches ist in der glücklichen Lage, neben ihrer anatomischen Ausbildung und Lehrtätigkeit auch eine klinisch-operative Ausbildung zu besitzen, die sie in einer hervorragenden oto-rhino-laryngologischen Schule (ŠERCER) erworben hat. Aus diesem Grunde konnte sie die Probleme des operierenden Arztes und die Besonderheiten der Zugangswege zu tiefer gelegenen Regionen in die anatomischen Abbildungen hineinarbeiten. Zudem hat sie zwei bekannte Operateure als Co-Autoren gewonnen, die ihr beratend zur Seite standen. – Der Text wurde bewußt knapp gehalten, damit Übersicht und rasche Orientierungsmöglichkeit erhalten blieben. Trotzdem sind alle klinisch wesentlichen Einzelheiten und ihre Variationen dargestellt. Auf diese Weise haben die Autoren einen Weg gefunden, der dem Kliniker und dem Operateur die häufig schwierige Anatomie im Kopf- und Halsbereich anschaulich vermittelt. Sowohl dem Erfahrenen als auch dem Lernenden ist das Studium des Bandes besonders anzuempfehlen.

Möge dem Buch ein glücklicher Weg beschieden sein, und möge es die weite Verbreitung in den verschiedenen Fachdisziplinen finden, die ihm gebührt.

Heidelberg H.-J. DENECKE

Vorwort

Die vorliegende chirurgische Anatomie des Kopf-Hals-Bereiches ist nach einer Anregung von Herrn DENECKE (Heidelberg) entstanden, um eine Lücke in den chirurgisch-anatomischen Darstellungen dieser Region auszufüllen. Es war unser Ziel, die Anatomie des Operationsgebietes bei Eingriffen an Kopf und Hals aus der Perspektive des Operateurs darzustellen. Bei vielen Abbildungen wurden aus diesem Grunde die Haut und die über dem Operationsfeld liegenden und zu entfernenden Gebilde durchsichtig dargestellt und tiefer liegende Strukturen hervorgehoben. In anderen Abbildungen wurden die tiefliegenden Konturen strichförmig in die Oberfläche des Operationsfeldes projiziert. Während der wesentliche Anteil aller Abbildungen entsprechend den operativen Zugangswegen neu zu zeichnen war, wurden einige ausgezeichnete und informationsreiche Abbildungen aus den Werken von DENECKE und GULEKE, LANG in LANZ-WACHSMUTH und KEMPE übernommen.
Der Text enthält alle wichtigen topographischen Hinweise; er ersetzt naturgemäß nicht das Studium der anatomischen und der chirurgischen Literatur. Angefügt sind Hinweise auf die chirurgische Relevanz der wiedergegebenen Darstellungen und eine kleine Literatursammlung.
Um chirurgischen Bedürfnissen zu entsprechen, wurde nicht immer die neueste anatomische Nomenklatur verwendet. Diese liegt noch nicht in endgültiger Form fest und ihre Übertragung in den chirurgischen Sprachgebrauch wird der Zukunft vorbehalten bleiben. Gelegentlich wurden einer Bezeichnung Termini anderer Nomenklaturen in Klammern zugefügt.
Die neu entstandenen Zeichnungen wurden mit Sorgfalt, Präzision und dankenswerter Mühe durch die akademische Zeichnerin EDITA SCHUBERT erstellt.
Diese chirurgische Anatomie entstand in verständnisvoller Diskussion jedes einzelnen Bildes zwischen der Anatomin und den HNO-Chirurgen.
Wir hoffen, daß damit das Erlernen und die Ausführung chirurgischer Eingriffe in einem Gebiet mit besonderen topographisch-anatomischen Schwierigkeiten erleichtert wird. Angesprochen sind die Hals-, Nasen-, Ohren-, Kiefer-, Gesichts- und Neurochirurgen.
Wir danken den Mitarbeitern des Springer-Verlages für ihre verständnisvolle Unterstützung und Hilfe bei der Herstellung dieses Buches.

Zagreb — J. KRMPOTIĆ-NEMANIĆ
Fulda — W. DRAF
Mainz — J. HELMS

Inhaltsverzeichnis

1 Oberer Hals und Thorax

1.1 (1 – 3) Die Topographie des oberen Mediastinums (in Anlehnung an Pernkopf)

Sowohl für die computertomographische Beurteilung des Mediastinums als auch für die Mediastinoskopie ist die topographische Orientierung an Horizontalschnitten zweckmäßig. (1) zeigt die Situation in Höhe des ersten bis zweiten Brustwirbels und des Jugulums. Die nächste Schnittebene (2) liegt auf der Höhe des III. Brustwirbels etwa 5 cm caudal der Oberkante des Manubrium sterni. (3) stellt die topographischen Verhältnisse in Höhe der Bifurkation der Trachea (V. Brustwirbel) dar.

Chirurgische Relevanz

Mediastinoskopie, computertomographische Diagnostik des oberen Mediastinums

Pernkopf E u. Ferner H (1963)

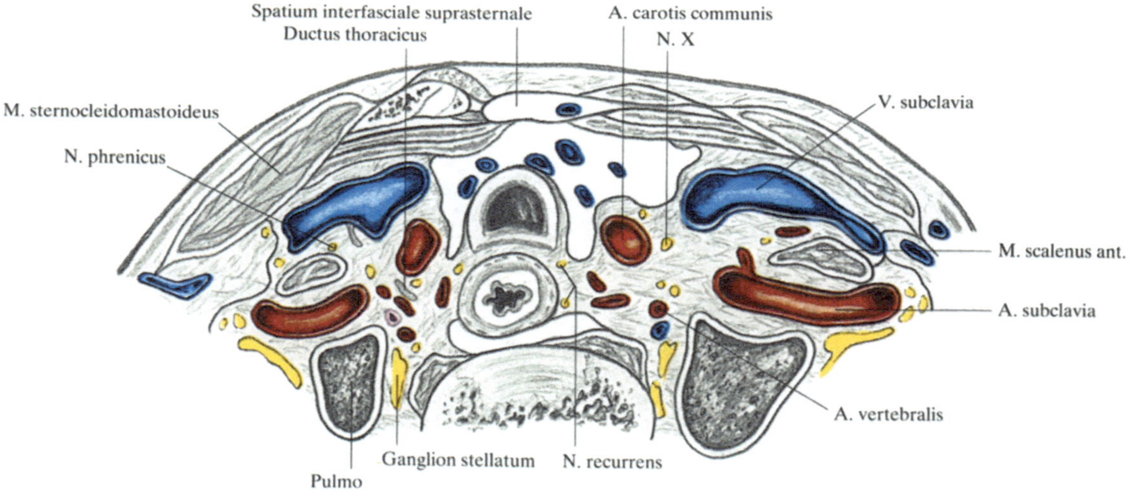

1

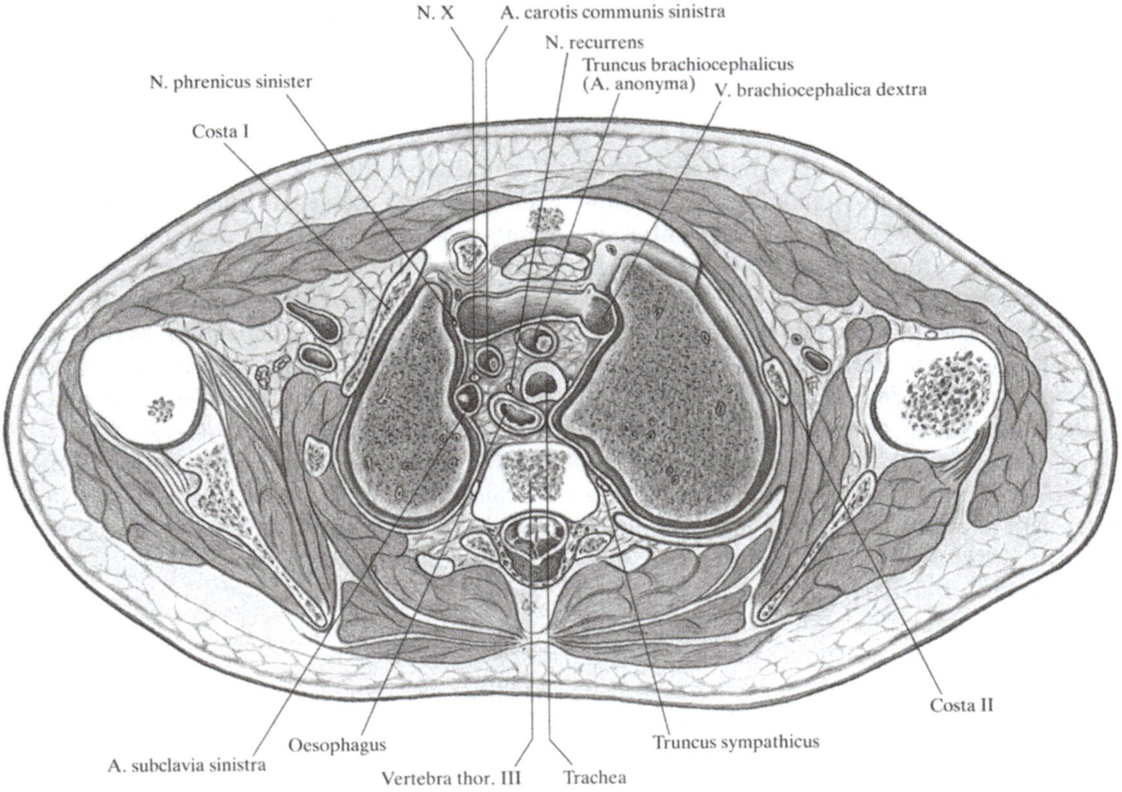
N. X
A. carotis communis sinistra
N. recurrens
Truncus brachiocephalicus
(A. anonyma)
V. brachiocephalica dextra
N. phrenicus sinister
Costa I
Costa II
Truncus sympathicus
Oesophagus
A. subclavia sinistra
Vertebra thor. III
Trachea

2

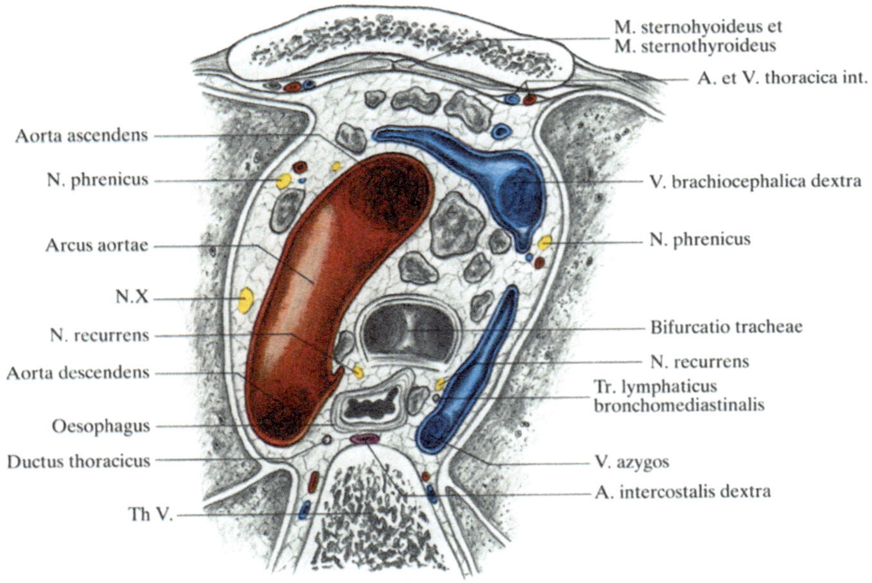
M. sternohyoideus et
M. sternothyroideus
A. et V. thoracica int.
Aorta ascendens
N. phrenicus
V. brachiocephalica dextra
N. phrenicus
Arcus aortae
N.X
Bifurcatio tracheae
N. recurrens
N. recurrens
Aorta descendens
Tr. lymphaticus
bronchomediastinalis
Oesophagus
Ductus thoracicus
V. azygos
A. intercostalis dextra
Th V.

3

1.2 Die normale Entwicklung der Aortenbogenäste (aus Krmpotić)

Im Regelfall entwickeln sich der Arcus aortae aus dem IV. linken und der proximale Teil der A. subclavia dextra aus dem IV. rechten Kiemenbogen. Die Aa. carotides externae entstehen aus den sogenannten ventralen Aorten, die Aa. carotides internae aus den dorsalen Aorten und der III. Kiemenbogenarterie. Aus dem Verbindungsstück der ventralen Aorta zwischen den III. und IV. Kiemenbogen werden die Aa. carotides communes gebildet. Der Anfangsteil des VI. Kiemenbogens bildet die Äste der A. pulmonalis. Auf der linken Seite entsteht aus dem dorsalen Teil des VI. Kiemenbogens der Ductus arteriosus Botalli, der in der Regel nach der Geburt obliteriert.

Bleiben von den embryonalen Kiemenbögen Teile der Verbindungsstücke erhalten, kommt es zur Entstehung von Gefäßanomalien, deren Erstsymptome Dysphagie und Dyspnoe sein können. Selektive und supraselektive Angiographietechniken haben zu einem besseren Verständnis des Entstehungsmechanismus der Kiemenbogengefäßmißbildungen geführt (Merland u.Mitarb.). Man kann sie in aktive und inaktive Mißbildungen einteilen. Zu den *aktiven Gefäßmißbildungen* werden die arterio-venösen Fisteln und die arterio-venösen Angiome gezählt. Als *inaktive Gefäßmalformationen* werden kapilläre Angiome, venöse Angiome und die Kavernome gezählt. Diese Klassifikation ist Voraussetzung für eine gezielte Therapie in Form von Embolisation, chirurgischer Resektion und Gefäßrekonstruktion.

Krmpotić-Nemanić J (1978)
Merland JJ u.Mitarb. (1980)

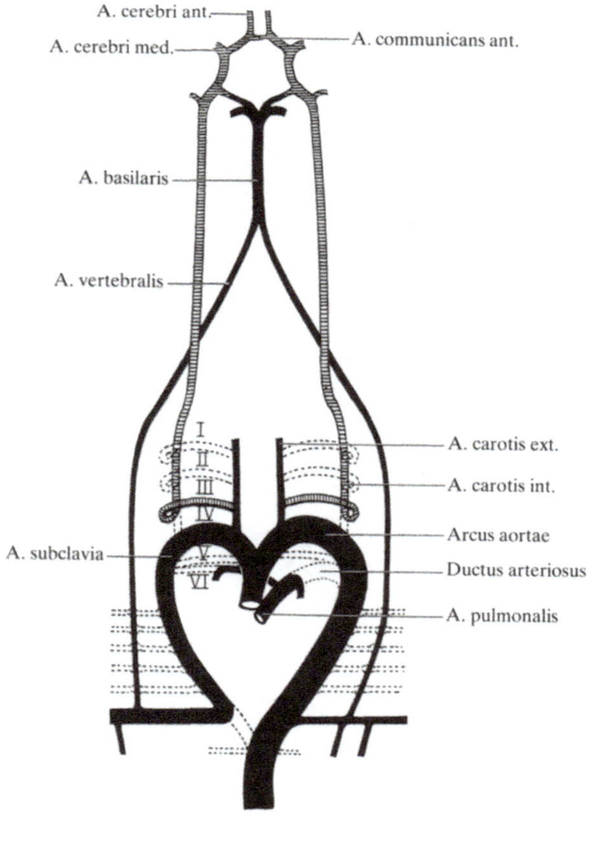

1.3 (1 – 4) Die Anomalien des Aortenbogens (nach Rowe u.Mitarb.)

Die Anlage eines doppelten Aortenbogens kann eine Kompression der Speiseröhre hervorrufen (1, Prot u.Mitarb.). Eine weitere Anomalie ist der sogenannte rechtsseitige Aortenbogen (2). Seine Äste können entweder spiegelbildlich verzweigt sein (2) oder eine aberrante A. subclavia sin. aufweisen, die vom Aortenbogen am Übergang zur Aorta descendens abgeht (3, Rowe u.Mitarb.). Beschrieben wurden ein rechter Aortenbogen mit einem retrooesophagealen Truncus brachiocephalicus sinister (Locatelli u.Mitarb.) und ein sogenannter Ductus arteriosus apertus (4). Sowohl im Anfangsteil des Aortenbogens als auch am Ductus Botalli kann der Arcus aortae stenosiert sein.
Die Bedeutung solcher Anomalien wurde durch Desnos u.Mitarb. hervorgehoben, indem als häufigste Ursache von tracheobronchialen Stenosen mit Stridorbildung eine vaskuläre Kompression durch Gefäßmißbildung festgestellt wurde.

Chirurgische Relevanz

Bronchoskopie, Oesophagoskopie, Mediastinoskopie, Differentialdiagnose der Dysphagie

Desnos J u.Mitarb. (1981)
Leonardi HK u.Mitarb. (1980)
Locatelli E u.Mitarb. (1977)
Prot D u.Mitarb. (1979)
Rowe LD u.Mitarb. (1978)

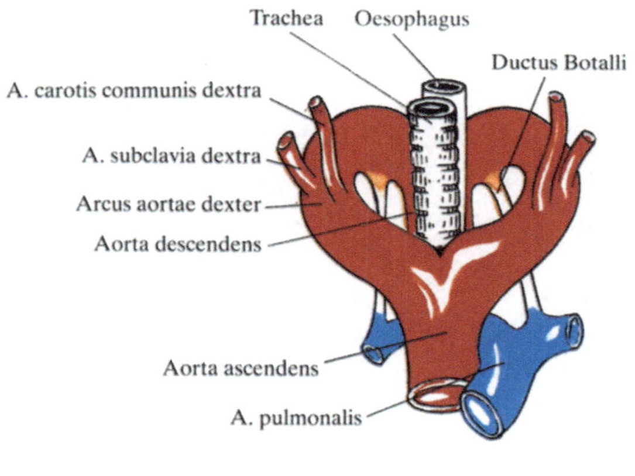

1

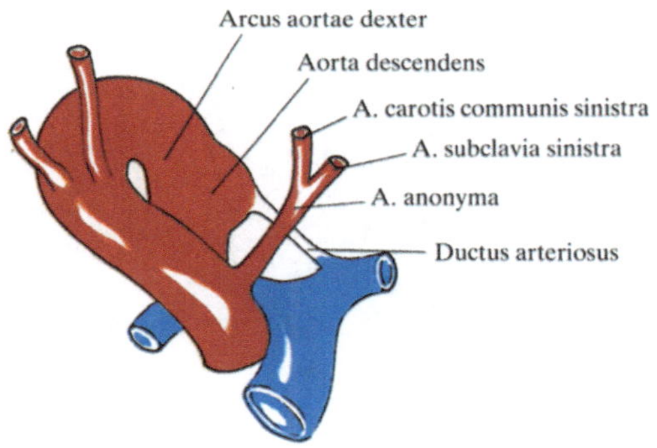

2

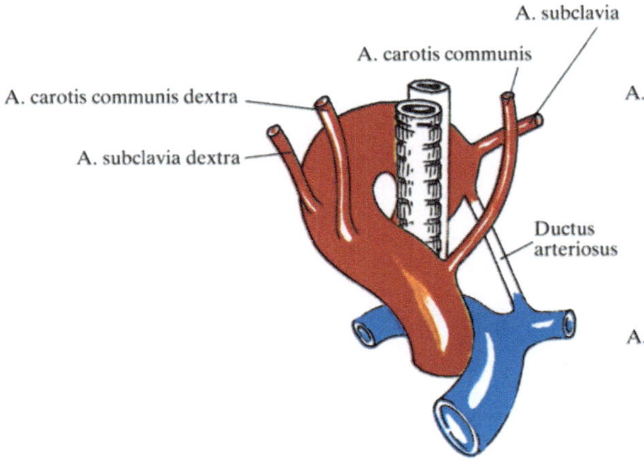

3

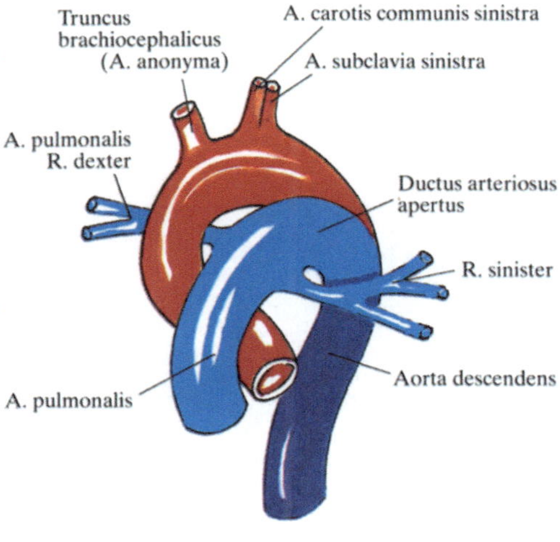

4

1.4 (1 – 2) Hochverlagerung des Aortenbogens (Aus Krmpotić-Nemanić)

Der Arcus aortae kann bis in die Fossa jugularis nach cranial verlagert sein und horizontal (1) oder schräg mit der erweiterten A. anonyma über die Trachea verlaufen (2). Dabei kann die Beziehung von Trachea und Oesophagus zu den vom Aortenbogen abgehenden großen Arterien variieren. Vor allem bei Tracheotomie, Mediastinoskopie und in der Schilddrüsen- und Nebenschilddrüsenchirurgie sind derartige, seltene Gefäßvarianten zu bedenken. Muß in einem solchen Fall eine Tracheotomie erfolgen, kommt der Protektion der Gefäße durch einen Brustlappen (Denecke) im Sinne der plastischen Tracheotomie besondere Bedeutung zu.

Chirurgische Relevanz

Eingriffe am Hals, Tracheotomie, Schilddrüsen- und Nebenschilddrüsenoperationen, Mediastinoskopie

Denecke HJ (1980)
Krmpotić-Nemanić J (1978)
Nitzsche H (1980)
Tiraboschi R u.Mitarb. (1980)

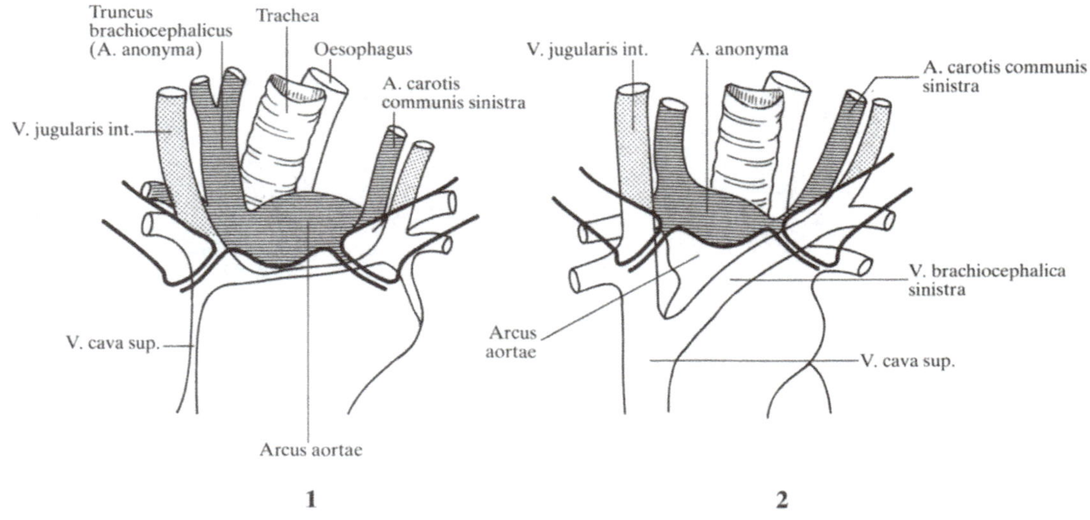

1.5 (1 – 2) Der zervikale Arcus aortae (nach Tiraboschi u.Mitarb.)

Der Aortenbogen und seine Äste können im Sinne einer Malformation hoch und seitlich verlagert im Halsbereich liegen („Cervical Aortic Arch"; Krmpotić-Nemanić, Nitzsche, Tiraboschi). Dabei kann der Aortenbogen mehr auf der rechten Seite liegen und zwischen Arcus und Aorta descendens einen Isthmus aufweisen (1) (Tiraboschi u.Mitarb.). Es besteht auch die Möglichkeit, daß der Aortenbogen auf der linken Seite liegt und gleichzeitig eine aberrante A. subclavia dextra aufweist. Zusätzlich kann sich in solchen Fällen eine Verengung am Übergang des Arcus aortae in die Aorta descendens und gleichzeitig eine Erweiterung des Anfangsteils der Aorta descendens finden (2) (Tiraboschi u.Mitarb., Nitzsche).

Chirurgische Relevanz

Eingriffe am Hals, Schilddrüsen- und Nebenschilddrüsenchirurgie, Tracheotomie, Mediastinoskopie

Krmpotić-Nemanić J (1978)
Nitzsche H (1980)
Tiraboschi R u.Mitarb. (1980)

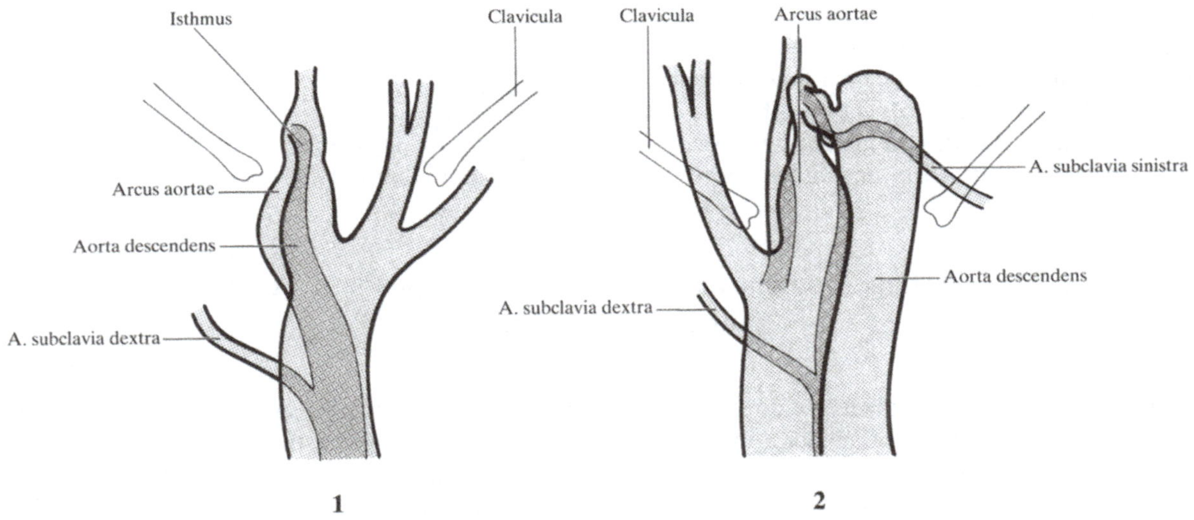

1.6 (1 – 10) Variationsmöglichkeiten und Anomalien der Aortenbogenäste (aus Krmpotić-Nemanić)

In (1) ist der „normale“ Abgang der Aortenbogenäste von rechts nach links dargestellt: Truncus brachiocephalicus (A. anonyma), die sich in die Carotis communis dextra und subclavia dextra verzweigt, weiterhin die Aa. carotis communis sinistra und subclavia sinistra.

Von den Aa. subclaviae entspringen die Aa. vertebrales.

Unter den mannigfaltigen Variationen können *etwa 10 Hauptverzweigungstypen* unterschieden werden. Die Variationen betreffen sowohl die Zahl als auch die Reihenfolge der Gefäßursprünge:

Der Truncus brachiocephalicus (A. anonyma) und die A. carotis communis sinistra haben einen gemeinsamen Ursprung (2). Die A. vertebralis sinistra entspringt als selbständiger Ast aus dem Arcus aortae medial von der A. subclavia sinistra (3). Die A. vertebralis sinistra entsteht zusammen mit der A. subclavia sinistra. Gleichzeitig haben die übrigen Äste einen gemeinsamen Ursprung (4). Die A. vertebralis sinistra entwickelt sich als selbständiger Ast aus dem Arcus aortae lateral der A. subclavia sinistra (5). Die beiden linken Aa. carotides entspringen aus dem Truncus brachiocephalicus (A. anonyma) (6). Die A. subclavia dextra geht als letzter Ast des Arcus aortae in der Nähe des Übergangs zur Aorta descendens hervor und kann vor oder hinter der Trachea oder hinter dem Oesophagus auf die rechte Seite gelangen (Locatelli) (7). Kemmetmüller beschrieb folgende Variation in den Abgängen von rechts nach links (8): Truncus brachiocephalicus (A. anonyma), A. thyroidea ima, A. carotis communis sinistra, A. vertebralis medialis, A. vertebralis lateralis (beide Vertebralarterien sind nach links verlagert und deshalb anders benannt). Aus der A. vertebralis lateralis geht eine A. thyroidea ima hervor, wenn diese nicht zwischen Truncus brachiocephalicus (A. anonyma) und A. carotis communis sinistra entspringt (9). Die A. vertebralis dextra entspringt als letzter Ast aus dem Arcus aortae (10) (Krause, Holzapfel, Kemmetmüller).

Chirurgische Relevanz

Eingriffe am Hals, Schilddrüsen- und Nebenschilddrüsenchirurgie, Tracheotomie, Mediastinoskopie

Holzapfel G (1899)
Kemmetmüller H (1911)
Krause W (1905)
Krmpotić-Nemanić J (1978)
Locatelli E u.Mitarb. (1977)

1.7 (1 – 2) Lageanomalie des Truncus brachiocephalicus (A. anonyma) (aus Krmpotić-Nemanić)

Der Truncus brachiocephalicus (A. anonyma) liegt in 52% der Fälle in der Medianebene, in 43% links und in 5% rechts von der Luftröhre (Conso u.Mitarb.). Auch bei normaler Lage ventral der Trachea kann sie, vor allem nach Tracheotomie zu schweren Blutungen Anlaß geben (Zanolli u. Viada). Deshalb ist bei der Tracheotomie auf eine ausreichende Protektion dieses Gefäßes durch entsprechende Lappenbildungen von der Trachea (Björk) oder Brusthautlappen (Denecke) zu achten. Gelegentlich ist die Trachea durch die A. anonyma komprimiert und gibt zu Stridor Anlaß (Narcy u.Mitarb., Schlemmer u.Mitarb.). Die Teilungsstelle liegt in der Regel oberhalb der Incisura jugularis. Die A. anonyma kann gelegentlich weiter cranial in die Halsregion reichen und die Trachea teilweise (1) oder vollständig (2) von links unten schräg nach rechts oben überkreuzen. Die Teilungsstelle liegt dann in Schilddrüsennähe. Diese Variante kann bei Halsverletzungen, der Tracheotomie und der Mediastinoskopie, aber auch bei Larynxteilresektionen und der Laryngektomie zu Komplikationen führen [s. Abb. 1.4 (1 – 2)].

Chirurgische Relevanz

Eingriffe im medialen Halsbereich, Tracheotomie, Mediastinoskopie, Schilddrüsen- und Nebenschilddrüsenchirurgie

Björk V (1969)
Conso JF u.Mitarb. (1974)
Denecke HJ (1980)
Draf W (1978)
Krmpotić-Nemanić J (1978)
Narcy P u.Mitarb. (1979)
Schlemmer M u.Mitarb. (1979)
Zanolli L u. Viada J (1979)

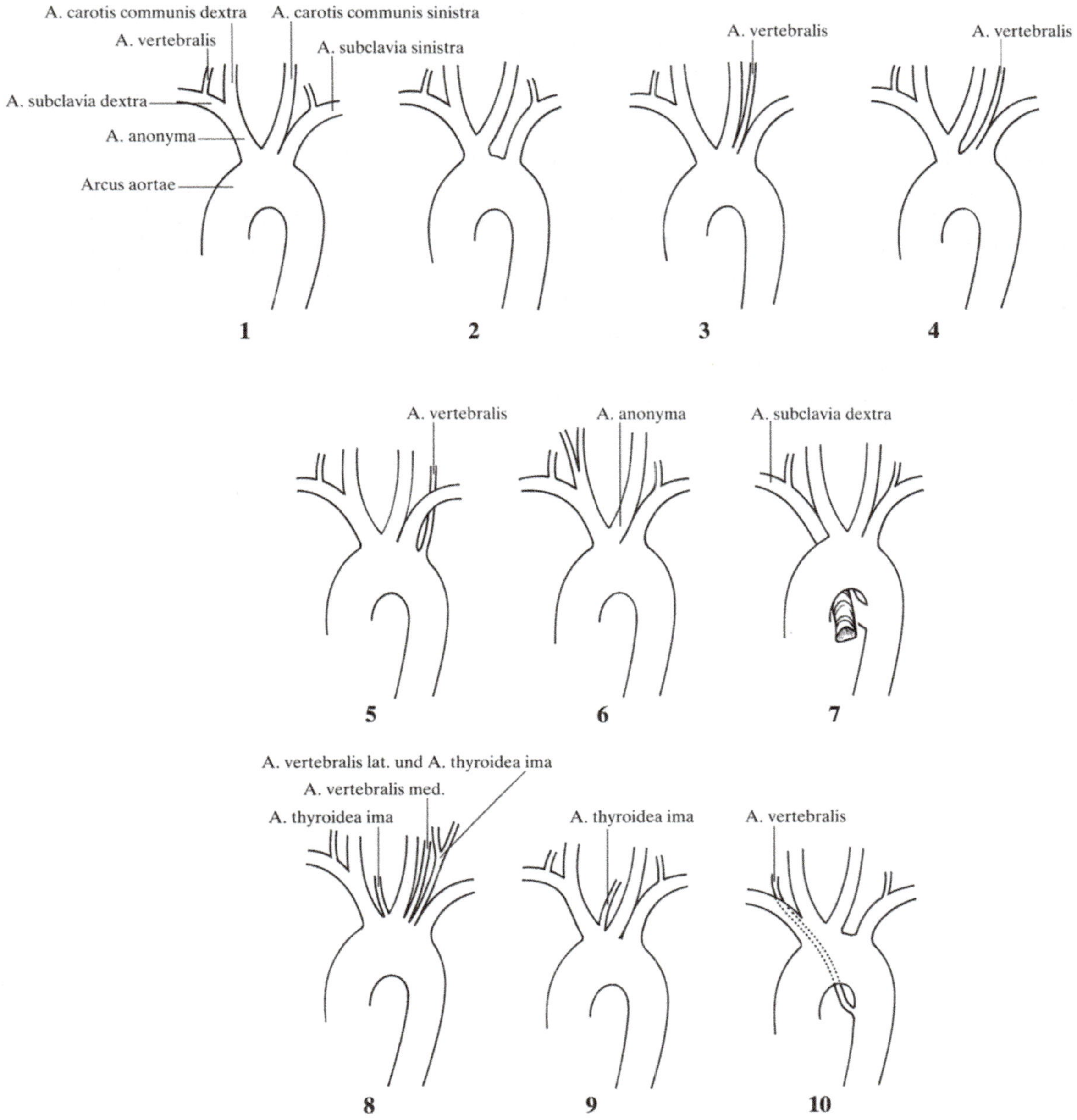
A. carotis communis dextra
A. carotis communis sinistra
A. vertebralis
A. subclavia sinistra
A. subclavia dextra
A. anonyma
Arcus aortae
A. vertebralis
A. vertebralis
1
2
3
4
A. vertebralis
A. anonyma
A. subclavia dextra
5
6
7
A. vertebralis lat. und A. thyroidea ima
A. vertebralis med.
A. thyroidea ima
A. thyroidea ima
A. vertebralis
8
9
10

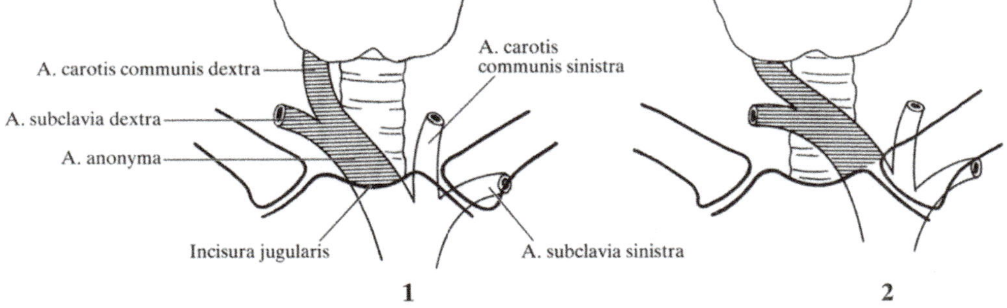
A. carotis communis dextra
A. carotis communis sinistra
A. subclavia dextra
A. anonyma
Incisura jugularis
A. subclavia sinistra
1
2

1.8 (1 – 3) Die Topographie des Halses an horizontalen Schnitten (nach Pernkopf)

Von unten nach oben sind Querschnitte in Höhe des VII. Halswirbels und des Isthmus glandulae thyroideae (1), in Höhe des V. – VI. Halswirbels mit Hypopharynx und Aditus ad laryngem (2) und in Höhe des Dens axis und Atlas mit dem Oropharynx dargestellt (3).
Die diagnostischen Möglichkeiten von Ultraschall und Computertomographie erfordern zunehmend ein anatomisches Denken in solchen Schnittebenen.

Chirurgische Relevanz

Eingriffe am Hals, Ultraschalldiagnostik, computertomographische Diagnostik, Neck dissection, Schilddrüsenexstirpation, Eingriffe am Larynx, Tracheotomie, Eingriffe an der Halswirbelsäule

Pernkopf E u. Ferner H (1963)

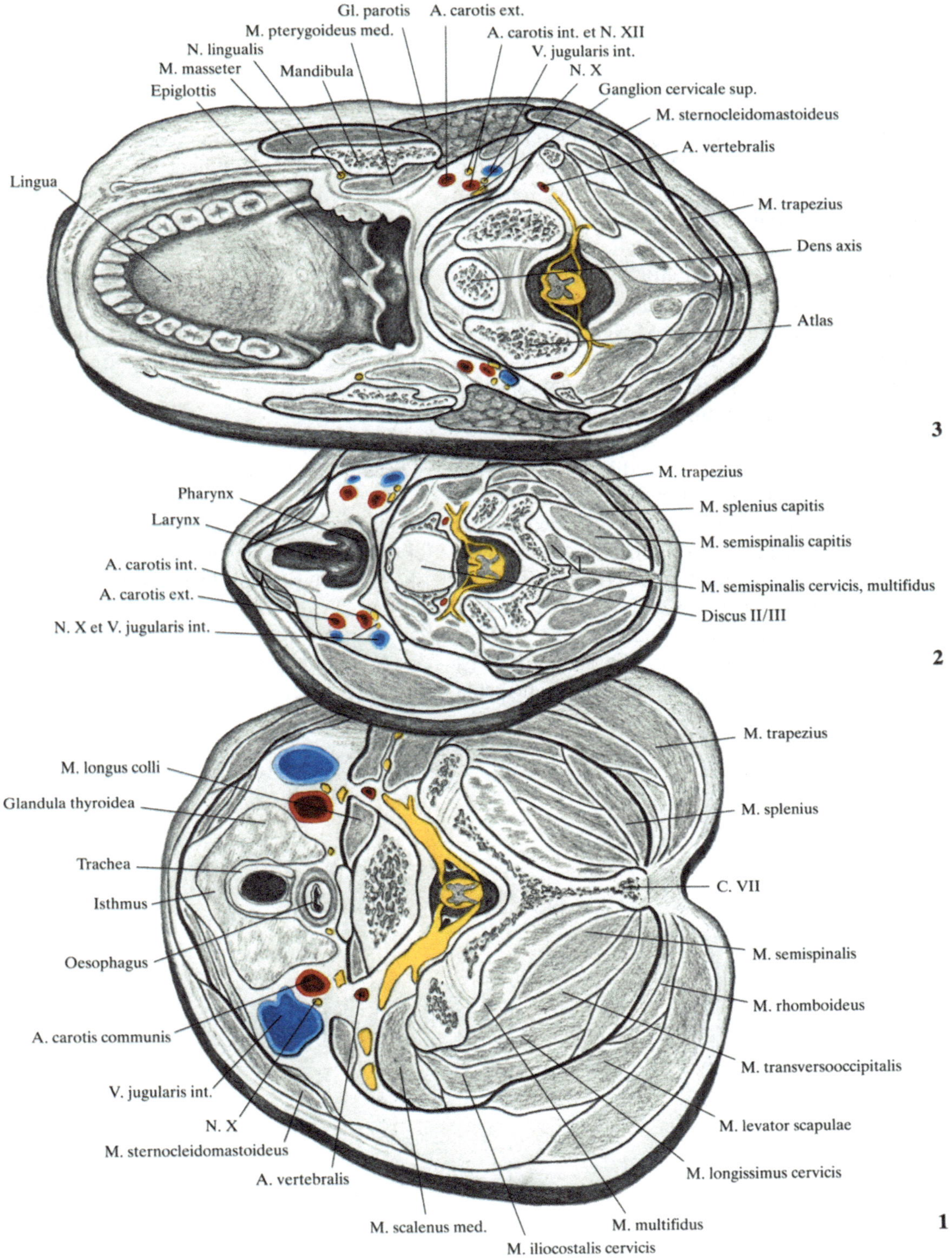
Gl. parotis
A. carotis ext.
M. pterygoideus med.
A. carotis int. et N. XII
N. lingualis
V. jugularis int.
M. masseter
Mandibula
N. X
Epiglottis
Ganglion cervicale sup.
M. sternocleidomastoideus
A. vertebralis
Lingua
M. trapezius
Dens axis
Atlas
3
M. trapezius
Pharynx
M. splenius capitis
Larynx
M. semispinalis capitis
A. carotis int.
M. semispinalis cervicis, multifidus
A. carotis ext.
Discus II/III
N. X et V. jugularis int.
2
M. trapezius
M. longus colli
Glandula thyroidea
M. splenius
Trachea
C. VII
Isthmus
Oesophagus
M. semispinalis
M. rhomboideus
A. carotis communis
M. transversooccipitalis
V. jugularis int.
M. levator scapulae
N. X
M. sternocleidomastoideus
M. longissimus cervicis
A. vertebralis
M. scalenus med.
M. multifidus
M. iliocostalis cervicis
1

1.9 Die Halsfascien (Fascia cervicalis in Anlehnung an Abrahams u. Webb)

Die oberflächliche Halsfascie (*Lamina superficialis*) erstreckt sich vom vorderen Rand des Unterkiefers bis zur Clavicula und zum Manubrium sterni. Sie scheidet die Mm. sternocleidomastoideus und trapezius ein.

Die *Fascia colli media* umfaßt die suprahyoidale Muskulatur und zieht vom Zungenbein unter Einscheidung der infrahyoidalen Muskulatur über Larynx, Schilddrüse und Luftröhre zur oberen Thoraxapertur. Caudal ist sie mit der Rückseite des Brustbeins verwachsen und reicht nach lateral bis zur Clavicula und Scapula. An der Prominentia laryngea ist die Fascia colli media mit dem oberflächlichen Fascienblatt verwachsen. Zwischen Lamina superficialis und Fascia colli media liegt oberhalb des Sternums das Spatium suprasternale. Auf der Trachea befindet sich das tiefe Fascienblatt der *Lamina praetrachealis*. Der Raum zwischen ihr und der Fascia colli media wird als Spatium praetracheale bezeichnet. Die Schilddrüse ist von einer eigenen Bindegewebskapsel der Capsula glandulae thyroideae umgeben (s. Abb. 2.11). Die praetracheale Faszie liegt im Niveau der Halsgefäße vor dem Kehlkopf und reicht vom Zungenbein über die Kehlkopfknorpel bis zur hinteren Lamelle des fibrösen Pericards.

Zwischen Wirbelsäule und Schlundschnürer sowie Oesophagus liegt die *Lamina praevertebralis* (Fascia profunda). Sie bedeckt die Mm. scaleni und umscheidet Grenzstrang und N. phrenicus (Feneis).

Chirurgische Relevanz

Eingriffe am Hals, Larynxteilresektionen, Laryngektomie, Tracheotomie, Coniotomie, Mediastinoskopie, Eingriffe am Mundboden

Abrahams P, Webb P (1978)
Feneis H (1982)

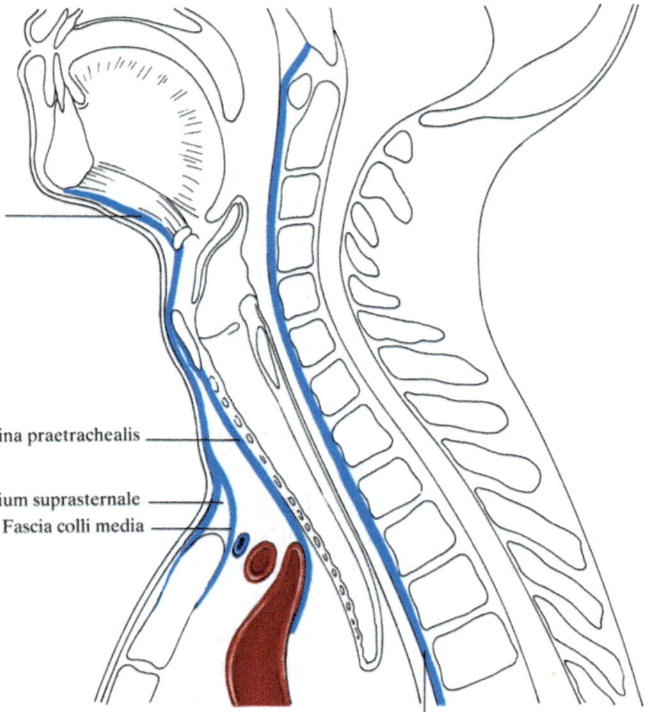
Lamina superficialis
Lamina praetrachealis
Spatium suprasternale
Fascia colli media
Lamina praevertebralis
(Fascia colli profunda)

1.10 Die topographischen Halsregionen (aus Guleke)

Das Auffinden wichtiger Strukturen im vorderen und seitlichen Halsbereich wird durch die topographische Einteilung in verschiedene Halsdreiecke erleichtert. Das Gebiet zwischen den beiden Mm. sternocleidomastoidei und unterhalb des horizontalen Unterkieferastes wird als Regio anterior colli, der Bereich zwischen M. sternocleidomastoideus, M. trapezius und Clavicula als Regio colli lateralis bezeichnet. Das Gebiet über dem M. sternocleidomastoideus nennt man Regio sternocleidomastoidea. Gl. submandibularis, N. lingualis und N. hypoglossus können im Trigonum submandibulare aufgesucht werden, welches durch den horizontalen Unterkieferast und die beiden Bäuche des M. biventer begrenzt wird. Der Gefäßnervenstrang (Gefäßscheide) wird im Trigonum caroticum superius dargestellt. Dieses ist durch den Vorderrand des M. sternocleidomastoideus, den hinteren Biventerbauch und den oberen Bauch des M. omohyoideus begrenzt. Das untere Carotisdreieck liegt zwischen dem lateralen Rand des M. sternothyroideus (gestrichelt), dem medialen Rand des M. sternocleidomastoideus und dem M. omohyoideus. Die Beschreibung der Lokalisation von Halslymphknotenmetastasen wird durch Anwendung dieses Schemas erleichtert.

Chirurgische Relevanz

Eingriffe am Hals, Submandibularisexstirpation, Aufsuchen der Gefäßscheide, Coniotomie, Tracheotomie, Schilddrüsenchirurgie, Nebenschilddrüsenchirurgie, Neck dissection, Scalenusbiopsie, Mediastinoskopie, mediane Halscyste, Carotisligatur, Jugularisunterbindung, Hypoglossus-Facialis-Anastomose

Guleke N (1953)

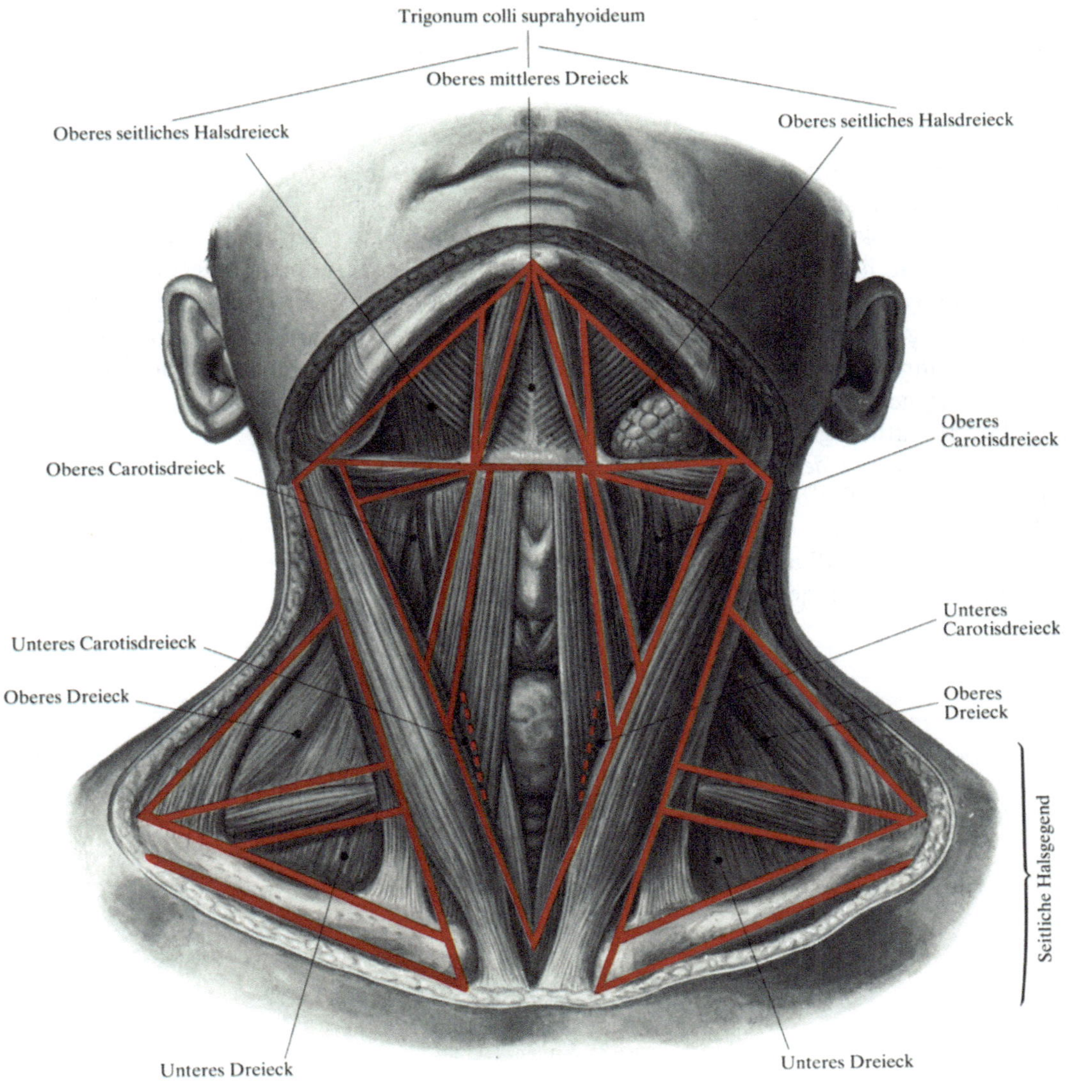
Trigonum colli suprahyoideum
Oberes mittleres Dreieck
Oberes seitliches Halsdreieck
Oberes seitliches Halsdreieck
Oberes Carotisdreieck
Oberes Carotisdreieck
Unteres Carotisdreieck
Unteres Carotisdreieck
Oberes Dreieck
Oberes Dreieck
Seitliche Halsgegend
Unteres Dreieck
Unteres Dreieck

1.11 Topographische Beziehung der Schlundmuskeln zu Gesichtsskelet, Larynx und Halswirbelsäule

Das Zungenbein ist der Ansatzpunkt für die supra- und infrahyoidale Muskulatur. An ihm ist mit einem Teil dieser Muskeln und mit der Membrana thyrohyoidea der Kehlkopf fixiert. Die Durchtrennung der suprahyoidalen Muskulatur ermöglicht eine Caudalverlagerung des Larynx.
Als normale Länge des Processus styloideus werden 2,5 cm angegeben (Correll u.Mitarb.), über 3 cm wird sie als pathologisch angesehen. Das *Syndrom des Processus styloideus* entsteht auch bei pathologisch langem Griffelfortsatz nur selten (Moffat u.Mitarb., Counter). Gelegentlich soll das Cornu superius des Schildknorpels die Carotis irritieren und zu Halsschmerzen führen können (Counter).

Chirurgische Relevanz

Resektion der seitlichen Pharynxwand, Schlucklähmungsoperation (Denecke), seitlicher Zugang zur mittleren Schädelbasis, Eingriffe am Mundboden, Processus styloideus-Syndrom, Oesophagoskopie, Laryngotracheoskopie, Operation der medianen Halscyste

Correll RW u.Mitarb. (1979)
Counter RT (1980)
Denecke HJ (1980)
Moffat DB (1962)

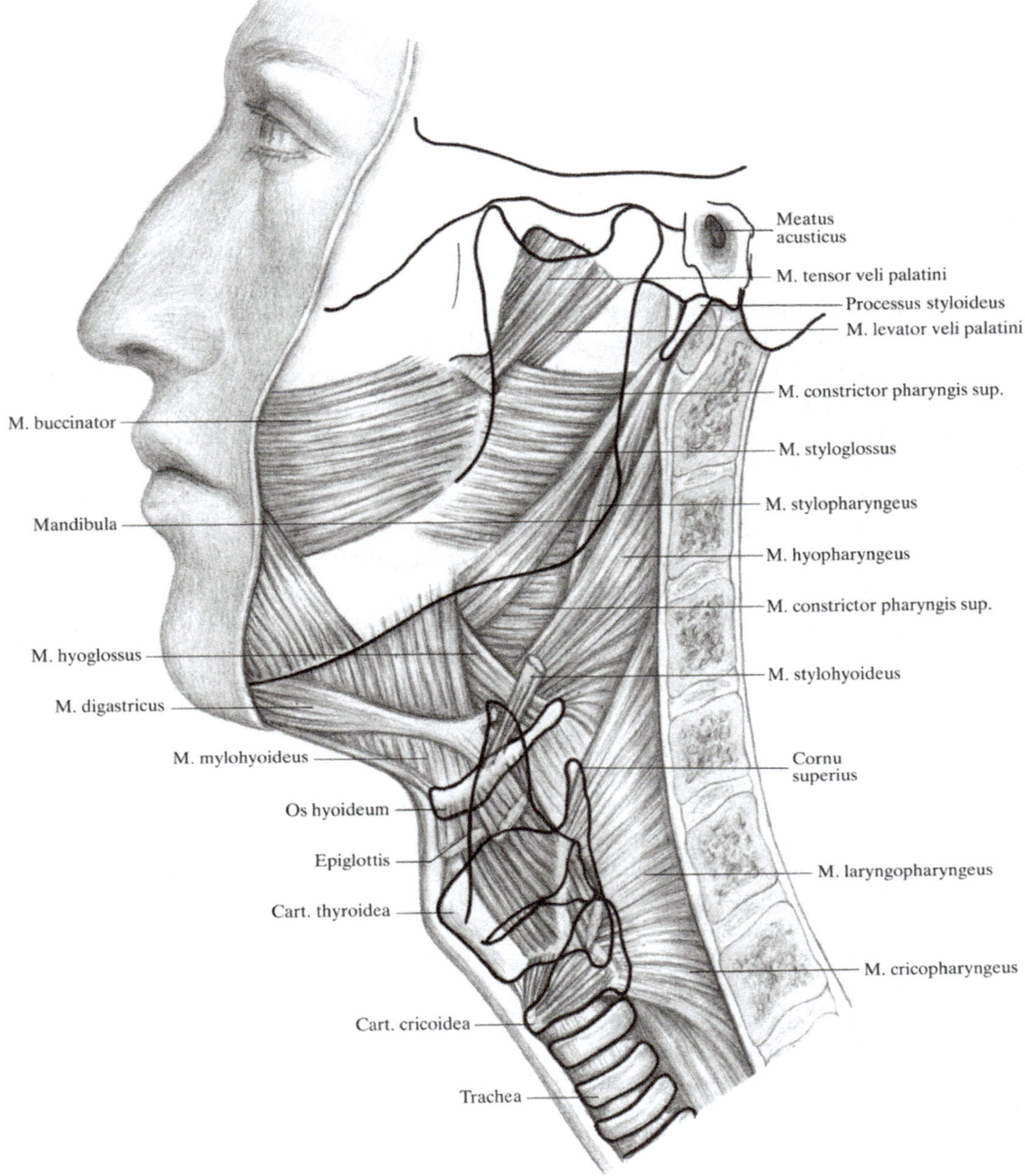
Meatus
acusticus
M. tensor veli palatini
Processus styloideus
M. levator veli palatini
M. constrictor pharyngis sup.
M. buccinator
M. styloglossus
M. stylopharyngeus
Mandibula
M. hyopharyngeus
M. constrictor pharyngis sup.
M. hyoglossus
M. stylohyoideus
M. digastricus
M. mylohyoideus
Cornu
superius
Os hyoideum
Epiglottis
M. laryngopharyngeus
Cart. thyroidea
M. cricopharyngeus
Cart. cricoidea
Trachea

1.12 (1 – 2) Der parapharyngeale Raum (in Anlehnung an Pernkopf)

Der parapharyngeale Raum ist in einem Horizontalschnitt in Höhe der Mastoidspitze dargestellt (1). Er wird medial durch die Pharynxwand, lateral durch das tiefe Blatt der Parotisfascie, dorsal durch die tiefe Halsfascie sowie die Halswirbelkörper und oben durch die Schädelbasis begrenzt. Der parapharyngeale Raum (Silver u.Mitarb.) kann als ein durch fibröses Gewebe und Fettgewebe gefüllter Raum zwischen den Schluck- und Kaumuskeln bezeichnet werden. Er ist durch die Styloid-Muskulatur vom Raum der Carotis und dieser durch die *Mm. longus* und scalenus ant. vom paraspinalen Raum getrennt. Alle diese „Räume" gehören zum parapharyngealen Raum im weiteren Sinne. Zwischen Unterkiefer bzw. Pterygoidmuskulatur und Pharynxwand läuft der parapharyngeale Raum spitz zu. In seiner obersten Etage stellt der Processus styloideus eine Art Mittelpunkt dar. An ihm entspringen sternförmig angeordnet die Mm. stylopharyngeus, styloglossus und stylohyoideus. Diese drei Muskeln werden auch Riolansches Bouquet genannt. Vom topographisch-anatomisch wichtigen Processus styloideus zieht schräg nach vorne zur Pharynxwand als Bindegewebsplatte das Septum stylopharyngicum. Der parapharyngeale Raum wird durch dieses Septum in einen vorderen Teil mit Tonsille und Ästen der A. carotis externa sowie einen hinteren Abschnitt mit A. carotis interna, N. hypoglossus, N. glossopharyngeus, N. vagus, N. accessorius, Truncus sympathicus und V. jugularis interna unterteilt. Vom *retropharyngealen Raum* ist der parapharyngeale Raum durch ein schwaches bindegewebiges Septum getrennt.

Der N. facialis liegt stets lateral, die A. carotis interna immer medial zum Processus styloideus. Um dieses Gefäß bis zur Schädelbasis zu verfolgen, muß die stylohyoidale Muskulatur nach caudal vorne geschlagen und der Processus styloideus abgetragen werden.

Liegt der Horizontalschnitt tiefer (2), etwa in Höhe des Eintritts des N. mandibularis in die Mandibula, nähert sich die A. carotis interna der Pharynxwand. Durch ein Bindegewebsseptum ist sie von der Tonsille abgegrenzt.

Bei Schlingenbildung kann die A. carotis interna unmittelbar unter der Pharynxschleimhaut bzw. in der Tonsillenbucht liegen (Abb. 4.6 und 4.7).

Die topographisch-anatomische Orientierung in Schnittebenen gewinnt durch die Ultraschall- und computertomographische Diagnostik zunehmend an Bedeutung.

Chirurgische Relevanz

Tonsillektomie, Parotidektomie, seitlicher Zugang zur lateralen, mittleren und hinteren Schädelbasis, Unterkieferresektion, Chirurgie des Foramen jugulare, Processus styloideus-Syndrom, Ultraschalldiagnostik und Computertomographie des Halses

Denker A u. Kahler O (1925)
Pernkopf E u. Ferner H (1963)
Silver AJ u.Mitarb. (1984)

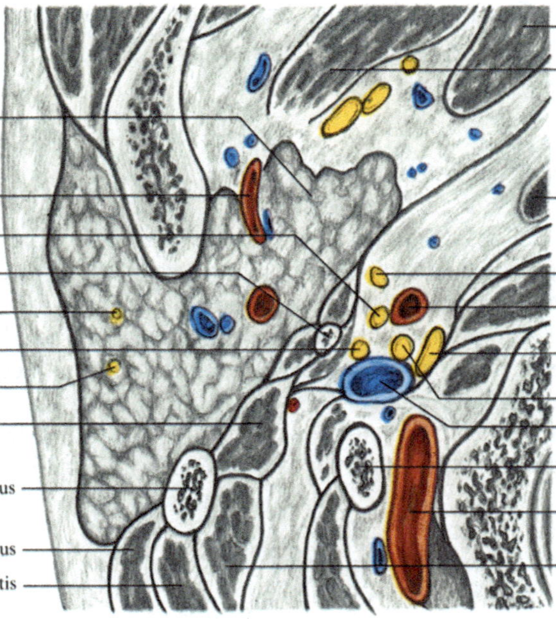

M. pterygoideus med.
M. pterygoideus lat.
Gl. parotis
A. maxillaris
Pharynx
N. XII
Proc. styloideus
N. IX
A. carotis int.
N. VII
N. XI
Ganglion cervicale sup.
N. VII
N. X
M. digastricus
V. jugularis int.
Atlas
Proc. mastoideus
A. vertebralis
M. sternocleidomastoideus
M. longissimus capitis
M. splenius capitis

1

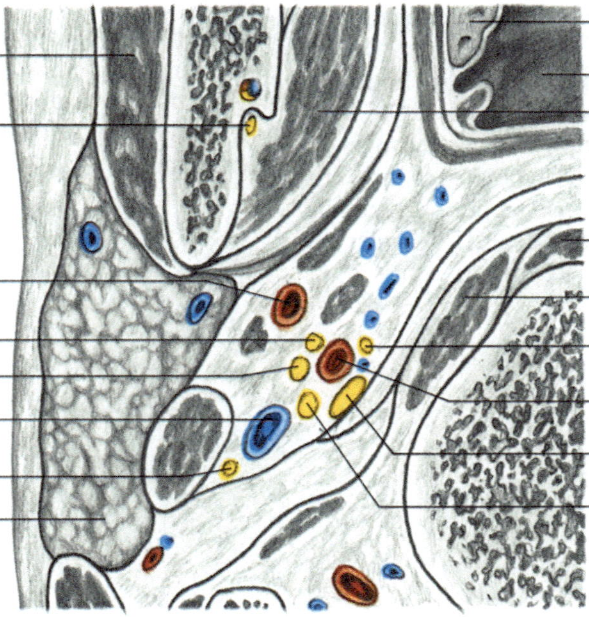

Tonsilla palatina
M. masseter
Pharynx
M. pterygoideus med.
N. mandibularis
M. rectus capitis ant.
A. carotis ext.
M. longus capitis
N. IX
N. laryngeus sup.
N. XII
A. carotis int.
V. jugularis int.
Ganglion cervicale sup.
N. XI
N. X
Gl. parotis

2

1.13 Topographie des Trigonum submandibulare und der Fossa retromandibularis

Das *Trigonum submandibulare* (Fossa submandibularis) liegt zwischen dem horizontalen Unterkieferast und den beiden Bäuchen des M. digastricus. Medial wird es durch die Mm. mylohyoideus, hyoglossus und styloglossus begrenzt. In der Submandibulargrube liegt die Gl. submandibularis eingebettet in einer Duplikatur der oberflächlichen Halsfascie. Ihr Ausführungsgang (Ductus Warthoni) zieht medial und cranial des M. mylohyoideus zur Caruncula sublingualis (Papilla salivaria sublingualis).

Während die V. facialis den hinteren Drüsenpol lateral überkreuzt, liegt die A. facialis zum Teil medial des Drüsenkörpers. Zur Exstirpation der Gl. submandibularis werden beide Gefäße unmittelbar nach dem lateralen Austritt der A. facialis aus dem Drüsenkörper dargestellt, ligiert und nach oben geschlagen. Damit wird gleichzeitig der Mundast des N. facialis nach oben verlagert und erhalten (s. Abb. 3.1).

Zwischen Plexus cervicalis und caudalen Endästen des N. facialis besteht eine Anastomose. Die Umrisse der Gl. parotis sind gestrichelt gezeichnet. Zu beachten sind die den N. hypoglossus im Trigonum submandibulare begleitenden Venen, die bei der operativen Freilegung des XII. Hirnnerven zu Blutungen Anlaß geben können.

Die *Fossa retromandibularis* (Lanz-Wachsmuth) liegt zwischen dem aufsteigenden Unterkieferast, dem äußeren Gehörgang und dem Vorderrand des M. sternocleidomastoideus. Der Boden bzw. die mediale Begrenzung dieser Grube wird durch die Mm. digastricus und stylohyoideus gebildet. Die A. carotis externa liegt in der Regel medial davon. Lateral und cranial von diesen Muskeln verzweigt sich der N. facialis. In der Fossa retromandibularis liegen auch die gleichnamige Vene und die Gl. parotis.

Chirurgische Relevanz

Submandibularisexstirpation, Parotidektomie, seitlicher Zugang zu Fossa infratemporalis und pterygoidea sowie seitlicher Pharynxwand, dorsocaudaler Zugang zur lateralen hinteren und zur mittleren Schädelbasis, Chirurgie des N. facialis, Hypoglossus-Facialis-Anastomose, Aufsuchen der Gefäßscheide (Gefäßnervenstrang), Mundbodenausräumung.

Lanz Tv u. Wachsmuth W (1955)

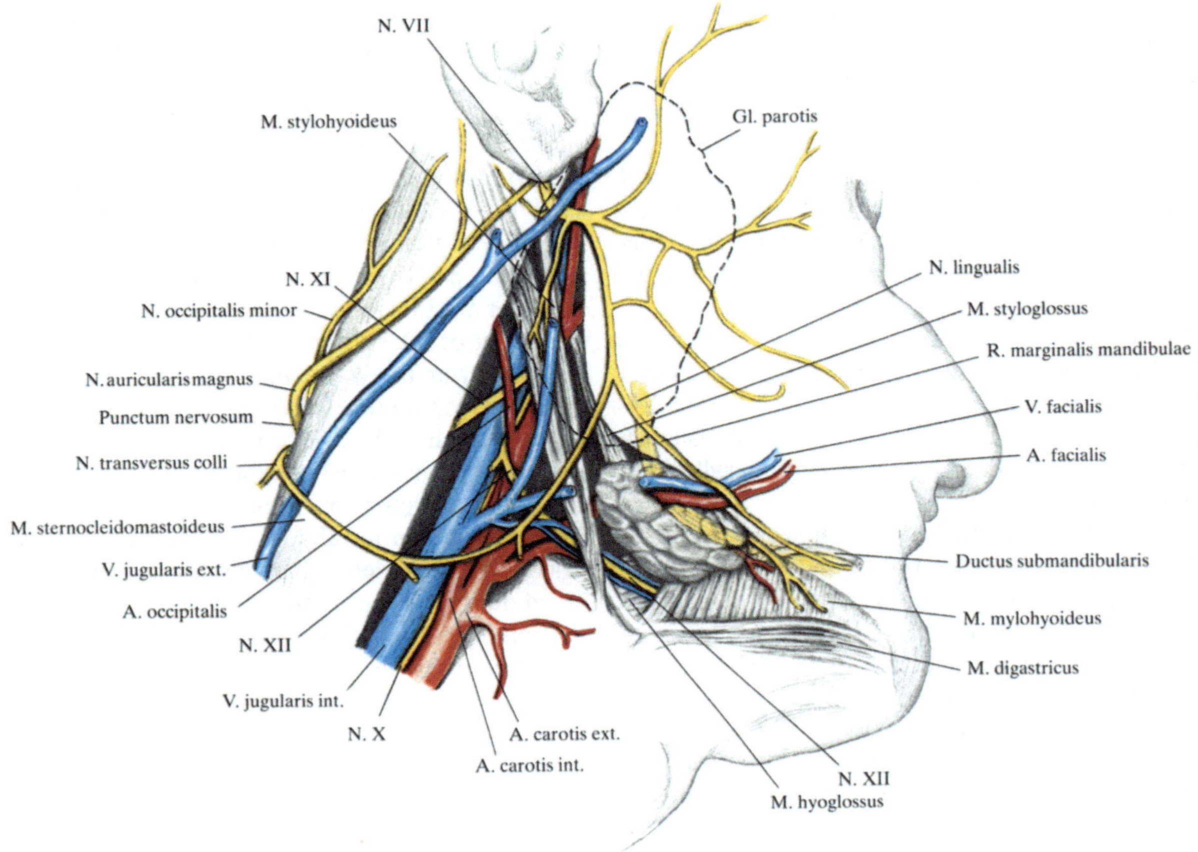
N. VII
M. stylohyoideus
Gl. parotis
N. XI
N. occipitalis minor
N. auricularis magnus
Punctum nervosum
N. transversus colli
M. sternocleidomastoideus
V. jugularis ext.
A. occipitalis
N. XII
V. jugularis int.
N. X
A. carotis ext.
A. carotis int.
N. lingualis
M. styloglossus
R. marginalis mandibulae
V. facialis
A. facialis
Ductus submandibularis
M. mylohyoideus
M. digastricus
N. XII
M. hyoglossus

1.14 Topographie des Trigonum submandibulare und des Trigonum caroticum nach Entfernung der Gl. submandibularis

Caudal des Bogens des N. lingualis liegt das parasympathische Ganglion submandibulare. Es erhält sekretorische Fasern von der Chorda tympani. Der N. lingualis unterkreuzt den Ausführungsgang der Unterkieferspeicheldrüse.
Der N. hypoglossus mit seinen Begleitvenen liegt lateral des M. hyoglossus und läuft auf den Hinterrand des M. mylohyoideus zu. Er liegt cranial dieser Muskelplatte und caudal des N. lingualis bzw. des Ductus submandibularis Warthoni.
Die A. lingualis verläuft in der Regel medial des M. hyoglossus, selten teilweise oder in der ganzen Verlaufsstrecke lateral dieses Muskels. Der N. hypoglossus kann als Leitstruktur zum Aufsuchen der A. lingualis dienen. Er verläuft parallel und cranial dieser Arterie.
Das sogenannte obere linguale Dreieck wird durch den Hinterrand des M. mylohyoideus und die intermediäre Sehne des M. digastricus begrenzt, das untere linguale Dreieck liegt zwischen dem Cornu majus ossis hyoidei und der intermediären Sehne des M. digastricus (s. Abb. 4.2) und ermöglicht das Aufsuchen der A. lingualis.
Das *Trigonum caroticum* wird vom Vorderrand des M. sternocleidomastoideus und dem hinteren Rand des oberen Bauches des M. omohyoideus begrenzt (s. Abb. 1.10). Im Trigonum caroticum liegen medial die A. carotis communis mit ihrer Gabelung in A. carotis externa und interna sowie lateral die V. jugularis interna. Zwischen den beiden Gefäßen in der sogenannten Gefäßscheide (Gefäßnervenbündel) befindet sich etwas nach dorsal verlagert der N. vagus und etwas mehr ventrolateral der R. descendens N. hypoglossi, der mit dem N. cervicalis descendens die Ansa hypoglossi zur Innervation der infrahyoidalen Muskeln bildet. Der N. hypoglossus liegt medial der V. retromandibularis bzw. V. facialis und überkreuzt die beiden Karotiden. Von der A. carotis externa zweigt unmittelbar nach der Bifurkation die A. thyroidea superior ab. Einer ihrer Hauptäste ist die A. laryngea superior. Diese durchbohrt mit dem N. laryngeus superior u. zwar dem R. internus die Membrana thyrohyoidea, teilweise vom M. thyrohyoideus (s. auch Abb. 2.6) bedeckt. Der R. externus des N. laryngeus superior gibt motorische Äste an den M. constrictor pharyngis inferior ab und zieht bedeckt von den infrahyoidalen Muskeln zum M. cricothyroideus, den er motorisch versorgt.
Wird der N. laryngeus superior bei der supraglottischen Kehlkopfteilresektion erhalten, kann die Rehabilitation des Schluckaktes erleichtert werden.

Chirurgische Relevanz

Submandibularisexstirpation, Gefäßscheidenrevision, funktionelle Neck dissection, Hypoglossus-Facialis-Anastomose, supraglottische Kehlkopfteilresektion, Parotidektomie, Resektion der seitlichen Pharynxwand, Schlucklähmungsoperation

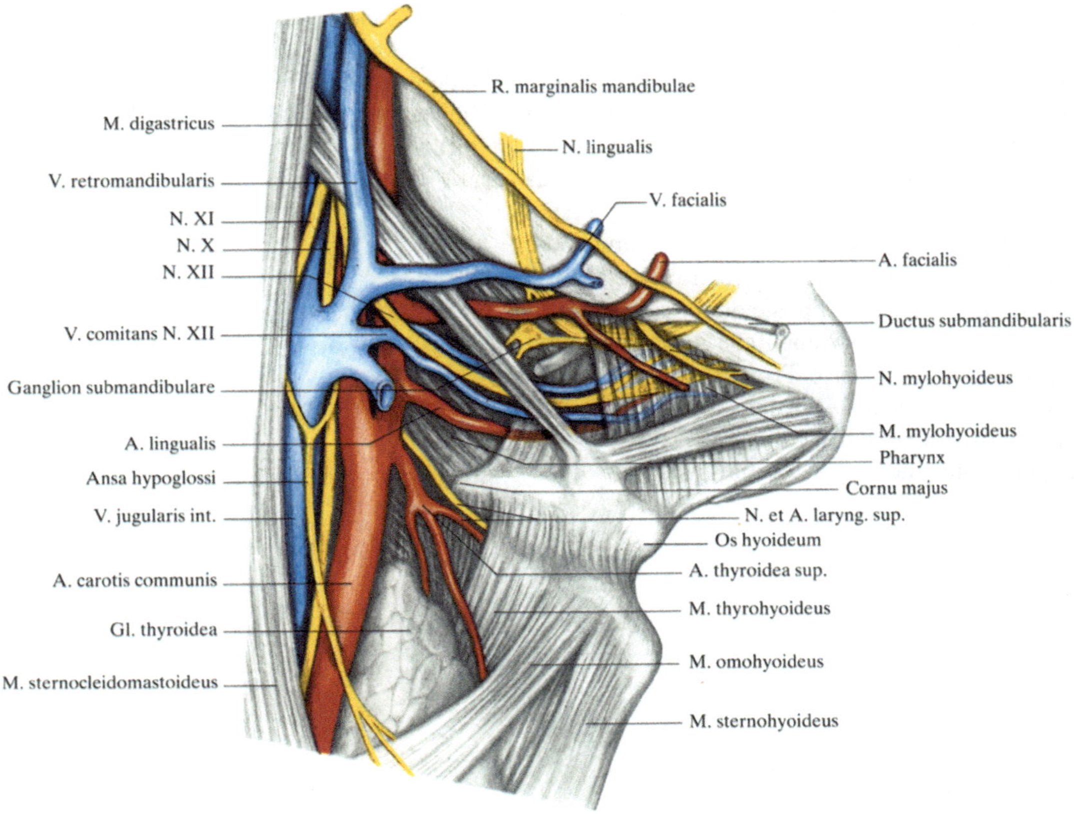
R. marginalis mandibulae
M. digastricus
N. lingualis
V. retromandibularis
V. facialis
N. XI
N. X
N. XII
A. facialis
Ductus submandibularis
V. comitans N. XII
N. mylohyoideus
Ganglion submandibulare
M. mylohyoideus
A. lingualis
Pharynx
Ansa hypoglossi
Cornu majus
V. jugularis int.
N. et A. laryng. sup.
Os hyoideum
A. thyroidea sup.
A. carotis communis
M. thyrohyoideus
Gl. thyroidea
M. omohyoideus
M. sternocleidomastoideus
M. sternohyoideus

1.15 Das Foramen scalenorum anterius (vordere Scalenuslücke) (aus Guleke)

Die sogenannte vordere Scalenuslücke wird vorne durch den Hinterrand des M. sternocleidomastoideus, hinten durch den M. scalenus anterior und unten durch die erste Rippe begrenzt (s. auch Abb. 2.10). Durch dieses Dreieck zieht diagonal über den M. scalenus anterior der N. phrenicus und in einer Rinne an der Innenseite der ersten Rippe die V. subclavia, äußerst selten auch die A. subclavia (Adachi). Diese Region ist für die sogenannte Danielsche Biopsie oder Scalenusbiopsie von Bedeutung..Der ebenfalls in der vorderen Scalenuslücke lokalisierte Truncus thyrocervicalis gibt variationsreich als Äste die Aa. thyroidea inferior, cervicalis ascendens, transversa colli, cervicalis superficialis und suprascapularis ab.

Chirurgische Relevanz

Scalenusbiopsie, Neck dissection, myokutane Hautlappen an Hals und Brustkorb, Schilddrüsenchirurgie

Adachi B (1928)
Guleke N (1953)

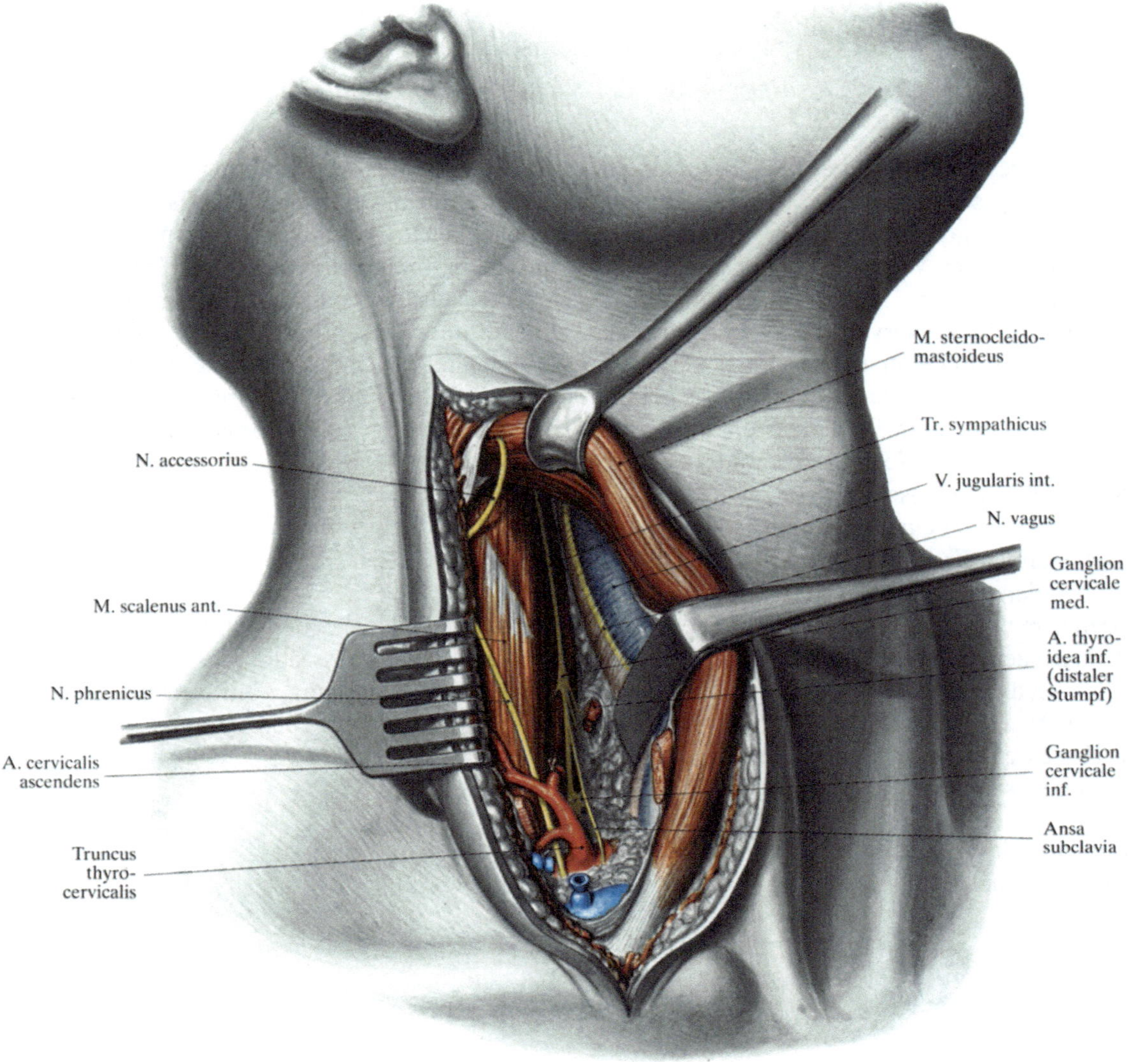
M. sternocleido-
mastoideus
Tr. sympathicus
V. jugularis int.
N. vagus
Ganglion
cervicale
med.
A. thyro-
idea inf.
(distaler
Stumpf)
Ganglion
cervicale
inf.
Ansa
subclavia
N. accessorius
M. scalenus ant.
N. phrenicus
A. cervicalis
ascendens
Truncus
thyro-
cervicalis

1.16 (1–9) Variationen des N. phrenicus (in Anlehnung an Lang in Lanz-Wachsmuth)

Der N. phrenicus wird aus den vorderen Wurzeln von C_3 und C_4, seltener auch C_5 gebildet. Er verläuft schräg von lateral oben nach medial unten und zieht hinter der V. subclavia und medial der Vasa thoracica interna in das Mediastinum (1). Selten verläuft dieser Nerv lateral der V. subclavia (2). Gelegentlich bildet er um die V. subclavia (3) oder um die Vasa thoracica interna (4) eine Schlinge. Möglich ist auch ein Durchtritt dieses Nerven durch die V. subclavia (5). Aus C_8 und Th_1 kann ein N. phrenicus accessorius gebildet werden (6). Dieser schließt sich dem Hauptstamm an oder verläuft selbständig (7). Ein Teil der Phrenicusfasern kann über den R. cervicalis descendens (8) oder über den Grenzstrang (Truncus sympathicus) und den N. cardiacus cervicalis superior (cranialis) (9) verlaufen. In diesen Fällen verlassen die Phrenicusfasern den N. cardiacus cervicalis superior (cranialis) in Höhe der Thoraxapertur und schließen sich hinter der V. subclavia dem normalen N. phrenicus an.

Halsrippen, die wegen klinischer Symptomatik entfernt werden sollen, operiert man gewöhnlich von ventral. Bei der Resektion wird der M. scalenus anterior mit durchtrennt. Als Komplikationsmöglichkeiten resultieren wegen der topographisch-anatomischen Situation: Verletzungen der V. subclavia (ausnahmsweise der A. subclavia), Pneumothorax, vorübergehende oder bleibende Paresen im Verteilungsgebiet des Plexus brachialis, eine Verletzung des N. phrenicus (Malin) sowie des Grenzstrangs (mit Horner-Syndrom).

Chirurgische Relevanz

Differentialdiagnose der Phrenicusparese, Scalenusbiopsie, Neck dissection, Resektion einer Halsrippe, Sternumspaltung, Chirurgie der Gefäße des vorderen und oberen Mediastinums

Lang J (1979)
Malin IP (1979)

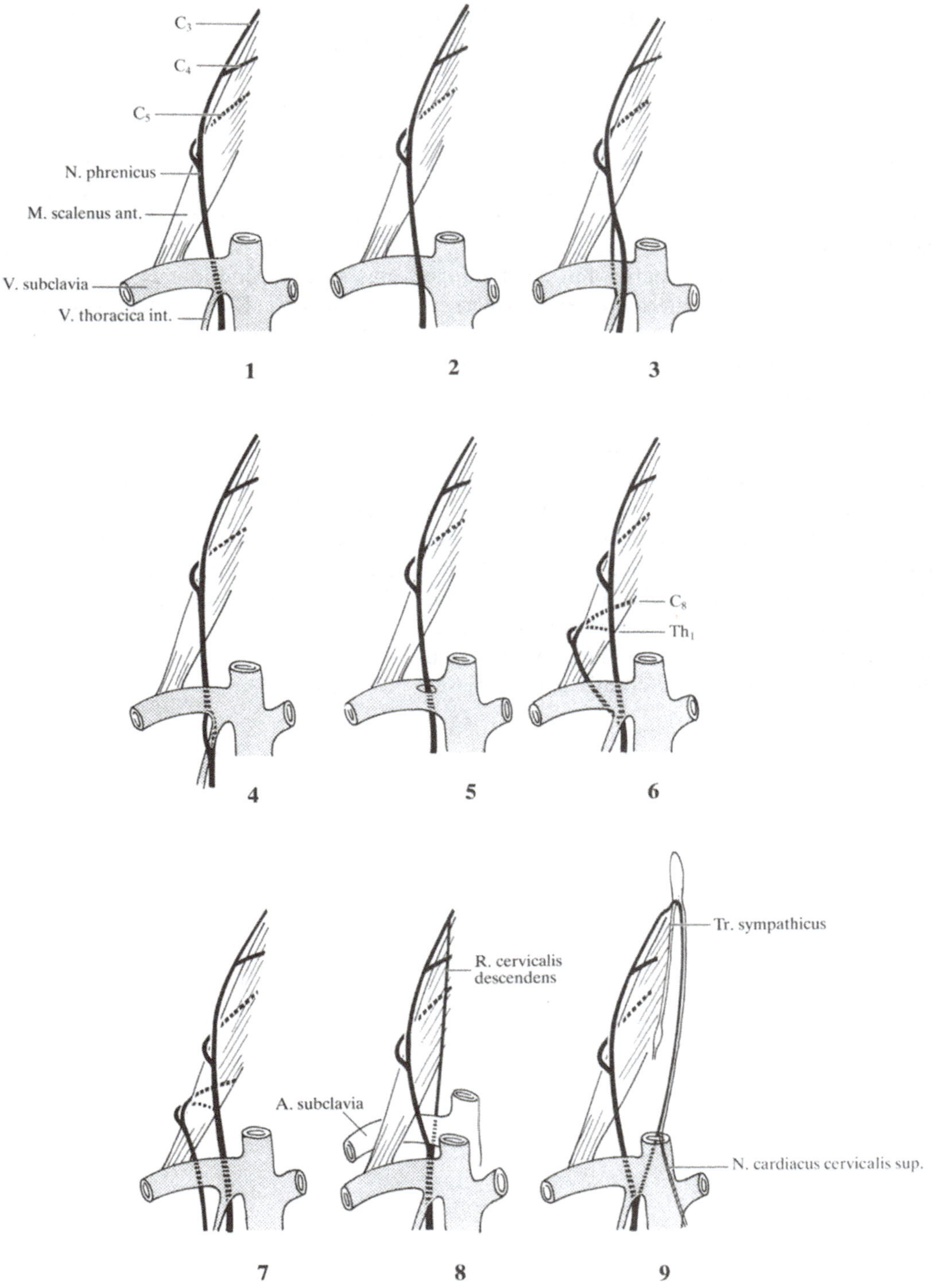
C_3
C_4
C_5
N. phrenicus
M. scalenus ant.
V. subclavia
V. thoracica int.
1
2
3
C_8
Th_1
4
5
6
Tr. sympathicus
R. cervicalis descendens
A. subclavia
N. cardiacus cervicalis sup.
7
8
9

1.17 Das Ganglion stellatum und das Trigonum scalenovertebrale (aus Guleke)

Unter der tiefen Halsfascie verläuft entlang der Mm. longi capitis und colli vertikal der Truncus sympathicus mit den Ganglia cervicale medium und inferius.
Das Ganglion cervicale superius mit einer Länge von 2,5 cm liegt 2 cm unterhalb der knöchernen Schädelbasis. Das obere Ganglion gibt Äste für die Plexus caroticus internus, externus und communis, die Plexus pharyngeus und cardiacus sowie den N. cardiacus cervicalis superior ab.
Aus dem Ganglion cervicale medium entspringt der N. cardiacus cervicalis medius in Höhe des 6. Halswirbels ventral oder dorsal der A. thyroidea inferior. Das Ganglion cervicale inferius ist ein Teil des Ggl. stellatum (cervicothoracicum), das eine Schlinge, die Ansa subclavia, ausbildet sowie einen Plexus subclavius und vertebralis um die jeweils gleichnamige Arterie. Das Ganglion cervicale inferius liegt vor der A. vertebralis. Hinter dieser Arterie ist das Ganglion thoracicum primum als weiterer Bestandteil des Ggl. stellatum lokalisiert. Medial der vorderen Scalenuslücke liegt in der Tiefe der Halsweichteile zwischen den Mm. scalenus anterior und longus colli das *Trigonum scalenovertebrale*. Dort findet man die A. vertebralis mit Begleitvenen und das Ganglion stellatum.

Chirurgische Relevanz

Stellatumblockade, Chirurgie des zervikalen Oesophagus, Resektion des Grenzstranges, Darstellung der A. vertebralis am Hals, Chirurgie großer Chemodektome (Glomustumoren) am Hals, Tumoren des Sympathikus und des Plexus brachialis

Guleke N (1953)

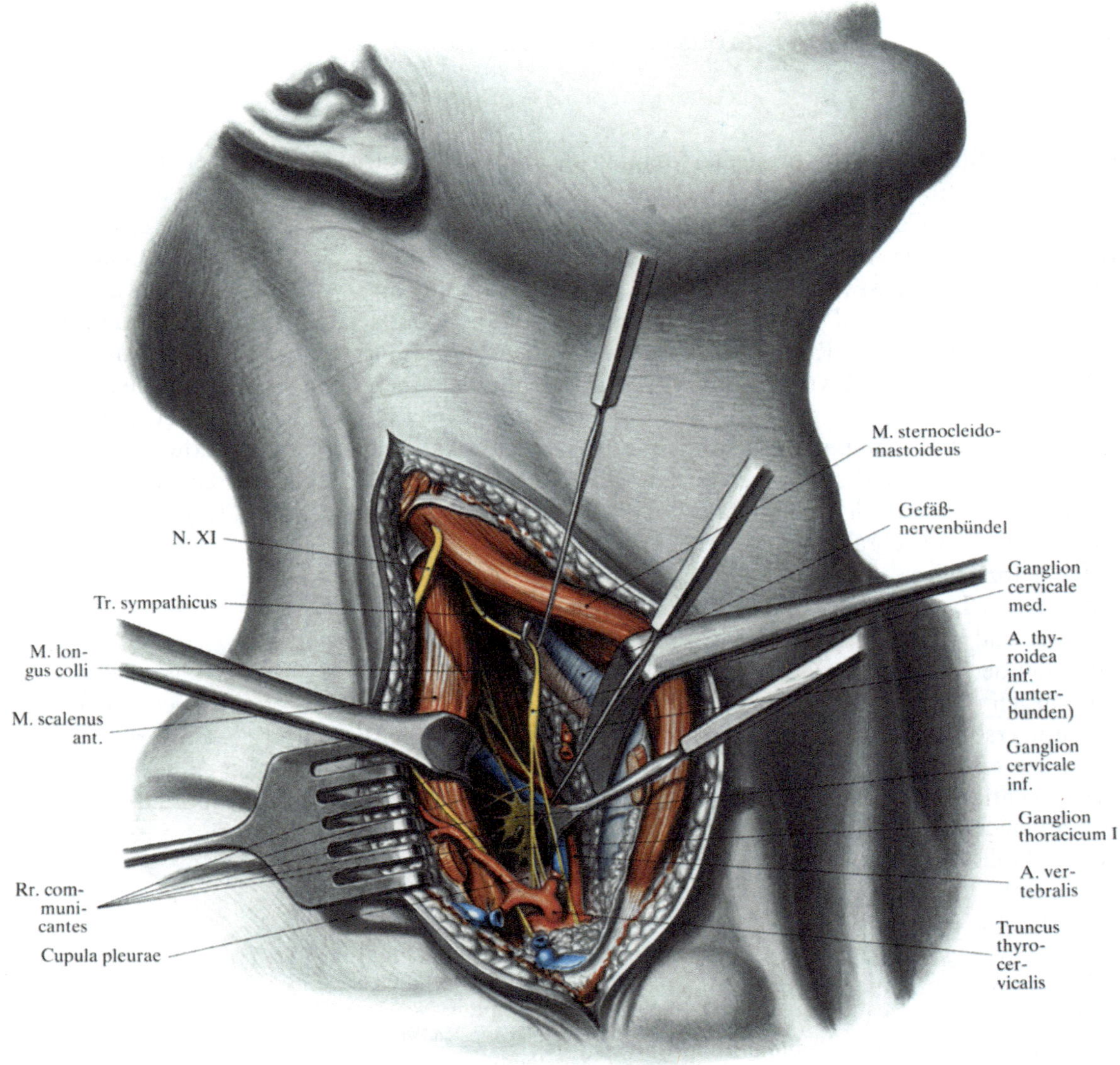
M. sternocleido-
mastoideus
Gefäß-
nervenbündel
N. XI
Tr. sympathicus
Ganglion
cervicale
med.
M. lon-
gus colli
A. thy-
roidea
inf.
(unter-
bunden)
M. scalenus
ant.
Ganglion
cervicale
inf.
Ganglion
thoracicum I
Rr. com-
muni-
cantes
A. ver-
tebralis
Cupula pleurae
Truncus
thyro-
cer-
vicalis

1.18 (1 – 6) Die Bifurkation der A. carotis communis und die Aufzweigung der A. carotis externa schematisch dargestellt

Die Höhe der Bifurkation der A. carotis communis variiert in der Projektion zwischen C_6 und C_2. Meistens liegt die Carotisgabel in der Höhe C_4. Ausnahmsweise ist die Arterienteilung in der Höhe des I., II., oder III. Brustwirbels lokalisiert.

Die Bifurkation kann auf beiden Seiten unterschiedlich ausgebildet sein. Rechts liegt sie in 20% und links in 50% oberhalb von C_4 (Smith u. Larsen).

Aus der A. carotis communis können die A. thyroidea superior (4,5) und selten die Aa. lingualis, occipitalis, der Truncus thyrolinguofacialis (Nikolić) oder die A. vertebralis dextra (Palmer, Tan u. Spigos) abzweigen.

Anomalien der Lagebeziehung zwischen A. carotis communis und N. vagus finden sich nur selten. Dann kann der Nerv in der Gefäßscheide vor der Arterie liegen. Die A. pharyngea ascendens kann der Hauptversorgungsast für Tumoren im Rachen und an der seitlichen Schädelbasis sein (juvenile Nasenrachenfibrome, Glomustumoren des Glomus tympanicum und Glomus jugulare). Sie entspringt in Höhe oder oberhalb der A. lingualis aus der A. carotis externa (3, 4). Sie kann auch aus den Aa. facialis (5), occipitalis (6) und auricularis posterior sowie gemeinsam mit der A. lingualis und der A. thyroidea superior entstehen. Gelegentlich entspringt sie isoliert aus der Hinterfläche der Bifurkation (2). In einer solchen Situation wird sie mit einer Standardligatur der A. carotis externa nicht erfaßt.

Ihre Länge variiert. Sie ist relativ kurz bei einer Verlaufsstrecke in den Hypo- und Oropharynx und länger, wenn sie auch den weichen Gaumen versorgt. Ihre Endäste sind die Aa. pharyngea inferior und media, tonsillaris superior, meningea posterior, tubaria inferior, tympanica und die Rami pharyngei (Guerrier-Charissoux). Ausnahmsweise entspringt die A. pharyngea ascendens aus der A. carotis interna (1). Dies bedeutet, daß es bei der Identifikation der A. carotis externa vor einer evtl. Ligatur nicht ausreicht, nur eine abzweigende Arterie darzustellen (s. Abb. 11.1).

Chirurgische Relevanz

Chirurgie des Halses, Neck dissection, Kehlkopfchirurgie, Pharynxchirurgie, Chirurgie des oberen Oesophagus, Chirurgie der Flügelgaumengrube, Chirurgie der Fossa infratemporalis (s. Abb. 1.12, 1.13, 6.27).

Chidichino G u.Mitarb. (1978)
Guerrier Y u. Charissoux G (1981)
Krmpotić-Nemanić J (1978)
Nikolić V (1961)
Palmer FJ (1977)
Smith D u. Larsen JL (1979)
Tan WS u. Spigos DG (1979)

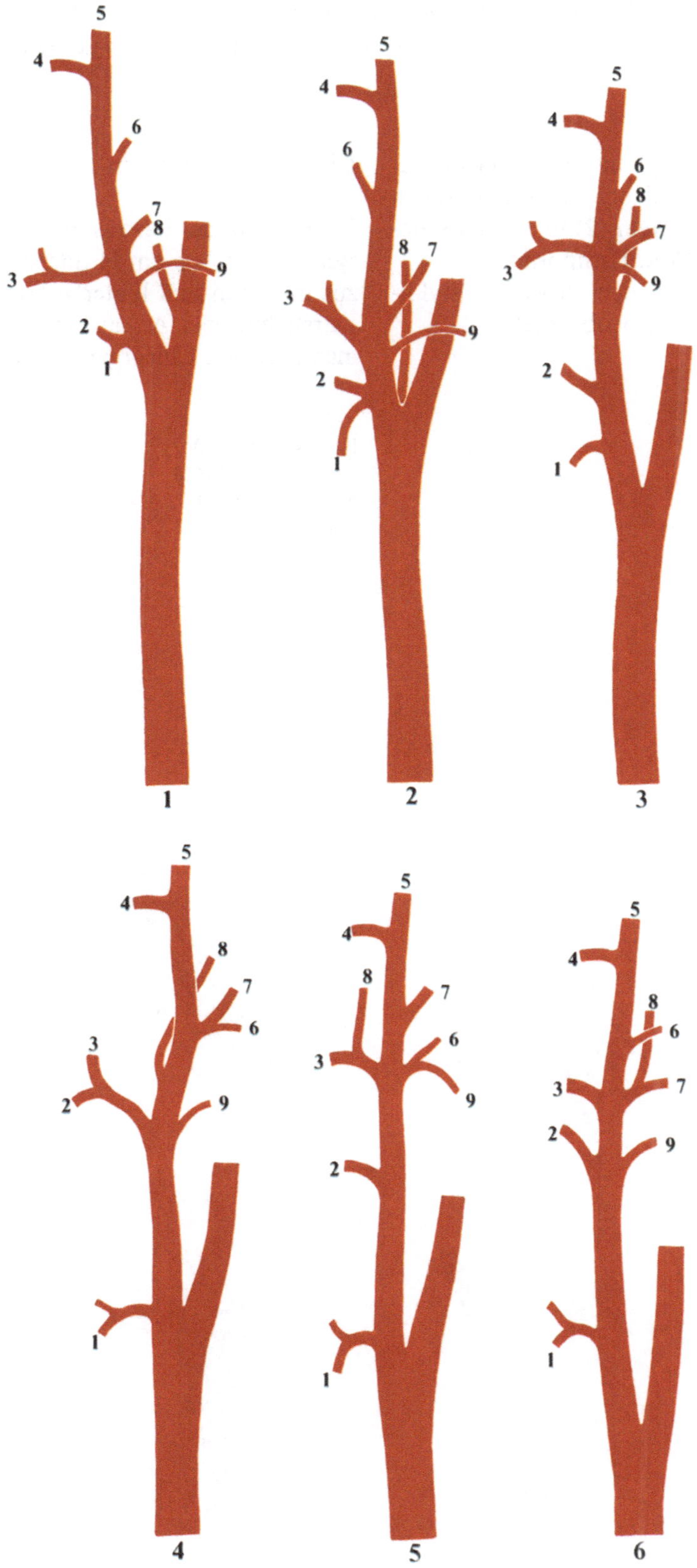

1 A. thyroidea sup.
2 A. lingualis
3 A. facialis
4 A. maxillaris
5 A. temporalis superficialis
6 A. auricularis post.
7 A. occipitalis
8 A. pharyngea ascendens
9 A. sternocleidomastoidea

1.19 (1 – 4) Lagebeziehung zwischen der A. carotis externa und den Mm. digastricus und stylohyoideus, von der Seite gesehen

Die A. carotis externa liegt in der Regel medial (1) der Mm. biventer und stylohyoideus, selten zwischen den beiden Muskeln (2) und noch seltener lateral (3) (Morita, Pisk, Krmpotić).
Eine Schlingenbildung um den Processus styloideus wurde von Koebke (4) beobachtet.

Chirurgische Relevanz

Eingriffe an der Parotis und an der seitlichen Pharynxwand sowie am N. facialis, seitlicher Zugang zur mittleren und hinteren lateralen Schädelbasis, Darstellung der A. carotis interna und des Foramen jugulare, Chirurgie der Fossa infratemporalis

Koebke J (1976)
Krmpotić J (1946)
Morita S (1902)
Pisk E (1914)

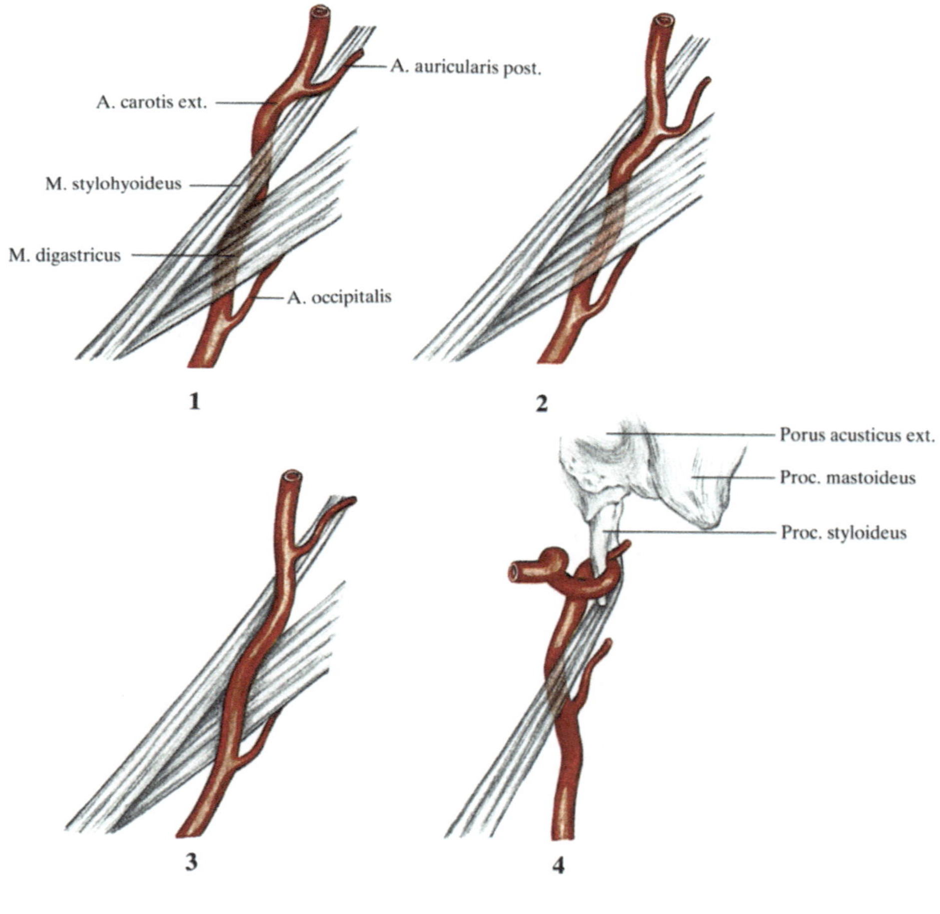

1.20 (1 – 8) Verzweigungstypen der A. carotis externa (nach Aaron u. Chawaff, Krmpotić-Nemanić)

Ein klassischer Verzweigungstypus der A. carotis externa wird in 32,5% der Fälle beobachtet (1). Zusätzlich wurden weitere Aufzweigungsmuster beschrieben (2 – 8).
Für die Chirurgie blutreicher Tumoren am Hals und an der Schädelbasis, z.B. Glomustumoren, ergibt sich damit zwingend die Notwendigkeit einer präoperativen Angiographie möglichst in Subtraktionstechnik.
Vom jeweiligen Verzweigungstypus hängt es ab, inwieweit selektive oder superselektive Gefäßunterbrechungen möglich sind, um ein spezielles Versorgungsareal auszuschalten (Lasjaunias). Die klinisch wichtigen Variationen des Ursprungs der A. pharyngea ascendens werden bei 1.18 diskutiert.

Chirurgische Relevanz

Chirurgie des Halses und der Schädelbasis insbesondere Chirurgie von Glomustumoren und Nasenrachenfibromen s. Abb. 1.18, 1.19.

Aaron, C., u. Chawaff AR (1967)
Krmpotić-Nemanić J (1978)
Lasjaunias P (1981, 1983)

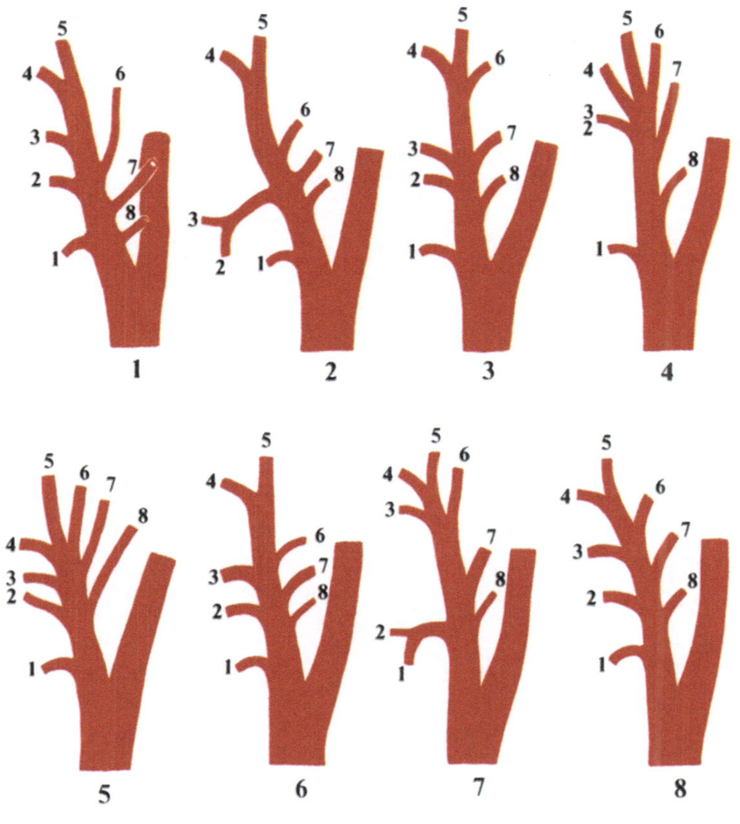

1 A. thyroidea sup.
2 A. lingualis
3 A. facialis
4 A. maxillaris
5 A. temporalis superficialis
6 A. pharyngea ascendens
7 A. auricularis post.
8 A. occipitalis

1.21 (1 – 5) Variationen der V. jugularis interna (in Anlehnung an Lang in Lanz-Wachsmuth)

Die Zuflüsse der V. jugularis interna unterliegen einer großen Variationsbreite. Die Vv. facialis, lingualis und thyroidea superior können als selbständige Venen einmünden (1) oder sogenannte Trunci bilden: Möglich sind ein Truncus thyrolinguofacialis (2) oder ein Truncus thyrolingualis mit eigenständiger Mündung der V. facialis (3). Liegt ein Truncus linguofacialis vor (4), findet man eine eigene V. thyroidea superior. Es kommt aber auch ein doppelter Truncus thyrolinguofacialis vor (5).
Die Punktion der V. jugularis interna wird beim Neugeborenen im Sedillotschen Dreieck zwischen Caput sternale und claviculare des M. sternocleidomastoideus und der Clavicula durchgeführt (Seriat-Gautier u. Collet).

Die Beziehung der durch das Foramen jugulare ziehenden Hirnnerven zur V. jugularis interna bzw. dem Bulbus jugularis ist ebenfalls variabel. Multiple Anastomosen kommen vor.

Chirurgische Relevanz

Neck dissection, mikrovasculäre Anastomosen, Mundbodenausräumung, Halslymphknotenentfernungen, zentrale Venenkatheter (V. subclavia, V. jugularis interna)

Lang J (1979)
Lang J (1983)
Seriat-Gautier B u. Collet S (1981)

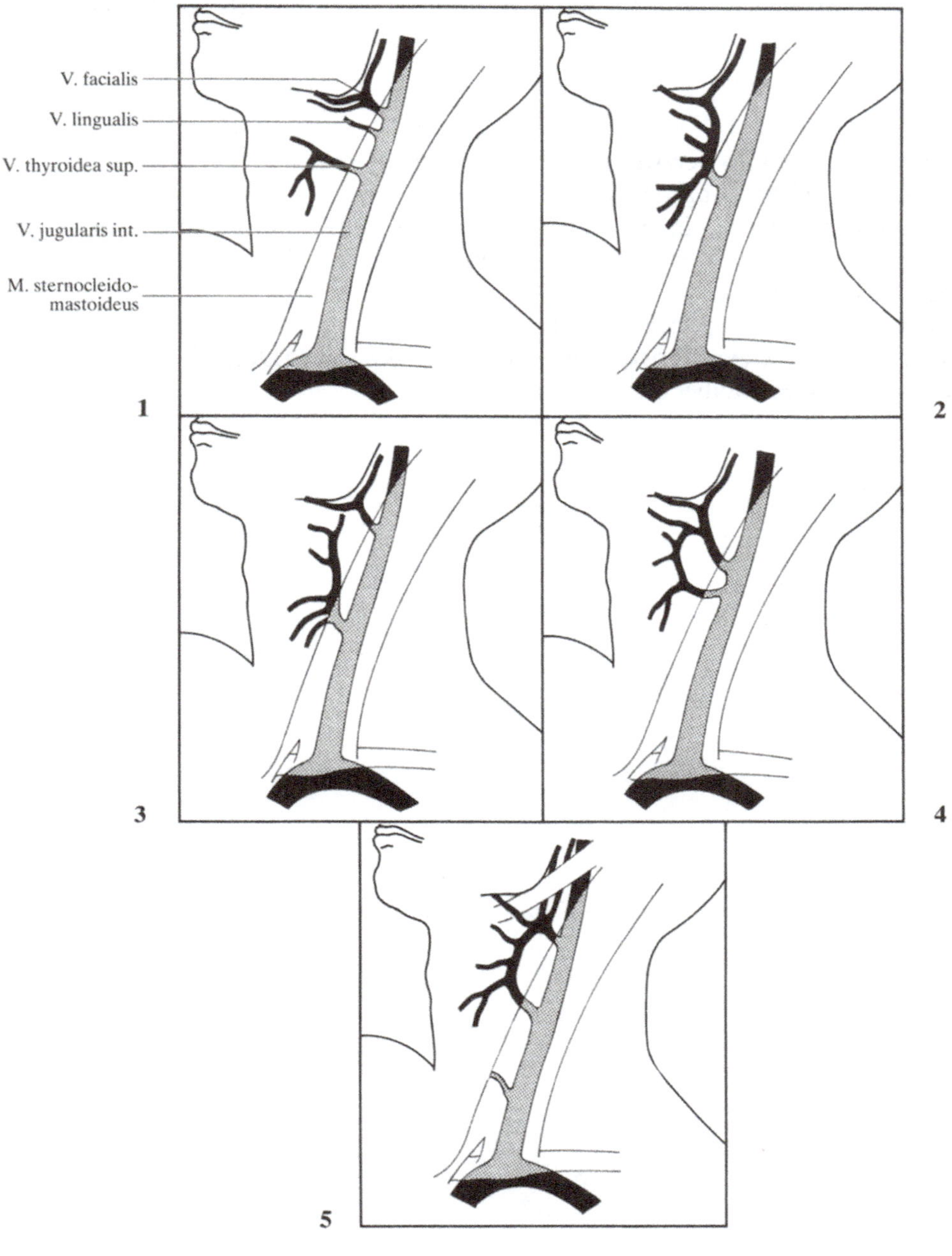

V. facialis
V. lingualis
V. thyroidea sup.
V. jugularis int.
M. sternocleido-
mastoideus
1
2
3
4
5

1.22 (1 – 8) Variationen der V. jugularis externa (aus Krmpotić-Nemanić)

Die V. jugularis externa variiert im Verzweigungsmuster (1 – 8) wie auch vom Mündungstyp her beträchtlich. Am häufigsten fließt sie in die Vena subclavia ein (1, 2, 3, 4, 5, 7 und 8) oder mündet gleichzeitig (3) bzw. ausschließlich in die V. jugularis interna (6). Ist die V. jugularis superficialis sehr kräftig ausgebildet, so weist die zugehörige V. jugularis interna ein schwächeres Kaliber auf.

Chirurgische Relevanz

Halschirurgie, Neck dissection, zentrale Venenkatheter

Krmpotić-Nemanić J (1978)

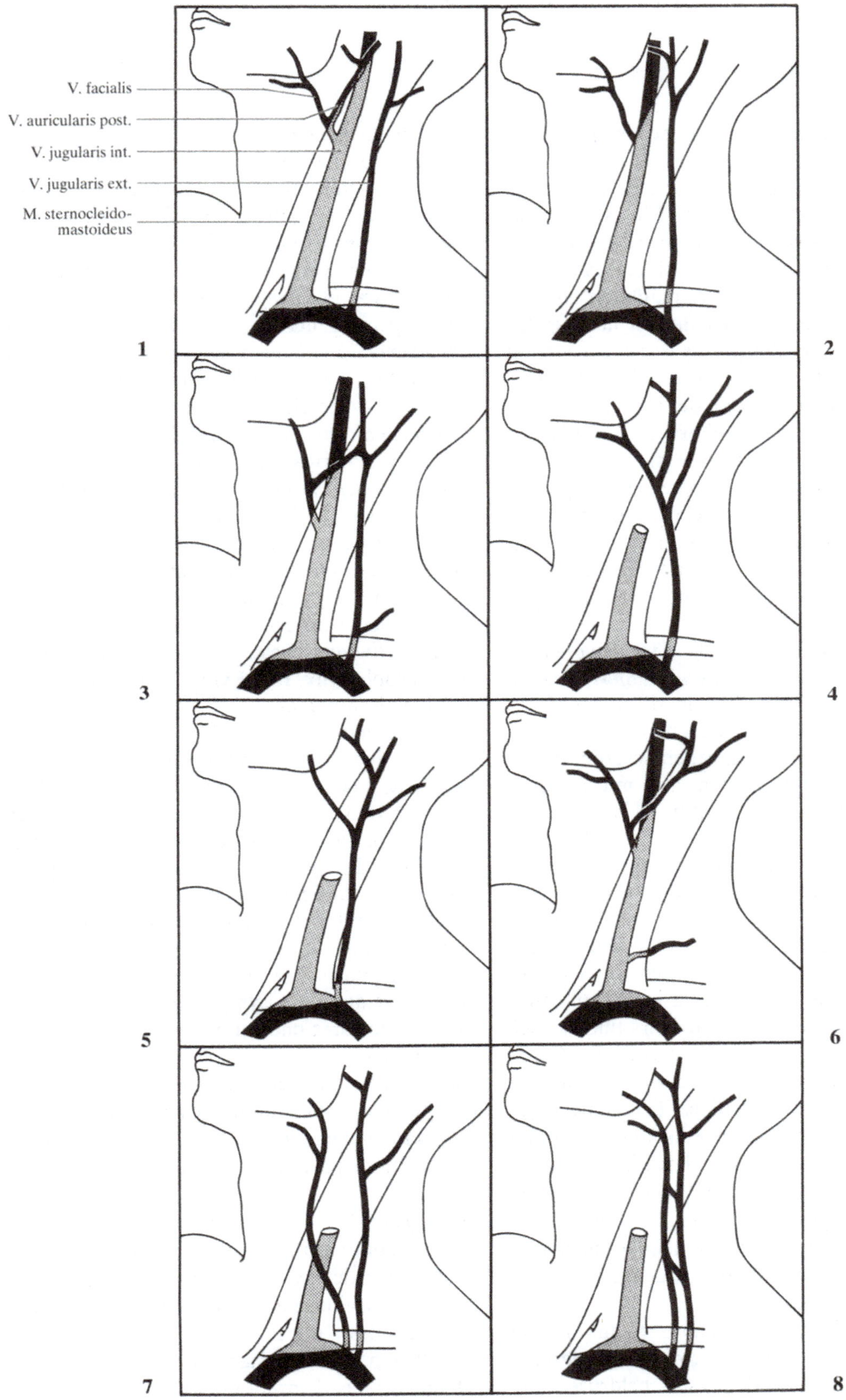
V. facialis
V. auricularis post.
V. jugularis int.
V. jugularis ext.
M. sternocleido-
mastoideus
1
2
3
4
5
6
7
8

1.23 Der Lymphabfluß des Kopfes und des Halses

Die Abflußwege aus den verschiedenen Gesichtsregionen sind durch rote Pfeile gekennzeichnet. Die sogenannten Satellitenknoten, welche als Schaltstellen besonders häufig Sitz von Metastasen sind, wie der subdigastrische Knoten (Knoten nach Küttner oder Most), die submandibulären Lymphknoten sowie die submentalen, jugularen und spinalen Lymphknoten wurden dunkel herausgehoben. Von besonderer Bedeutung ist der sogenannte *Venenwinkellymphknoten* am Einfluß der V. facialis in die V. jugularis interna, der zu den Lymphonodi cervicales profundi gehört und häufig Sitz einer ersten tastbaren Metastase ist.

Im wesentlichen lassen sich folgende Lymphknotengruppen an Kopf und Hals differenzieren: *Lymphonodi occipitales*: 1–2 Knötchen, die beim Neugeborenen stets zu tasten sind. Sie haben weiteren Abfluß in die Lymphonodi cervicales profundi.

Im Bereich des Ohres liegen die *Lymphonodi auriculares anteriores, posteriores und inferiores*, aus denen die Lymphe ebenfalls in die tiefen Halslymphknoten fließt. Retroaurikuläre Lymphknoten sind beim Erwachsenen selten vergrößert. Die präaurikulären Lymphknoten sind mit *Lymphonodi parotidei* verbunden (s. Abb. 8.17).

Die Parotislymphknoten werden in oberflächliche und tiefe unterteilt. Die Lymphonodi parotidei superficiales nehmen die Lymphe aus dem vorderen Teil der Ohrmuschel, der Nasenwurzel, den Augenlidern und den präaurikulären Knoten auf. Die tiefen Parotislymphknoten erhalten die Lymphe aus der Ohrspeicheldrüse und in manchen Fällen auch aus der Zunge. Zusätzlich finden sich Lymphknoten innerhalb der Gl. parotis. Bei Carzinomen der Ohrmuschel und der Schläfe sollte die Parotidektomie zur frühzeitigen Erfassung eventueller Parotislymphknotenmetastasen diskutiert werden. Wegen der versteckten Lage sind Metastasen medial der Gl. parotis spät tastbar und dann oft so weit fortgeschritten, daß sie chirurgisch nicht mehr vollständig erfaßbar sein können.

Die Lymphonodi buccinatorii liegen entlang der A. und der V. facialis.

Die *Lymphonodi submandibulares* kann man in vordere, mittlere und hintere einteilen. Innerhalb der Kapsel der Unterkieferspeicheldrüse sind Lymphonodi paramandibulares zu finden, die Lymphe aus der Zunge und den Lippen aufnehmen.

An den *Lymphonodi submentales* werden obere (meist ein bis zwei Knoten) und untere (0 bis zwei Knoten) unterschieden. Sie nehmen ebenfalls Lymphe aus der Unterlippe auf.

Die *Lymphonodi linguales* sind inkonstant und entsprechen dem Verlauf von A. bzw. V. lingualis.

Die *Halslymphknoten* sind nach Taillens in 5 bzw. 6 Gruppen einzuteilen: *Lymphonodi submentales*, *Lymphonodi jugulares*, welche in prästernocleidomastoidale, poststernocleidomastoidale und substernocleidomastoidale zu unterteilen sind, die *Lymphonodi spinales* entsprechend dem Verlauf des N. accessorius, die *Lymphonodi nuchales*, die dem *Schlüsselbein entlang lokalisierte Halslymphknotenkette* und schließlich die *kleine vordere Halslymphknotenkette*. Lateral des Pharynx sind die *Lymphonodi retropharyngei* laterales, medial die sehr seltenen Lymphonodi retropharyngei mediales, vor allem beim Neugeborenen und beim Kleinkind zu finden. Diese Lymphknoten drainieren den Nasopharynx. Ihre Lymphe fließt in die tiefen Halslymphknoten ab.

Die *Kopfhaut* wird hinsichtlich der Lymphdrainage in eine hintere, mittlere und vordere Zone eingeteilt, welche dem Versorgungsgebiet und Verlauf der Aa. occipitalis, retroauricularis und temporalis superficialis entsprechen. Aus der vorderen Zone fließt die Lymphe in die Lymphonodi parotidei, aus der mittleren in die Lymphonodi retroauriculares, cervicales superficiales und profundi mediales und aus der hinteren Zone in die Lymphonodi occipitales und cervicales profundi. Vom Nacken gelangt die Lymphe in die Lymphonodi supraclaviculares und cervicales profundi superiores laterales.

Die Lymphe aus den *Augenlidern* gelangt in die Lymphonodi submandibulares und entlang der A. zygomatico-orbitalis und transversa faciei in die Lymphonodi parotidei und cervicales superficiales.

Die *äußere Nase* hat ihren Lymphabfluß in die Lymphonodi parotidei, submandibulares und cervicales superficiales. Gelegentlich besteht von der Nase eine Drainage nach caudal über die Lymphonodi buccales.

Das Wissen um diese Zusammenhänge ist Voraussetzung für das Konzept radikaler Tumorchirurgie mit Entfernung des Primärtumors und soweit möglich, des zugehörigen Lymphabflußgebietes.

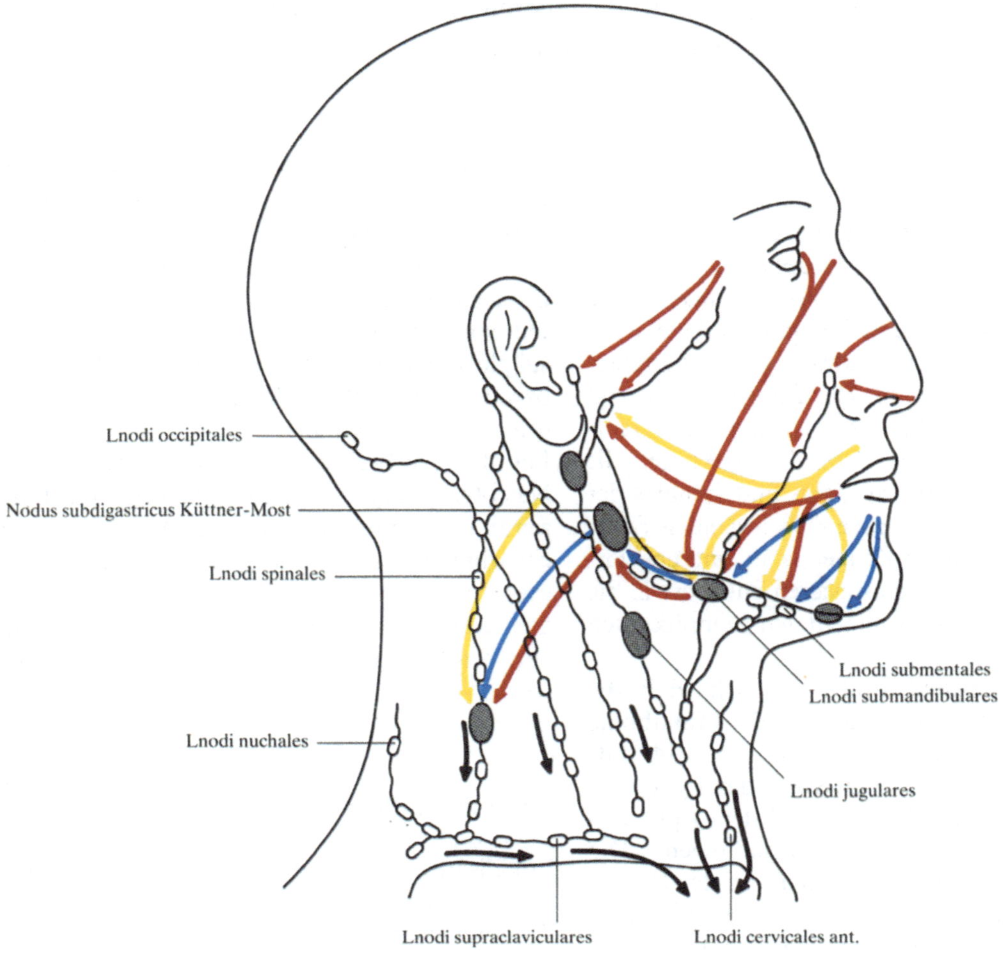

Chirurgische Relevanz

Entfernung von Tumoren an Kopf, Gesicht und Hals; funktionelle und radikale Neck dissection, Parotidektomie, Eingriffe an der Nase

Bartels P (1909)
Most A (1917)
Taillens JP (1960)

1.24 Der Lymphabfluß der oberen Luft- und Speisewege (nach Cachin u.Mitarb.)

Nach den klinischen Untersuchungen von Taillens fließt die Lymphe aus der Nasenhöhle und dem Nasopharynx in die retropharyngealen und oberen jugulären Lymphknoten. Oropharynx, weicher Gaumen, Tonsillen, Zungenbasis, Zungengrund, laterale Pharynxwand und die hinteren Anteile der Gingiva weisen eine Lymphdrainage in die angulodigastrischen Knoten auf. Der Zungengrund zeigt eine besonders reichhaltige Lymphgefäßversorgung in die angulodigastrischen Lymphknoten, die Lymphonodi jugulares mediales und spinales der gleichen und auch der gegenüberliegenden Seite. Tumoren der vorderen Zungenpartie und des vorderen Zahnfleisches metastasieren zunächst in die submandibulären und submentalen Lymphknoten (s. Abb. 4.8, 4.9).
Von praktischer Bedeutung ist auch, daß die Lymphgefäße der Nasenhöhle und der Mundhöhle über den Canalis incisivus (s. auch Abb. 5.14) miteinander kommunizieren. Zwischen den Lymphgefäßen in der Regio olfactoria und dem Epiduralraum bestehen ebenfalls Verbindungen. Die Lymphgefäße im respiratorischen Teil der Nasenschleimhaut laufen dagegen horizontal und weisen einen vorderen Drainageweg in die submandibulären und oberflächlichen, zervikalen Lymphknoten auf (Cachin u.Mitarb.).
Metastasen von Tonsillentumoren finden sich in den parapharyngealen, jugulären, aber auch in den spinalen Lymphknoten. Bei tumorösen und entzündlichen Prozessen des Trigonum retromolare (z.B. Dentitio difficilis) sind die subdigastrischen, jugulären und parapharyngealen Lymphknoten zunächst vergrößert.
Die vordere Kommissur des Kehlkopfes und der subglottische Raum werden in die prälaryngealen bzw. in die Lymphknoten entlang des N. recurrens drainiert (s. Abb. 2.14).
Bei der Ausbreitung eines Prozesses aus dem Naso-Oropharynx sind nach Taillens drei Barrieren zu überwinden und zwar der Waldeyersche Rachenring, die Satellitenlymphknoten (retropharyngeale, subdigastrische, submandibuläre und submentale) und schließlich die lymphatischen Halsketten (obere, mittlere und untere jugulare Knoten).

Chirurgische Relevanz

Lokalisationsdiagnostik entzündlicher und tumoröser Erkrankungen des Kopfes und des Halses, Tumorchirurgie des Kopfes und des Halses

Cachin Y u.Mitarb. (1969)
Taillens JP (1960)

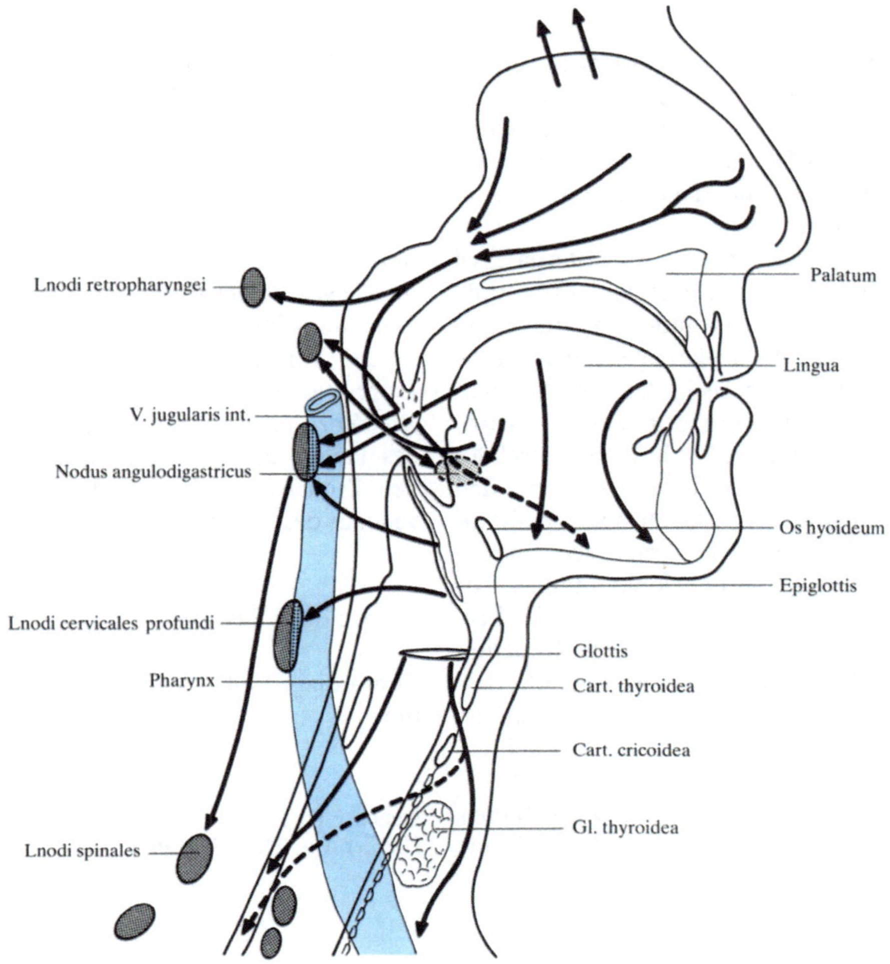

Lnodi retropharyngei
Palatum
Lingua
V. jugularis int.
Nodus angulodigastricus
Os hyoideum
Epiglottis
Lnodi cervicales profundi
Glottis
Pharynx
Cart. thyroidea
Cart. cricoidea
Gl. thyroidea
Lnodi spinales

1.25 Ductus thoracicus und Truncus lymphaticus dexter als zentrale Lymphräume (aus Denecke nach Hafferl u. Thiel)

Die Lymphgefäße des Kopfes und Halses vereinigen sich zum Truncus jugularis und fließen zusammen mit dem Truncus bronchomediastinalis und subclavius aus dem Oberarm *auf der linken Seite* zur Einmündungsstelle des Ductus thoracicus in den Angulus venosus sinister.

Der Ductus thoracicus geht aus der Cisterna chyli im Abdomen hervor, zieht dorsal der Aorta durch den Hiatus aorticus in das hintere Mediastinum zwischen Aorta und V. azygos, gelangt in Höhe des IV. oder V. Brustwirbels hinter den Oesophagus zur linken Seite und erreicht zwischen A. carotis communis sinistra und A. subclavia ventral des N. vagus und dorsal der V. jugularis interna den sogenannten Angulus venosus. Je nach pathologisch-anatomischer Situation variiert sein Durchmesser. Die Schlingenbildung kann unterschiedlich weit nach cranial und lateral reichen. Bei Eingriffen am Hals, insbesondere der Neck dissection ist auf dieses teilweise glasig durchscheinende, deshalb nicht leicht sichtbare und wegen der dünnen Wand leicht verletzliche Gebilde zu achten. Kommt es zu einer Läsion empfiehlt sich die Unterbindung oder Umstechung mit langsam oder nicht resorbierbarem Nahtmaterial. Kommt eine Chylusfistel auf diese Weise nicht zum Stehen, kann sie zur Gewebeandauung an den großen Halsgefäßen mit entsprechenden Komplikationen führen.

Bei Metastasen in der linken Supraclaviculargrube ist daran zu denken, daß der zugehörige Primärtumor im gesamten Körper vor allem auch im Abdomen liegen kann (sogenannte Virchowsche Drüse). Das supraclaviculäre Areal, in dem die Lymphe in das Venensystem gelangt, wird als zentraler Lymphraum bezeichnet.

Auf der rechten Seite wird die Lymphe des Kopfes, des Halses und der rechten Thoraxhälfte durch den Truncus lymphaticus dexter in den Angulus venosus dexter eingebracht (s. Abb. 2.10).

Chirurgische Relevanz

Tumordiagnostik, Scalenusbiopsie, Neck dissection

Denecke HJ (1980)
Hafferl A u. Thiel W (1969)

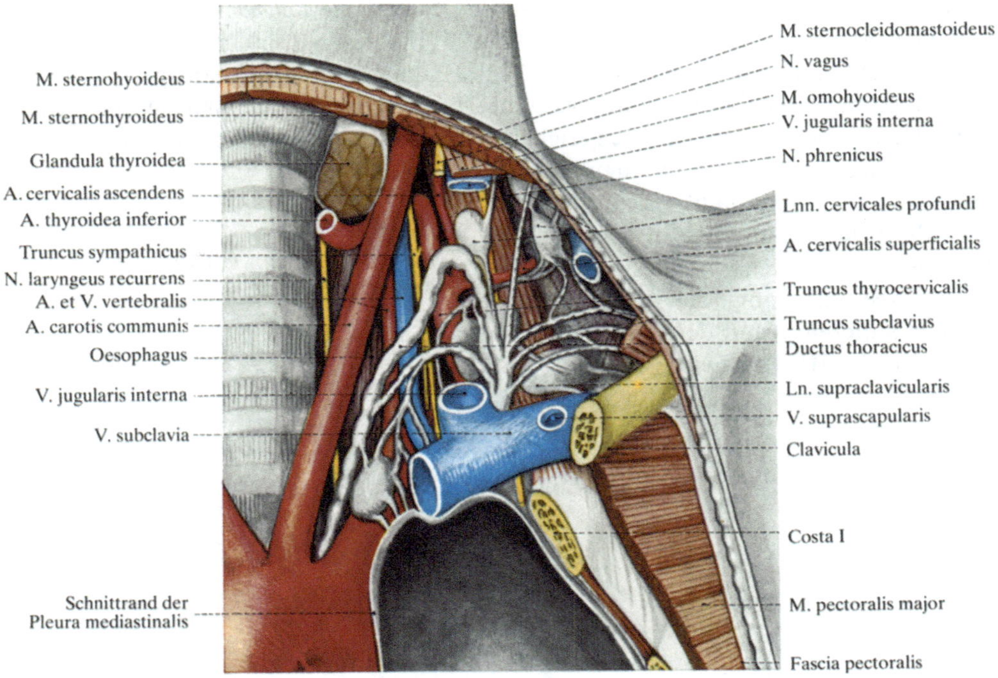
M. sternohyoideus
M. sternothyroideus
Glandula thyroidea
A. cervicalis ascendens
A. thyroidea inferior
Truncus sympathicus
N. laryngeus recurrens
A. et V. vertebralis
A. carotis communis
Oesophagus
V. jugularis interna
V. subclavia
Schnittrand der
Pleura mediastinalis
M. sternocleidomastoideus
N. vagus
M. omohyoideus
V. jugularis interna
N. phrenicus
Lnn. cervicales profundi
A. cervicalis superficialis
Truncus thyrocervicalis
Truncus subclavius
Ductus thoracicus
Ln. supraclavicularis
V. suprascapularis
Clavicula
Costa I
M. pectoralis major
Fascia pectoralis

1.26 (1 – 12) Variationen und Mündungsanomalien des Ductus thoracicus (nach Ždanov aus Krmpotić-Nemanić sowie aus Bartels nach einem Präparat von Szawlowski)

Die verschiedenen Variationsmöglichkeiten des Verlaufs und der Mündung des Ductus thoracicus sind in einer Ansicht von vorne dargestellt (1 – 11). Der oberste Punkt der Bogenbildung kann bis zum VII. oder VI. Halswirbelkörper nach oben reichen. Mündungsmöglichkeiten sind die Vv. jugularis interna, subclavia, azygos und jugularis externa.
Der Ductus thoracicus kann auch in den rechten Angulus venosus einmünden, wie dies in (12) gezeichnet ist. Dabei entspringt die A. vertebralis dextra aus der hinteren Wand der Aorta descendens in der Höhe des III. Brustwirbels.

Chirurgische Relevanz

Diagnostik von Primärtumoren bei supraclaviculären Lymphknotenmetastasen, Scalenusbiopsie (Daniel'sche Biopsie), Neck dissection

Bartels P (1909)
Krmpotić-Nemanić J (1978)
Ždanov DA (1952)

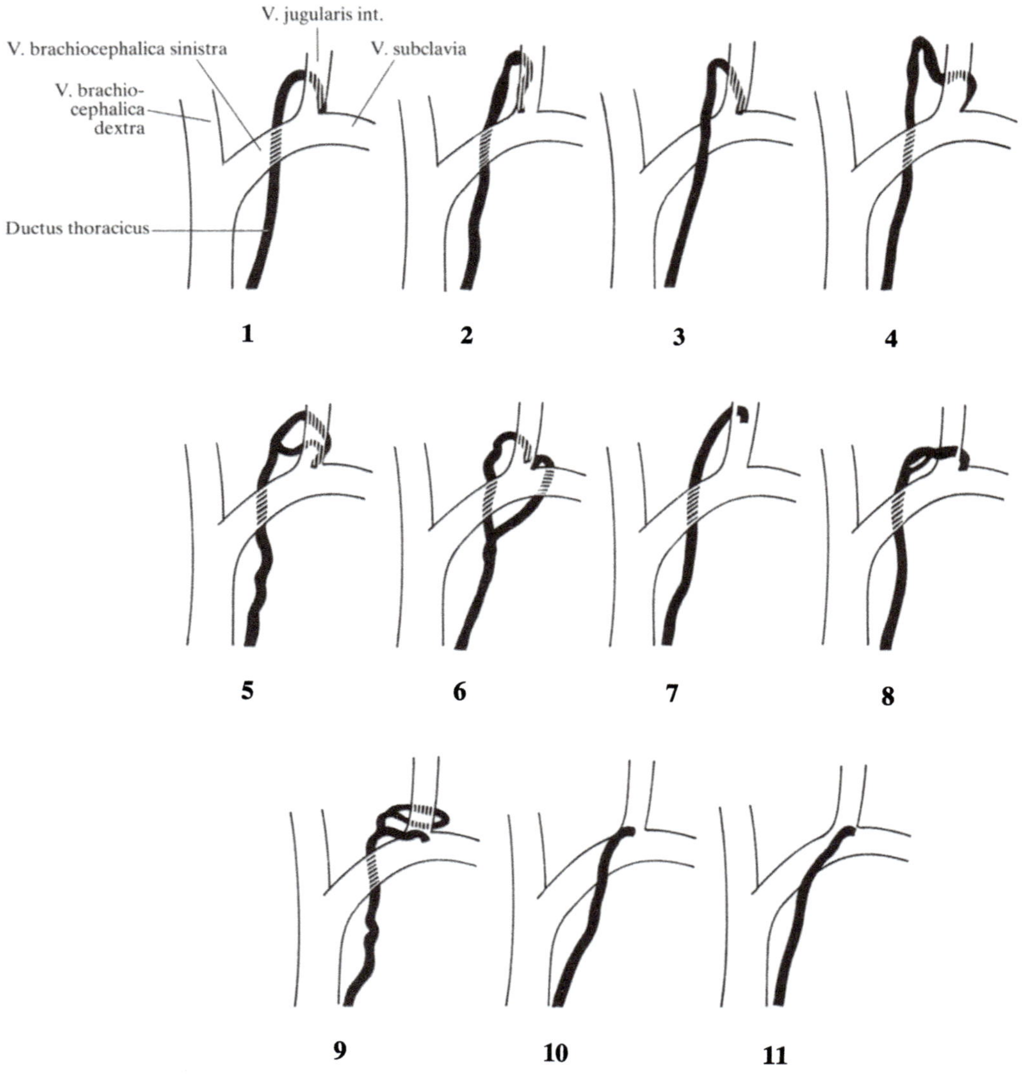

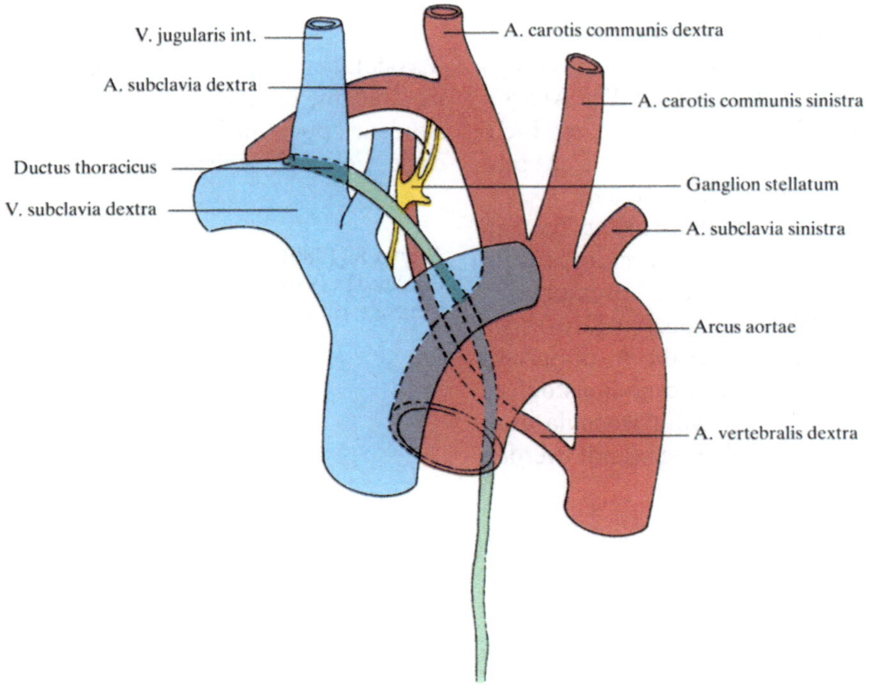
V. jugularis int.
A. carotis communis dextra
A. subclavia dextra
A. carotis communis sinistra
Ductus thoracicus
Ganglion stellatum
V. subclavia dextra
A. subclavia sinistra
Arcus aortae
A. vertebralis dextra

12

1.27 Die Blutversorgung des M. sternocleidomastoideus

Der M. sternocleidomastoideus wird versorgt aus den Aa. sternocleidomastoidea, occipitalis, der thyroidea superior und aus dem Truncus thyrocervicalis bzw. der A. thyroidea inferior. Die Anastomosen zwischen den einzelnen Regionen sind teilweise gering, so daß dieser Muskel sich nicht sehr häufig als Lappenstiel eignet (s. Abb. 3.8).
Läßt man den M. sternocleidomastoideus bei Felsenbeinresektionen (z.B. Glomustumoroperationen s. Abb. 11.11, 11.19, 12.2 oder Carcinomoperationen) an der Halshaut im oberen Drittel gestielt, reicht die Ernährung über die A. occipitalis meist aus, so daß der M. sternocleidomastoideus nach Ablösen von Sternum und Clavicula zum Auffüllen der Operationshöhle verwandt werden kann (Denecke).

Chirurgische Relevanz

Myocutaner Lappen aus dem M. sternocleidomastoideus, cranial gestielter M. sternocleidomastoideuslappen nach Denecke (Glomustumorchirurgie, Felsenbeinchirurgie)

Ariyan S (1980)
Conley JJ (1975, 1976)
Denecke HJ (1966)

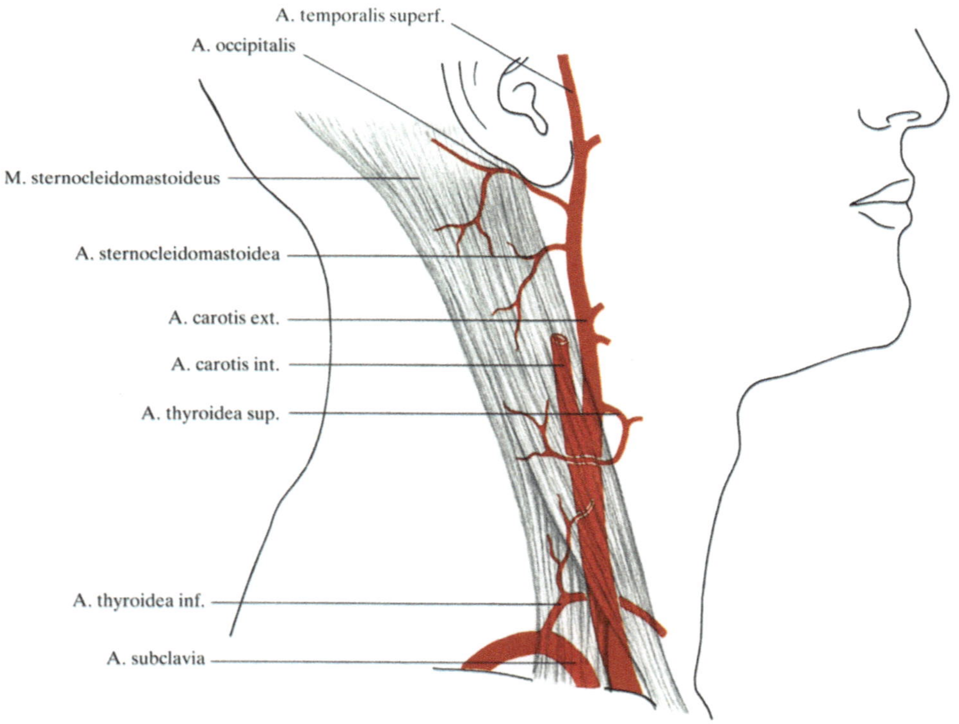

1.28 Blutversorgung des M. pectoralis major (Ansicht von vorn)

Die Blutversorgung des M. pectoralis erfolgt aus der A. subclavia bzw. der A. axillaris. Die zu diesem Muskel ziehenden Äste verlaufen regelmäßig großkalibrig bis in die Peripherie, so daß sie als Lappenstiele verwendet werden können. Besondere praktische Bedeutung haben die A. thoracoacromialis, die am Übergang vom mittleren zum lateralen Drittel am Unterrand der Clavicula aufgesucht werden kann und die A. thoracica lateralis, die wesentlich weiter seitlich nach caudal verläuft. Als Orientierungshilfe dient der caudal des Schlüsselbeins gelegene spitze Winkel der Mohrenheim'schen Grube (Trigonum deltoideopectorale).

Chirurgische Relevanz

Vorderer Brustlappen nach Conley, myocutane M. pectoralislappen

Ariyan S (1979)
Conley JJ (1970, 1976)

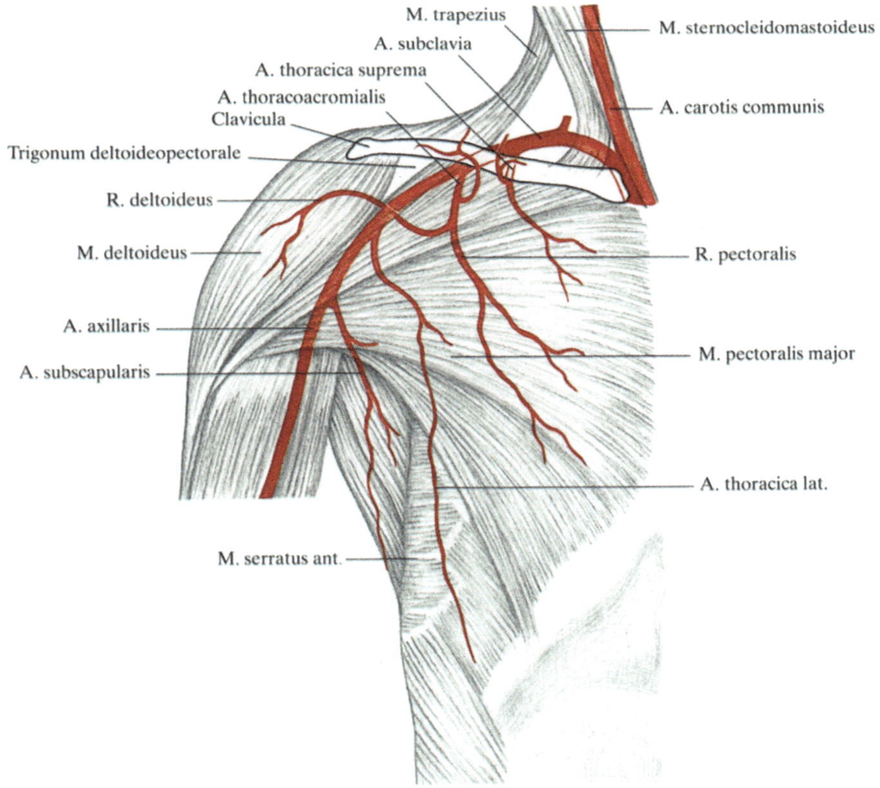

1.29 Die Blutversorgung der Mm. trapezius und latissimus dorsi (Ansicht von dorsal)

Der M. trapezius wird aus Ästen der Aa. occipitalis und transversa colli ernährt. Insbesondere das Stromgebiet der A. transversa colli mit ihrem Ramus descendens läßt sich am Rücken weit in die Peripherie des Muskels verfolgen, so daß an diesem Gefäß ein myocutaner Lappen gestielt werden kann. Voraussetzung ist, daß die A. transversa colli bei einer eventuellen Halslymphknotenausräumung geschont wurde.
Die Nerven und Gefäße für den M. latissimus dorsi teilen sich unterhalb des Humeruskopfes in der Nähe des Rotationspunktes entsprechender myocutaner Lappen, so daß zwei voneinander unabhängige, neurovaskulär versorgte Muskelhautlappen gebildet werden können (Tobin u.Mitarb.).

Chirurgische Relevanz

Myokutane Lappen der Mm trapezius und latissimus dorsi, mikrovaskuläre Anastomosen

Ariyan S (1980)
Tobin GR u.Mitarb. (1980)

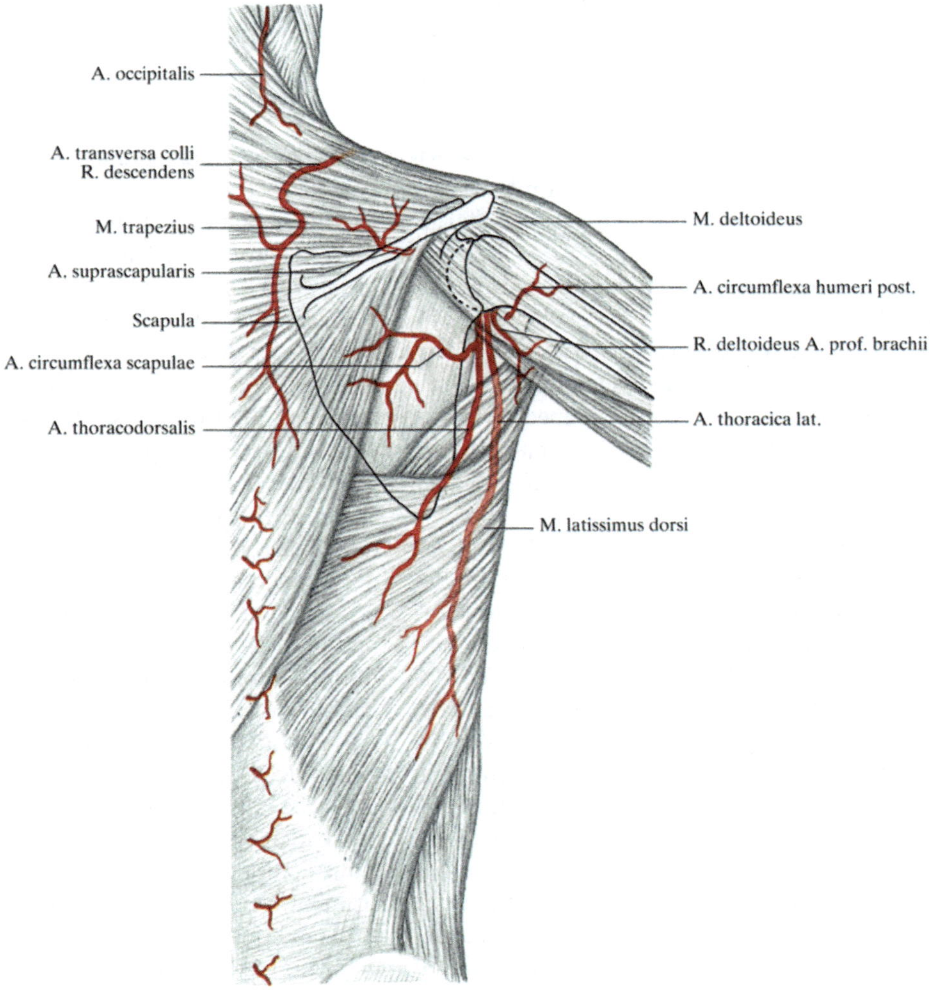
A. occipitalis
A. transversa colli
R. descendens
M. trapezius
A. suprascapularis
Scapula
A. circumflexa scapulae
A. thoracodorsalis
M. deltoideus
A. circumflexa humeri post.
R. deltoideus A. prof. brachii
A. thoracica lat.
M. latissimus dorsi

1.30 (1–3) Embryogene und Lagemöglichkeiten der lateralen oder branchiogenen Halscysten und -fisteln sowie der medialen Halscysten (nach Himalstein)

In (1) sind die sechs Kiemenbögen mit den dazwischenliegenden Schlundtaschen am Embryo auf der rechten Seite von vorne her gesehen dargestellt.

Aus dem I. Kiemenbogen entsteht der Hammer, ein Teil des Amboß sowie das Lig. sphenomandibulare und der Unterkiefer. Aus der I. Kiemenspalte werden der Meatus acusticus externus, aus der I. Schlundtasche, die sich von medial her in den Kiemenbogen hineinwölbt, die Tuba auditiva, das Cavum tympani und die Cellulae mastoideae gebildet.

Aus dem II. Kiemenbogen entsteht der N. facialis, der Stapes, der Processus styloideus, das Lig. stylohyoideum, das Cornu minus und ein Teil des Corpus ossis hyoidei. Die II. Kiemenspalte entspricht dem Sinus von His. Aus dem vorderen Teil der II. Schlundtasche entsteht der Sinus tonsillaris.

Der III. Kiemenbogen entspricht dem Versorgungsgebiet des N. glossopharyngeus. Aus ihm entstehen das Cornu majus und Anteile des Corpus ossis hyoidei. Aus der III. Schlundtasche wird der Sinus piriformis gebildet. Die A. carotis interna entsteht im Bereich der III. Schlundtasche aus der dorsalen, die A. carotis externa aus der ventralen Aorta (s. Abb. 11.21). Die III. Kiemenspalte liegt zwischen den beiden embryonalen Aortenanlagen.

Der IV. Kiemenbogen entspricht dem Versorgungsgebiet des N. laryngeus superior. Aus ihm geht die Cartilago thyroidea hervor. Aus der IV. Schlundtasche entsteht der obere Oesophagus.

Der V. Kiemenbogen wird rückgebildet. Aus der V. Schlundtasche können sich die ultimo-branchialen Körperchen entwickeln.

Der VI. Kiemenbogen bildet die Cartilago cricoidea und den Versorgungsbereich des N. laryngeus inferior.

Die Schilddrüse entsteht beim Embryo von 3–4 mm als ventrale Ausstülpung des Schlundkopfes in der Gegend des Tuberculum impar. Dieses Divertikel entwickelt sich vor dem zweiten und den nachfolgenden Schlundbögen nach caudal. Aus diesem Tractus zwischen dem Pharynxboden und der Schilddrüse entsteht der Ductus thyroglossus, in dem sich *mediane Halscysten und -fisteln* entwickeln können (2). Sie liegen am häufigsten caudal des Zungenbeins, können aber auch auf der ganzen Strecke vom Foramen caecum des Zungengrundes bis zur Schilddrüse lokalisiert sein. Gelegentlich wird entlang des Ductus thyroglossus nicht descendiertes Schilddrüsengewebe gefunden.

Entsprechend diesen embryologischen Zusammenhängen gibt es *verschiedene Möglichkeiten von branchiogenen (lateralen) Fisteln*: Fisteln aus dem I. Kiemenbogen kommen als ektodermale Verdoppelung des Meatus acusticus externus mit einer Öffnung vor oder unter der Ohrmuschel, eventuell auch im Meatus selbst vor. Es kann aber auch eine untere Öffnung oberhalb des Zungenbeins in Höhe des Kieferwinkels liegen und die Fistel bis in den Gehörgang reichen. Ein solcher Gang geht durch die Gl. parotis. Er kann medial oder lateral des N. facialis liegen oder zwischen einer Gabelung des Facialishauptstamms bis zum Gehörgang ziehen. Es ist möglich, daß der N. facialis dabei unmittelbar unter der Haut liegt (!).

Fisteln des II. Kiemenbogens (2) öffnen sich caudal vor dem Vorderrand des M. sternocleidomastoideus und ziehen lateral des N. hypoglossus und des N. glossopharyngeus gelegentlich zwischen der A. carotis externa und interna bis zur Tonsillenloge.

Branchiogene Halsfisteln des dritten Kiemenbogens (2) können von der Mündung am Vorderrand des M. sternocleidomastoideus lateral des N. hypoglossus, jedoch medial des N. glossopharnygeus, dorsal der A. carotis interna zum Sinus piriformis ziehen und dabei den N. laryngeus superior überkreuzen.

Fisteln des vierten Kiemenbogens (3) sind in ihrem ganzen Verlauf nicht beschrieben worden, sie könnten den Arcus aortae bzw. die A. subclavia umfassen und im Oesophagus enden (Himalstein).

Laterale Halscysten werden nicht selten als Parotistumor fehlgedeutet.

Von chirurgischer Relevanz ist die Einteilung der branchiogenen Fisteln in komplette mit äußerer und innerer Öffnung, inkomplette äußere, die nur eine äußere Öffnung haben, inkomplette innere ohne äußere Öffnung und nasopharyngeale, welche von der Tonsille her bis zur Schädelbasis reichen. Es gibt häufig Cysten, bei denen sich weder ein äußerer noch innerer Fistelgang auffinden läßt.

Fisteln mit Mündungen im Schlundbereich müssen, um Rezidive zu vermeiden, bis zu dieser Mündung abgetragen und nach Möglichkeit nach innen durchgezogen werden.

Entsprechend der bereits skizzierten Verlaufsmöglichkeiten der medianen Halscysten bzw. -fisteln

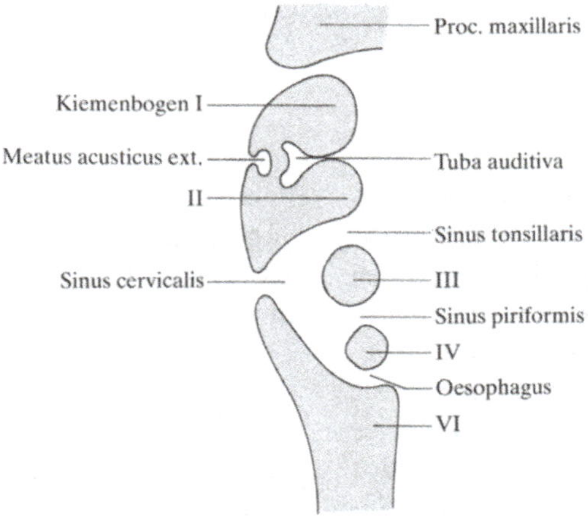

1

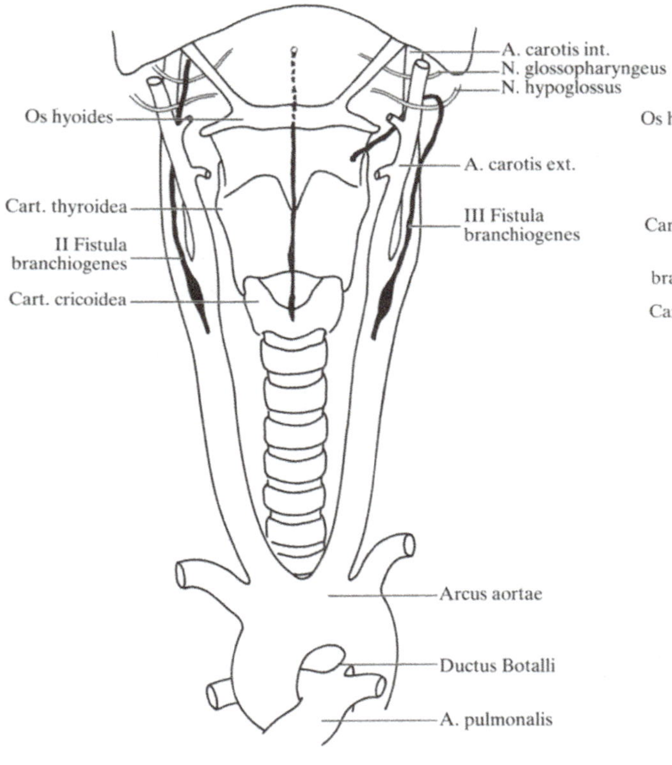

2

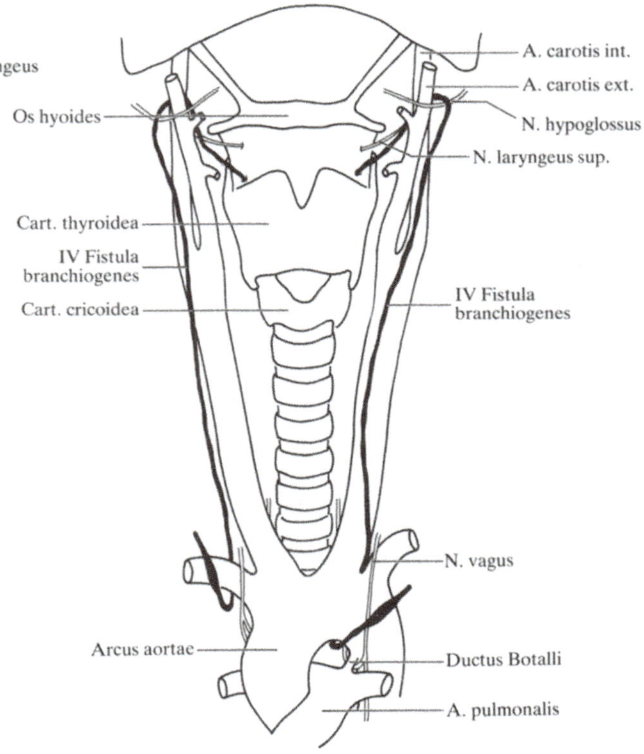

3

empfiehlt es sich, bei der Operation entsprechend einem Vorschlag von Sistrunk nicht nur den Zungenbeinkörper, sondern von diesem bis zum Zungengrund auch einen Quadranten der Zungengrundmuskulatur mit zu exstirpieren, um eventuelle Fistelverzweigungen sicher mitzuerfassen.

Chirurgische Relevanz

Chirurgie der medialen und lateralen Halscysten bzw. -fisteln, Parotischirurgie

Chandler JR u. Mitchell B (1981)
Dupuch KM u.Mitarb. (1981)
Gupta SK u.Mitarb. (1979)
Haar JG u.Mitarb. (1981)
Himalstein MR (1980)
Jumen-Lavillauroy C u.Mitarb. (1981)
Laudadio P u.Mitarb. (1981)
Liston SL (1981)
Liston SL u. Siegel LG (1979)
Noyek A u. Friedberg J (1981)
Olsen KD u.Mitarb. (1980)
Shugar MA u. Healy GB (1980)
Sistrunk WE (1920/1928)
Thomas JR (1980)
Tucker AG (1981)

1.31 Die Laryngocelen (aus Denecke)

Laryngocelen sind als Mißbildungen des Morgagnischen Ventrikels aufzufassen, die durch Luft- oder Schleimansammlung an Größe zunehmen und bei ausschließlicher Entwicklung *nach innen*, vor allem bei gleichzeitiger Superinfektion zu lebensbedrohlicher Atemnot führen können. Sie können sich jedoch auch als *äußere Laryngocele* nach lateral durch die Membrana thyrohyoidea entwickeln. Bei Anwendung der Bauchpresse blähen sie sich auf. Differentialdiagnostisch ist an Halsvenenerweiterungen und atypische Halscysten zu denken.

Innere Laryngocelen können gelegentlich mikrolaryngoskopisch im Sinne einer Marsupialisation ausreichend versorgt werden. Äußere Laryngocelen sind von außen zu operieren.

Chirurgische Relevanz

Halschirurgie, Exstirpation von Laryngocelen, endolaryngeale Mikrochirurgie

Denecke HJ (1980)

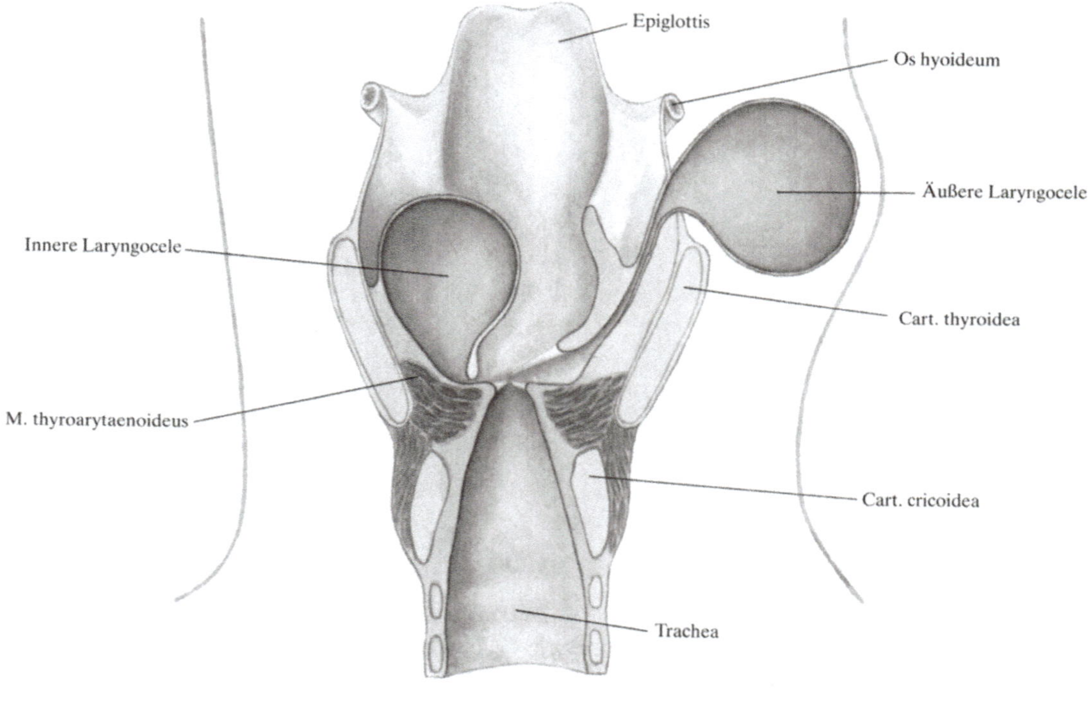

2 Kehlkopf und Schilddrüse

2.1 (1 – 2) Die Größenverhältnisse des knorpeligen Kehlkopfgerüsts beim Neugeborenen (1) und beim 10-jährigen Kind (2) (nach Peter)

Der Kehlkopf des Neugeborenen unterscheidet sich in Form, Größe, Lage und Gewebsbeschaffenheit vom Kehlkopf des Erwachsenen. Der ausgewachsene Larynx ist mehr als zweimal so hoch, breit und tief wie der des Kleinkindes. Der weibliche Kehlkopf ist kleiner als derjenige des Mannes. Vom dritten Lebensjahr bis zur Zeit der Pubertät bleibt die Größe des Kehlkopfes nahezu konstant.

Beim Neugeborenen beträgt der Kehlkopfdurchmesser subglottisch 6 mm. Die Weichteilauskleidung des kindlichen Kehlkopfs ist wesentlich lockerer aufgebaut, als beim Jugendlichen und Erwachsenen. Sowohl der geringere Durchmesser des Larynx als auch die stärkere Reagibilität auf mechanische und entzündliche Reize (Laryngitis subglottica) erklärt, warum im Kindesalter wesentlich schneller eine Einengung des Larynxquerschnittes unter den kritischen Durchmesser von 50% zustande kommt als beim Erwachsenen.

Peter K (1925)

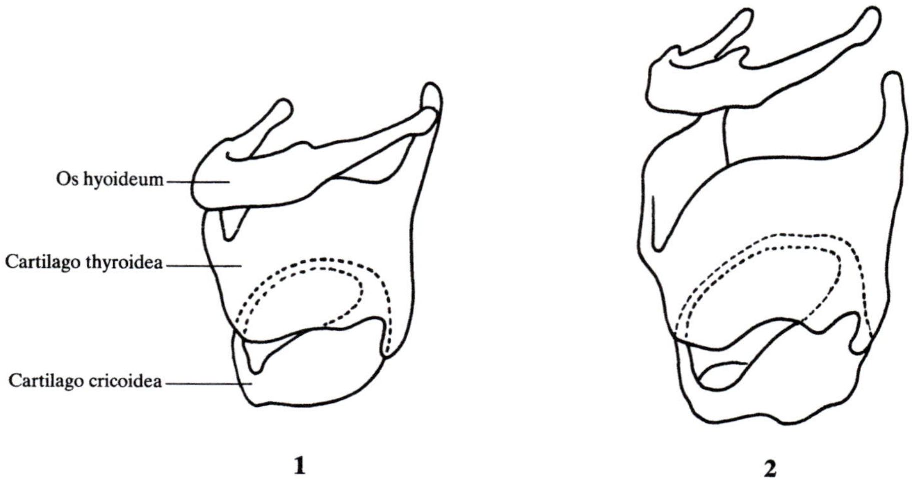

2.2 (1 – 3) Die Lage des Kehlkopfes zum V. Halswirbel beim Säugling (1), der erwachsenen Frau (2) und dem erwachsenen Mann (3) beim mittleren Exspirium (nach Lanz-Wachsmuth)

Der beim Neugeborenen sehr hochstehende Kehlkopf (s. Abb. 2.1) wird im Laufe des Wachstums abgesenkt.

Chirurgische Relevanz

Intubation, Laryngotracheoskopie, Oesophagoskopie

Lanz Tv u. Wachsmuth W (1955)

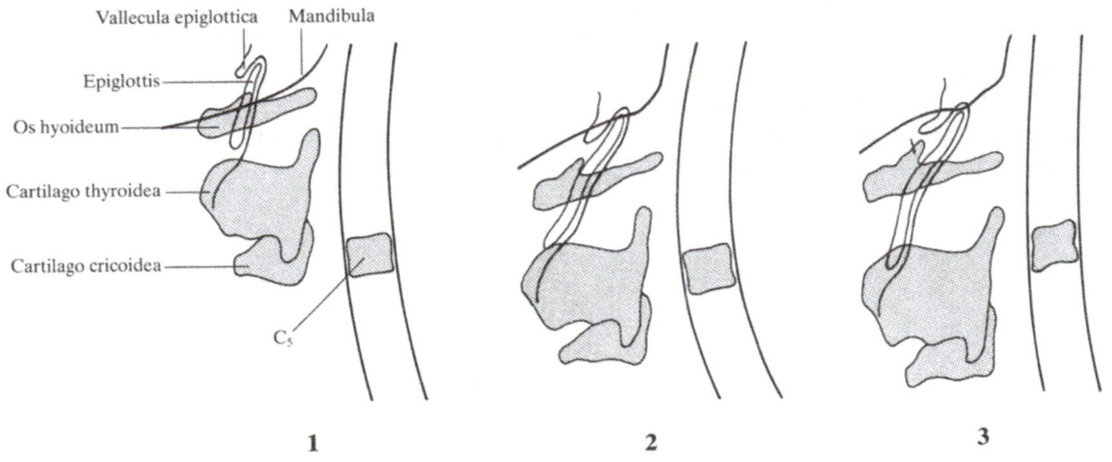

2.3 (1 – 2) Der Kehlkopfeingang beim Neugeborenen (1) und beim Erwachsenen (2) (in Anlehnung an Peter)

Durch die Omega-Form des Neugeborenenkehldeckels ist der Aditus laryngis rinnenförmig gestaltet. Der Kehldeckel liegt flach über der Glottis. Es resultiert ein spitzer Winkel zur Ebene der Stimmbänder. Als Plica accessoria wird beim Neugeborenen eine Schleimhautleiste bezeichnet, die unterhalb der Stimmbänder vom Aryknorpel bis zum Schildknorpel verläuft.
Der Kehlkopf des Neugeborenen ist mit Ausnahme der glossalen und gelegentlich der laryngealen Epiglottisfläche sowie der Stimmbänder mit Flimmerepithel ausgekleidet. Die laryngeale Epiglottisfläche kann Geschmacksknospen aufweisen. Die Plattenepithelabdeckung der Stimmbänder ist beim Kind weniger ausgedehnt als beim Erwachsenen. Sie weist am Conus elasticus 6 und am Stimmband 3–4 Zellagen auf. Die Tunica propria ist zunächst locker und enthält elastische Fasern. Sie wird im Kindesalter unter Vermehrung der kollagenen Fasern straffer.
Das lokale Lymphsystem entwickelt sich erst nach der Geburt.
In der Larynxschleimhaut liegen an der Unterseite der Stimmbänder und an der Membrana cricothyroidea runde und konische, corpuskuläre Mechanorezeptoren (Akazaku u.Mitarb.).
Der Kehldeckel des Erwachsenen steht im Vergleich zum Neugeborenen steiler und entfaltet, so daß ein wesentlich weiterer Aditus laryngis resultiert.

Chirurgische Relevanz

Intubation, Laryngotracheobronchoskopie, endolaryngeale Eingriffe, Oesophagoskopie

Akazaku FK u. Wyke B (1979)
Peter K (1925)

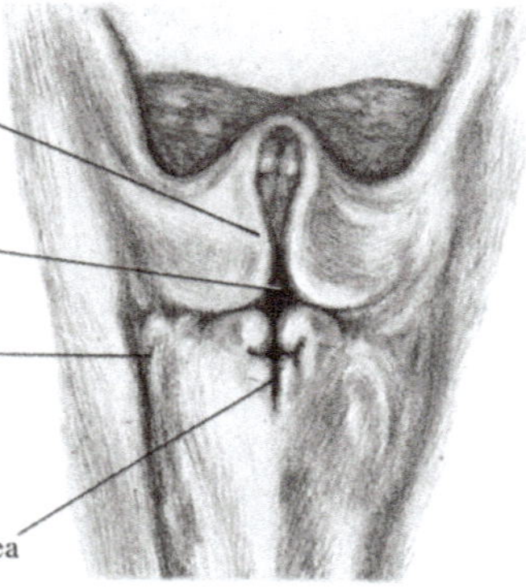

1

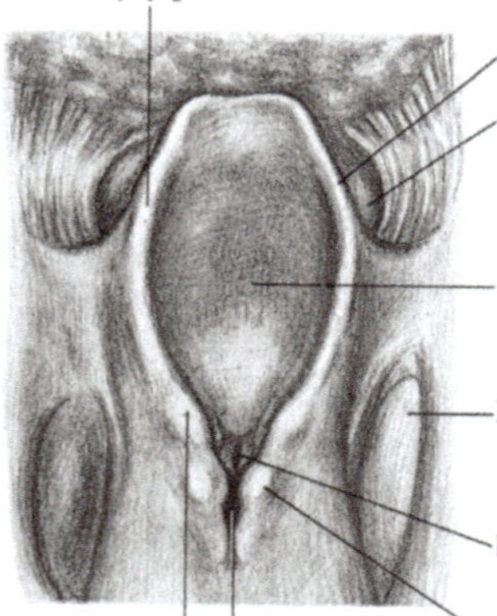

2

2.4 Die äußere Larynxmuskulatur sowie Muskeln der Zunge und des Pharynxschlauches von der Seite (aus Denecke)

Am Zungenbein setzen Muskeln an, die in supra- und infrahyoidale Muskulatur unterteilt werden. Eine teilweise oder vollständige Resektion des Zungenbeins führt jedoch im allgemeinen nicht zu nennenswerten Funktionsstörungen (Lesoine). Bei der chirurgischen Behandlung des Hypopharynxdivertikels (Zenkersches Divertikel) ist die Pars fundiformis des M. cricopharyngeus und der oberen Oesophagusmuskulatur zu durchtrennen. Dies gilt auch für die Behandlung der einseitigen Schlucklähmung (Myotomie), bei der zusätzlich ein Teil der erschlafften Pharynxwand reseziert und ein Stimmband unterfüttert wird (Denecke).

Chirurgische Relevanz

Eingriffe an Mundhöhle, Mundboden, Oro- und Hypopharynx und zervikalem Oesophagus, mediale und laterale Pharyngotomie, Entfernung medianer Halscysten und -fisteln, Larynxteilresektionen, Laryngektomie, Larynx- und Trachealplastiken, Operation des Hypopharynxdivertikels, Laryngopharyngektomie, Strumaoperation, Coniotomie, Tracheotomie, Schlucklähmungsoperation

Denecke HJ (1980)
Lesoine W (1966, 1970)

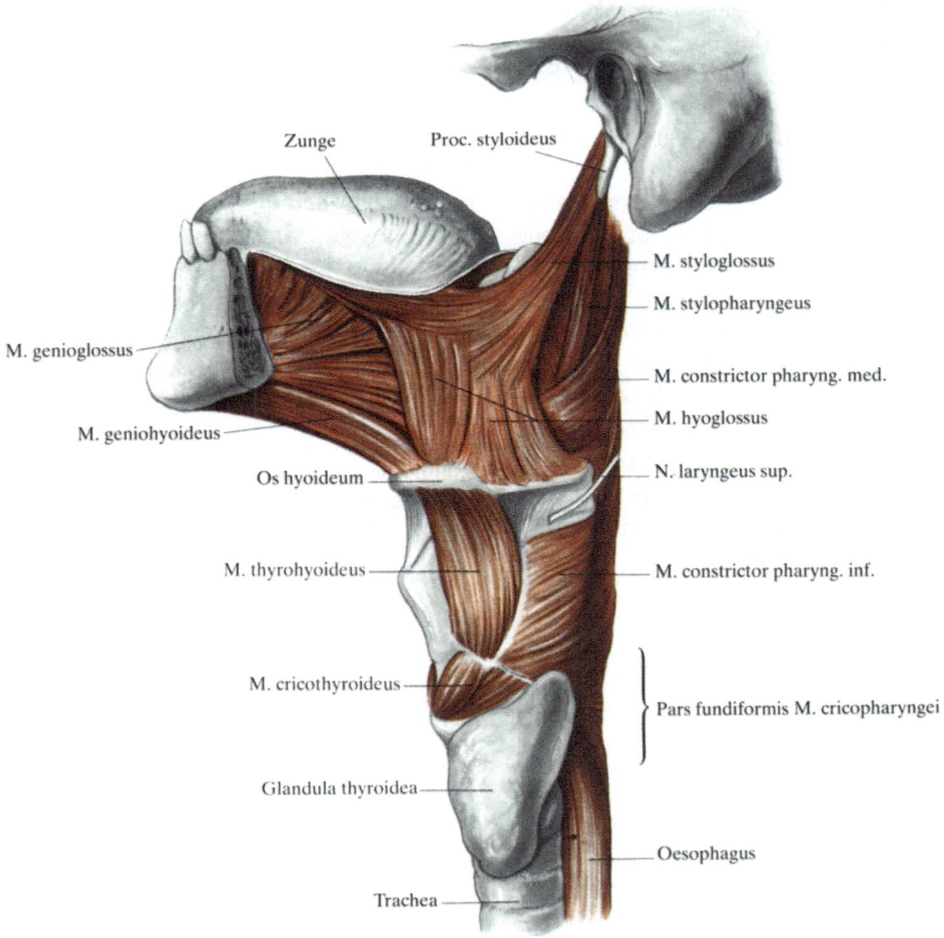

2.5 Die innere Larynxmuskulatur mit ihrer Gefäß- und Nervenversorgung, von dorsal gesehen

Die A. laryngea superior durchbohrt die Membrana hyothyroidea und gelangt zusammen mit dem R. internus des N. laryngeus superior unter die Schleimhaut des Sinus piriformis. Dort anastomosiert diese Arterie mit den Ästen der A. laryngea inferior, welche hinter der Trachea nach oben zieht und den M. constrictor pharyngis inferior (M. cricopharyngeus) zum Sinus piriformis hin durchbohrt.

Der N. laryngeus superior versorgt mit seinem R. internus die Schleimhaut der Vallecula epiglottica und des Kehlkopfes bis zur Stimmritze. Er anastomosiert mit dem N. laryngeus inferior (Ansa Galeni).

Der N. laryngeus inferior (N. recurrens) teilt sich in der Regel in einen vorderen (R. anterior) und hinteren Ast (R. posterior). Diese Aufzweigung unterliegt Variationen (s. Abb. 2.19). Der vordere Ast des N. laryngeus inferior (N. recurrens) zieht um die Articulatio cricothyroidea nach vorne. Wegen seiner engen Beziehung zu diesem Gelenk kann er bei Gelenkerkrankungen, aber auch Eingriffen in dieser Region verletzt werden. Er versorgt alle inneren Larynxmuskeln motorisch. Sein Ramus posterior gibt Äste für den M. crico-arytaenoideus posterior (M. posticus), die Mm. arytaenoideus obliquus und arytaenoideus transversus, der Ramus anterior zu den Mm. cricoarytaenoideus lateralis, thyroarytaenoideus lateralis und vocalis ab. Da der N. recurrens sowohl Stimmbandabduktoren (Stimmritzenöffner) als auch Stimmbandadduktoren (Stimmritzenschließer) versorgt, sind plastisch rekonstruktive Eingriffe am N. recurrens wegen der dabei nicht zu verhindernden Faserfehlleitungen (Massenbewegungen) im Ergebnis unsicher (Hiroto, Malgren u. Gacek).

Der M. cricothyroideus, der als einziger äußerer Larynxmuskel als Antagonist der Stimmritzenöffner anzusehen ist, wird vom motorischen Anteil der N. laryngeus superior, dem R. externus innerviert.

Nach mikroarteriographischen Untersuchungen (Andrea) wird der Larynx von den Aa. laryngea superior, media (meist 3 Äste, die das Lig. cricothyroideum perforieren) und inferior arteriell versorgt. Eine A. laryngea media (s. Abb. 2.8) ließ sich in 97% der Fälle identifizieren. An der Ursprungsstelle der Stimmbänder am Schildknorpel (vordere Kommissur) besteht eine avaskuläre Zone (Andrea) und oberhalb davon eine Zone ohne Drüsen und ohne Gefäße (André und Guerrier). Durch diese ist die vordere Kommissur vom Ligamentum thyroepiglotticum getrennt, was für das Konzept der horizontalen Kehlkopfteilresektionen Bedeutung hat.

Der pharyngooesophageale Sphincter (M. cricopharyngeus) wird von einer Anastomose zwischen dem R. externus des N. laryngeus superior und dem N. recurrens (Ansa Dillworthi) versorgt (Thomassin).

Chirurgische Relevanz

Kehlkopfteilresektionen, Myotomie des M. cricopharyngeus, Schilddrüsenchirurgie, Epithelkörperchenchirurgie, Implantation von nervgestieltem Muskel in den M. crico-arytaenoideus posterior (M. posticus) (Tucker)

André M u. Guerrier Y (1981)
Andrea M (1981)
Hiroto (1968)
Malmgren L u. Gacek T (1981)
Thomassin JM (1982)
Tucker HM (1978)

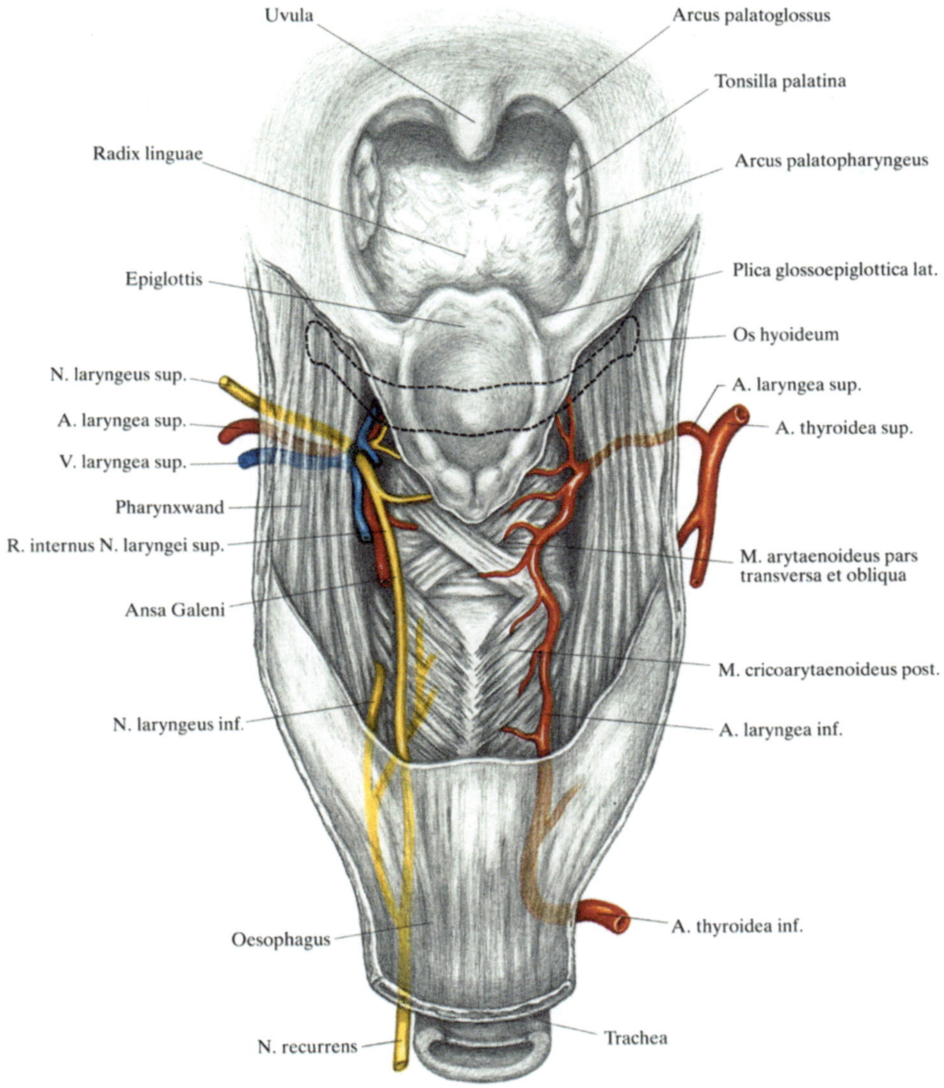
Uvula
Arcus palatoglossus
Tonsilla palatina
Radix linguae
Arcus palatopharyngeus
Epiglottis
Plica glossoepiglottica lat.
Os hyoideum
N. laryngeus sup.
A. laryngea sup.
A. laryngea sup.
A. thyroidea sup.
V. laryngea sup.
Pharynxwand
R. internus N. laryngei sup.
M. arytaenoideus pars transversa et obliqua
Ansa Galeni
M. cricoarytaenoideus post.
N. laryngeus inf.
A. laryngea inf.
A. thyroidea inf.
Oesophagus
N. recurrens
Trachea

2.6 Äußere und innere Larynxmuskulatur mit arterieller Gefäß- und Nervenversorgung, von vorne

Von der äußeren Larynxmuskulatur ist nur der für die Stimmgebung wichtige M. cricothyroideus (Anticus) dargestellt (s. Abb. 2.5). Bei der Coniotomie ist zu beachten, daß Äste der A. cricothyroidea gelegentlich am Ligamentum conicum liegen. Wegen dem vertikalen Verlauf der elastischen Fasern des Ligaments und der Lage der Arterie sollte dort die Inzision möglichst horizontal erfolgen.

Chirurgische Relevanz

Coniotomie, Tracheotomie, Laryngektomie, Kehlkopfteilresektionen, Exstirpation medianer Halsfisteln und -cysten, Schilddrüsen- und Nebenschilddrüsenchirurgie

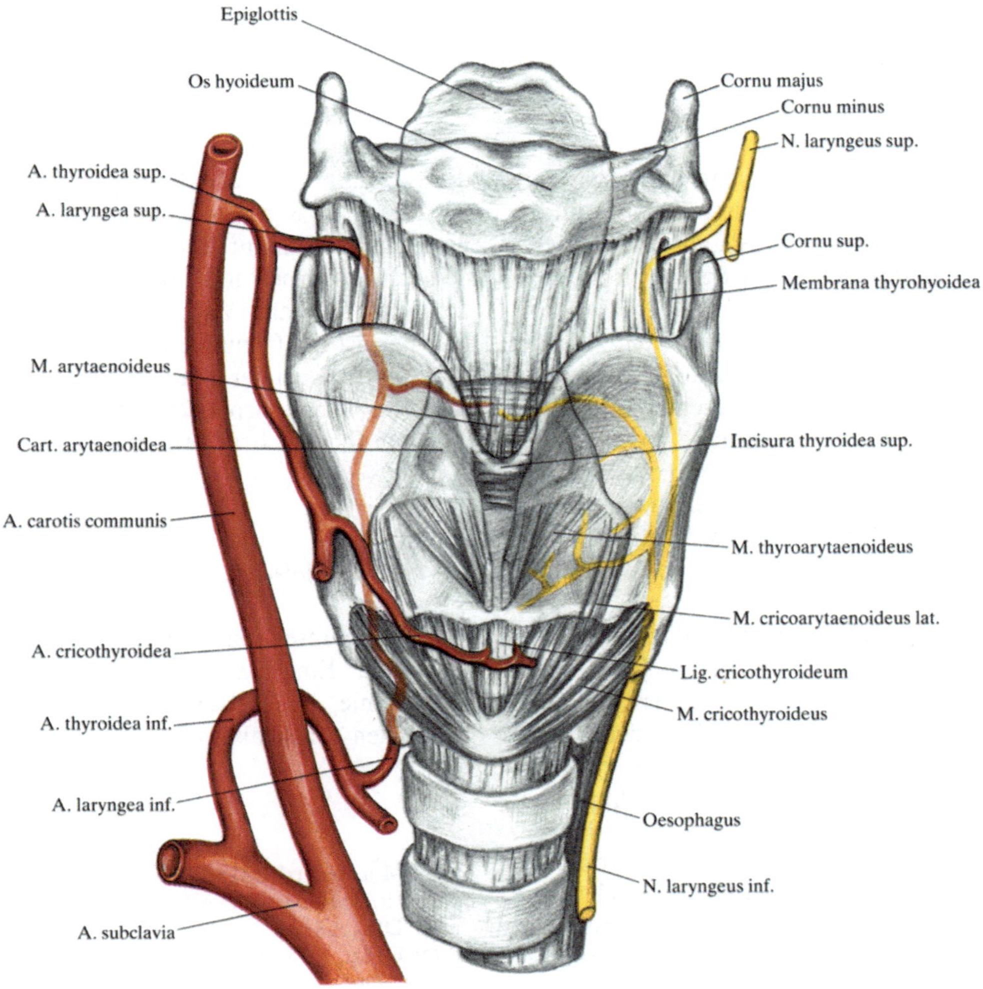
Epiglottis
Os hyoideum
Cornu majus
Cornu minus
N. laryngeus sup.
A. thyroidea sup.
A. laryngea sup.
Cornu sup.
Membrana thyrohyoidea
M. arytaenoideus
Cart. arytaenoidea
Incisura thyroidea sup.
A. carotis communis
M. thyroarytaenoideus
M. cricoarytaenoideus lat.
A. cricothyroidea
Lig. cricothyroideum
M. cricothyroideus
A. thyroidea inf.
A. laryngea inf.
Oesophagus
N. laryngeus inf.
A. subclavia

2.7 (1 – 2) Das Kehlkopfknorpel- und -weichteilskelet von medial (Sagittalschnitt)

Der *subglottische Raum* ist nicht einheitlich definiert. Die obere Grenze ist durch den Beginn des Plattenepithels an der Glottis und das Auftreten von Schleimhautdrüsen in der Subglottis festzulegen (Carter u. Meyers).
Die *Bursa subhyoidea* liegt in der Mehrzahl der Fälle unmittelbar hinter dem Zungenbeinkörper (nicht eingezeichnet). Sie kann auch zwischen dem Corpus hyoideum, der Membrana thyrohyoidea und dem Ligamentum medianum lokalisiert, aber auch nach links oder rechts verschoben sein. Die größte Breite der Bursa subhyoidea beträgt 1,6 cm (Sellars). Epiglottismalignome können sich in die Bursa hineinentwickeln.
Als Mißbildung der Stimmlippen ist der sogenannte *Sulcus glottideus* (Salvi, Citelli, Lautenschläger, Beck u. Schneider) aufzufassen. Dieser Befund wurde auch als Verdoppelung der Stimmlippen (Lautenschläger) oder Sulcus vocalis bezeichnet. Am Boden dieser in den Stimmlippen befindlichen Schleimhauttasche kann es zur Hyperkeratose und Epitheldesquamation kommen. Nach Beck u. Schneider werden dadurch keine funktionellen Störungen hervorgerufen. Besteht jedoch eine Adhärenz zwischen Schleimhautepithel und Unterlage, ist beim männlichen Geschlecht eine Mutationsstörung möglich (Roch u.Mitarb.).
Für Kehlkopfteilresektionen sind einige *topographische Maßangaben* von Bedeutung (2). Die Höhe der Schildknorpelplatte beträgt beim Mann 19,6, bei Frauen 16,3 mm im Durchschnitt. Die Entfernung der Commissura anterior vom unteren Rand des Schildknorpels mißt beim Mann 9,6 mm, bei der Frau 12,3 mm. Vom oberen Rand des Ringknorpels ist die Commissura anterior beim Mann 18,9 mm und bei der Frau 16,4 mm, vom unteren Rand des Ringknorpels 26 mm (beim Mann) bzw. 23,1 mm (bei der Frau) entfernt.

Chirurgische Relevanz

Kehlkopfteilresektionen, mikrochirurgische endolaryngeale Eingriffe, Stimmbandunterfütterung, Coniotomie, Tracheotomie, Chirurgie von subglottischen Trachealstenosen

André M u. Guerrier Y (1981)
Beck K u. Schneider P (1926)
Carter DR (1981)
Carter DR u. Meyers AD (1979)
Citelli (1906)
Lautenschläger A (1912)
Roch IB u.Mitarb. (1981)
Salvi G (1901)
Sellars I (1981)

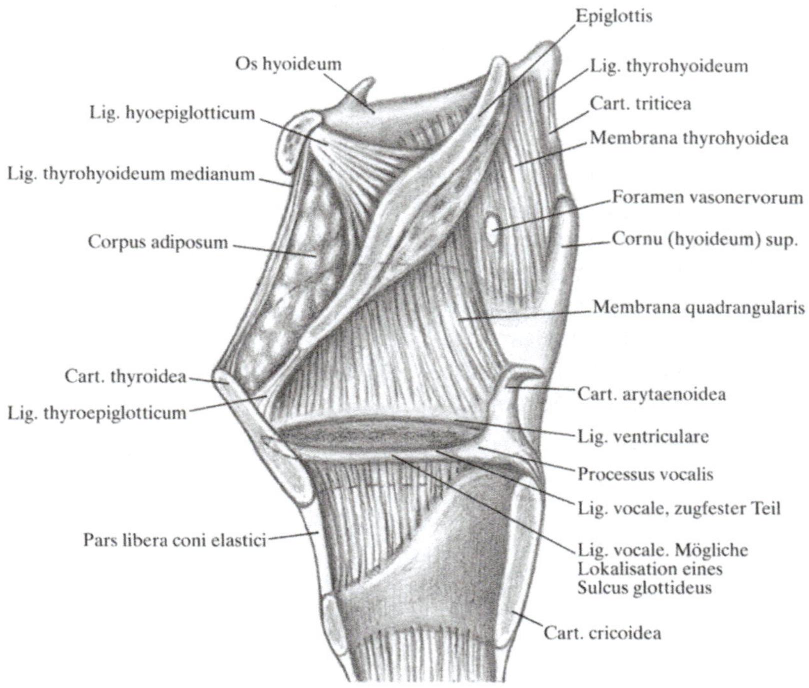
Epiglottis
Os hyoideum
Lig. thyrohyoideum
Cart. triticea
Lig. hyoepiglotticum
Membrana thyrohyoidea
Lig. thyrohyoideum medianum
Foramen vasonervorum
Corpus adiposum
Cornu (hyoideum) sup.
Membrana quadrangularis
Cart. thyroidea
Cart. arytaenoidea
Lig. thyroepiglotticum
Lig. ventriculare
Processus vocalis
Lig. vocale, zugfester Teil
Pars libera coni elastici
Lig. vocale. Mögliche Lokalisation eines Sulcus glottideus
Cart. cricoidea

1

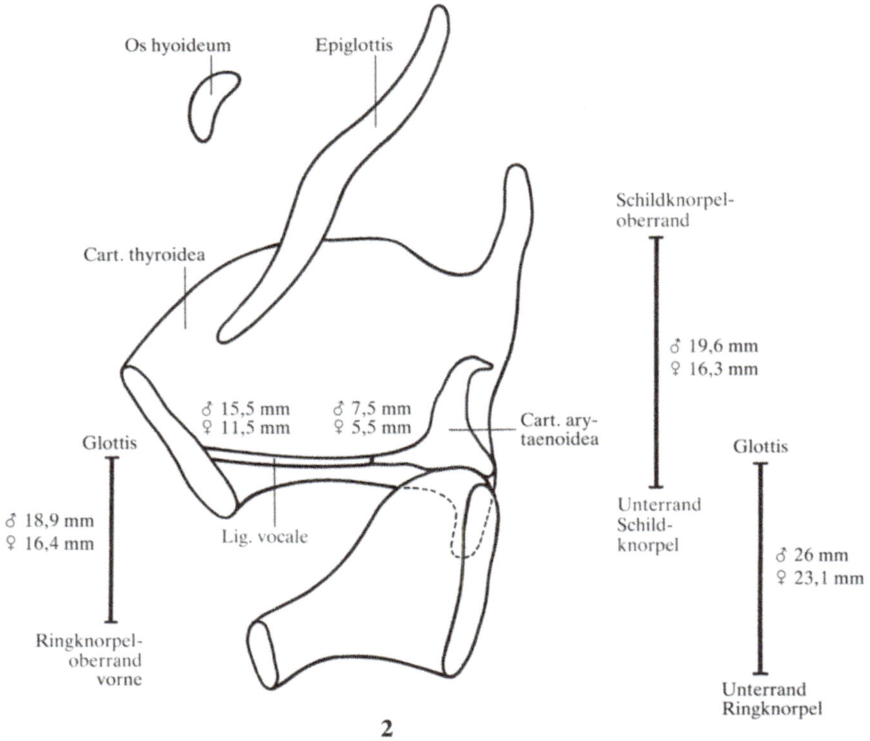
Os hyoideum
Epiglottis
Schildknorpel-oberrand
Cart. thyroidea
♂ 19,6 mm
♀ 16,3 mm
♂ 15,5 mm
♀ 11,5 mm
♂ 7,5 mm
♀ 5,5 mm
Cart. arytaenoidea
Glottis
Glottis
♂ 18,9 mm
♀ 16,4 mm
Lig. vocale
Unterrand Schild-knorpel
♂ 26 mm
♀ 23,1 mm
Ringknorpel-oberrand vorne
Unterrand Ringknorpel

2

2.8 (1 – 3) Die Variationen des Eintritts der A. laryngea superior in den Kehlkopf (aus Krmpotić-Nemanić)

Die A. laryngea tritt in der Regel durch die Membrana thyroidea in den Kehlkopf ein (1). Fehlt das Cornu superius cartilaginis thyroideae, zweigt sie von der A. thyroidea superior etwas tiefer ab und erreicht den Larynx durch ein dann vorhandenes Foramen thyroideum an der Lamina cartilaginis thyroideae (2). Gelegentlich liegt ihre Durchtrittsstelle tiefer im Lig. cricothyroideum am Unterrand des Schildknorpels (3).

Chirurgische Relevanz

Kehlkopfteilresektionen, Laterofixation des Stimmbandes von außen, Coniotomie

Krmpotić-Nemanić J (1978)

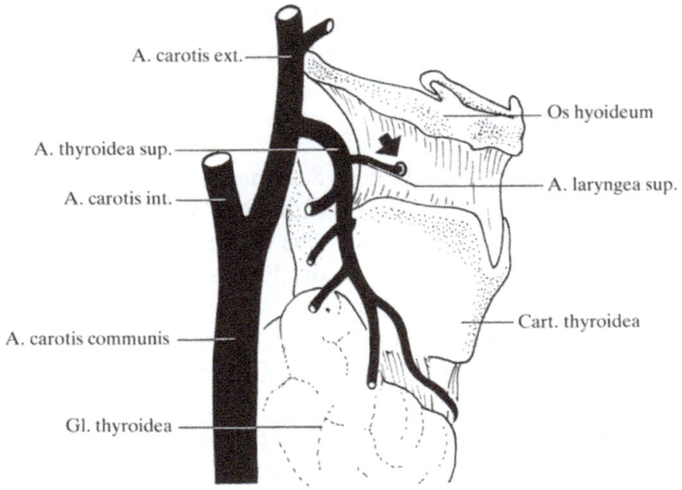
A. carotis ext.
Os hyoideum
A. thyroidea sup.
A. laryngea sup.
A. carotis int.
Cart. thyroidea
A. carotis communis
Gl. thyroidea

1

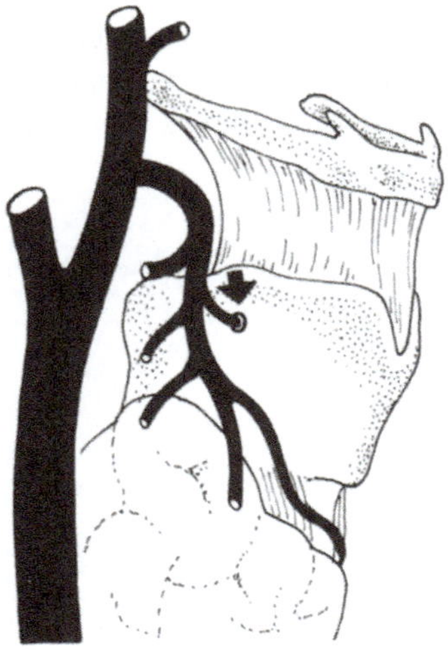

2

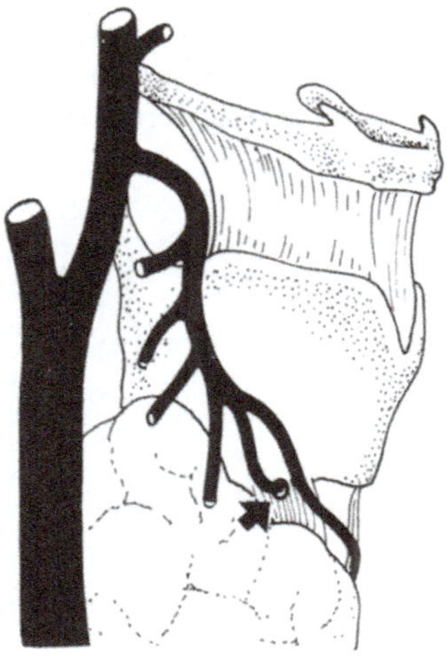

3

2.9 Die Beziehung der Schilddrüse zu Larynx, Trachea und Nerven von links

Der Schilddrüsenisthmus wurde in der Mittellinie durchtrennt, der linke Schilddrüsenlappen abgetragen und mit einer schwarzen Linie in seinen Umrissen angedeutet.

Der rechte N. laryngeus recurrens schlingt sich um die A. subclavia, der linke um die Aorta bzw. den obliterierten Ductus arteriosus Botalli (s. Abb. 2.17 (1–2)]. Beide gelangen in der Rinne zwischen Trachea und Oesophagus von hinten lateral nach vorne medial verlaufend zum Larynx (s. Abb. 2.5). Die Beziehung zur A. thyroidea inferior ist variabel (s. Abb. 2.18).

In Höhe der ersten Rippe sind die durch den M. scalenus anterior, medius und M. sternocleidomastoideus begrenzten *Scalenuslücken* dargestellt. Durch das Foramen scalenorum anterius (vordere Scalenuslücke) ziehen die V. subclavia und der N. phrenicus, durch das Foramen scalenorum posterius (hintere Scalenuslücke) die A. subclavia und der Plexus brachialis.

Chirurgische Relevanz

Coniotomie, Tracheotomie, Laryngektomie, Larynxteilresektionen, Trachealchirurgie, Neck dissection, Scalenusbiopsie, Submandibularisexstirpation, Mediastinoskopie, Exstirpation des Zenkerschen Divertikels, seitlicher Zugang zur Halswirbelsäule, Operation einer Halsrippe, Operation der medialen und lateralen Halsfistel bzw. -cyste, Eingriffe am Plexus brachialis

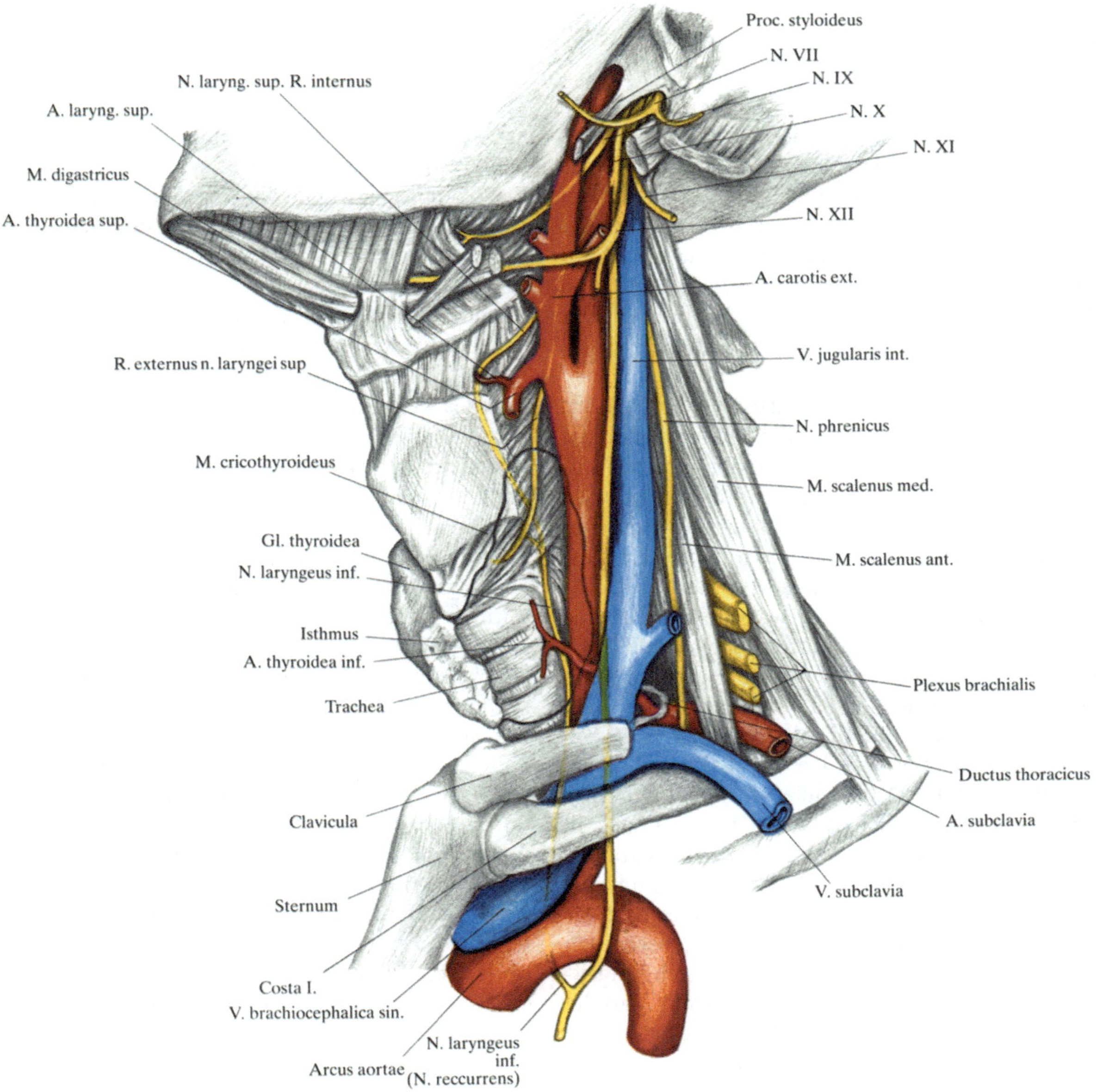
Proc. styloideus
N. VII
N. IX
N. X
N. XI
N. XII
A. carotis ext.
V. jugularis int.
N. phrenicus
M. scalenus med.
M. scalenus ant.
Plexus brachialis
Ductus thoracicus
A. subclavia
V. subclavia
N. laryng. sup. R. internus
A. laryng. sup.
M. digastricus
A. thyroidea sup.
R. externus n. laryngei sup
M. cricothyroideus
Gl. thyroidea
N. laryngeus inf.
Isthmus
A. thyroidea inf.
Trachea
Clavicula
Sternum
Costa I.
V. brachiocephalica sin.
Arcus aortae
N. laryngeus inf. (N. reccurrens)

2.10 Topographie der Schilddrüse, der Halsgefäße und -nerven von vorne

Lobus dexter und sinister der Gl. thyroidea sind durch den über die Trachea verlaufenden Isthmus verbunden. In 50% der Fälle erstreckt sich vom Isthmus nach oben, gelegentlich bis zum Zungenbein, der Lobus pyramidalis als weiterer Schilddrüsenanteil (nicht eingezeichnet). Dieser kann Tracheotomie und Coniotomie erschweren. Der Isthmus liegt im allgemeinen auf dem zweiten bis vierten Trachealknorpel.
Die Seitenlappen der Schilddrüse erreichen oben den unteren Anteil der Laminae thyroideae. Sie erstrecken sich variabel um Hypopharynx, Trachea und Oesophagus. Die Gl. thyroidea wird durch die infrahyoidale Muskulatur sowie die Duplikatur aus oberflächlicher und mittlerer Halsfascie in der Mittellinie bedeckt (s. Abb. 1.9). Die Mm. sternohyoidei liegen etwas lateral und eine Schicht vor den Mm. sternothyroidei. Beide Muskeln der rechten bzw. linken Seite begrenzen einen in die Länge gestreckten Rhombus, der in der Mittellinie von der oberflächlichen und mittleren Halsfascie bedeckt wird. Die vertikal verlaufende, strichförmige Fascienduplikatur, die durch ihre weiße Farbe kenntlich ist, wird Linea alba colli genannt. Sie ist eine Landmarke zur Präparation auf den Larynx, den Schilddrüsenisthmus und die Trachea. Caudal des Schilddrüsenisthmus liegt der venöse Plexus thyroideus impar und gelegentlich auch eine A. thyroidea ima. Bei operativen Eingriffen in dieser Region ist daran zu denken, daß die A. anonyma (Truncus brachiocephalicus) und auch der Arcus aortae nach oben verlagert sein und die Trachea horizontal kreuzen können (s. Abb. 11.10, 1.7, 1.4, 1.5).
Die Topographie des Schilddrüsenisthmus und die damit zusammenhängende unterschiedliche Gefäßversorgung der verschiedenen Abschnitte der Halstrachea waren bestimmend für die Einteilung der Tracheotomie in eine obere, mittlere und untere, je nachdem, ob die Trachea oberhalb des Isthmus (nach seiner Durchtrennung) in der Höhe desselben oder unterhalb eröffnet wurde. Diese Einteilung hat an praktischer Bedeutung verloren, nachdem die Tracheotomie kaum mehr als Noteingriff durchgeführt wird, sondern meist nach Intubation als geplante Operation vorgenommen werden kann. Ist eine Intubation nicht möglich, kommt als Noteingriff eher eine Coniotomie in Betracht (s. Abb. 2.6). Diese ist bei Retroflektion des Kopfes in dem meist gefäßarmen Lig. conicum schneller und einfacher. Eine Tracheotomie lege artis nach Durchtrennung und Umstechung des Schilddrüsenisthmus schließt sich unmittelbar an. Die Coniotomiewunde wird primär versorgt.
Für die Pathogenese von Trachealstenosen ist die *Blutversorgung der zervikalen Trachea* von Bedeutung (Freeland, Miura-Grillo, Saito, Salassa, Staindl). Der Larynx sowie der craniale Teil der Trachea werden von der A. thyroidea superior versorgt. Die Blutversorgung der caudalen zervikalen Trachea kommt aus Ästen der A. thyroidea inferior und ggfs. der A. thyroidea media. Die A. thyroidea inferior gibt 3 tracheooesophageale Äste ab. Davon verläuft der unterste im oberen, vorderen Mediastinum und versorgt die laterale und vordere Seite der Trachea. Er anastomosiert mit aufsteigenden Ästen der Bronchialarterien. Der mittlere Ast entspringt etwa der Mitte der A. thyroidea inferior und zweigt sich an der lateralen Tracheawand auf. Der oberste Ast entspringt schilddrüsennahe, anastomosiert mit der A. thyroidea superior und versorgt mit ihr den obersten Anteil der zervikalen Trachea. Die tracheooesophagealen Äste der A. thyroidea inferior sind durch Arkaden miteinander und auch mit den Gefäßen der Gegenseite verbunden. Damit ist eine sehr gute Blutversorgung der zervikalen Trachea gewährleistet. Gelegentlich ist die A. thyroidea inferior in zwei Äste geteilt. Davon steigt einer nach oben zur Schilddrüse auf, während der andere tracheanahe aufzweigt. Selten entspringen arterielle Trachealgefäße aus der A. subclavia oder A. vertebralis.

Chirurgische Relevanz

Coniotomie, Tracheotomie, Strumektomie, Chirurgie der zervikalen Trachea und des zervikalen Oesophagus, Laryngektomie, Larynxteilresektion, Neck dissection, Gefäßscheidenrevision, Scalenusbiopsie (Danielsche Biopsie), Mediastinoskopie

Freeland AP (1974)
Miura T u. Grillo HC (1966)
Saito H (1976)
Salassa JR u.Mitarb. (1977)
Staindl O (1984)

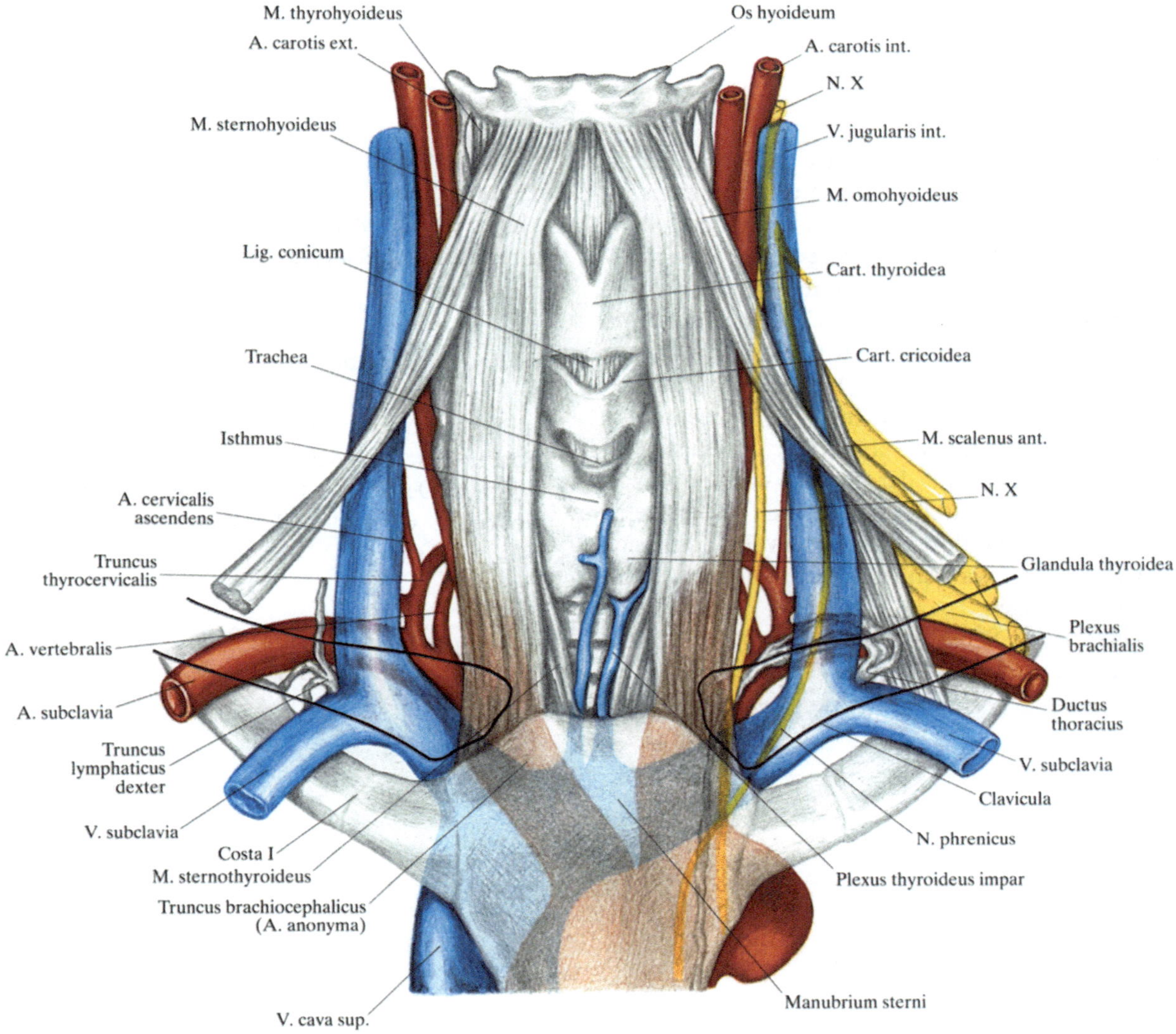
M. thyrohyoideus
A. carotis ext.
M. sternohyoideus
Lig. conicum
Trachea
Isthmus
A. cervicalis
ascendens
Truncus
thyrocervicalis
A. vertebralis
A. subclavia
Truncus
lymphaticus
dexter
V. subclavia
Costa I
M. sternothyroideus
Truncus brachiocephalicus
(A. anonyma)
V. cava sup.
Os hyoideum
A. carotis int.
N. X
V. jugularis int.
M. omohyoideus
Cart. thyroidea
Cart. cricoidea
M. scalenus ant.
N. X
Glandula thyroidea
Plexus
brachialis
Ductus
thoracius
V. subclavia
Clavicula
N. phrenicus
Plexus thyroideus impar
Manubrium sterni

2.11 Die Topographie der Schilddrüse, von hinten (aus Guleke)

Dorsal reicht die Gl. thyroidea an die A. carotis communis sowie die Nn. vagus und recurrens. In der Mehrzahl der Fälle liegt das obere Epithelkörperchen ventral und das untere dorsal des N. recurrens bzw. oberhalb und unterhalb der A. thyroidea inferior (s. Abb. 2.21). Die sogenannte *falsche Kapsel der Schilddrüse* wird durch die Fascia colli media gebildet (s. Abb. 1.9). Bei der Enukleation der Schilddrüse wird in der *„falschen" oder „chirurgischen" Kapsel* präpariert. Zwischen der äußeren falschen und der inneren wahren Kapsel verlaufen die Schilddrüsengefäße als einzelne Stämme und sind dort zu ligieren, während sie sich innerhalb der wahren Schilddrüsenkapsel zahlreich verzweigen.
Accessorische Schilddrüsen werden im Zungengrund und an verschiedenen Stellen des Halses gefunden. Selten kann eine Zungengrundstruma die einzige vorhandene Schilddrüsenlage sein (Helms u. Kimpel). Im Zweifelsfall ist präoperativ eine szintigraphische Klärung herbeizuführen.

Chirurgische Relevanz

Schilddrüsenoperationen, Epithelkörperchenoperationen, Chirurgie der zervikalen Trachea und des zervikalen Oesophagus, Neck dissection, Mediastinoskopie, Operation des Zenkerschen Divertikels

Guleke N (1953)
Helms J u. Kimpel G (1978)

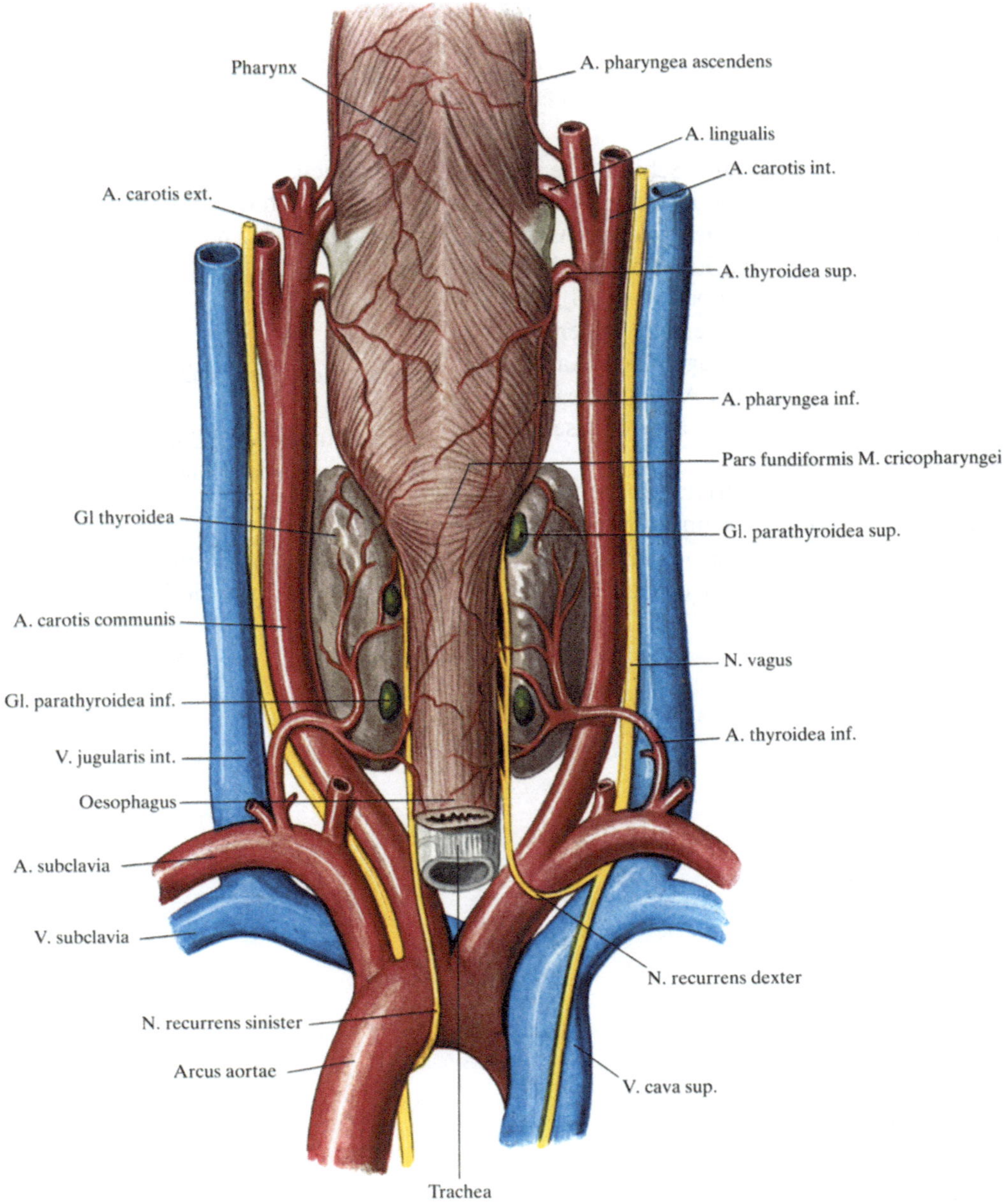
Pharynx
A. pharyngea ascendens
A. lingualis
A. carotis int.
A. carotis ext.
A. thyroidea sup.
A. pharyngea inf.
Pars fundiformis M. cricopharyngei
Gl thyroidea
Gl. parathyroidea sup.
A. carotis communis
N. vagus
Gl. parathyroidea inf.
A. thyroidea inf.
V. jugularis int.
Oesophagus
A. subclavia
V. subclavia
N. recurrens dexter
N. recurrens sinister
Arcus aortae
V. cava sup.
Trachea

2.12 (1 – 3) Variationen in der arteriellen Versorgung der Schilddrüse

Die arterielle Blutzufuhr zur Schilddrüse erfolgt über die Aa. thyroideae superiores (1), Aa. thyroideae inferiores und ggfs. auch von einer A. thyroidea ima und einer A. thyroidea media, die dann ein Ast der A. thyroidea superior ist (3). Die A. thyroidea inferior kann beiderseits fehlen (1 und 2) und durch dann stärker ausgebildete Aa. thyroideae superiores (1) oder eine A. thyroidea ima (2) ersetzt sein. Die arteriellen Schilddrüsengefäße anastomosieren miteinander.

Die A. thyroidea inferior verläuft in der Regel hinter der A. carotis communis und vor der A. vertebralis, selten vor der A. carotis und dorsal der A. vertebralis. Sie liegt meist dorsal des Truncus sympathicus, selten vor ihm. In Ausnahmefällen zieht sie durch den Truncus sympathicus. Ihre Beziehung zum N. recurrens ist in Abb. 2.18 dargestellt.

Chirurgische Relevanz

Tracheotomie, Schilddrüsenchirurgie, Neck dissection, mikrovaskuläre Anastomosen

Krmpotic-Nemanic J (1978)
Lanz Tv u. Wachsmuth W (1955)

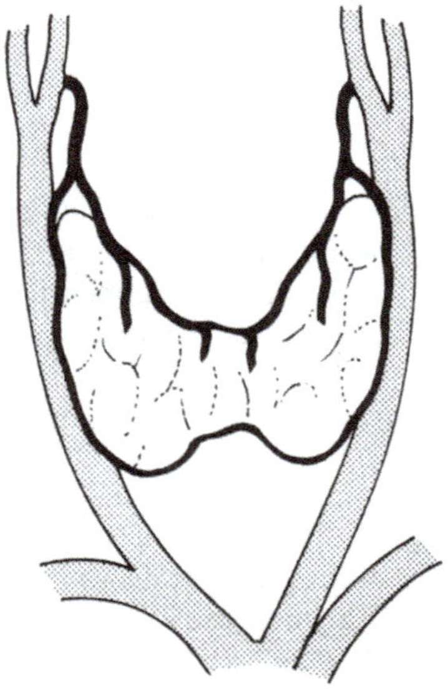

1

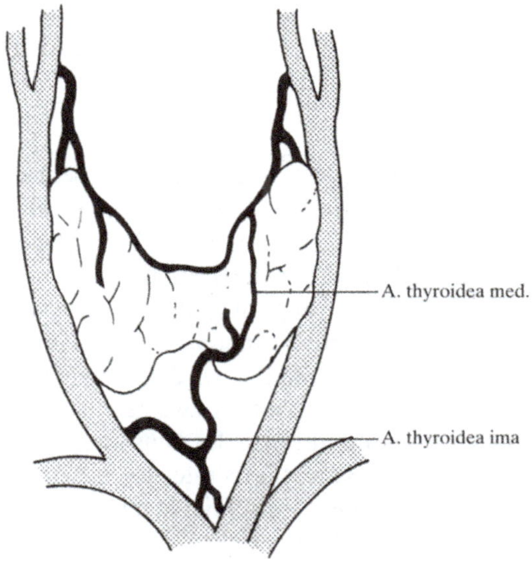
A. thyroidea med.
A. thyroidea ima

2

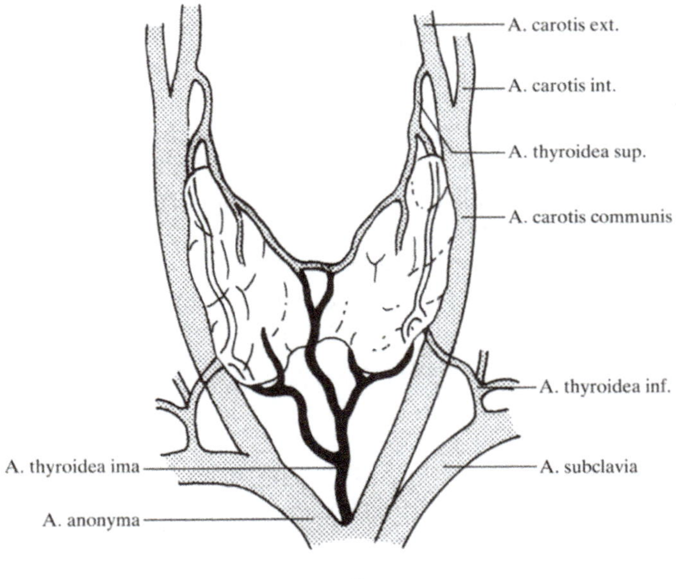
A. carotis ext.
A. carotis int.
A. thyroidea sup.
A. carotis communis
A. thyroidea inf.
A. thyroidea ima
A. subclavia
A. anonyma

3

2.13 (1 – 9) Variationsmöglichkeiten im venösen Abfluß der Schilddrüse (aus Krmpotić-Nemanić)

Die venöse Drainage der Schilddrüse ist sehr variabel (Chevrel u.Mitarb.). Die *Vena thyroidea superior* kommt in *drei Typen* vor (1 – 2). 1. Die einfache oder gedoppelte Vene mündet in den sogenannten Truncus linguofacialis, einen Venenstamm, der von den Vv. lingualis, facialis und pharyngeae posteriores gebildet wird. 2. Die Mündung der V. thyroidea superior ist zweigeteilt und anastomosiert sowohl mit dem Truncus linguofacialis, als auch mit der V. jugularis interna, 3. Am seltensten mündet die Vene ausschließlich in die V. jugularis interna. In diesen Fällen ähnelt sie der V. thyroidea ima.

Die *V. thyroidea inferior* wird ebenfalls in *drei Haupttypen* gefunden (4 – 6): 1. Sie mündet beiderseits in die V. brachiocephalica oder die V. thyroidea media (4). 2. Sie endet sowohl in der V. brachiocephalica als auch in der V. jugularis interna (5). 3. Sie drainiert das venöse Blut ausschließlich in den unteren Teil der V. jugularis interna (6) und entspricht dann einer V. thyroidea media.

Die *V. thyroidea mediana* zeigt folgende Verzweigungsmuster (7 – 9):

1. Sie mündet in die Vv. brachiocephalicae (7) 2. Sie anastomososiert in die V. thyroidea inferior (8) 3. Sie vereinigt sich mit den Vv. thyroideae inferiores und mündet in die V. brachiocephalica sinistra (9).

Die *V. thyroidea media* fehlt häufig. Ist sie ausgebildet, entspringt sie aus dem unteren oder lateralen Teil der Schilddrüsenlappen und mündet, die A. carotis communis kreuzend in die V. jugularis interna.

Eine *V. thyroidea posterior* kommt in *zwei Formen* vor:

1. Als ein Truncus, der in die V. jugularis interna über die V. thyroidea media einfließt und 2. als Plexus posterior, der mit dem oberflächlichen Venennetz der Schilddrüse sowie einem Plexus laryngeus und pharyngeus posterior anastomosiert.

Bei der Schilddrüsenchirurgie sollte auf vier relativ konstante Stämme geachtet werden, die obere, untere, mediane und hintere Schilddrüsenvene sowie in einem Drittel der Fälle eine V. thyroidea media.

Chirurgische Relevanz

Schilddrüsenchirurgie, Tracheotomie, Laryngektomie, Larynxteilresektionen, Neck dissection, mikrovaskuläre Anastomosen

Chevrel JP u.Mitarb. (1965)
Krmpotić-Nemanić J (1978)

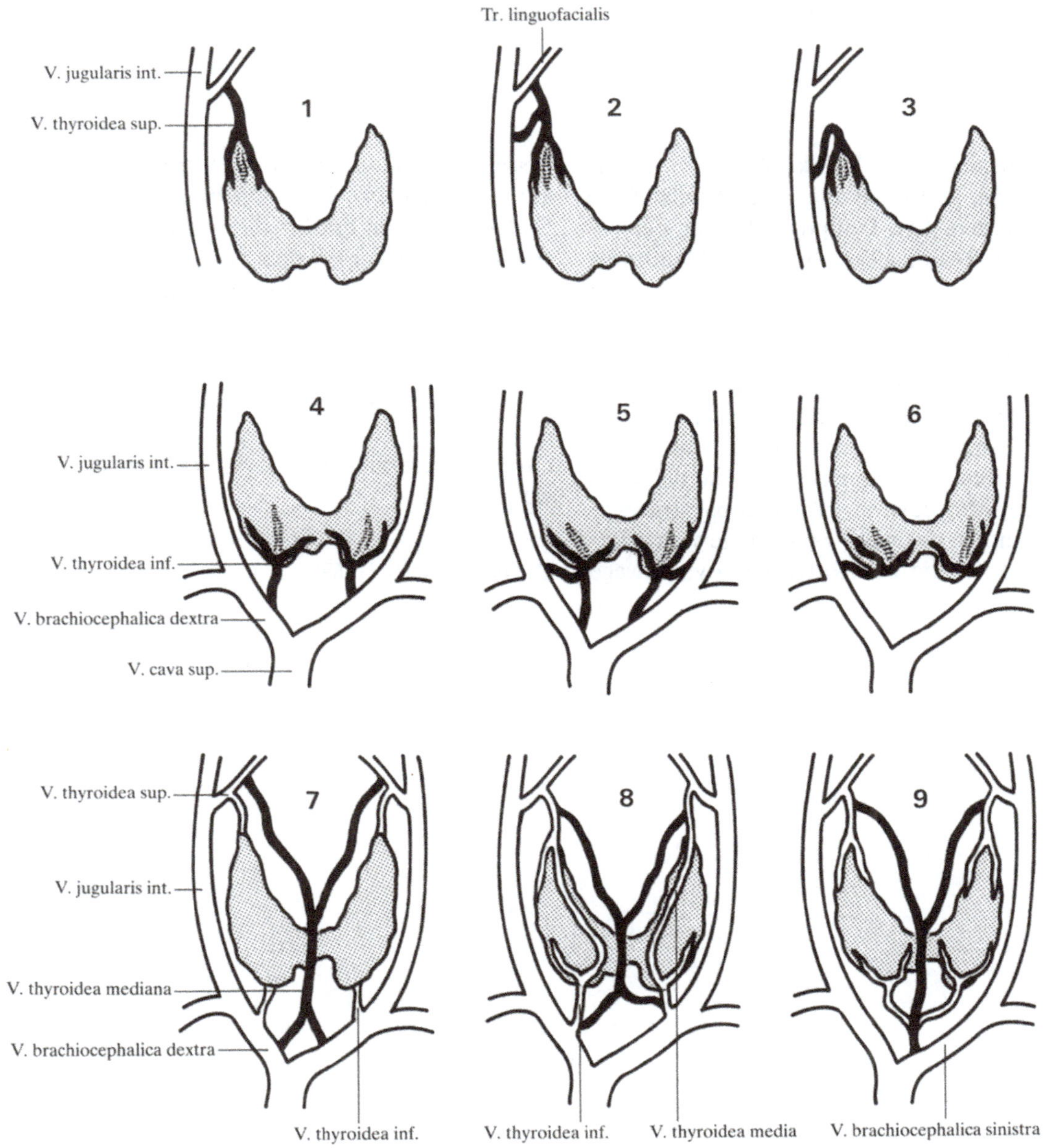
Tr. linguofacialis
V. jugularis int.
V. thyroidea sup.
1
2
3
4
5
6
V. jugularis int.
V. thyroidea inf.
V. brachiocephalica dextra
V. cava sup.
7
8
9
V. thyroidea sup.
V. jugularis int.
V. thyroidea mediana
V. brachiocephalica dextra
V. thyroidea inf.
V. thyroidea inf.
V. thyroidea media
V. brachiocephalica sinistra

2.14 Die Lymphabflußwege des Larynx (in Anlehnung an Cachin u.Mitarb.)

Die Lymphdrainage des Kehlkopfes kann in eine supraglottische, glottische und subglottische Zone unterteilt werden. Die Lymphgefäße aus der supraglottischen Region ziehen durch die Membrana thyrohyoidea in die tiefen Halslymphknoten. An der Glottis gibt es nur wenige Lymphgefäße. Ihr Abfluß findet über die supraglottische Region statt. Der vordere Teil des subglottischen Raumes wird in die prälaryngealen, prätrachealen und mediastinalen Lymphknoten, die seitliche und hintere Partie in die Recurrenslymphknoten, die tiefen jugularen, supraclavicularen, prä- und paratrachealen Lymphknoten drainiert. Sowohl die supraglottischen als auch die subglottischen Lymphwege weisen Verbindungen zur kontralateralen Seite auf. Die reichliche Lymphgefäßversorgung dieser beiden Regionen erklärt die wesentlich ungünstigere Prognose hier lokalisierter Carzinome im Vergleich zu Glottismalignomen gleicher Größe (s. Abb. 1.24).

Chirurgische Relevanz

Larynxteilresektionen, Laryngektomie, Neck dissection

Cachin u.Mitarb. (1969)

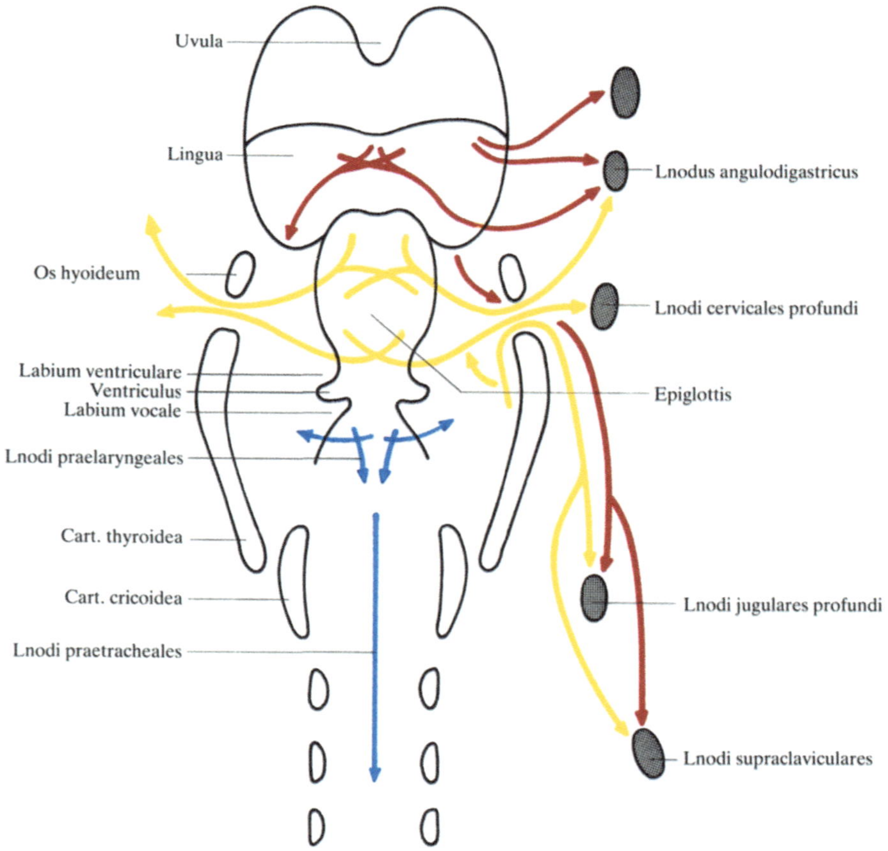

2.15 Die Lymphabflußwege der Schilddrüse

Die Lymphabflußgefäße der Schilddrüse sind in verschiedene Gruppen einzuteilen. Sie verlaufen mit der A. thyroidea superior am oberen äußeren Schilddrüsenpol, mit der A. thyroidea inferior an der Mitte der Seitenkante und mit der V. thyroidea inferior am unteren äußeren Pol. Diese Lymphgefäßbahnen werden *Trabantenlymphbahnen* genannt.

Die ohne Begleitgefäße verlaufenden *Kantenlymphgefäße* ziehen zunächst den Drüsenrändern entlang bevor sie an den Polen das Organ verlassen. Sie haben Verbindung zu den regionären Lymphknoten von Larynx und Trachea wie den Lymphonodi praelaryngeales und praetracheales. Darüberhinaus bestehen Kollateralen zur gegenüberliegenden Seite.

Chirurgische Relevanz

Tumoren der Schilddrüse, Schilddrüsenteil- und -totalresektionen, Neck dissection

Cachin Y u.Mitarb. (1969)
Eickhoff W u. Herberhold C (1968)

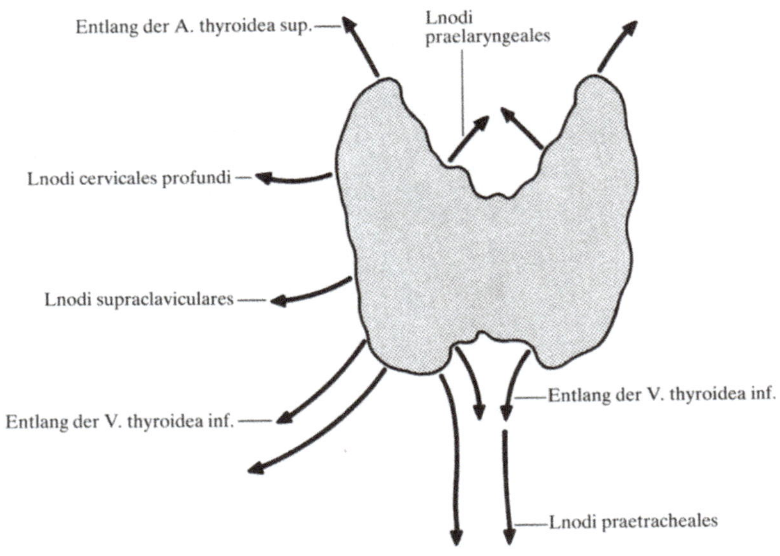

2.16 Die Beziehung des linken N. laryngeus inferior (N. recurrens) zur Schilddrüse und zur A. thyroidea inferior (aus Guleke)

Mit der Pinzette ist die „chirurgische, falsche" Kapsel gefaßt. Der untere Quadrant des linken Schilddrüsenlappens wurde reseziert.

Chirurgische Relevanz

Strumektomie, Tracheotomie, Chirurgie der zervikalen Trachea, Neck dissection, Laryngektomie, Larynxteilresektionen, Chemodectom (Glomustumor), Zugang zum Hypopharynxdivertikel (Zenkersches Divertikel), seitlicher Zugang zur Halswirbelsäule, Epithelkörperchenchirurgie

Guleke N (1953)

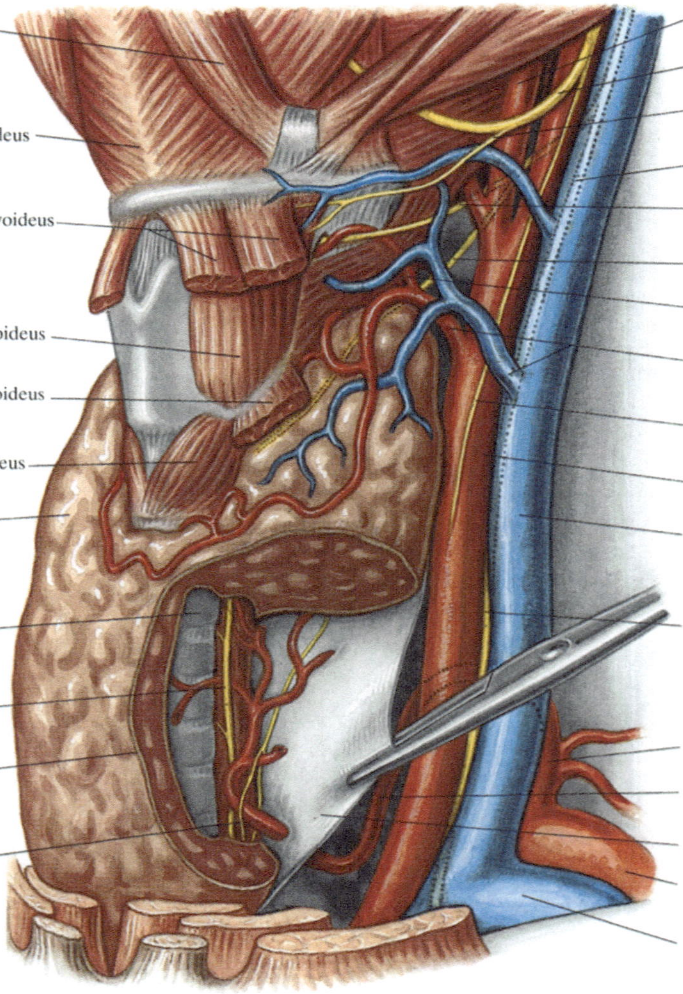

2.17 (1 – 2) Der Verlauf der Nn. recurrentes bei „normaler“ Gefäßsituation (1) und bei Anomalie der A. subclavia dextra (2)

Der rechte N. recurrens entspringt in der Regel dem N. vagus, sobald dieser die A. anonyma (Truncus brachiocephalicus) überkreuzt. Er gelangt dann hinter der A. subclavia in die Rinne zwischen Trachea und Oesophagus und zum Kehlkopf. Der linke N. recurrens zweigt vom N. vagus in Höhe der Aorta ab, zieht um das Lig. arteriosum (Chorda ductus arteriosi Botalli) herum und zieht ebenfalls zwischen Trachea und Oesophagus zum Kehlkopf.
Entspringt die A. subclavia dextra am linken Aortenbogen lateral des Abgangs der linken A. subclavia [s. Abb. 1.6 (1 – 10)], so daß sie vor oder zwischen Trachea und Oesophagus oder hinter den beiden zur rechten Seite zieht (Locatelli), zweigt der rechte N. recurrens in Höhe des ersten Trachealknorpels vom N. vagus ab und zieht horizontal zum Kehlkopf. Er ist dadurch sehr kurz. Der N. recurrens dexter kann in dieser Situation in einer horizontalen Bindegewebsduplikatur verlaufen (Lig. Berry) oder eine Schlinge um die A. thyroidea inferior bilden (De Antoni u.Mitarb., Runne). Nach Freche-Boudin gibt es in 35% der Fälle eine tiefe Teilung des N. recurrens in abduktorische und adduktorische Fasern. Gelegentlich wird eine solche Teilung jedoch vorgetäuscht, wenn der hintere Ast einem stärkeren R. pharyngeus entspricht.
Ein nicht recurrenter N. recurrens rechts ist nicht zwangsläufig mit einem linksseitigen anomalen Ursprung der A. subclavia dextra kombiniert (Stewart u.Mitarb.). Die Abzweigung eines nicht recurrenten N. recurrens vom N. vagus variiert vom V. Halswirbelkörper bis zum Schilddrüsenpol (Papadatos).

Chirurgische Relevanz

Larynx- und Tracheachirurgie, Schilddrüsenchirurgie, Epithelkörperchenchirurgie, Neck dissection, Chirurgie der lateralen und medianen Halsfistel bzw. -cyste, Chirurgie der großen Halsgefäße, Mediastinoskopie, Chirurgie des oberen vorderen Mediastinums

De Antoni E u.Mitarb. (1971); Freche C u. Boudin G (1982); Locatelli E u.Mitarb. (1977); Papadatos D (1978); Runne J (1957); Stewart GR u.Mitarb. (1972)

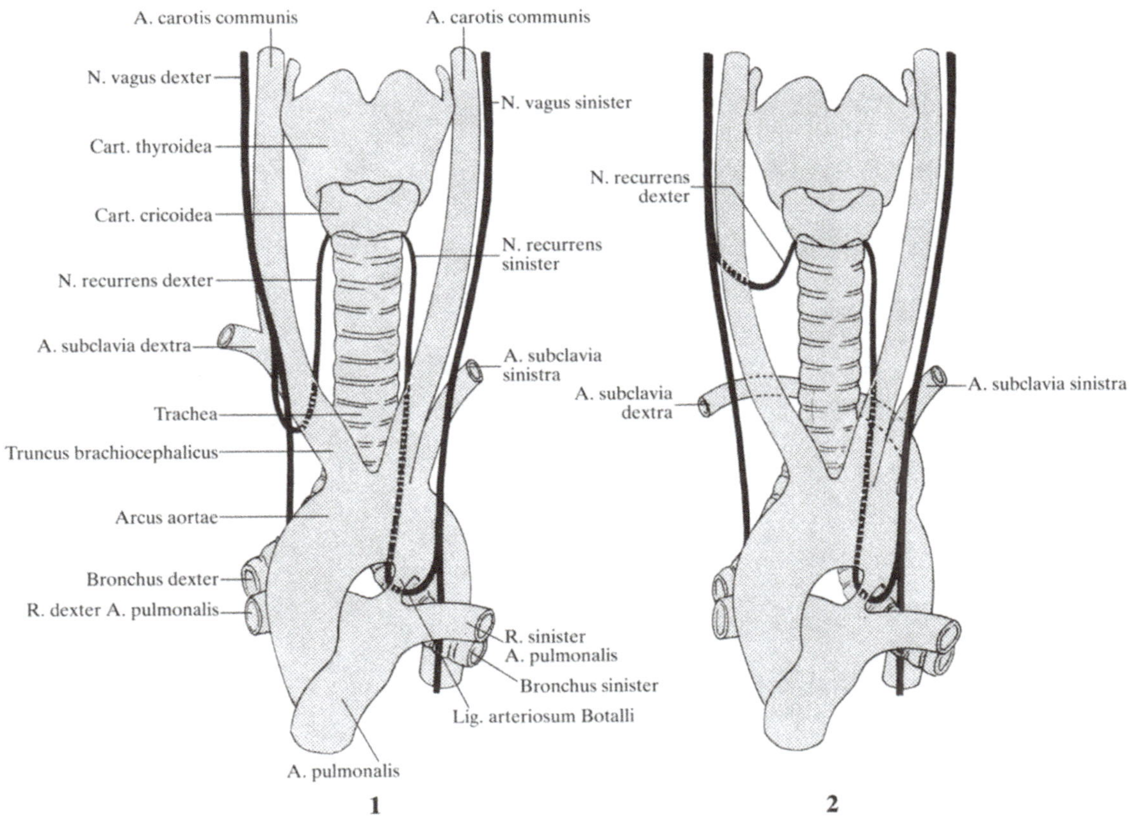

2.18 (1 – 10) Variationsmöglichkeiten in der Beziehung des N. laryngeus recurrens zur A. thyroidea inferior (nach Keros)

Der rechte N. laryngeus recurrens (N. recurrens) verläuft meistens vor und lateral der A. thyroidea inferior. Er liegt in der Regel weiter vorne als der linke N. recurrens (1; 40,3%). Der linke N. recurrens liegt normalerweise dorsal und medial der Arterie (2; 57,2%). In 13% der Fälle kommen atypische Verlaufsformen des N. recurrens vor. Der rechte N. recurrens verläuft in 23% der Fälle vor, in 50% in der Gefäßgabel der A. thyroidea inferior und in 27% retrovasculär. Der linke N. recurrens liegt in 10% prävaskulär, in 35% in der Gefäßgabel und in 55% retrovaskulär.

Bei tiefer Teilung des N. recurrens (11% der Fälle), etwa in Höhe der A. thyroidea inferior oder unterhalb derselben, verlaufen die beiden Äste des Nerven entweder hinter, durch oder vor den Arterienästen (5 – 9). Der hintere Ast kann weit nach oben bis an den M. digastricus reichen und ist nach Guerrier als R. pharyngeus für die Innervation des Pharynx verantwortlich. Er liegt dabei rechts häufiger als links in der tracheooesophagealen Rinne.

Chirurgische Relevanz

Chirurgie des zervikalen Oesophagus und der zervikalen Trachea, Larynxteilresektionen, Schilddrüsenchirurgie, Tracheotomie, Epithelkörperchenchirurgie

Guerrier Y (1953)
Keros P u. Nemanić G (1967)
Krmpotić-Nemanić J (1978)
Pech A u.Mitarb. (1976)

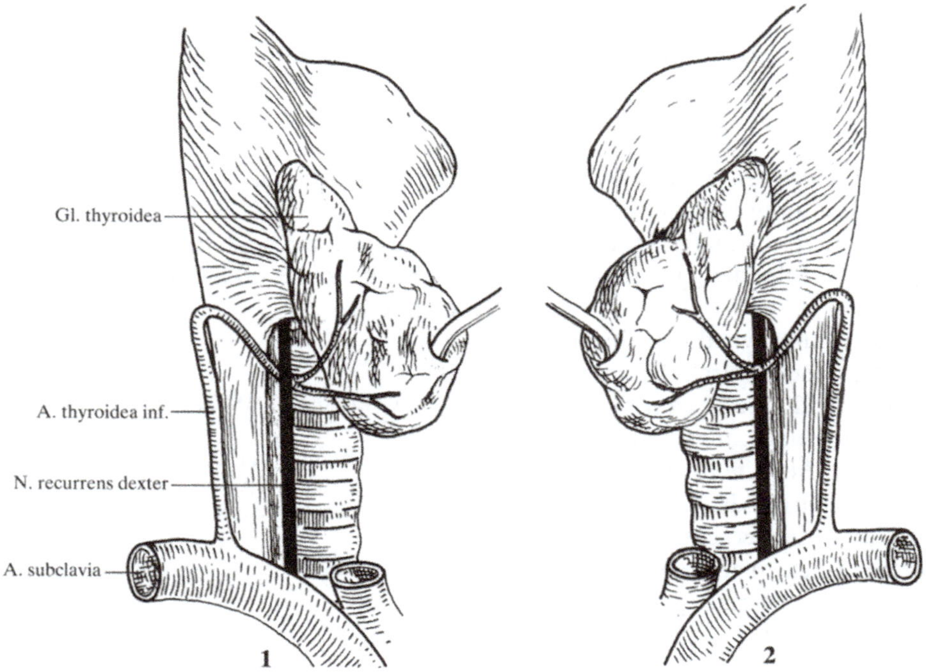
Gl. thyroidea
A. thyroidea inf.
N. recurrens dexter
A. subclavia
1
2

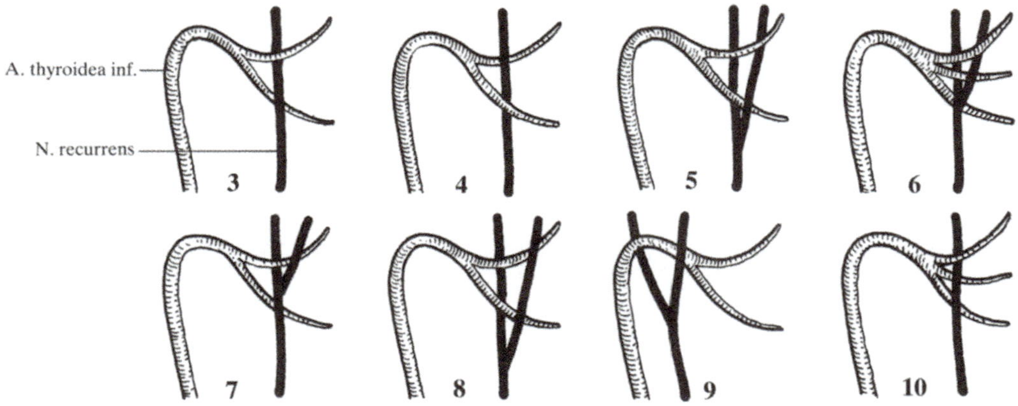
A. thyroidea inf.
N. recurrens
3
4
5
6
7
8
9
10

2.19 (1 – 2) Tiefe Teilung des N. laryngeus recurrens (nach Keros aus Krmpotić-Nemanić)

Die sogenannte *tiefe Teilung des N. laryngeus recurrens* (N. recurrens) liegt unterhalb der horizontalen Teilstrecke der A. thyroidea inferior. Bei der hohen Teilung liegt die Gabelbildung in Höhe von C_5 (Grapulin).

Beim einfachen Verzweigungstyp der tiefen Teilung (1) zieht die Arterie meist durch die Nervengabel, so daß ventral und dorsal von ihr Recurrensäste liegen. Liegt eine „maximale“ Verzweigung vor, findet man die Arterie meist ventral der dann sehr feinen Recurrensäste (2). Für den Operateur bedeutet dies, daß er etwas tiefer im tracheooesophagealen Sulcus nach dem Hauptstamm des N. recurrens suchen muß, falls in Höhe der A. thyroidea inferior mehrere kleinere Nervenverzweigungen gefunden werden.

Chirurgische Relevanz

Schilddrüsenchirurgie, Epithelkörperchenchirurgie, Stimmbandlaterofixation von außen, Larynxteilresektionen

Freche C u. Boudin G (1982)
Grapulin G (1976)
Keros P u. Nemanić G (1967)
Krmpotić-Nemanić J (1978)
Sedgwick C u. Cady B (1980)

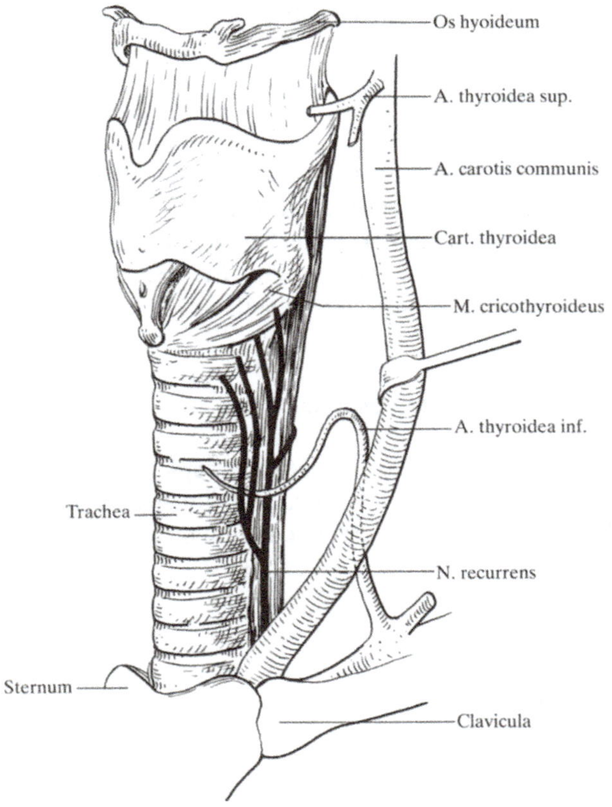
Os hyoideum
A. thyroidea sup.
A. carotis communis
Cart. thyroidea
M. cricothyroideus
A. thyroidea inf.
Trachea
N. recurrens
Sternum
Clavicula

1

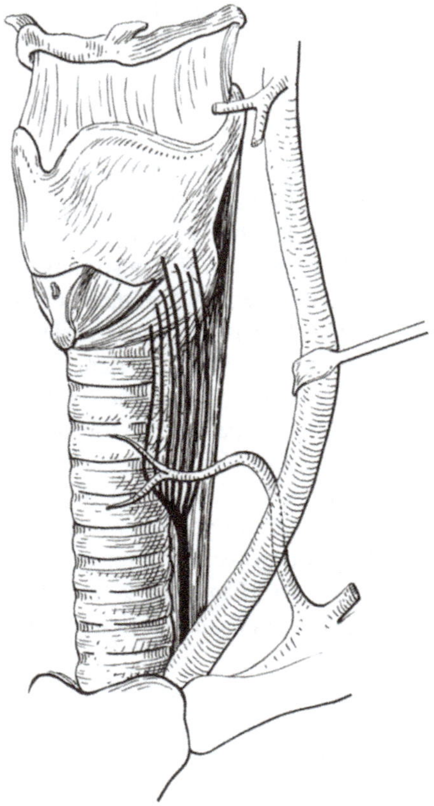

2

2.20 Topographie des N. vagus und N. recurrens im Mediastinum von vorne (aus Hafferl u. Thiel)

Nach dem Abgang des N. recurrens gibt der N. vagus bronchiale Äste ab. Links zieht der X. Hirnnerv zur Vorder-, rechts an die Hinterwand des Oesophagus. Dort werden Rr. oesophagei abgegeben. Zum Herzen gehen etwa in gleicher Höhe Rr. cardiaci. Die verbliebenen Vagusanteile der rechten und linken Seite ziehen mit dem Oesophagus durch den Hiatus oesophageus in Höhe des IX. BWK in die Bauchhöhle hinein, um den Verdauungstrakt vegetativ zu versorgen.
Oesophagus und Aorta kreuzen sich in der Brusthöhle. Die Aorta descendens liegt cranial links vom Oesophagus und weiter unten zunehmend in der Medianlinie. In Höhe des XII. Brustwirbels gelangt sie durch den Hiatus aorticus in die Bauchhöhle.
Der Durchmesser der Trachea beträgt beim Neugeborenen 6 mm, beim 2-jährigen Kind 9 mm. Sie ist beim Neugeborenen 5,5 cm, beim 18 Monate alten Kind 8 cm lang. In den ersten beiden Lebensjahren liegt die Bifurkation rechts von der Mittellinie (Jacqemard). Beim Neonaten liegt sie etwa in der Höhe von Th_2 bis Th_3. Sie liegt ungefähr hinter dem Manubrium sterni.

Chirurgische Relevanz

Tracheotomie, Mediastinoskopie, Eingriffe am Mediastinum, Oesophagusrekonstruktionen, Eingriffe an der zervikalen und mediastinalen Trachea

Denecke HJ (1980)
Hafferl A u. Thiel W (1969)
Jacquemard C (1971)

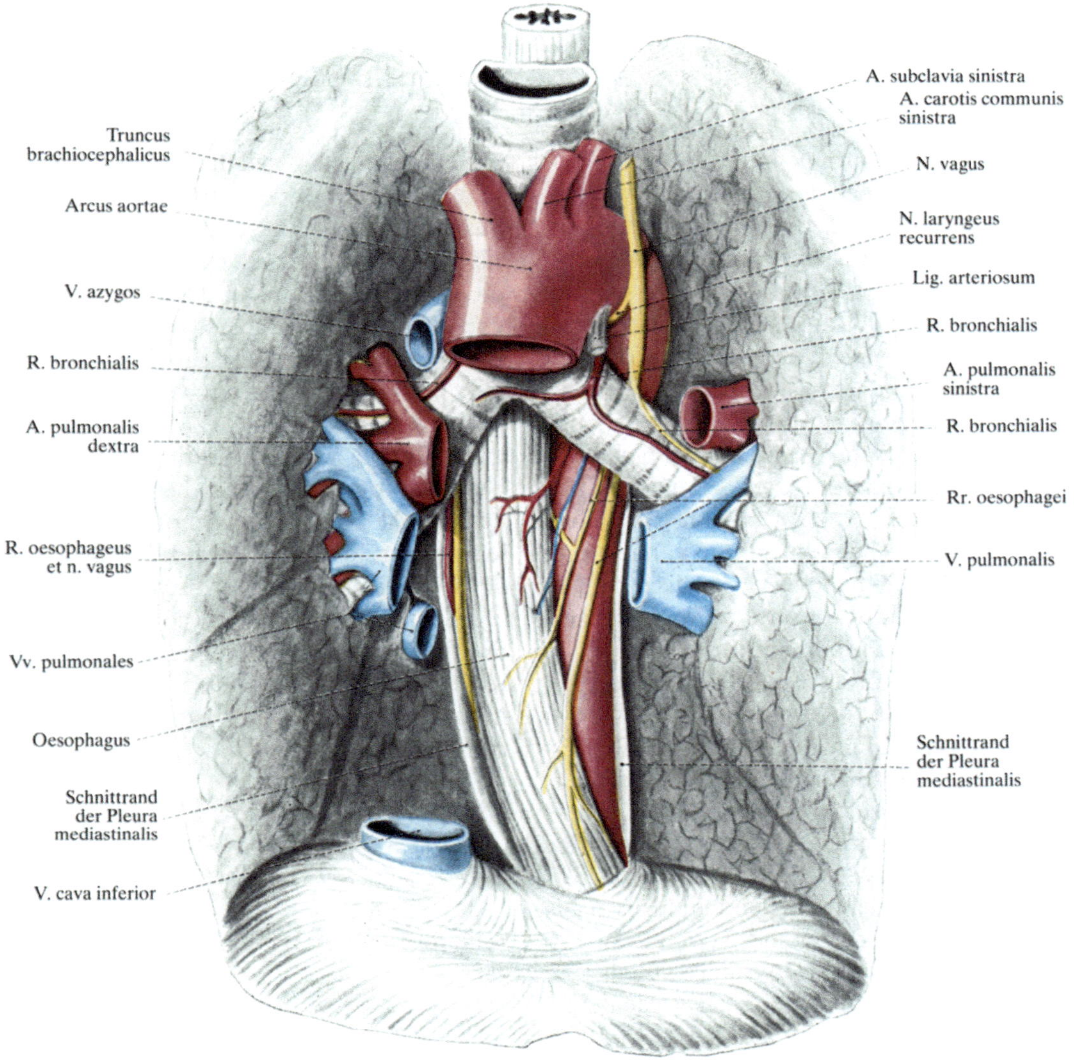
Truncus brachiocephalicus
Arcus aortae
V. azygos
R. bronchialis
A. pulmonalis dextra
R. oesophageus et n. vagus
Vv. pulmonales
Oesophagus
Schnittrand der Pleura mediastinalis
V. cava inferior
A. subclavia sinistra
A. carotis communis sinistra
N. vagus
N. laryngeus recurrens
Lig. arteriosum
R. bronchialis
A. pulmonalis sinistra
R. bronchialis
Rr. oesophagei
V. pulmonalis
Schnittrand der Pleura mediastinalis

2.21 Variationsmöglichkeiten der Gl. parathyroideae in ihrer Lagebeziehung zur Schilddrüse und zum Oesophagus von hinten gesehen (nach Lanz-Wachsmuth)

Eingezeichnet ist die normale Lage der Epithelkörperchen. Die Variationen der oberen Nebenschilddrüsen sind durch dunkle, die der unteren Nebenschilddrüsen durch helle Kreise gekennzeichnet.
In der Regel liegen die Gl. parathyroideae superiores oberhalb der A. thyroidea inferior und dorsal des N. recurrens, nahe dem oberen Drüsenpol zwischen der Drüse und der paratrachealen Fascie. Sie können aber auch im Schilddrüsengewebe liegen (s. Abb. 2.11). Nach Wang befinden sich die Gl. parathyroideae superiores in 74% in normaler Lage, in 9% höher, in 7% dorsal, in 6% caudal davon und in 2% weiter ventral. Sie können aber in der Gefäßscheide nahe der Carotisgabel, im Isthmus der Schilddrüse sowie retropharyngeal und retrooesophageal lokalisiert sein.
Die unteren Epithelkörperchen liegen im Normalfall caudal der A. thyroidea inferior und ventral des N. recurrens in Höhe des unteren Pols. In 54% findet man sie in Höhe des unteren Schilddrüsenpols in Normallage, in 7% davor, in 6% dahinter in 5% mehr superoanterior, in 3% superoposterior und in 2% inferoanterior dieser Stelle. In 13% der Fälle sind die unteren Nebenschilddrüsen bis 1 cm, in 7% bis 2 cm, in 1% bis 3 cm und in 1% bis 4 cm unterhalb der Gl. thyroidea lokalisiert. Abberante untere Nebenschilddrüsen werden nahe der Carotisgabelungsstelle cranial des oberen Schilddrüsenpols, am Arcus aortae, im tracheooesophagealen oder im laryngopharyngealen Sulcus gefunden.
Die Epithelkörperchen sind makroskopisch gekennzeichnet durch eine rehbraune Farbe, relativ weiche Konsistenz und durch den zuführenden Arterienast, der bei den oberen Nebenschilddrüsen aus der A. thyroidea kommt. Die Hauptproblematik der Epithelkörperchenchirurgie liegt darin, daß die Drüsen nicht nur in der Zahl (3 – 6), sondern auch in ihrer Lage äußerst variabel sind.
Nach Kümmerle u.Mitarb. liegen bei Patienten mit primärem Hyperparathyroidismus Epithelkörperchentumoren zu 6% innerhalb der Schilddrüsenkapsel. Diese Variationsmöglichkeiten haben zur Konsequenz, daß bei der Suche nach einem Epithelkörperchenadenom nicht nur die Freilegung der hinteren Schilddrüsenfläche, sondern die Darstellung der Gefäßscheide beiderseits bis zur Schädelbasis, die Revision des vorderen Mediastinums mit Thymektomie sowie die totale Thyroidektomie und schließlich eine Exploration des Mediastinums nach Sternotomie erforderlich werden können.

Chirurgische Relevanz

Schilddrüsenchirurgie, Epithelkörperchenchirurgie

Kümmerle F u.Mitarb. (1974)
Lanz Tv u. Wachsmuth W (1955)
Rothmund M u.Mitarb. (1980)
Sedgwick C u. Cady B (1980)
Wang CA (1976, 1977)

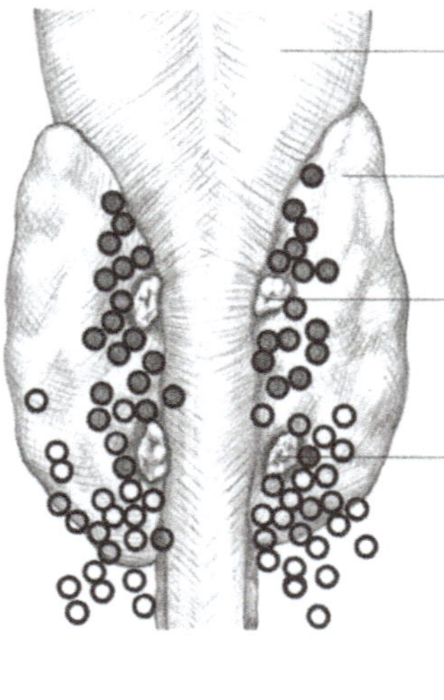

3 Gesicht

3.1 (1 – 3) Die sensible Versorgung der Kopf- und Halshaut

Die *sensible Innervation des Gesichtes* erfolgt durch Äste des N. trigeminus und ventrale Äste der Nn. cervicales C_1 und C_2. Die Grenze zwischen den Versorgungsgebieten des N. trigeminus verläuft in Höhe der Lid- und Mundwinkel. Die *sensible Innervation des Halses* wird durch die segmentalen Nerven C_2 bis C_6 gewährleistet.
Der N. accessorius erhält von den Nn. cervicales C_3 und C_4 sensible und motorische Nervenanteile. Dies bedeutet, daß nach cranialer Durchtrennung des N. accessorius oberhalb der zervikalen Wurzeln je nach Anteil der motorischen Innervation eine postoperative muskuläre Schwäche unterschiedlich stark ausgeprägt sein kann.
Der Ast des N. facialis für das Platysma verläuft in der Schicht unterhalb dieses Muskels. Um den R. marginalis mandibulae (N. VII) nicht zu gefährden, sollte eine Incision 2 cm unterhalb des horizontalen Unterkieferastes liegen (s. auch Abb. 1.13, 3.5).
Zur *Leitungsanästhesie des Plexus cervicalis* empfiehlt es sich, die Linie vom Ansatz des Hinterrandes des M. sternocleidomastoideus am Mastoid zum lateralen Ansatz dieses Muskels an der Clavicula zu halbieren und dort ein Depot von einigen Zentimetern Durchmesser zu setzen. Damit wird die gesamte ventrale Halsgegend und auch das Innervationsgebiet der Nn. supraclaviculares und des auricularis magnus unempfindlich (Lanz-Wachsmuth 1955).

Chirurgische Relevanz

Operationen am Hals in Lokalanästhesie, Operationen im Gesicht, Stirnraffung, Facelift, Nerventransplantationen, Submandibularisexstirpation, Mundbodenausräumung

Lanz Tv u. Wachsmuth W (1955)

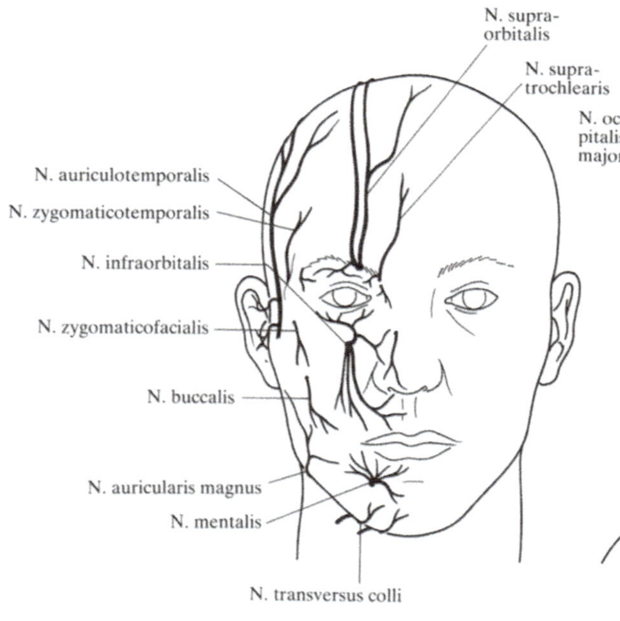

1

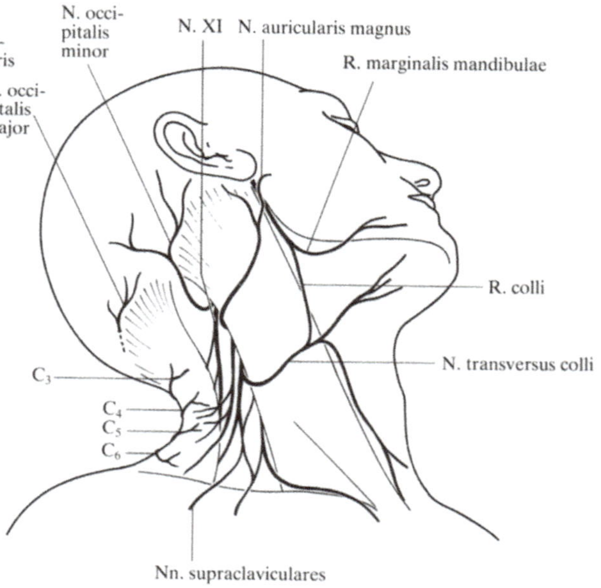

2

3.1.3 Aus dieser Abbildung gehen die sensiblen Innervationszonen der verschiedenen Nerven des Kopfes und Halses hervor. Daran hat man sich bei der Leitungsanästhesie zu orientieren.

Clara M (1942)
Lang J (1979)
Lanz Tv u. Wachsmuth W (1955)

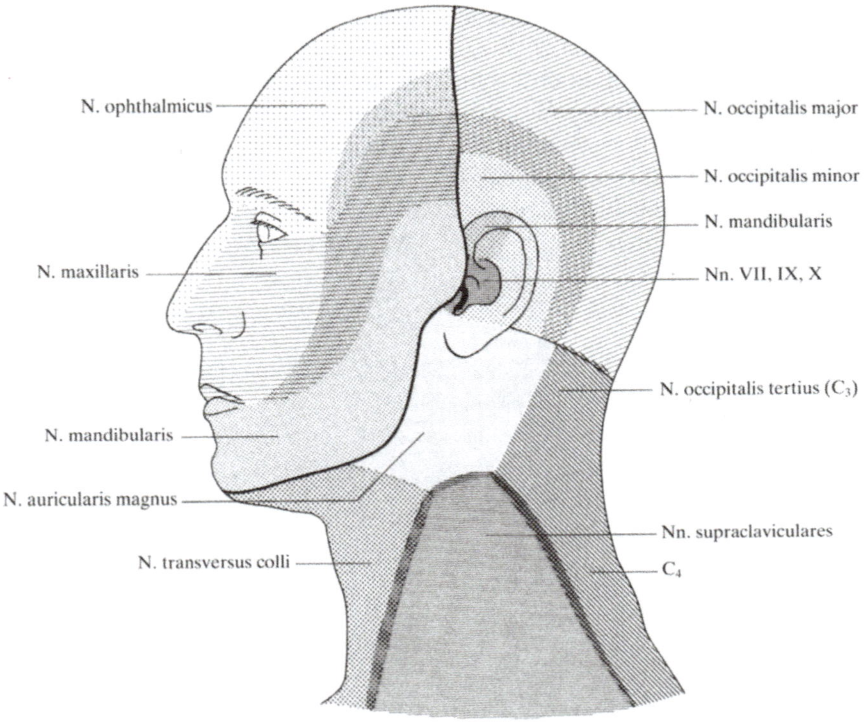

3

3.2 Die mimische Muskulatur mit Arterien und Nerven (von vorn, nach Warfel)

Die sehr gute Gefäßversorgung des Gesichts erfolgt im wesentlichen aus der A. carotis externa (A. facialis, A. infraorbitalis, A. temporalis superficialis, A. retroauricularis, A. occipitalis), an der Stirn auch aus der A. carotis interna (A. supraorbitalis, A. supratrochlearis). Die mimische Muskulatur wird motorisch von Ästen des N. facialis innerviert, der M. masseter als Kaumuskel, wird motorisch vom N. trigeminus versorgt (s. Abb. 3.8).

Wegen der guten Gefäßversorgung konnte eine Vielzahl von Nahlappenplastiken für die Gesichtschirurgie entwickelt werden. Das in der plastischen Chirurgie sonst übliche Verhältnis Lappenbasisbreite: Lappenlänge mit 1:2 kann hier zugunsten der Lappenlänge verschoben werden.

Eine relativ ungünstige Gefäßversorgung besteht allerdings in der Mitte des Nasenrückens zwischen Glabella und Nasenspitze.

Chirurgische Relevanz

Wundversorgung, Tumoroperationen, Lappenplastiken im Gesichtsbereich, Lippenplastiken, Lidplastiken, Cross-face-Nervenplastiken (Facio-faciale Anastomose), Parotidektomie, Facialisersatzplastiken (Transfer der Mm. temporalis, masseter, corrugator supercilii)

Warfel JH (1976)

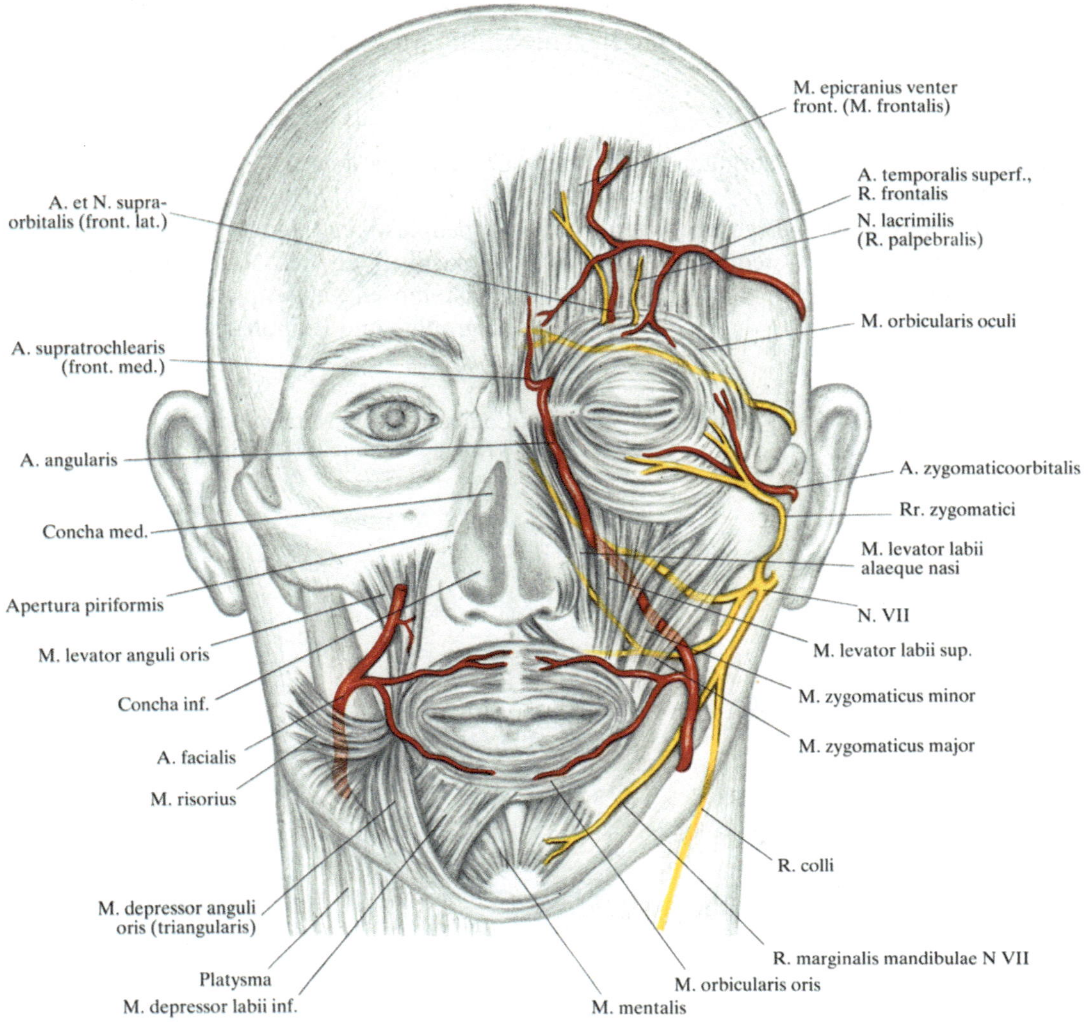
M. epicranius venter
front. (M. frontalis)
A. temporalis superf.,
R. frontalis
A. et N. supra-
orbitalis (front. lat.)
N. lacrimilis
(R. palpebralis)
M. orbicularis oculi
A. supratrochlearis
(front. med.)
A. angularis
A. zygomaticoorbitalis
Rr. zygomatici
Concha med.
M. levator labii
alaeque nasi
Apertura piriformis
N. VII
M. levator anguli oris
M. levator labii sup.
Concha inf.
M. zygomaticus minor
M. zygomaticus major
A. facialis
M. risorius
R. colli
M. depressor anguli
oris (triangularis)
R. marginalis mandibulae N VII
Platysma
M. orbicularis oris
M. depressor labii inf.
M. mentalis

3.3 (1 – 3) Arterielle Versorgung der Oberlippe und der Nasenbasis (nach Krmpotić-Nemanić in Anlehnung an Combelles u.Mitarb.)

Dargestellt sind typische Versorgungsmuster im Oberlippen-Nasenbereich. Eine Verletzung der seitlich an der Nasenbasis gelegenen Arterie bei der Nasenplastik (laterale Osteotomie) kann zu schweren Blutungen führen.

Chirurgische Relevanz

Lippenplastiken, Hämangiomexstirpation, Weichteilplastiken an der Nasenbasis, mikrovaskuläre Anastomosen, Nasenplastik, superselektive Angiographie und Embolisierung

Combelles RG u.Mitarb. (1974)
Krmpotić-Nemanić J (1978)

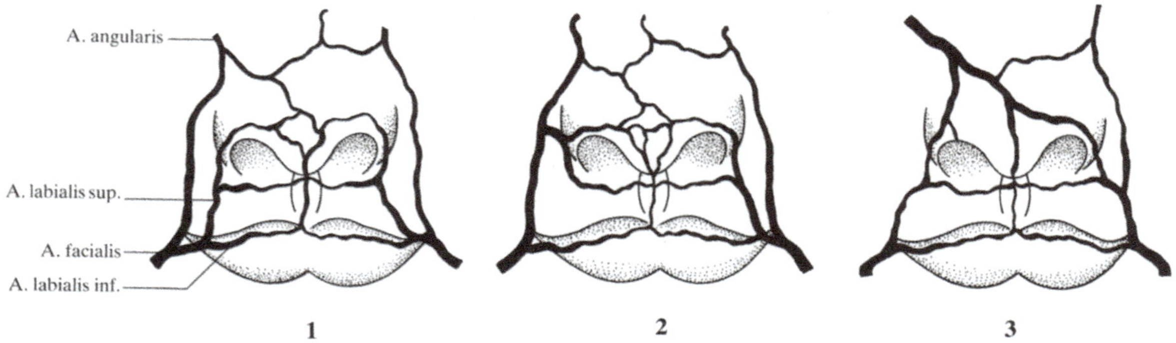

3.4 (1 – 4) Arterielle Versorgung der Lippen (nach Krmpotić-Nemanić in Anlehnung an Combelles)

Dargestellt sind typische Versorgungsmuster der Ober- und Unterlippenregion.

Wird ein keilförmiger arteriell gestielter Lippenlappen im Sinne von Abbé-Estlander bei den Verzweigungstypen 2, 3 und 4 auf der der zuführenden Hauptarterie gegenüberliegenden Seite durchgeführt, kann es zu Wundheilungsstörungen kommen.

Chirurgische Relevanz

Lippenplastiken, Hämangiomchirurgie, superselektive Angiographie und Embolisierung

Abbé R (1898)
Combelles RG u.Mitarb. (1974)
Estlander JA (1872)
Krmpotić-Nemanić J (1978)

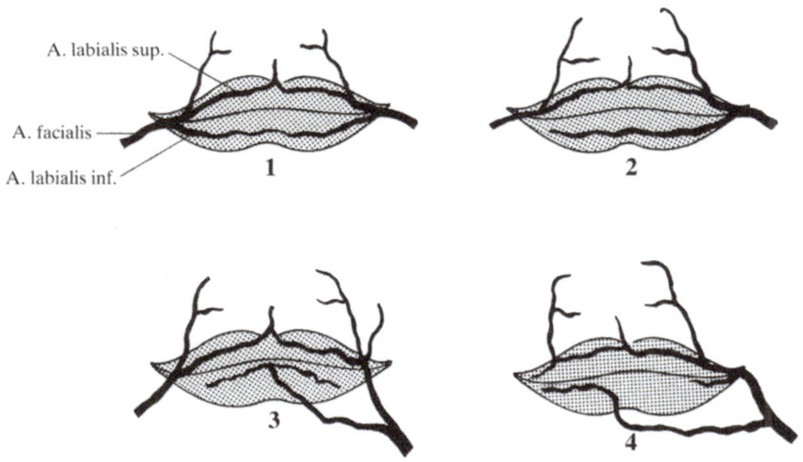

3.5 Die mimische Muskulatur mit Arterien und Nerven (von der Seite, nach Warfel)

Die Muskeläste der A. carotis externa (Aa. facialis, temporalis profunda, temporalis superficialis, retroauricularis, occipitalis) sind dargestellt, ebenso der N. facialis mit seinen Hauptverzweigungen.
Das Kiefergelenk wird nach angiographischen und tomographischen Studien von Godlewski u.Mitarb. durch die A. temporalis superficialis, A. tympanica anterior und A. temporalis profunda versorgt. Variable zusätzliche arterielle Zuflüsse sind die Aa. auricularis profunda, transversa faciei sowie meningea media.

Chirurgische Relevanz

Lappenplastiken, mikrovaskuläre Anastomosen, Parotis- und Submandibularisoperationen, Eingriffe am Ober- und Unterkiefer, Face lift, Rekonstruktion des N. facialis, cross-face-Nervenplastik

Godlewski G u.Mitarb. (1979)
Warfel JH (1976)

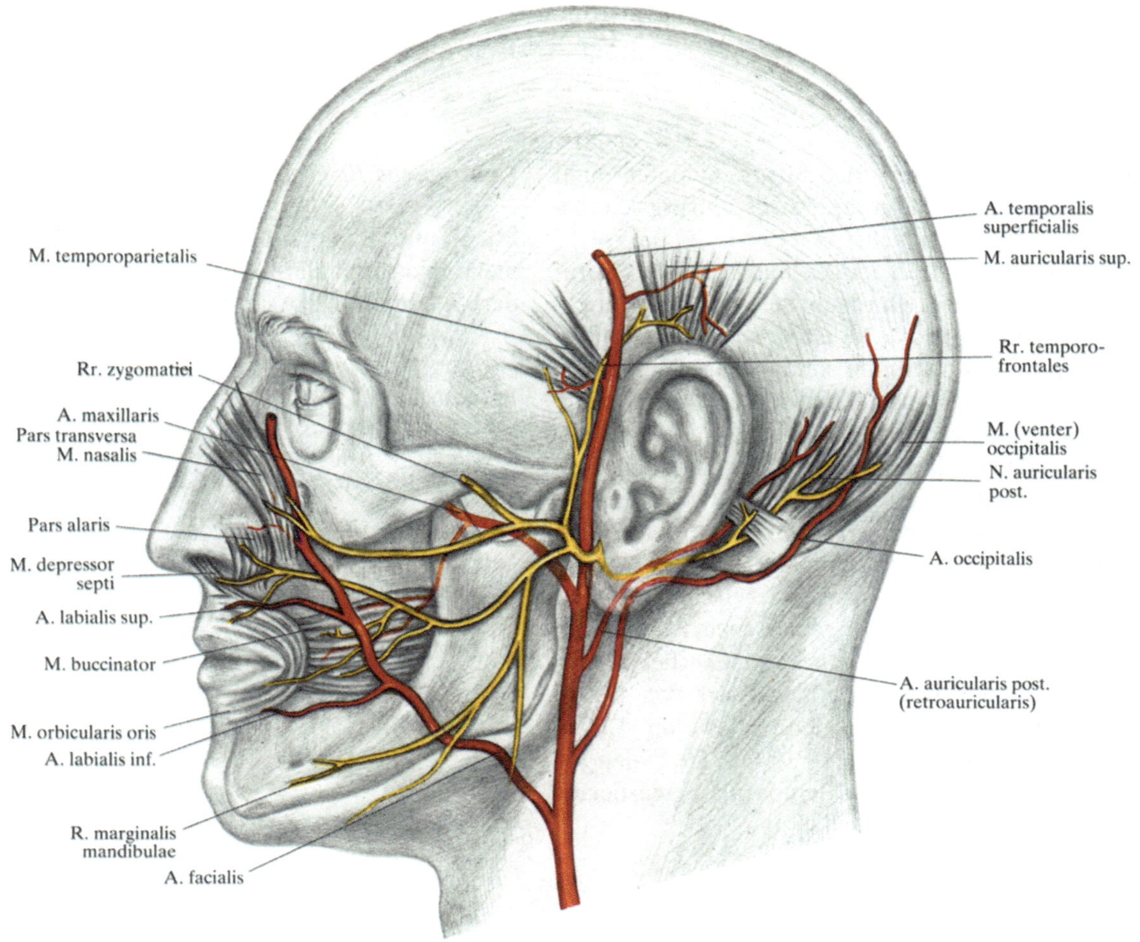
M. temporoparietalis
Rr. zygomatici
A. maxillaris
Pars transversa
M. nasalis
Pars alaris
M. depressor septi
A. labialis sup.
M. buccinator
M. orbicularis oris
A. labialis inf.
R. marginalis mandibulae
A. facialis
A. temporalis superficialis
M. auricularis sup.
Rr. temporo-frontales
M. (venter) occipitalis
N. auricularis post.
A. occipitalis
A. auricularis post. (retroauricularis)

3.6 (1 – 2) Verlaufsvariationen der A. temporalis superficialis und der A. occipitalis

Die Gefäßversorgung der Stirn-, Schläfen- und seitlichen Skalpregion unterliegt chirurgisch bedeutsamen Variationen.
Für die Präparation langer und schmaler Stirn- oder Skalplappen (Bardenheuer, Schimmelbusch, Conway u. Murray, McGregor, Converse, Juri u.a.) ist es wichtig, durch sonographische oder angiographische Untersuchungen den individuellen Gefäßverlauf präoperativ festzustellen und die entsprechenden Gefäße in den Lappenstiel einzubeziehen. Zwei typische Beispiele sind dargestellt.
Für die Durchführung von extra-intracraniellen mikrovaskulären Anastomosen (Yasargil 1967, 1969) zur Beseitigung cerebraler Ischämien sind die von Stock u.Mitarb. gemessenen Kaliber des Hauptstammes der A. temporalis superficialis von 1,89 – 0,68 mm, ihres frontalen Astes von 1,38 – 0,40 mm und des parietalen Astes von 1,29 – 0,50 mm von Bedeutung. In 15 von 29 Fällen lag die Teilungsstelle der A. temporalis superficialis über der Jochbogenwurzel.

Chirurgische Relevanz

Stirn- und Skalplappenplastiken, extra-intracranielle microvaskuläre Anastomosen, Biopsien aus der A. temporalis (Arteriitis temporalis)

Bardenheuer B (1931)
Converse JM (1942, 1977)
Conway H u. Murray IE (1953)
Donaghy RMP u. Yasargil MG (1967)
Juri J (1975)
Juri J u. Mitarb. (1978)
Lang J (1979)
McGregor JA (1963)
Ricbourg B u.Mitarb. (1975)
Schaefer SD u.Mitarb. (1980)
Schimmelbusch C (1931)
Stock AL u.Mitarb. (1980)
Yasargil MG (1969)

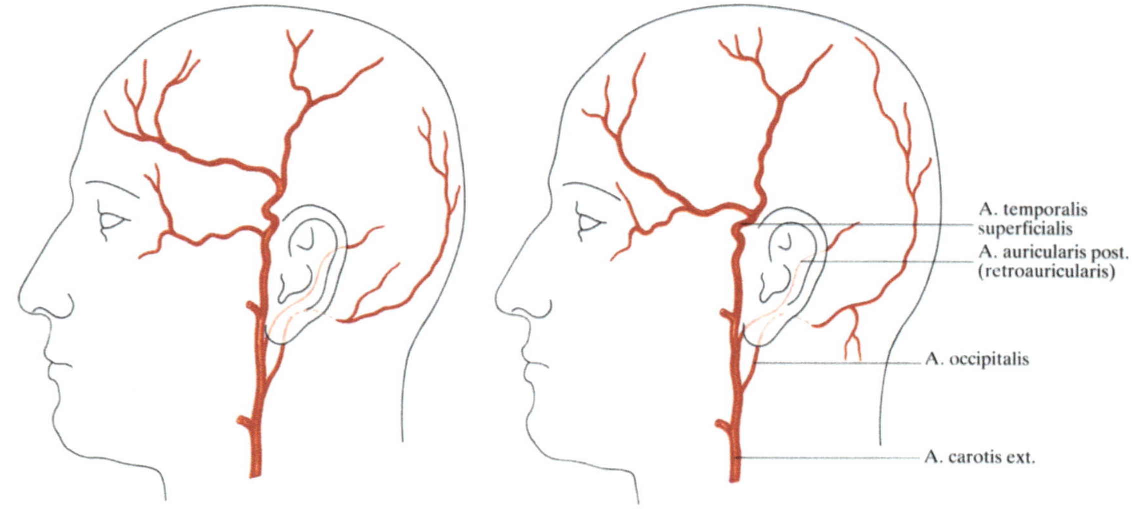

1   2

3.7 Die arterielle Versorgung der Stirnweichteile und des Nasenrückens (nach Mangold u.Mitarb.)

Durch Anastomosen der Aa. temporales superficiales beider Seiten am Scheitel wird eine halbkreisförmige Gefäßarkade gebildet. Vom Austrittspunkt der A. supratrochlearis oberhalb des medialen Lidbändchens aus lassen sich entsprechend des jeweiligen arteriellen Hauptastes durch Ziehen radiusartiger Linien auf diesen Arterienbogen der Aa. temporales fächerförmig Sektoren bilden. Die Zuflüsse dieser Sektoren werden gebildet aus Ästen der Aa. ophthalmica (Aa. supraorbitalis, supratrochlearis), facialis und der temporalis superficialis.
Bei Bildung entsprechender Lappenplastiken ist wegen der beträchtlichen Variationsmöglichkeiten die Bestimmung der Gefäßverläufe durch Dopplersonographie empfehlenswert.
Zu beachten ist die relative Gefäßarmut in der Mitte des Nasenrückens (s. Abb. 3.2). Bei der Präparation von Nahlappen zur Defektversorgung in dieser Gegend sollte möglichst ein arterieller Gefäßstiel miteinbezogen werden.
Neben der Dopplersonographie besteht die Möglichkeit, die Durchblutungsverhältnisse intraoperativ durch Injektion von Farbstoffen, z.B. Fluorescein zu überprüfen (Deutschmann und Scharnagel).

Chirurgische Relevanz

Nahlappenplastiken an Skalp, Stirn und Lid; mikrovaskuläre Anastomosen; Stirnraffung

Deutschmann H u. Scharnagel E (1980)
Domarus H v u.Mitarb. (1984)
Mangold u.Mitarb. (1980)

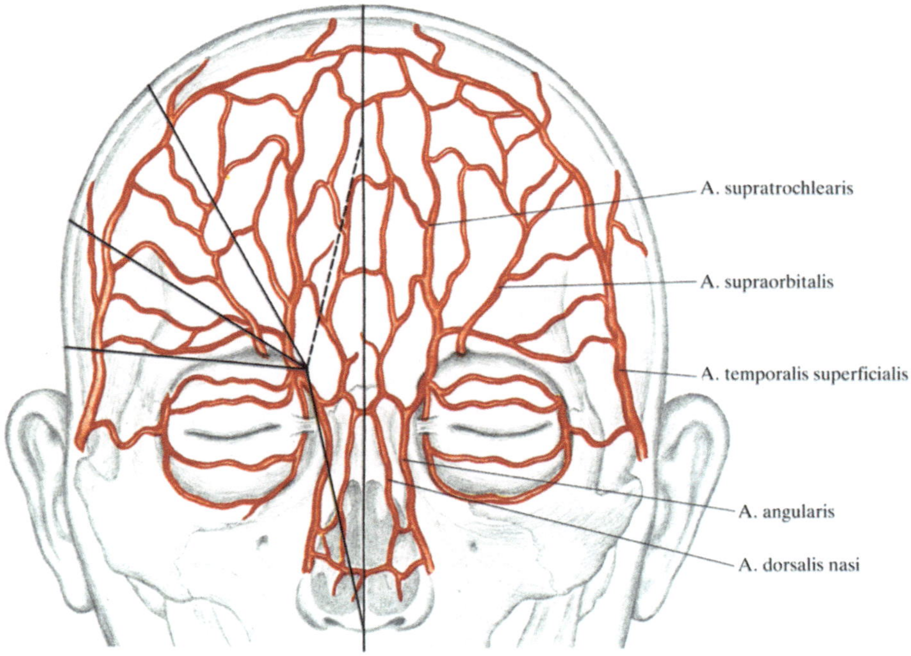

3.8 Arterien und Nerven der Mm. masseter, temporalis und sternocleidomastoideus (nach Conley, Ariyan)

Die Mm. temporalis und masseter werden aus dem Stromgebiet der A. carotis externa über die A. maxillaris (Aa. temporales profundae anterior et posterior bzw. masseterica) versorgt.

Der M. sternocleidomastoideus erhält seine Blutzufuhr in drei Etagen (s. Abb. 1.27): Sein craniales Drittel versorgt die A. sternocleidomastoidea. Diese fehlt häufig und wird durch einen Ast der A. occipitalis ersetzt (Lanz-Wachsmuth 1955). Der mittlere Anteil wird von einem Ast der A. thyroidea superior erreicht, während das untere Drittel dem Truncus thyrocervicalis mit der A. thyroidea inferior und der A. transversa colli angeschlossen ist.

Motorisch werden die Mm. temporalis und masseter vom N. mandibularis des N.V über die Nn. temporales profundi und den N. massetericus innerviert. Dies bedeutet, daß beide Muskeln für gestielte Muskelersatzplastiken bei Facialislähmungen in Betracht kommen (Lexer). Entprechende Muskelschlingen sind so zu präparieren, daß die Längsachse parallel zur arteriellen und nervösen Versorgung läuft und diese mit einschließt (s. auch Abb. 1.27).

Lokalisation und Verlauf des N. accessorius sind bei der Bildung von myokutanen Lappen aus dem M. sternocleidomastoideus besonders zu beachten.

Chirurgische Relevanz

Facialisersatzplastiken, muskuläre Neurotisation bei Facialislähmung (Lexer), myokutaner Sternocleidomastoideuslappen (Ariyan), M. sternocleidomastoideuslappen nach Denecke (Glomustumorchirurgie)

Ariyan S (1979)
Conley JJ (1975)
Denecke HJ (1966)
Lanz Tv u. Wachsmuth W (1955)
Lexer E (1908)
Lexer E u. Eden R (1911)
Nakajima H u.Mitarb. (1981)

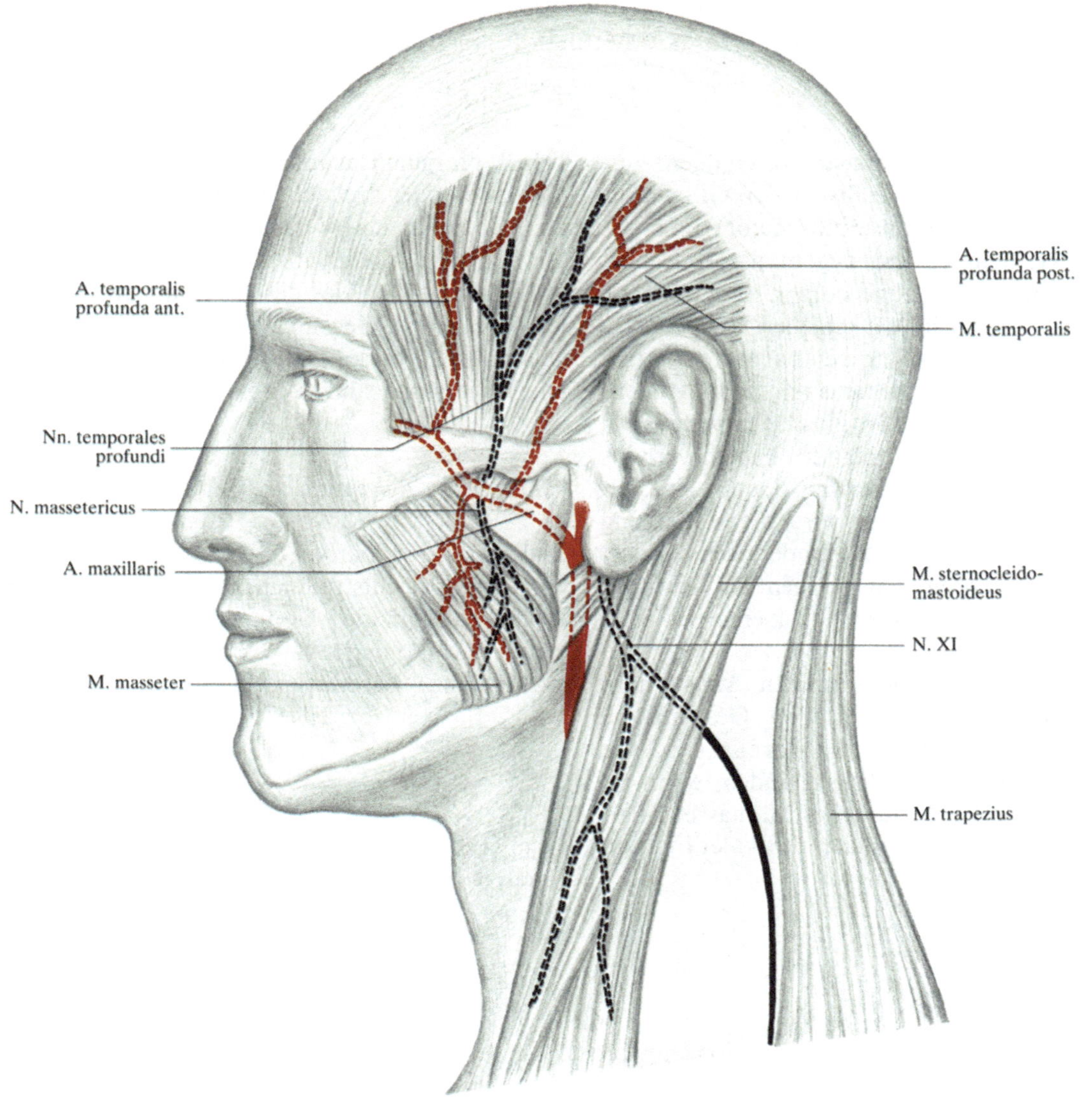
A. temporalis
profunda ant.
Nn. temporales
profundi
N. massetericus
A. maxillaris
M. masseter
A. temporalis
profunda post.
M. temporalis
M. sternocleido-
mastoideus
N. XI
M. trapezius

3.9 (1 – 6) Variationen im extratemporalen Verlauf des N. facialis (nach Davis u.Mitarb. aus Miehlke)

Aus dem sehr variabel anastomosierenden Verzweigungsnetz des N. facialis in der Gl. parotis (Plexus parotideus, Pes anserinus major) ziehen als Endäste Rr. temporales, zygomatici, buccales, marginales mandibulae und colli in die Peripherie (s. Abb. 3.5). Nach hinten gibt der Hauptstamm des N. facialis den N. auricularis posterior und nach medial die Rr. digastricus und stylohyoideus sowie Anastomosen zum N. glossopharyngeus ab. Die Kenntnis der Variationen des Facialisverlaufs ist von chirurgischer Bedeutung. Durch eine adäquate Präparationstechnik wird die Verletzung wesentlicher Äste vermieden. Andererseits erklärt die Anastomosierung den gelegentlich geringen Funktionsausfall nach Resektion kleinerer Facialisäste.

Für die Technik der facio-facialen Anastomose zwischen gesunder und gelähmter Gesichtsseite lassen sich am Vorderrand der Parotiskapsel ein oder zwei geeignete Facialisäste finden, wenn im Winkel zwischen Vorderrand des M. masseter und Unterrand des Jochbogens nach vertikaler Incision präpariert wird (Samii).

Der R. marginalis mandibulae des N. facialis kann ein-, zwei- oder dreifach angelegt sein. Die gefährliche Zone für seine Verletzung liegt zwei Zentimeter vor dem Kieferwinkel und zwei Zentimeter unterhalb des Randes des horizontalen Unterkieferastes bis zur Gegend des zweiten Praemolaren (Ziarah u. Atkinson) [s. Abb. 1.13, 1.30 (1 – 3)]. Die Variationen sind in Prozenten angegeben.

Chirurgische Relevanz

Eingriffe an Gl. parotis und Gl. submandibularis, Ohr- und Gesichtstraumen, Schädelbasistumoren, Rekonstruktion des N. facialis, Cross-face-Nervenplastik (Anderl) bzw. Facio-faciale Anastomose (Samii), Face lift u.a.

Anderl H (1973)
Davis RA u.Mitarb. (1956)
Miehlke A (1973)
Samii M (1975)
Ziarah HA u. Atkinson ME (1981a, b)

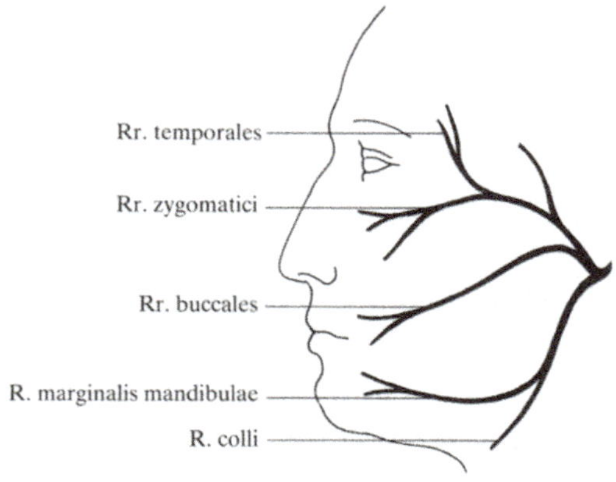

1

13%

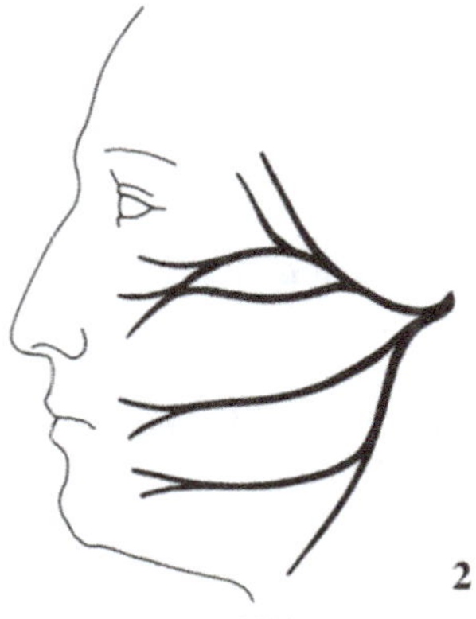

2

20%

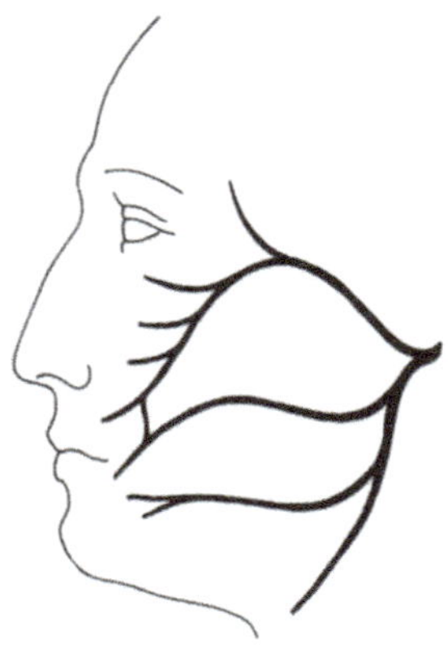

3

28%

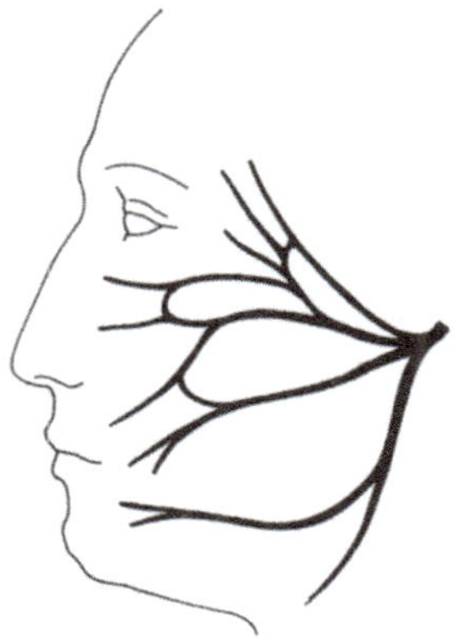

4

24%

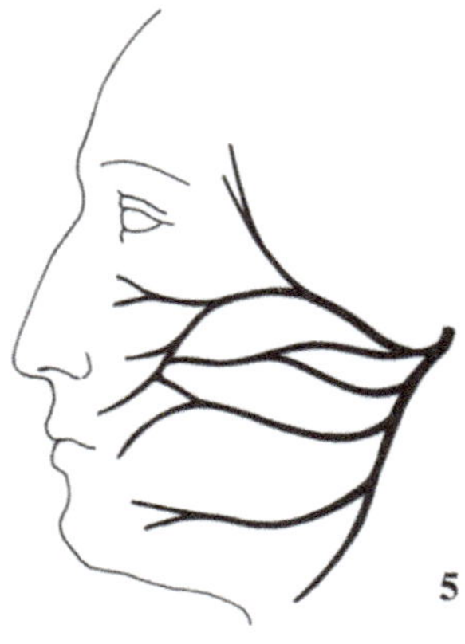

5

9%

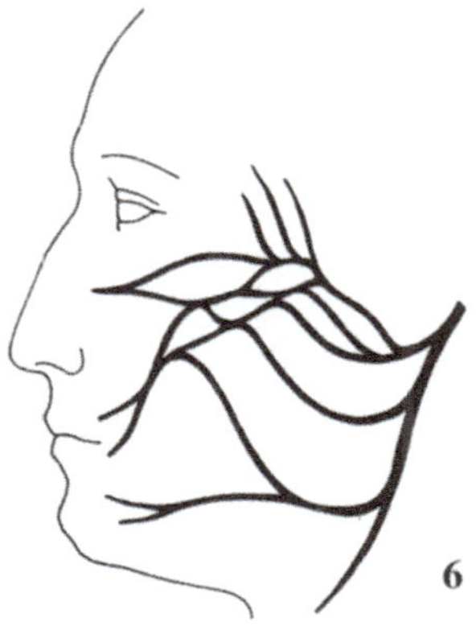

6

6%

3.10 Anastomosen des N. facialis mit Endästen des N. trigeminus (nach Martin u. Helsper aus Miehlke)

Dargestellt sind Zonen, in denen sich Endäste des N. facialis und trigeminus einander nähern und auch anastomosieren. Nach Conley können diese Verbindungen eine Minimalfunktion der Gesichtsmuskulatur aufrechterhalten.

Chirurgische Relevanz

Facialisläsionen, Facialisregeneration, Facialismyographie

Conley JJ (1975)
Martin H u. Helsper JP (1957)
Miehlke A (1973)

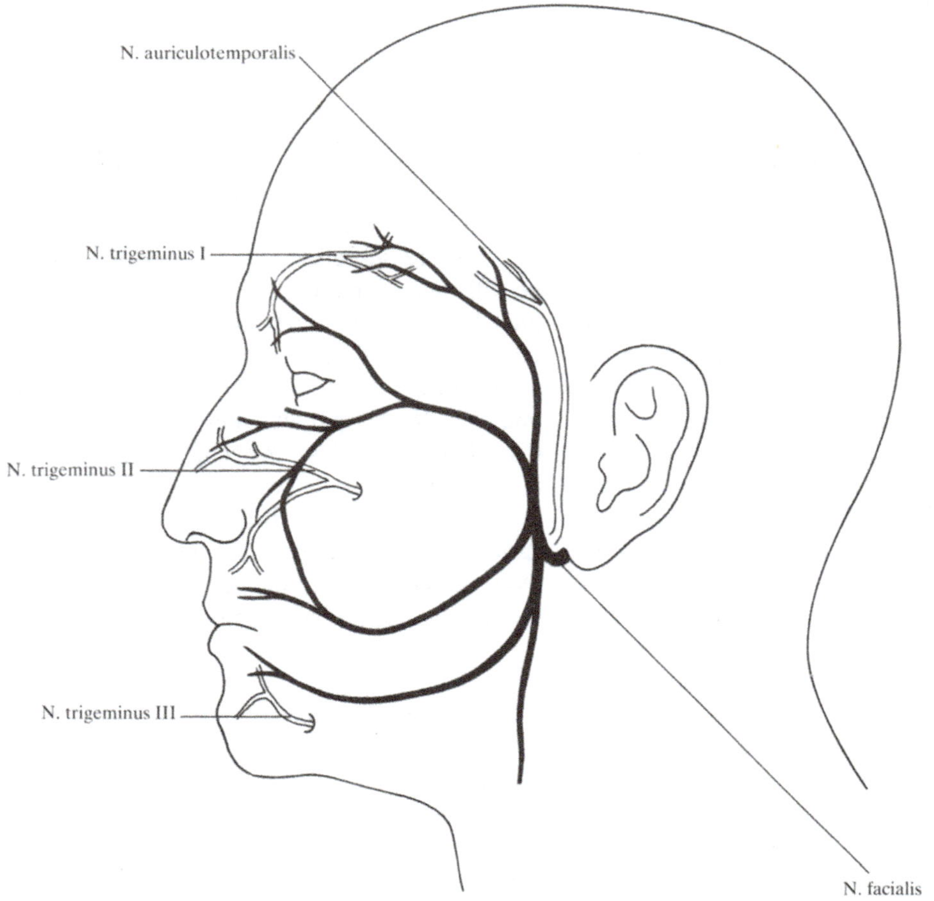
N. auriculotemporalis
N. trigeminus I
N. trigeminus II
N. trigeminus III
N. facialis

3.11 Topographische Beziehung zwischen N. facialis und Gl. parotis (nach Healy u. Seybold)

Die Gl. parotis entwickelt sich nach Ausbildung ihres Ausführungsgangs, der an der Papilla salivatoria beginnt, an dessen Ende in der Fossa retromandibularis.

Entwicklungsgeschichtlich liegt der N. facialis zunächst medial der Drüsenanlage. Mit weiterem Wachstum entwickelt sich das Parotisparenchym durch den Facialisfächer nach medial, so daß die Nervenäste vom Drüsengewebe eingeschlossen werden. Je nach individueller Größenentwicklung und bevorzugter Wachstumsrichtung ist die Ohrspeicheldrüse in Größe und topographischer Lagebeziehung zum N. facialis variabel. Daraus ergibt sich auch die Ausbildung unterschiedlich großer Drüsenareale in der seitlichen Pharynxwand und unterhalb des Ohres.

Eine echte anatomisch präformierte Lappenbildung lateral und medial des Facialisfächers besteht nicht. Die A. temporalis superficialis liegt in der Regel medial der Facialisäste.

Die Hauptäste des N. facialis nach seinem Austritt aus dem Foramen stylomastoideum sind: N. auricularis posterior, R. digastricus, fakultativ ein R. stylohyoideus, R. communicans zum N. glossopharyngeus und der Plexus parotideus mit seinen Rr. temporales, zygomatici – sie sind am stärksten ausgebildet – buccales, fakultativ einem R. lingualis dem oder den Rr. marginales mandibulae und R. colli.

Nach Stennert besteht eine funktionelle Differenzierung zwischen der Innervation der unteren und oberen Gesichtshälfte.

Die Speichelsekretion der Gl. parotis wird über den Plexus tympanicus gesteuert. Zusätzlich kann die Chorda tympani daran beteiligt sein (Diamant und Wiberg). Als praktische Konsequenz aus dieser Kenntnis wurde versucht mit einer Neurektomie des N. tympanicus und der Resektion der Chorda tympani das Frey'sche Syndrom, die chronisch rezidivierende Parotitis, die Neuralgie des Plexus tympanicus, Parotisfisteln, die starke Salivation nach Mundhöhlenoperationen, Tumorblockresektionen und bei der Bulbär- und Pseudobulbärparalyse zu behandeln (Thomas).

Chirurgische Relevanz

Parotidektomie, Submandibularisexstirpation, Schädelbasistumoren, Ohr- und Gesichtstraumen, Rekonstruktion des N. facialis, facio-faciale Anastomose, Face lift, Frey'sches Syndrom, Parotisfistel, Stenose des Stenonschen Gangs

Diamant H u. Wiberg A (1965)
Healy JE u. Seybold WD (1969)
Stennert E (1979)
Thomas JR (1980)

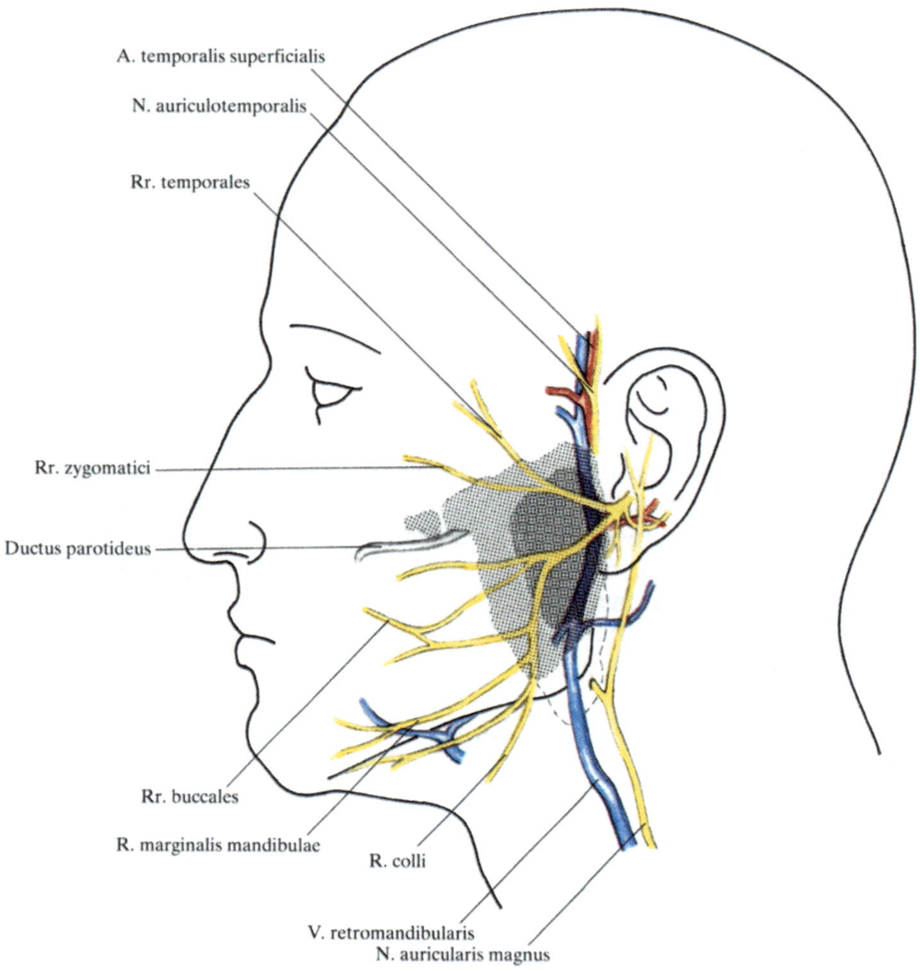
A. temporalis superficialis
N. auriculotemporalis
Rr. temporales
Rr. zygomatici
Ductus parotideus
Rr. buccales
R. marginalis mandibulae
R. colli
V. retromandibularis
N. auricularis magnus

3.12 „Landmarken" zur Identifikation des N. facialis bei Parotisoperationen

Als Landmarken zum Auffinden des Facialisstamms nach seinem Austritt aus dem Foramen stylomastoideum dienen der am Mastoid ansetzende Vorderrand des M. sternocleidomastoideus, der Vorderrand des hinteren Bauchs des M. digastricus, die mediale, spitz nach vorne zulaufende Begrenzung des knorpeligen Gehörgangsbodens und die Fissura (Sutura) tympanomastoidea sowie der Processus styloideus. Bei normaler Lage der Ohrmuschel liegt der N. facialis etwa 7 mm medial und 2 mm caudal der medialen Spitze des knorpeligen Gehörgangs („Pointer" nach Conley). Er liegt etwas vor der Kreuzungsstelle der Vorderränder der Mm. sternocleidomastoideus und digastricus. Er liegt auch medial der Sutura tympanomastoidea und überkreuzt stets lateral den Processus styloideus. Seitlich wird der Facialisstamm von den recht derben Fasern der Fascia parotideomastoidea bedeckt. Sie ist als Fortsetzung der Parotiskapsel zum Mastoid zu denken. Diese Fascie durchziehen einige kleine Arterien und Venen, die vor Erreichen des N. facialis durch bipolare Koagulation zu versorgen sind.

Die Verzweigung des Facialishauptstamms liegt in unterschiedlicher Distanz zum Foramen stylomastoideum, welches dorsal und ein wenig lateral des Processus styloideus liegt. Bei Mißbildungen des Ohres oder des seitlichen Halses (laterale Halsfistel) kann der N. facialis atypisch verlaufen und z.B. direkt unter der Haut liegen [s. Abb. 1.30 (1–3)]. Im Säuglingsalter liegt er immer sehr oberflächlich.

Chirurgische Relevanz

Eingriffe, bei denen der Hauptstamm des N. facialis identifiziert werden muß, wie Parotisoperationen, Ohrmißbildungsoperationen, Facialistraumen, Schädelbasistumoren, hochreichende Halstumoren

Conley JJ (1975)
Denecke HJ (1980)
Miehlke A (1973)

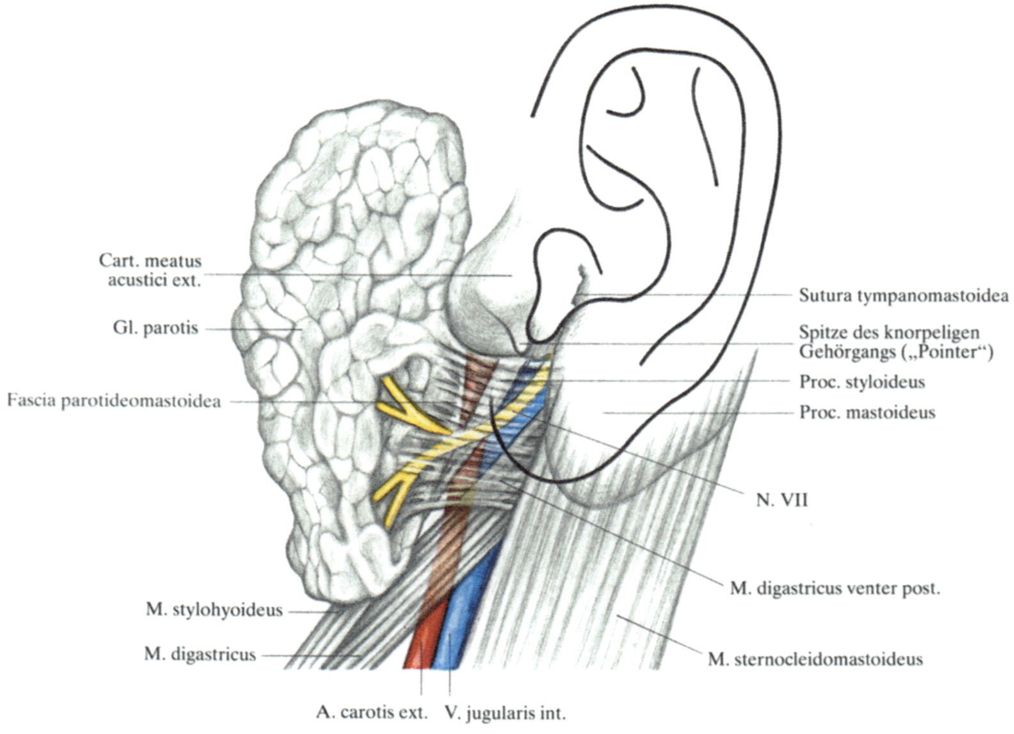

4 Mundhöhle und Oropharynx

4.1 Projektion von Atlas und Axis (epistropheus) in die Gesichtsregion (in Anlehnung an Lanz-Wachsmuth)

Die dargestellte Projektion der oberen Halswirbelkörper, insbesondere des Dens axis in die Gesichtsregion erleichtert die Orientierung für transorale Eingriffe. Ist der Mund offen, projizieren sich am Röntgenbild die beiden ersten Halswirbel in die Mundhöhle. Bei geschlossenem Mund entsprechen das Corpus vertebrae des Axis der Lippengegend, der Dens axis dem Philtrum und der Atlas der Oberlippe. Der Dens axis weist normalerweise gegenüber dem Corpus eine Neigung von 10 Grad nach hinten auf (Helms). Klinisch wichtig ist die Beziehung des Dens zur Schädelbasis. Die Beurteilung eines eventuellen Denshochstandes auf dem Röntgenbild erfolgt durch verschiedene Hilfslinien (Bimastoidlinie, Chamberlainsche Linie). Der Querfortsatz des Atlas kann asymmetrisch ausgebildet sein und unterhalb des Mastoids als Tumor fehlgedeutet werden (s. Abb. 11.11).

Chirurgische Relevanz

Transorale Eingriffe an der Halswirbelsäule, retropharyngeale Abszeßinzision, Tumorentfernung aus dem Nasopharynx und der Rachenhinterwand, transorale Densresektion

Helms J (1963)
Lanz Tv u. Wachsmuth W (1955)

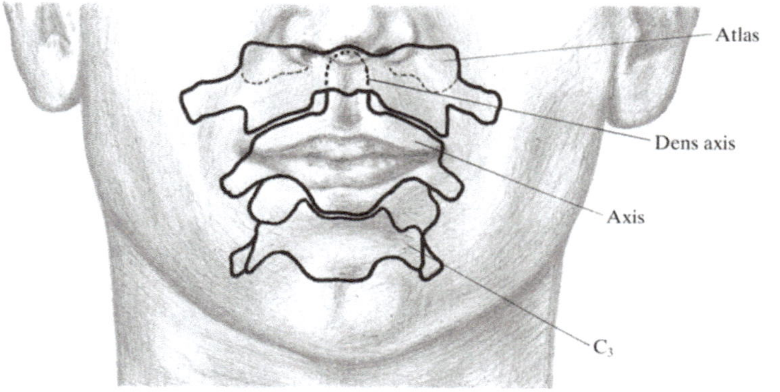

4.2 Topographie des Mundbodens von der Mundhöhle her gesehen (in Anlehnung an Lang in Lanz-Wachsmuth)

Dargestellt sind die chirurgisch wesentlichen Strukturen. Der N. lingualis unterkreuzt den Ductus submandibularis (Wharton) von lateral dorsal nach medial ventral zur Zungenspitze. Der N. lingualis und das Ganglion submandibulare liegen in Höhe der hinteren Molaren sehr nahe am Unterkiefer, so daß sie bei schwierigen Weisheitszahnentfernungen verletzt werden können. Die accessorischen Ausführungsgänge der Gll. sublinguales öffnen sich entlang der Plica sublingualis (s. Abb. 4.3). Der Ductus sublingualis major mündet zusammen mit dem Ductus submandibularis an der Caruncula sublingualis.

Von klinischer Bedeutung ist die Nähe des N. lingualis zum unteren Tonsillenpol. Der N. hypoglossus liegt im Vergleich dazu etwas weiter caudal. Bei starkem Druck auf den Zungengrund kann es zu einer Schädigung der Nn. lingualis und hypoglossus kommen, die im allgemeinen reversibel ist. Dies ist bei der Indikationsstellung zur Mikrolaryngoskopie zu berücksichtigen, wenn der Patient einen kurzen, dicken Hals hat.

Der N. lingualis wird in der Regel aus einer Wurzel, in 4,1% der Fälle aus 2 Wurzeln und in 8,3% aus einem Plexus gebildet. In 25% der Fälle anastomosiert er mit dem N. alveolaris inferior und in 33,3% mit dem N. mylohyoideus (Ansa mylohyoidea). Der N. lingualis gibt in 12,5% der Fälle Äste zu den Mm. pterygoideus lateralis, medialis und palatoglossus ab (Rácz u.Mitarb.). Dies kann unterschiedliche Ausfälle nach Traumen erklären.

Chirurgische Relevanz

Schlitzung des Submandibularisausführungsgangs, Submandibularisexstirpation, Zahnextraktion, Neurolyse des N. lingualis, Zungenteilresektion, Tonsillektomie, Mikrolaryngoskopie, Ranulaexstirpation, Zungen- und Mundbodenabszesse, Traumen, Mundbodenausräumung

Lanz Tv u. Wachsmuth W (1955)
Rácz L u. Mitarb. (1981)
Sadeghi EM u. Bell WA (1980)

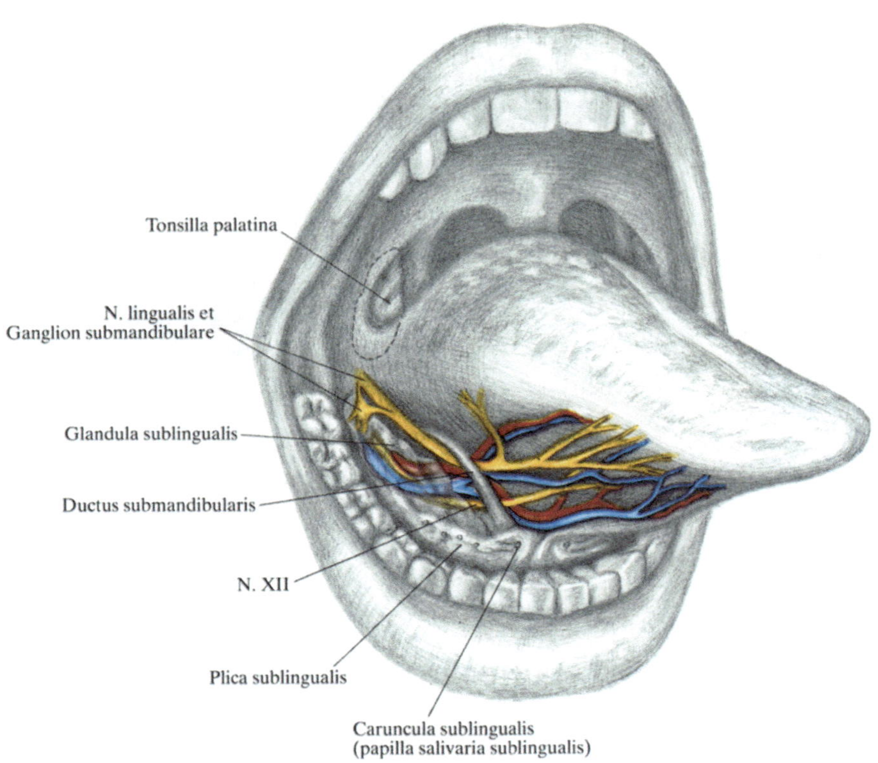

4.3 Topographie des Mundbodens von unten her gesehen

Dargestellt sind die chirurgisch wichtigen Strukturen. Der N. hypoglossus mit seiner Begleitvene und die A. lingualis verschwinden von unten her gesehen unter dem M. mylohyoideus und sind nach caudal durch die Gl. submandibularis bedeckt. Bei der Präparation des N. hypoglossus im Mundboden kann es zu einer Verletzung der großkalibrigen Begleitvene kommen. Die A. lingualis liegt in der Regel medial und der N. hypoglossus lateral des M. hyoglossus.

Chirurgische Relevanz

Submandibularisexstirpation, Ranulaoperation, Mundbodenausräumung, Exstirpation einer medianen Halscyste

Clemente CD (1975)

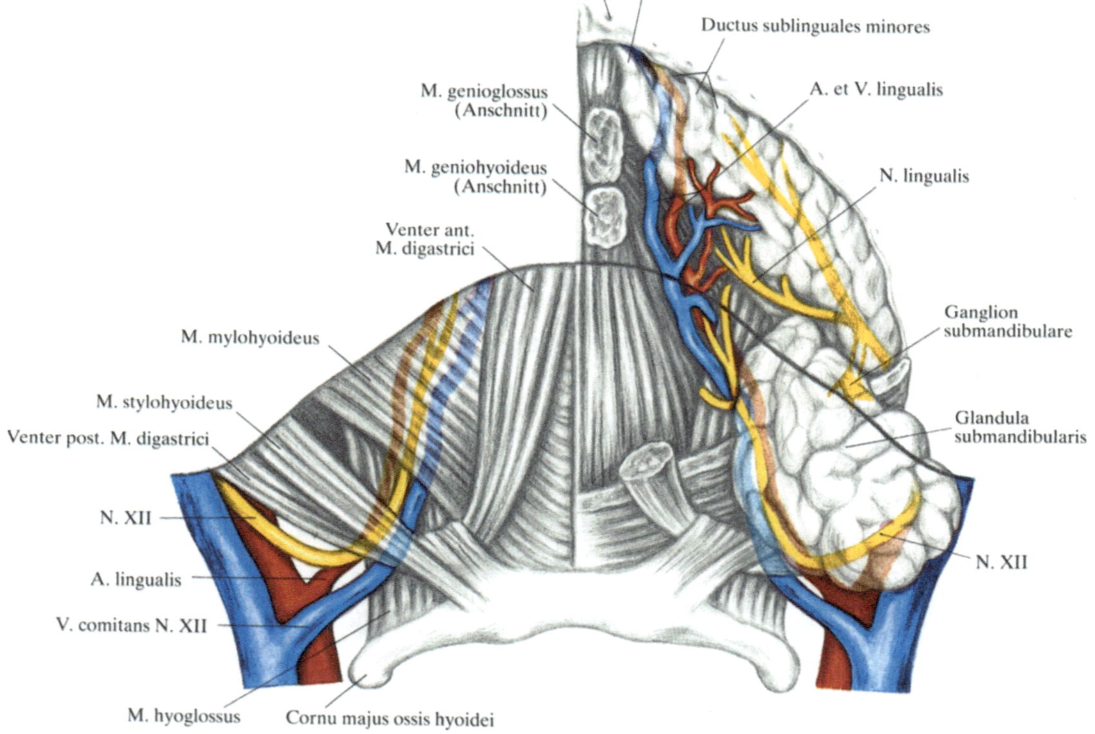

4.4 Innervation und Blutversorgung des harten und weichen Gaumens

Die A. palatina und der N. palatinus major treten durch das Foramen palatinum majus und versorgen den harten Gaumen. Die Mittellinie des harten Gaumens ist gefäß- und nervenarm. Über den Canalis incisivus anastomosieren Gefäßäste der großen Gaumenarterie und des großen Gaumennerven mit entsprechenden Strukturen der Nasenhöhle (s. Abb. 5.9 und 5.8), aber auch Lymphgefäße von Nasen- und Mundhöhle (s. Abb. 1.24, 5.14). Die Aa. palatinae minores und die Nn. palatini minores sind für die arterielle und sensible Versorgung des weichen Gaumens verantwortlich. Durch die Wegnahme der Schleimhaut wird die Muskulatur des weichen Gaumens sichtbar.

Bei der Bildung von Lappen am harten und weichen Gaumen ist auf die Gefäßaustrittspunkte zu achten, um nicht Nekrosen zu riskieren.

Chirurgische Relevanz

Alveolarkammfistelverschluß mit Gaumenlappen, Velopharyngoplastik, Spaltoperationen, transpalatinale Operationen, Choanalatresie, Nasopharynxtumoren u.a.

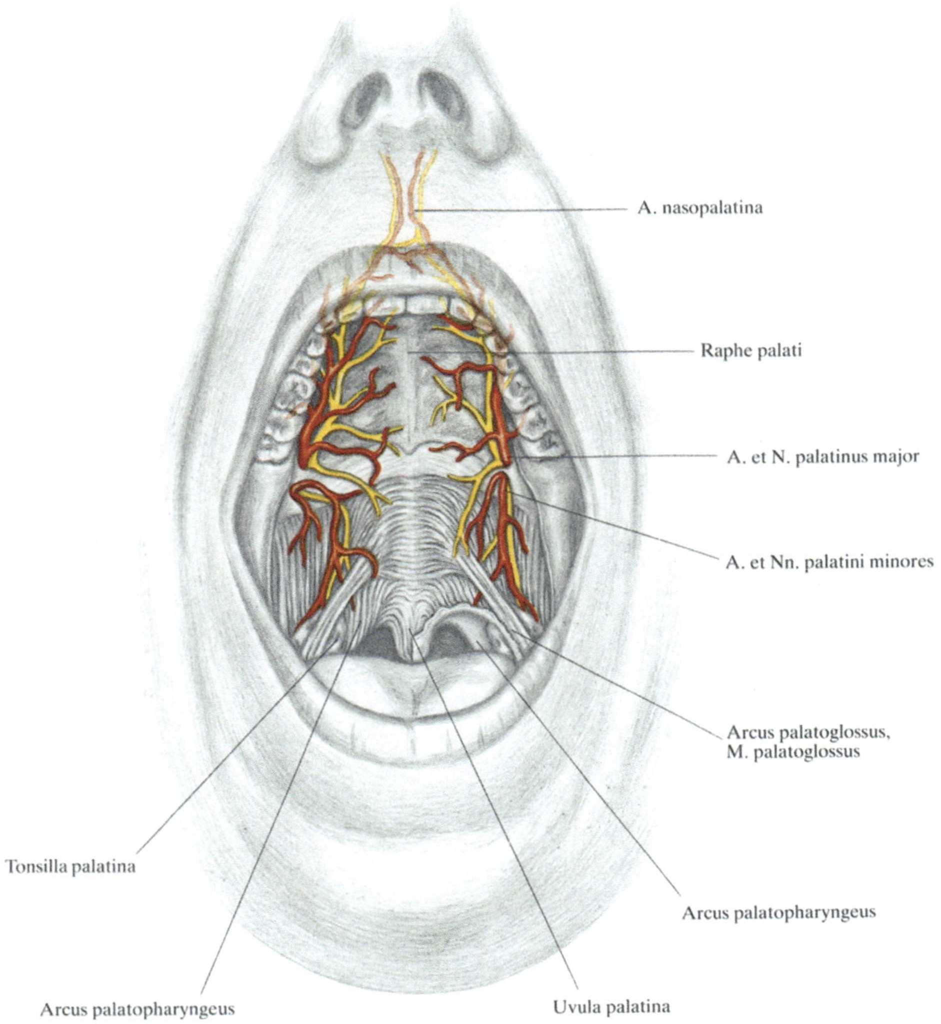

4.5 Topographie der Schädelbasisregion im Horizontalschnitt von unten gesehen (aus Hafferl u. Thiel)

Dargestellt sind die topographisch wichtigen Strukturen an der Schädelbasis. Eine strategische Zuordnung dieser Art entspricht computertomographischen Schichtbildern. Begrenzte einseitige Veränderungen lassen sich eventuell an einer Asymmetrie der Nasopharynxkontur erkennen.

Chirurgische Relevanz

Radiologische Diagnostik unterhalb der Schädelbasis, Chirurgie der Schädelbasis und des Nasenrachens, retro- und parapharyngeale Erkrankungen

Hafferl A u. Thiel W (1969)

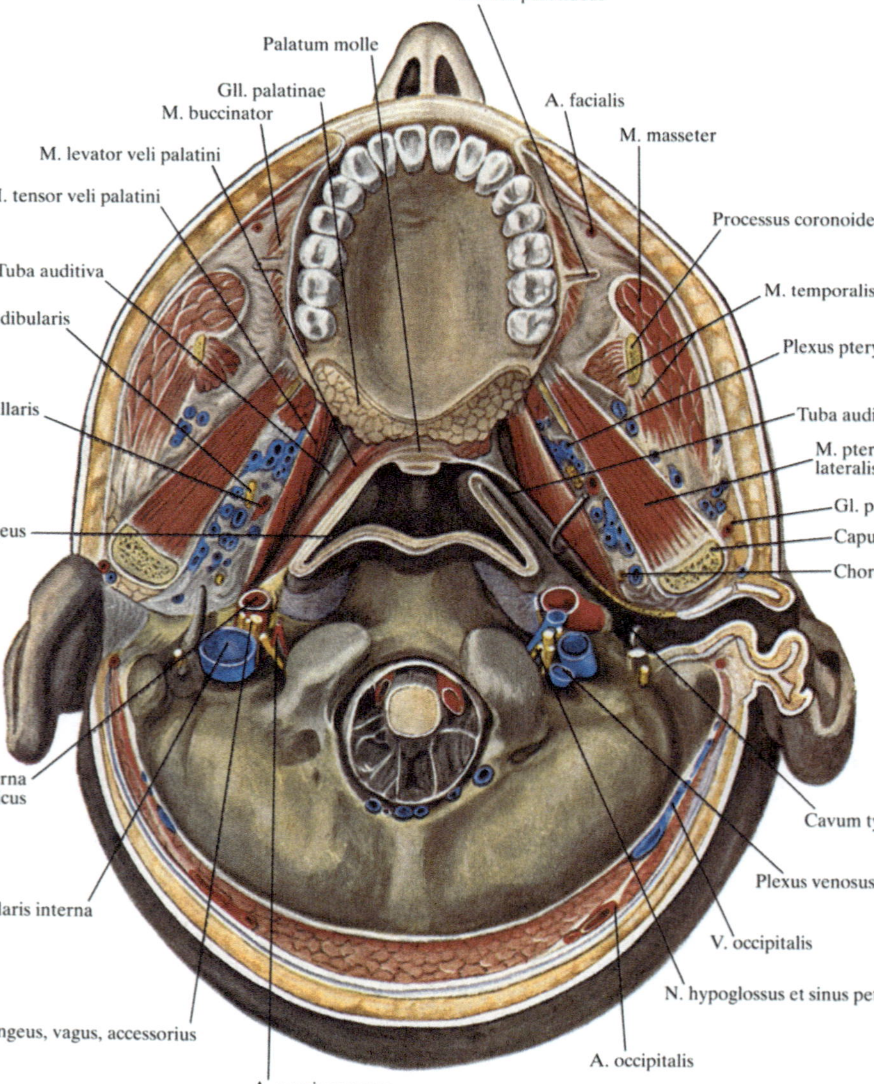

4.6 Die Topographie der Tonsilla palatina (aus Lautenschläger)

Die Gaumenmandel liegt unterschiedlich tief in der Fossa tonsillaris zwischen dem vorderen (Arcus palatoglossus) und hinteren Gaumenbogen (Arcus palatopharyngeus). Die Tonsilla palatina ist im unteren Anteil mit einer Verbreiterung des vorderen Gaumenbogens, der Plica triangularis bedeckt. Unmittelbar oberhalb der Tonsille liegt eine kleine Bucht, die als Fossa supratonsillaris bezeichnet wird. Von hier aus gelangt man sicher in die sogenannte „Kapsel" der Tonsille.
Die Abgrenzung des unteren Tonsillenpols zum Zungengrund ist nicht immer deutlich. Dadurch kann die chirurgische Präparation, das Ablösen und Absetzen der Tonsille erschwert sein. Beim Anheben der Tonsille ist an die Nähe der Nn. glossopharyngeus, lingualis und hypoglossus zu denken (s. Abb. 4.7).

Lateral und hinter der Tonsillenkapsel findet sich als zusätzliche Abgrenzung von den Gefäß-Nerven-Strukturen der Gefäßscheide die vom Arcus palatoglossus und Arcus palatopharyngeus gebildete Muskelschicht, die nach dorsal in den Pharynxschlauch übergeht.

Chirurgische Relevanz

Tonsillektomie, Eingriffe an den Zungengrundtonsillen und an der Zunge sowie am weichen Gaumen

Denecke HJ (1980)
Lautenschläger A (1934)

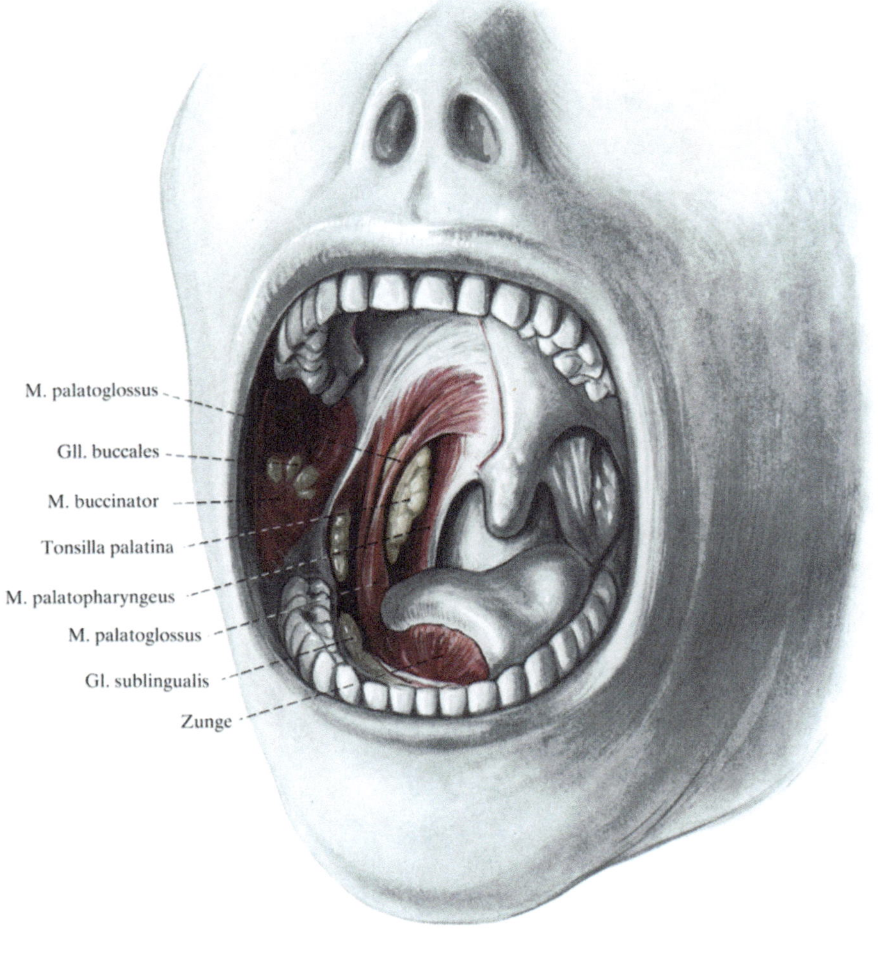

4.7 Arterien und Nerven in unmittelbarer Umgebung der Tonsille

Die arterielle Versorgung der Gaumenmandel variiert stark. Der Ramus tonsillaris ist meistens ein Ast der A. palatina ascendens, entspringt gelegentlich aber auch selbständig aus der A. facialis. Oft zweigen mehrere kleine Gefäße aus den Aa. palatinae minores, den Rr. dorsales linguae und der A. pharyngea ascendens ab (Hafferl u. Thiel). Es ist aber auch möglich, daß A. facialis oder A. lingualis atypische Schlingen bis in unmittelbare Tonsillennähe bilden, so daß es zu einer Verletzung dieser größeren Gefäße bei der Tonsillektomie kommen kann.

Von besonderer Bedeutung ist das Vorkommen einer nach medial gerichteten ein- oder mehrfachen Schlingenbildung der A. carotis interna (s. Abb. 11.1 und 11.2). Vor Beginn einer Tonsillektomie sollte man sich durch Inspektion vergewissern, daß eine solche submuköse pulsierende Schlingenbildung nicht vorliegt. Normalerweise beträgt der Abstand der Tonsille von der A. carotis interna 1 – 1,5 cm. Er variiert mit der Drehung des Kopfes [s. Abb. 1.12 (1–2)].

Chirurgische Relevanz

Tonsillektomie, Eingriffe am weichen Gaumen und der Zunge, Abtragung der Zungengrundtonsille, transoraler Zugang zur Wirbelsäule

Hafferl A u. Thiel W (1969)

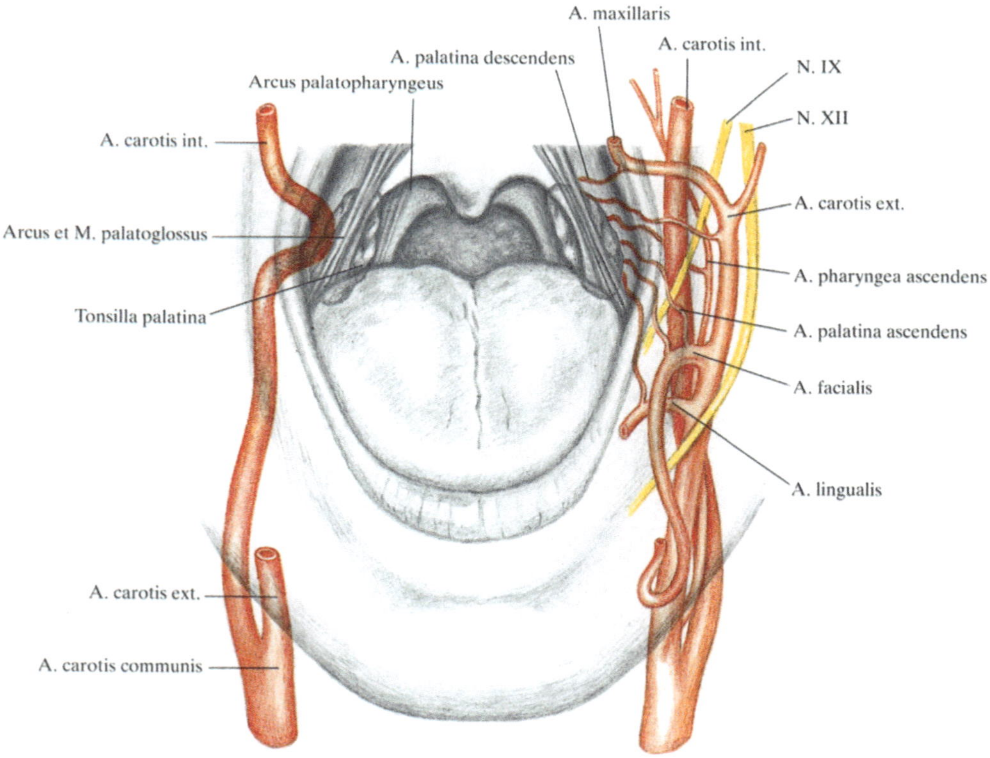

4.8 Die Lymphabflußwege aus der Zunge von der Seite (aus Denecke in Anlehnung an Droulias u. Whitehurst)

Die Zunge ist sowohl zur homo- als auch contralateralen Seite reichlich mit Lymphgefäßen versorgt. Die erste Filterstation für das vordere Zungendrittel sind die juguloomohyoidalen Knoten. Das mittlere Zungendrittel drainiert in die submandibulären Knoten und die Knoten der V. jugularis interna und das hintere Zungendrittel in die jugulodigastrischen und von hier in die Lymphknoten entlang der V. jugularis interna. Das oberflächliche Lymphgefäßnetz verbindet die Lymphknoten beider Seiten. Die Lymphe der Zungenspitze fließt in die submentalen Lymphknoten ab. Je weiter vorne das Zungenlymphgefäß liegt, desto caudaler finden sich die zugehörigen regionalen Lymphknoten (Denecke; Droulias u. Whitehurst).

Chirurgische Relevanz

Entzündungen und Tumoren der Zunge und des Mundbodens, Zungenteilresektionen, Pull through-Operationen der Zunge und des Mundbodens, Mundbodenausräumung, radikale und funktionelle Neck dissection, suprahyoidale Lymphknotenausräumung

Denecke HJ (1980)
Droulias C u. Whitehurst JO (1976)

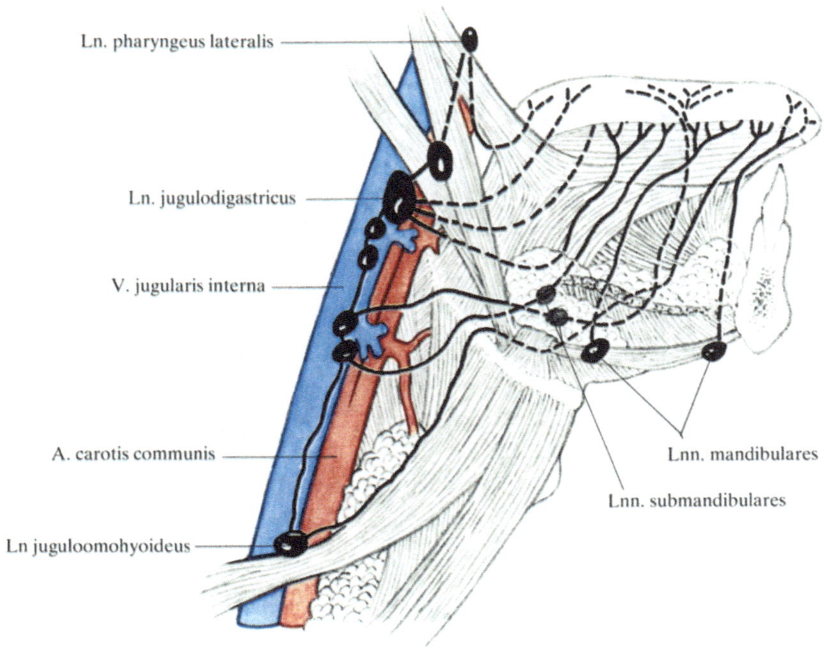

4.9 (1 – 2) Die Lymphabflußwege der Zunge von vorne (aus Denecke in Anlehnung an Droulias u. Whitehurst)

In Schema 4.9.1. sind die Lymphgefäße in der Tiefe der Zunge dargestellt. Die gestrichelten Linien zeigen den Lymphabfluß aus dem vorderen Zungendrittel, die punktierten Linien aus dem mittleren Zungendrittel und die durchgezogenen Linien aus dem hinteren Zungendrittel. Die Kreuzung der Lymphgefäße in der Medianlinie und die Drainage in die Lymphknoten nach beiden Seiten wird deutlich. Dies gilt auch für das oberflächliche Lymphgefäßnetz (2) (s. Abb. 1.23, 1.24).

Chirurgische Relevanz

Entzündliche und tumoröse Veränderungen der Zunge, Zungenteilresektionen, Pull through-Operationen der Zunge und des Mundbodens, Mundbodenausräumungen, funktionelle und radikale Neck dissection, suprahyoidale Lymphknotenausräumung

Denecke HJ (1980)
Droulias C u. Whitehurst JO (1976)

1

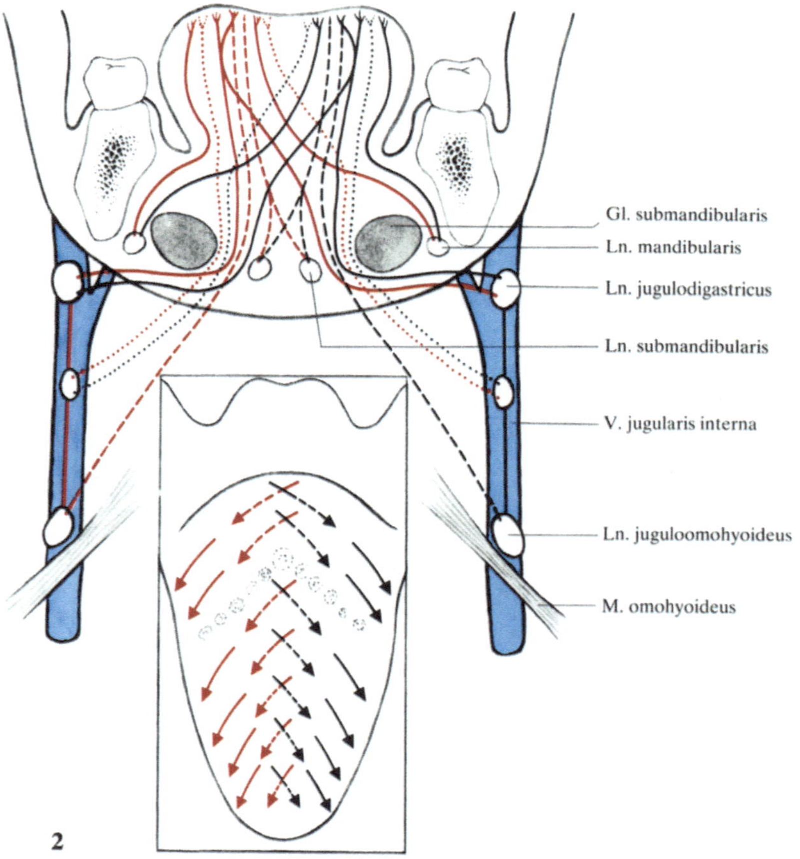

2

5 Nase

5.1 Das Nasengerüst des Erwachsenen

Die *Bestandteile der äußeren Nase*, die Ossa nasalia und Processus frontales maxillae als knöcherner Teil, die Cartilagines triangulares als *semimobiler knorpeliger Teil* und die Cartilagines alares mit ihrer Hautduplikatur als *mobiler Teil* zeigen Variationen in Bezug auf Alter, Geschlecht und Rasse. Das Längenverhältnis dieser drei Abschnitte beträgt beim Erwachsenen der indoeuropäischen Rasse etwa 1:1:1. Beim Kind ist der knöcherne Teil bedeutend kürzer, im Greisenalter wird der caudale Teil meist länger.

Das Nasenbein kann hypo- oder hyperplastisch sein. Die Maße schwanken erheblich: Länge 8–33 mm, Breite oben 2–17 mm, Breite unten 7–24 mm.

Der in der Regel trapezförmige und deshalb nicht ganz korrekt (Mihalkovics) als Cartilago triangularis bezeichnete Seitenknorpel (Cartilago nasi lateralis) schiebt sich verschieden weit unter die Nasenbeine und ist im oberen Anteil mit dem knorpeligen Septum verbunden. Der dem Limen nasi entsprechende Knorpelrand ist unterschiedlich stark nach lateral gebogen (sogenanntes *„returning"* nach Cottle) und wird vom Crus laterale des Flügelknorpels verschieden weit bedeckt.

Der Alarknorpel ist zu unterteilen in Crus laterale und mediale.

Die Zone zwischen den Nasenbeinen, dem Seitenknorpel und dem Septum bezeichnet Cottle als *„keystone-area"*. Der Bezirk zwischen Seitenknorpel, Septum und Flügelknorpel wird von Converse *„schwaches Dreieck"* genannt, die Hautduplikatur am Übergang vom lateralen zum medialen Flügelknorpelschenkel *„weiches Dreieck"*.

Die Variationen des Crus laterale können nach Zelnik u. Gingrass in fünf Gruppen eingeteilt werden: 1. glatt und konvex, 2. vorne konvex und hinten konkav, 3. vorne konkav und hinten konvex, 4. vorne und hinten konkav und zentral konvex, 5. konkav.

Die Höhe des Crus laterale variiert von 0,7 bis 1,5 cm mit einem Durchschnitt von 1,1 cm und die Breite von 1,7 bis 3 cm bei einem Durchschnitt von 2,2 cm. Die Entfernung des unteren Randes des Flügelknorpels vom Nasenflügelrand beträgt vorne 0,4 bis 0,8 cm, in der Mitte 0,3 bis 0,7 cm und hinten 0,9 bis 1,9 cm.

Das Crus mediale zeigt 3 verschiedene Typen: 1. medial konvex, 2. s-förmig symmetrisch und 3. s-förmig asymmetrisch (Natvig u.Mitarb.). Die äußere Form der Nase wird durch Füllgewebe bestimmt, so daß die mit Haut bedeckte Nase eine glatte, meist konvexe Oberfläche zeigt. Diese Einzelheiten sind für Nasenflügeloperationen von Bedeutung.

Chirurgische Relevanz

Nasenplastik, Tumoroperationen, Nasenfisteloperation

Converse JM (1955)
Cottle MH (1955)
Pech A u. Cannoni M (1976)
Krmpotić-Nemanić J (1977)
Masing H (1964a, b)
Mihalkovics Vv (1899)
Natvig P u.Mitarb. (1971)
Zelnik J u. Gingrass GR (1979)

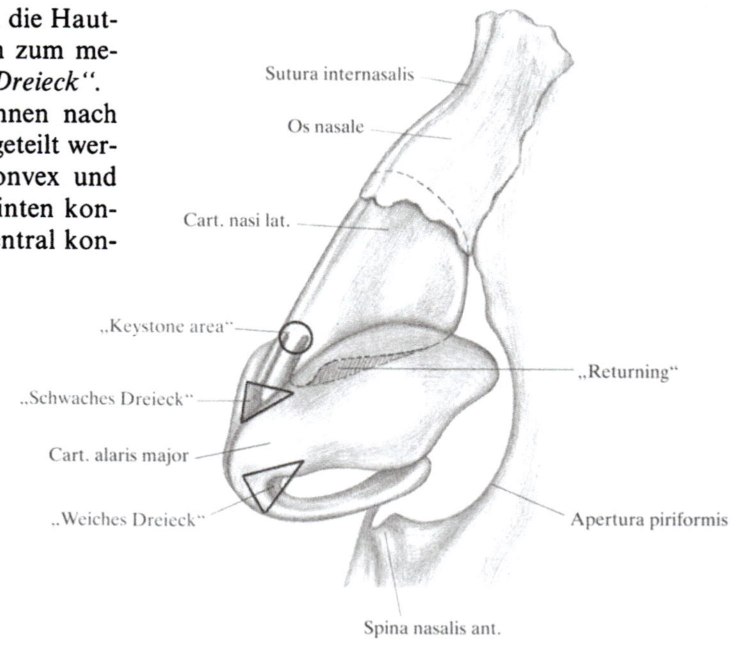

5.2 Knorpeliges Stützgerüst der Nasenspitze (aus Denecke u. Meyer)

Bei der Betrachtung der knorpeligen Infrastruktur der Nasenspitze von unten wird erkennbar, daß der Übergang vom medialen zum lateralen Flügelknorpelschenkel durch eine mediale und laterale Abwinkelung gekennzeichnet ist. Dies ist für plastische Flügelknorpelkorrekturen zu berücksichtigen. Ein auswärts gekrümmtes caudales Ende des Crus mediale kann Mitursache einer Columellaverbreiterung sein. Eine wesentliche Stützfunktion für die Nasenspitze kommt zusätzlich der knorpeligen Septumvorderkante zu.

Chirurgische Relevanz

Nasentrauma, Nasenplastik, Septumplastik, Spaltnasenchirurgie

Denecke HJ u. Meyer R (1964)

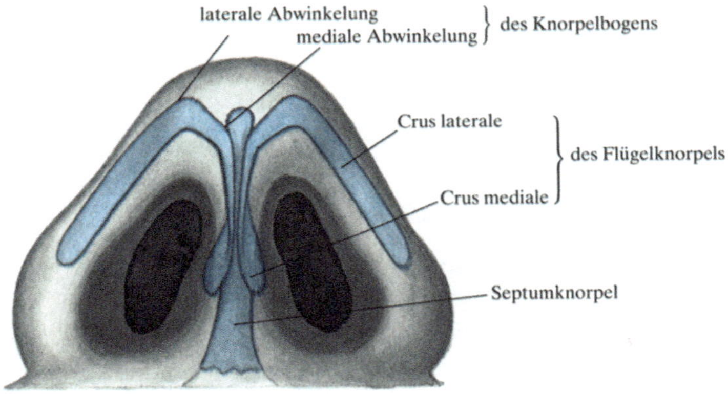

5.3 Die Segmentation als altersbedingte Veränderung an Flügel- und Seitenknorpel

Bei jungen Individuen ist das Crus laterale des Flügelknorpels konvex geformt und elastisch, während es im Alter dünn, weich und gestreckt wird. Sowohl der Unterrand des Seitenknorpels als auch der Oberrand des Crus laterale des Flügelknorpels können segmentiert sein. Man spricht dann von Cartilagines sesamoideae (Krmpotić u.Mitarb.).
Das Crus laterale kann bis zur Apertura piriformis reichen und dort bindegewebig fixiert sein. In einigen Fällen besteht ein lateraler Fortsatz, der sich abtrennen (segmentieren) kann (Cartilago alaris minor). Diese nicht regelmäßig vorkommenden kleinen Knorpel müssen gegebenenfalls bei Nasenplastiken berücksichtigt werden (Jost).

Chirurgische Relevanz

Nasenplastik

Jost G (1975)
Krmpotić-Nemanić J u.Mitarb. (1972)

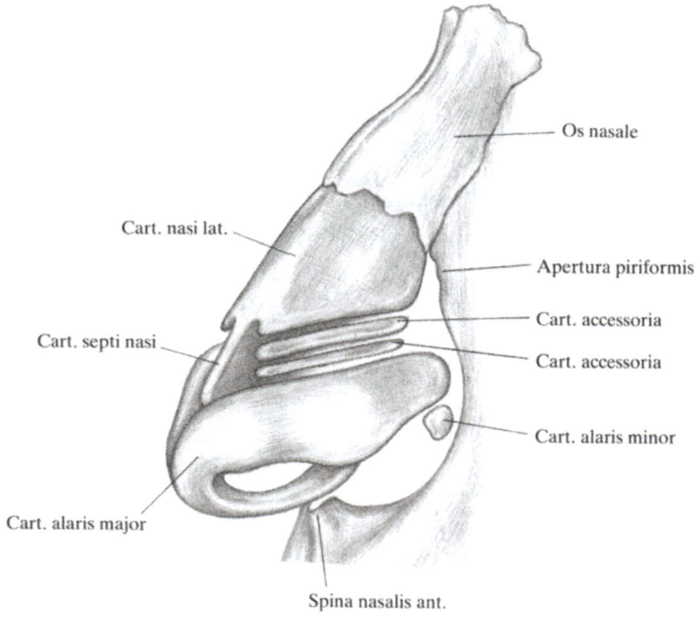

5.4 Die Apertura piriformis (nach Krmpotić-Nemanić aus Berendes, Link, Zöllner)

Der knöcherne Naseneingang (Apertura piriformis) wird vom Oberkiefer und den Nasenbeinen begrenzt. Er kann sehr verschieden gestaltet sein (Hovorka s. Abb. 5.5.). Die für die Atmung wichtigen unteren 2/3 variieren jedoch kaum in der Breite. Die für die Projektion des Nasenstegs bedeutsame Spina nasalis anterior befindet sich in der Mitte zwischen beiden Nasenhöhlen. Sie kann stark vorspringen oder ganz fehlen. Zwischenstufen sind möglich.
Ist der Kopf der unteren Muschel verlängert und nach medial gekrümmt, spricht man von einer *Pars evoluta* (Perović). Wenn diese Pars evoluta ausgebildet ist, besteht zwischen der unteren Nasenmuschel und dem lateralen Rand der Apertura piriformis ein bis zu 3 mm breiter Spalt, der bei der scharfen Punktion des Sinus maxillaris über den unteren Nasengang eine gute Leitschiene für die Einführung der Punktionsnadel ist. Man trifft auf diese Weise die dünnste Stelle der medialen Kieferhöhlenwand.

Chirurgische Relevanz

Septumplastik, Nasenplastik, Conchotomie, Kieferhöhlenendoskopie, Kieferhöhlenfensterung, Kieferhöhlenspülung

Krmpotić-Nemanić J (1977)
Perović D (1954)

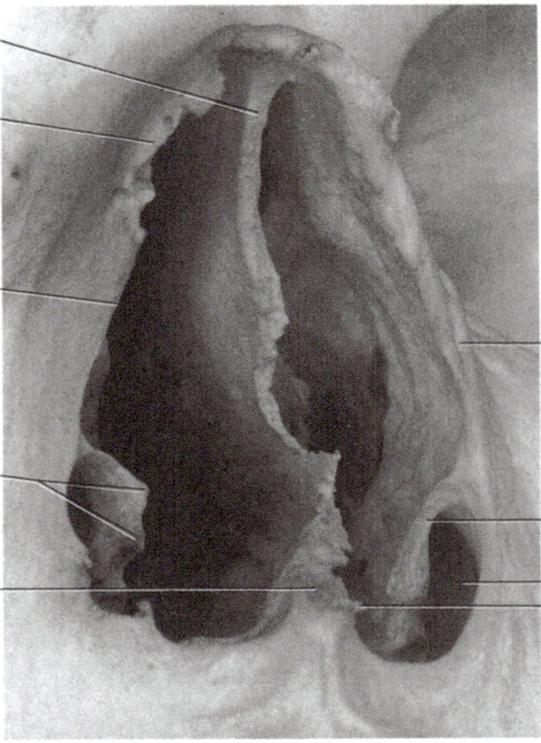

5.5 (1 – 3) Variationsmöglichkeiten in der Öffnung der Apertura piriformis (nach Hovorka aus Denecke u. Meyer)

(1) Verschiedene Formen des unteren Teils der Apertura piriformis.
(2) Verschiedene Öffnungsformen der Apertura piriformis.
(3) Variationsmöglichkeiten des oberen Bogens der Apertura piriformis.
Die Kenntnis dieser Normvarianten ist für die Ablösung der Schleimhaut vom Nasenboden bei der Septumplastik und für die Ablösung des Periosts bei den Osteotomien im Rahmen der Nasenplastik von Bedeutung.

Chirurgische Relevanz

Septumplastik, Nasenplastik, Nasentrauma, Nasenmißbildungen

Denecke HJ u. Meyer R (1964)

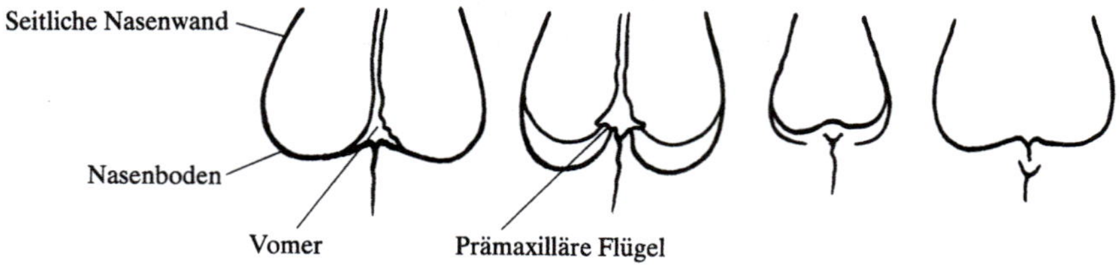

1

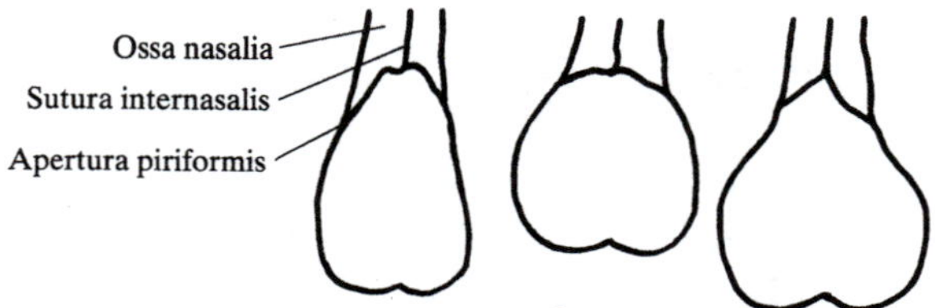

2

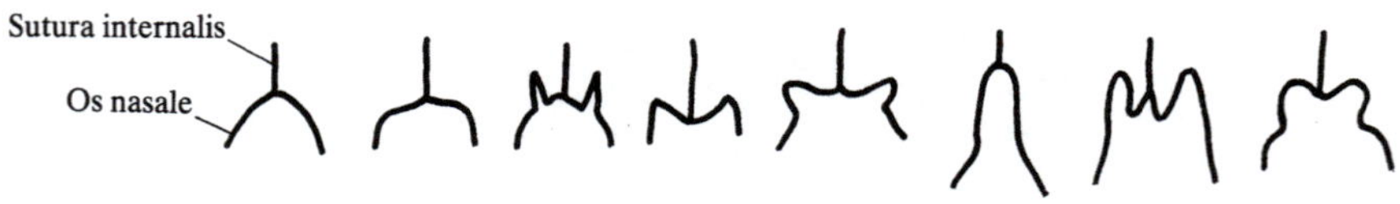

3

5.6 (1 – 4) Normvarianten der Knochen und Nähte am Nasenrücken (nach Hovorka aus Denecke u. Meyer)

(1) Variationen der Sutura nasofrontalis
(2) Verschiedene Formen der Sutura internasalis
(3) Einbau eines sogenannten Schaltknochens
(4) Weitere Nahtvarietäten

Von praktischer Bedeutung für die Rhinoplastik ist, daß sich das Periost in die Suturen des knöchernen Nasenrückens einsenkt, so daß ein vollständig subperiostales Decollement nicht möglich ist. Beim Abheben der Nasenweichteile reißt das Periost zwangsläufig an den Nahtstellen ein.
Schaltknochen können bei Frakturen und den Osteotomien zu ungünstigen Bruchstellen des knöchernen Nasenrückens führen.

Chirurgische Relevanz

Versorgung eines Nasentraumas, Nasenplastik, Nasenfisteloperationen, Nasenmißbildungen

Denecke HJ u. Meyer R (1964)

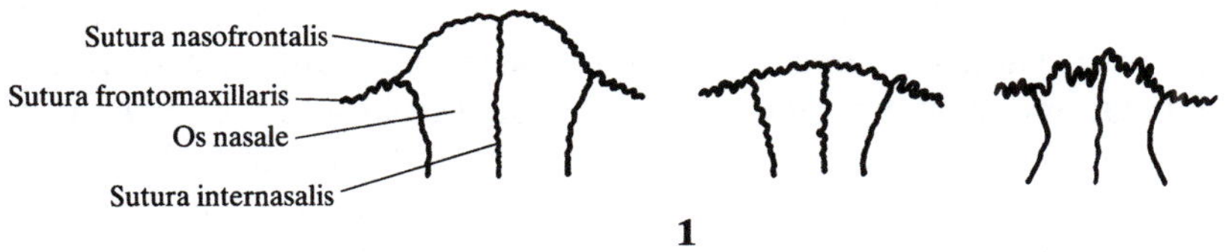

1

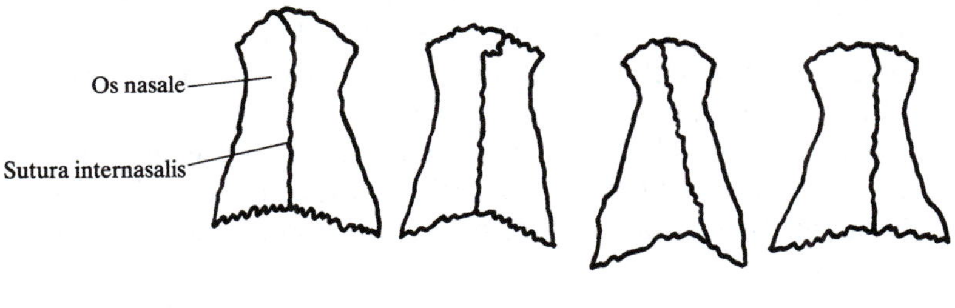

2

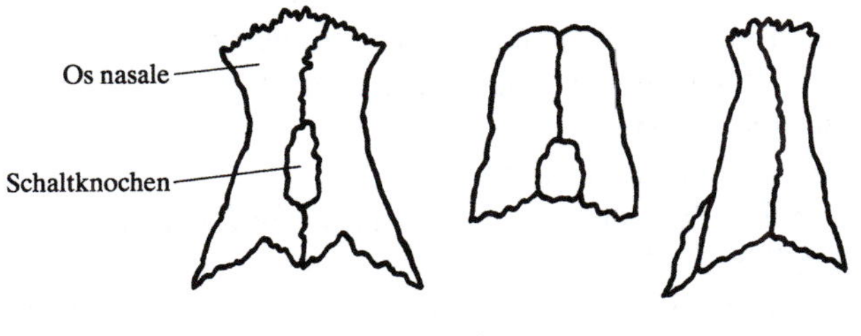

3

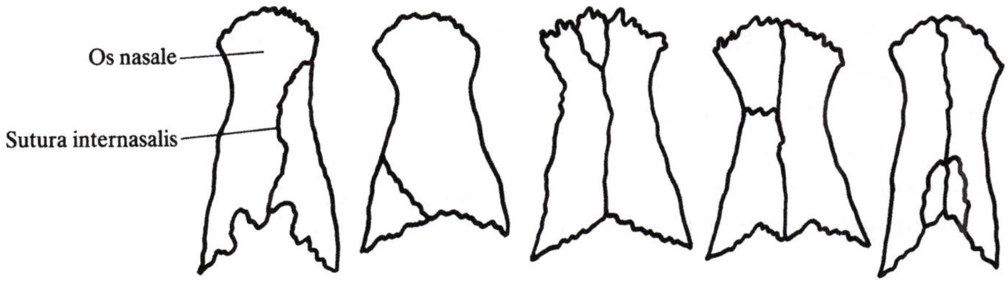

4

5.7 Das Septum nasale als mediale Wand der Nasenhöhle (nach Krmpotić-Nemanić aus Berendes, Link, Zöllner)

Die mediale Wand der Nasenhöhle setzt sich aus den knöchernen Bestandteilen Lamina perpendicularis des Siebbeins, Vomer, Crista und Rostrum des Keilbeins, Crista nasalis maxillae und ossis palatini zusammen. Zwischen Vomer und Lamina perpendicularis schiebt sich die knorpelige Cartilago septi nasi ein. Ein Fortsatz dieser Knorpelplatte kann sich nach hinten als Processus sphenoidalis bis zum Keilbein erstrecken. Nach vorne schließt sich der cutane Teil der Nasenscheidewand an, in der Nasenschirurgie auch *membranöse Columella* genannt. Sie besteht aus dem Vorderrand der knorpeligen Nasenscheidewand, aus den medialen Fortsätzen der Flügelknorpel sowie Haut und dazwischenliegendem Bindegewebe (Columella). Der basale Teil der Septumknorpelplatte liegt in einer Rinne des Vomer und endet vorne an der Spina nasalis anterior. Diese ist durch Vereinigung der beiden Cristae incisivae entstanden, welche eine Fortsetzung der Crista maxillae darstellen.

Zwischen der Crista incisiva vorne und der Crista nasalis maxillae hinten befindet sich beiderseits die nasale Öffnung des knöchernen Canalis incisivus, der bindegewebig verschlossen ist. Die Öffnung des Canalis incisivus liegt 8 bis 15 mm hinter der Spitze der Spina nasalis anterior. Die nasale Öffnung des Canalis incisivus ist als Nervendurchtrittspunkt für die Lokalanästhesie zur Septumoperation und Nasenplastik von Bedeutung.

Der untere, knöcherne Teil des Nasenseptums besteht aus folgenden Bestandteilen: einem Teil der Praemaxilla und ihren Fortsätzen (Flügel), der Spina nasalis anterior, der Crista nasalis maxillae, welche oben mit dem Vomer und vorne mit den prämaxillären Flügeln in Beziehung steht und schließlich aus dem Vomer, der seinerseits mit den prämaxillären Fortsätzen verbunden ist (s. Abb. 5.12., 5.13.). Die prämaxillären Flügel sind bei der Geburt klein und vergrößern sich nur wenig bis zum 6. Lebensjahr. Anschließend wachsen sie intensiv und verschmelzen im 15. Lebensjahr mit dem Vomer.

Periost und Perichondrium gehen an den Kontaktstellen der einzelnen Septumanteile ineinander über und durchdringen die Suturen, so daß die subperichondrale Präparation an den Nähten endet. Sind die Bindegewebsverhältnisse sehr straff, ist eine scharfe Durchtrennung der sich einsenkenden Fasern gegenüber der stumpfen Präparation von Vorteil.

An der Berührungsstelle der Cartilago quadrangularis und der Spina nasalis anterior entsteht eine Art gelenkige Verbindung. Das Perichondrium umfaßt die Unterkante des Knorpels und das Periost die Oberkante der Spina und der prämaxillären Flügel.

Die vordere, obere Septumregion im Bereich der Lamina perpendicularis kann von einer oder von beiden Stirnhöhlen durch die Bildung von Sinus septi nasi und der Vomer von den Sinus sphenoidales pneumatisiert werden. Dadurch entsteht bei der radiologischen Untersuchung (Röntgentomogramm oder Computertomogramm) der Eindruck einer Septumdoppelung.

Die Höhe der *Nasenhöhle* weist geschlechtsbezogene Variationen auf. Die Cavitas nasi ist beim Mann im Mittel 48,15 und bei der Frau durchschnittlich 47,84 mm hoch. Die Grenzwerte liegen zwischen 37–59 mm. Sie ist im Durchschnitt rechts höher als links (Lang und Sakals).

In der Nähe des Canalis incisivus liegt am Septum das Areal des phylogenetisch interessanten Organon vomeronasale (zusätzliche Riechzone, s. Abb. 5.8).

An dieser Stelle bestehen beim erwachsenen Menschen intraepitheliale Kapillaren, die ähnlich dem Locus Kiesselbachii (s. Abb. 5.8) zu Nasenbluten Anlaß geben können.

Bei der transseptalen Keilbeinhöhleneröffnung müssen Anteile des knöchernen Nasenseptums entfernt werden, während die Lamina quadrangularis, mit dem Schleimhautblatt einer Seite verbunden, temporär nach lateral verlagert werden kann.

Chirurgische Relevanz

Septumplastik, Nasenplastik, Stillung von Nasenbluten, Nasenendoskopie, Nasenrachenendoskopie, transseptale Keilbeinhöhleneröffnung, transsepto-sphenoidale Hypophysenchirurgie, endonasale Nebenhöhlenchirurgie

Denecke HJ u. Meyer R (1964)
Krmpotić-Nemanić J (1977)
Lang J u. Sakals LE (1981)

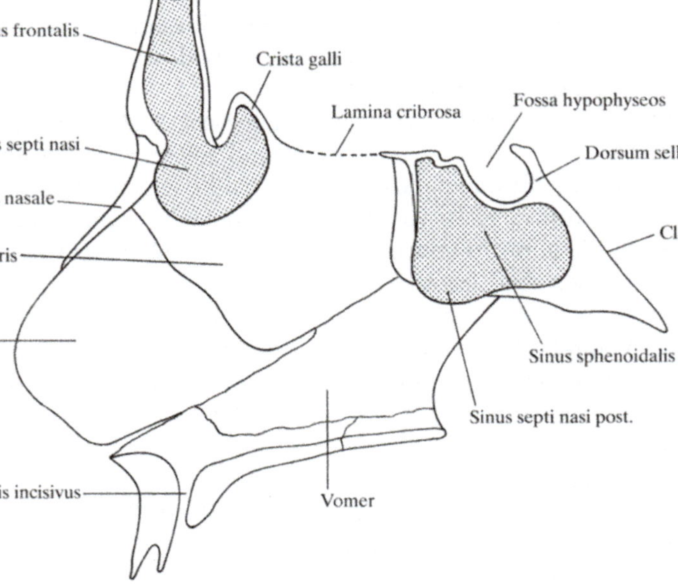

Sinus frontalis
Crista galli
Lamina cribrosa
Fossa hypophyseos
Sinus septi nasi
Dorsum sellae
Os nasale
Clivus
Lamina perpendicularis
Cart. septi
(quadrangularis)
Sinus sphenoidalis
Sinus septi nasi post.
Canalis incisivus
Vomer

5.8 Die Blutversorgung des Nasenseptums (aus Lautenschläger)

Die Blutversorgung des Septums erfolgt durch die Aa. ethmoidales anterior und posterior (A. ophthalmica, A. carotis interna, s. auch Abb. 7.5) und durch Äste der A. sphenopalatina (pterygopalatina) mit den Aa. nasales posteriores septi (A. maxillaris, A. carotis externa).

Schwere Blutungen aus den Ethmoidalarterien sind transethmoidal oder transorbital vor dem Eintritt dieser Arterien in die Nase zu stillen, falls sie lokal nicht zu beherrschen sind (s. Abb. 11.3 und 11.4). Für Blutungen aus der A. sphenopalatina (pterygopalatina) kommt als weitergehende Maßnahme die Unterbindung der A. maxillaris in der Fossa pterygopalatina (sphenopalatina) in Betracht (s. Abb. 6.21, 6.22).

Die tief in der Nasenschleimhaut liegenden Kapillaren haben eine kontinuierliche, relativ dicke Endothelauskleidung, während die oberflächlichen Kapillaren, besonders im vorderen Muschelanteil eine offene endotheliale Struktur mit Zeichen erhöhter Permeabilität aufweisen (Watanabe K und J).

Im vorderen basalen Anteil des Septums liegt ein Gefäßgeflecht, welches arteriell aus der A. maxillaris (A. nasalis posterior septi), den Ethmoidalarterien, der A. facialis und der A. palatina major (im Canalis incisivus) gespeist wird. Dieses Areal liegt in der Grenzzone zwischen Plattenepithel der äußeren Haut und Flimmerepithel der Nasenschleimhaut und wird als *Locus Kiesselbachii* bezeichnet.

In diesem vorderen unteren Teil der Nasenscheidewand sollen nach Kiesselbach Blutungen verhältnismäßig leicht zustande kommen, da sich hier Schwellgewebe mit nur schwacher Muskulatur findet, die Schleimhaut straffer anhaftet und eine geringere Dehnbarkeit besitzt, als an anderen Schwellgewebslokalisationen. Nach Donogany stellen diese Gefäße einen Rest des Schwellkörpers des Jacobsonschen Organes dar (Organon vomeronasale).

Chirurgische Relevanz

Septumplastik, Nasenplastik, transseptaler Zugang zur Keilbeinhöhle, endonasale Nasennebenhöhlenoperationen, Nasennebenhöhlenoperationen von außen, Versorgung von frontobasalen Verletzungen, Spaltchirurgie

Kiesselbach W (1884, 1885)
Lautenschläger A (1934)
Watanabe K u. Watanabe J (1980)

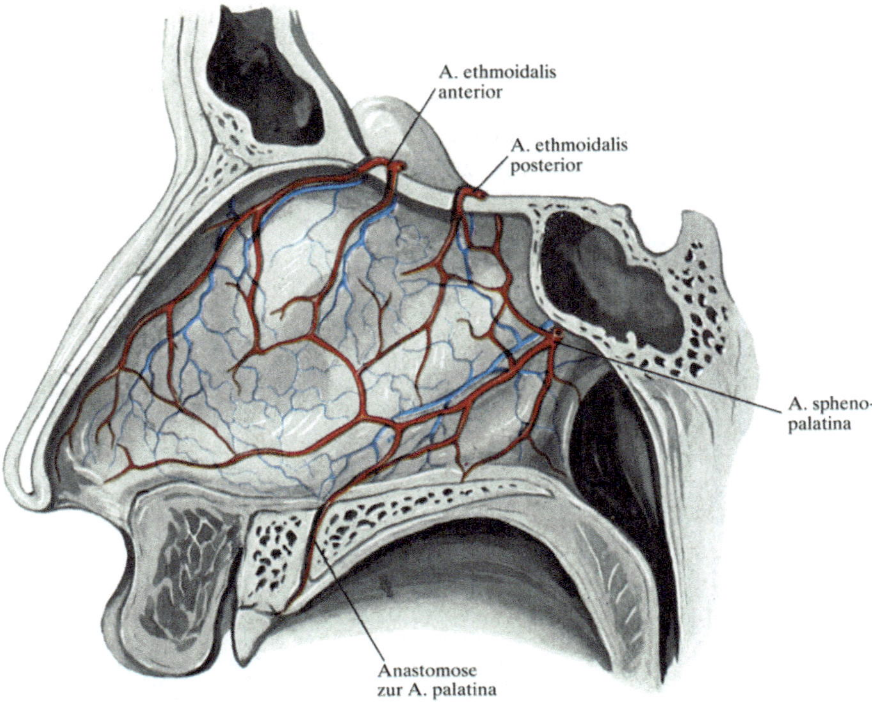

A. ethmoidalis anterior
A. ethmoidalis posterior
A. spheno-palatina
Anastomose zur A. palatina

5.9 Die Nervenversorgung des Nasenseptums (aus Denecke)

Die Innervation des respiratorischen Teils des Septums erfolgt aus dem Ganglion sphenopalatinum (pterygopalatinum), über den N. nasopalatinus und aus dem N. trigeminus durch den N. ethmoidalis anterior mit den Rr. nasales interni mediales. Die wesentlichen Punkte zur Oberflächen- bzw. Infiltrationsanästhesie sind durch Kreise gekennzeichnet.

Denecke HJ (1953)

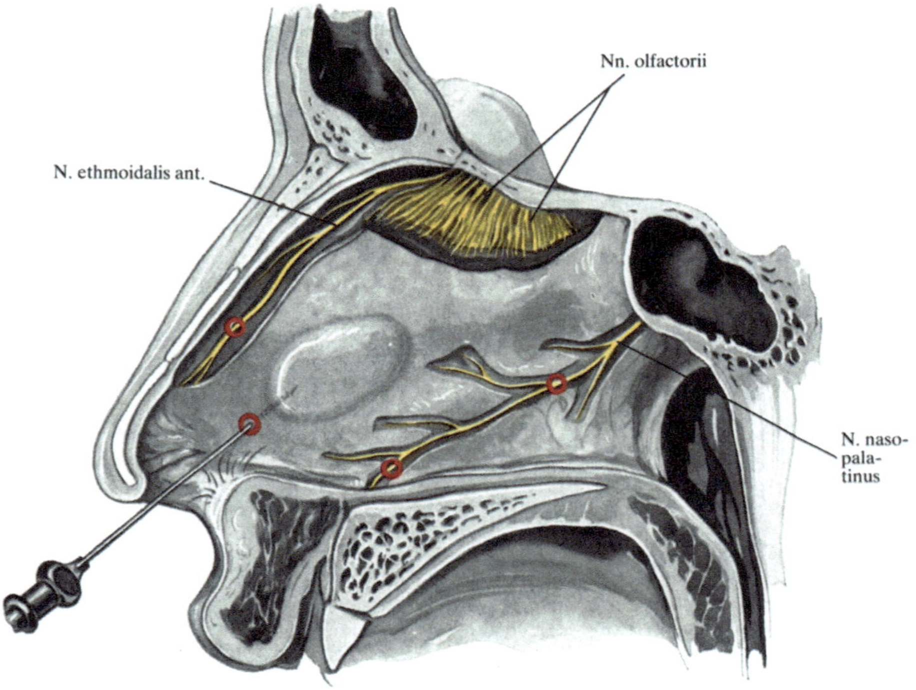

5.10 Die laterale Nasenwand (Präparat von Perović)

Die laterale Nasenwand wird durch folgende Knochen gebildet: Maxilla, Os palatinum, Os ethmoidale mit der oberen und mittleren Nasenmuschel, eventuell einer Agger nasi-Zelle (in manchen Fällen sogar einer sogenannten Agger nasi-Muschel nach Perović), untere Nasenmuschel, Os lacrimale, Os nasale, einem Teil des Os frontale und des Corpus sphenoidale sowie dem Processus pterygoideus des Keilbeins.

Chirurgische Relevanz

Nasennebenhöhlenoperationen, Kieferhöhlenspülung, Nasenendoskopie, Kieferhöhlenendoskopie, Keilbeinhöhlenendoskopie, Nasenplastik, Spaltchirurgie

Sammlung Perović D, Anatomie Zagreb (1954)

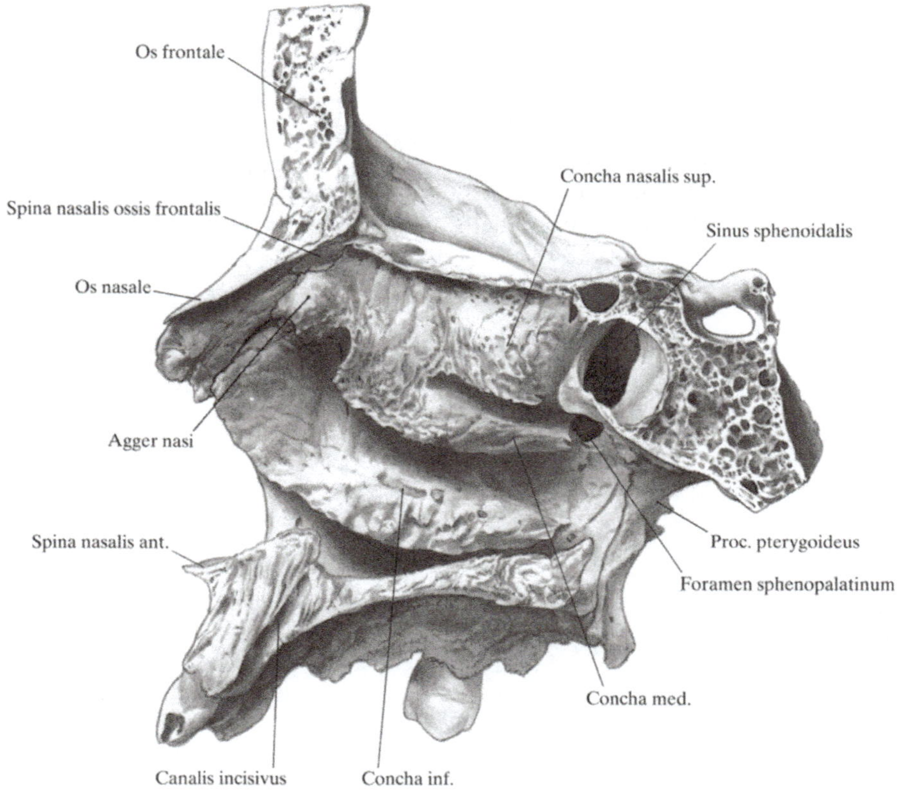

5.11 Die laterale Nasenhöhlenwand nach vollständiger Entfernung der oberen und teilweiser Abtragung der mittleren Nasenmuschel (nach Krmpotić-Némanić aus Berendes, Link, Zöllner, Präparat von Perović)

Die obere und Teile der mittleren Nasenmuschel wurden entfernt. Sichtbar ist so die Einmündung der hinteren Siebbeinzellen in den oberen und die Lage des Hiatus semilunaris im mittleren Nasengang. Die Drainage der vorderen Siebbeinzellen, des Sinus frontalis und des Sinus maxillaris erfolgt in den mittleren Nasengang. Der sogenannte Agger nasi stellt das vordere Ende des Processus uncinatus dar. Er kann aus kompaktem Knochen aufgebaut oder mit wenigen Zellen pneumatisiert sein. Diese können isoliert erkranken. Solche Aggerzellen liegen an der medialen Seite des Saccus bzw. des Ductus nasolacrimalis und können Eingriffe am Tränensack erschweren (s. Abb. 5.10). Am Agger nasi kann sich eine sogenannte Aggermuschel ausbilden. Beim endonasalen Zugang zur Stirnhöhle muß der Agger nasi abgetragen werden.
Ein Teil der medialen Kieferhöhlenwand im mittleren Nasengang wird durch sogenannte Fontanellen (Zuckerkandl) gebildet, die als reine Schleimhautduplikaturen eine instrumentelle Fensterung der Kieferhöhle leicht zulassen.

Chirurgische Relevanz

Nasenendoskopie, Kieferhöhlenendoskopie, endonasale Nasennebenhöhlenchirurgie, Tränenwegschirurgie, Eingriffe an den Nasenmuscheln, Keilbeinhöhlenendoskopie (Draf), endoskopische Chirurgie im mittleren Nasengang (Messerklinger)

Draf W (1978, 1983)
Krmpotić-Nemanić J (1977)
Messerklinger W (1978)
Zuckerkandl E (1882)

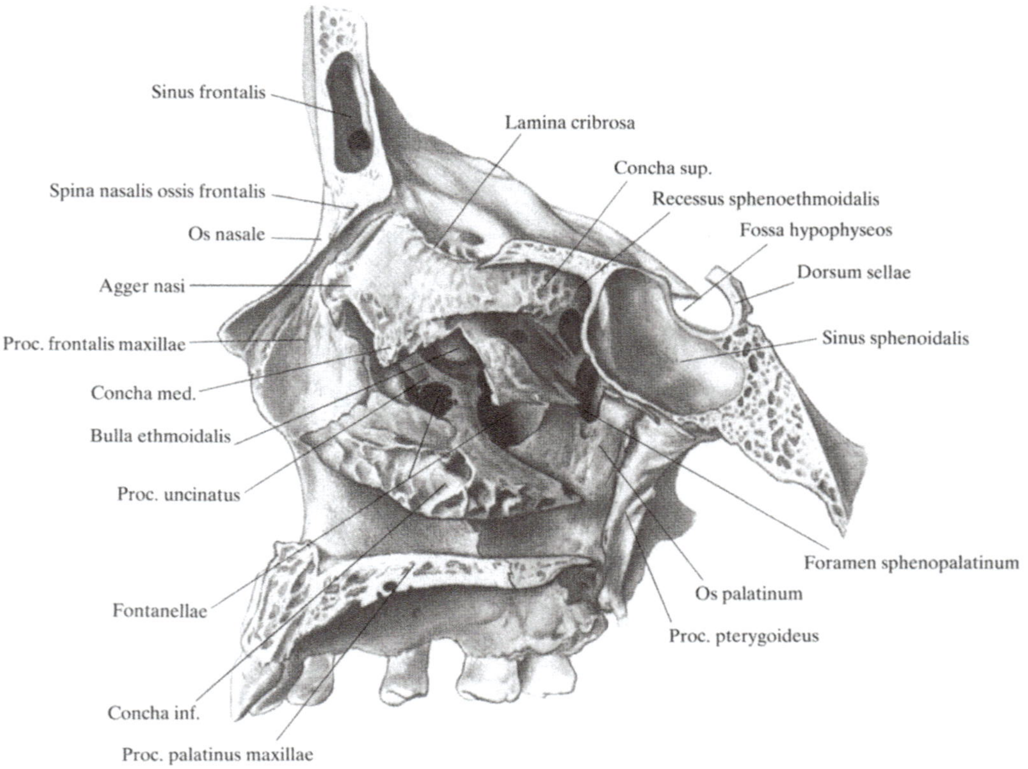

5.12 Die knöcherne laterale Nasenhöhlenwand von vorne gesehen

In den unteren Nasengang mündet hinter dem Kopf der unteren Muschel der Tränennasenkanal. Nach Resektion des vordersten Teils der mittleren Nasenmuschel werden der Processus uncinatus und die Bulla ethmoidalis sichtbar. Zwischen diesen beiden Strukturen liegt der Hiatus semilunaris. In diesen mündet der Ausführungsgang des Sinus frontalis, der mit dem sogenannten Infundibulum (Killian) in einer Projektion eingezeichnet ist.
Von dem *Infundibulum frontale nach Killian*, welches den Beginn des Stirnhöhlenausführungsgangs in der Stirnhöhle darstellt, ist das *Infundibulum ethmoidale* zu unterscheiden. Dieses liegt lateral des Hiatus semilunaris und öffnet sich seitlich in die Kieferhöhle sowie nach oben in die Stirnhöhle. Der knorpelige Teil des Septum nasi ist nicht dargestellt.

Chirurgische Relevanz

Nasenendoskopie, endonasale Eröffnung aller Nasennebenhöhlen (Pansinusoperation), Kieferhöhlenfensterung, endonasale Tränenwegschirurgie, Eingriffe an den Nasenmuscheln

Hafferl A u. Thiel W (1969)
Killian G (1903a)

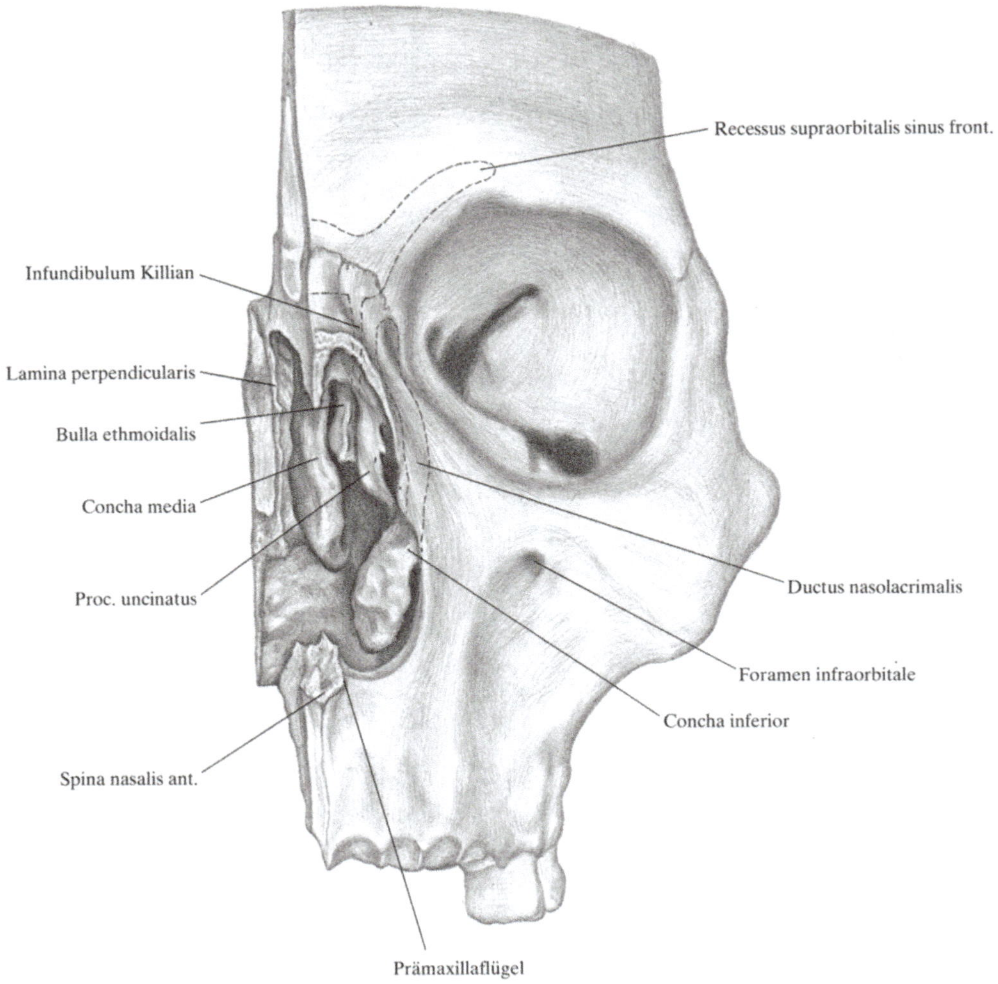

5.13 Die knöcherne laterale Nasenhöhlenwand schräg von vorne gesehen

Betrachtet man die laterale Nasenhöhlenwand von schräg vorne, werden ihre knöchernen Einzelheiten besonders gut sichtbar. Vor und hinter dem Processus uncinatus und seiner Kontaktzone mit dem Processus ethmoidalis der unteren Nasenmuschel liegen die vordere und hintere Fontanelle des Hiatus sinus maxillaris, die am nicht mazerierten Schädel von einer Schleimhautduplikatur bedeckt sind.

Chirurgische Relevanz

Nasenendoskopie, endonasale Eröffnung aller Nasennebenhöhlen (Pansinusoperation), Kieferhöhlenfensterung, endonasale Tränenwegschirurgie, Eingriffe an den Nasenmuscheln

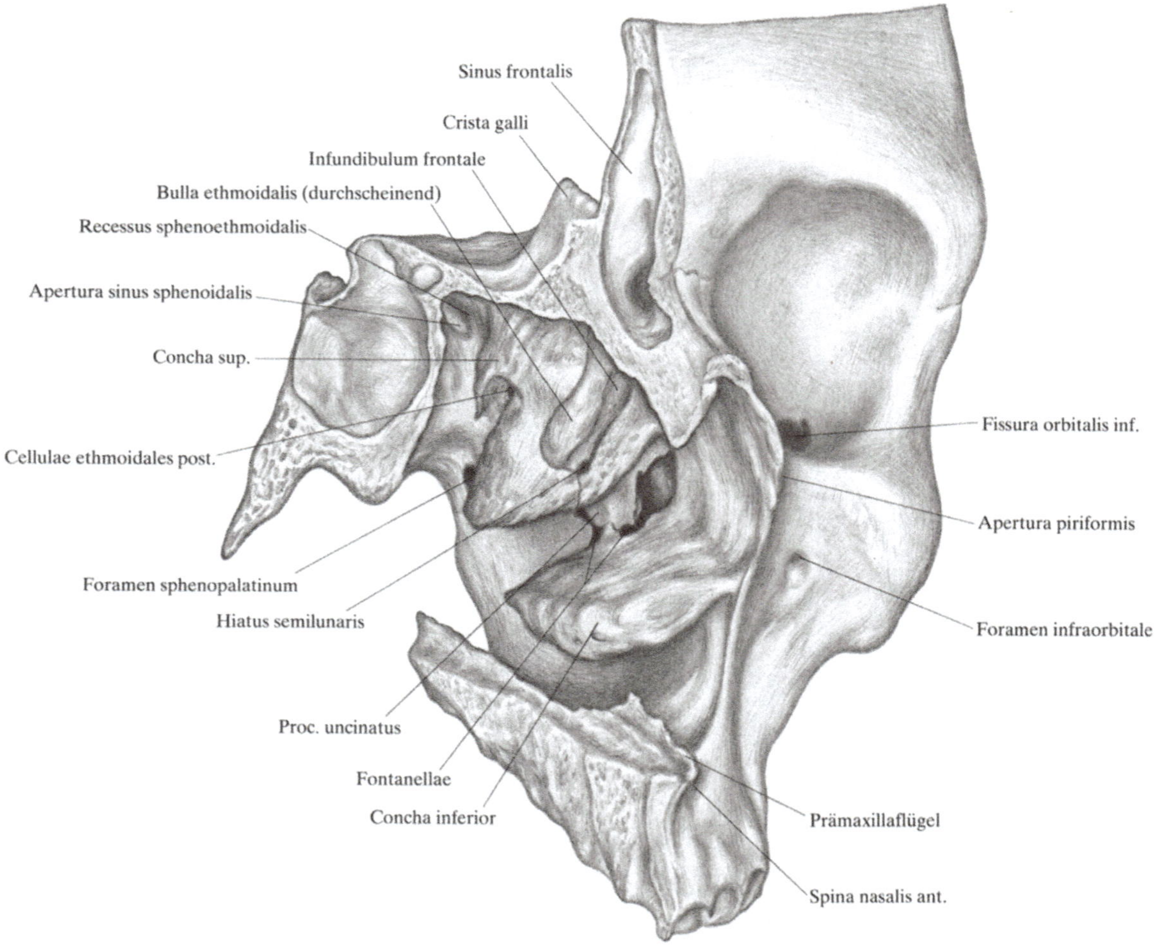

5.14 Die Gefäßversorgung der lateralen Nasenhöhlenwand und des Gaumens (aus Lautenschläger)

An der Gefäßversorgung der lateralen Nasenhöhlenwand beteiligen sich aus dem Versorgungsgebiet der A. carotis interna die Aa. ethmoidales anterior und posterior mit ihren Ästen (s. Abb. 11.3 und 11.4) und aus dem Bereich der A. carotis externa die A. sphenopalatina (pterygopalatina) mit den Aa. nasales posteriores laterales. Die A. palatina major anastomosiert im Bereich des Canalis incisivus mit den Arterien der Nasenhöhle.

Chirurgische Relevanz

Eingriffe an den Nasenmuscheln, endonasale Tränenwegschirurgie, extranasale und endonasale Nasennebenhöhlenchirurgie, Eingriffe an der Schädelbasis, transsphenoidale Hypophyseneröffnung, Operationen im retromaxillären Raum

Denecke HJ (1953)
Lautenschläger A (1934)

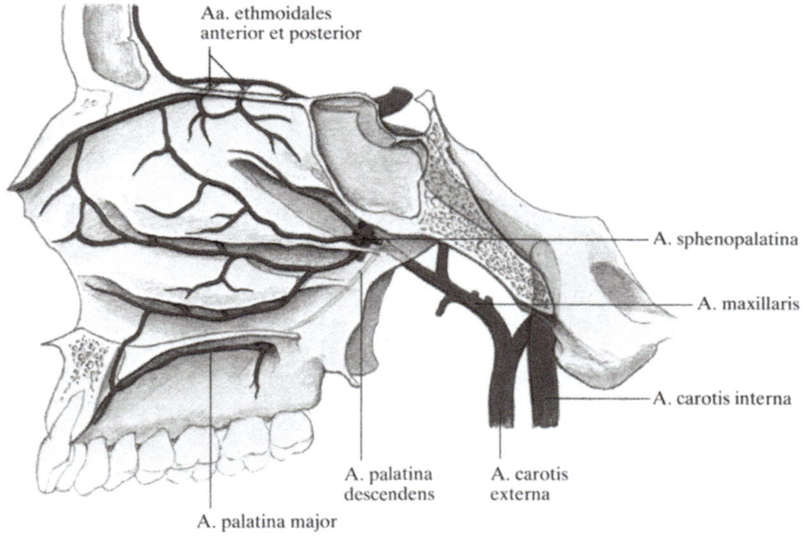

6 Nasennebenhöhlen und retromaxillärer Raum

6.1 Die Nasenhöhle des Neugeborenen (nach Peter aus Denker u. Kahler)

Die Anlage der Nasenhöhle geht von der Riechplatte und den Riechgrübchen aus, die als Blindsäcke in das Dach der Mundhöhle durchbrechen und auf diese Weise die Primitivchoanen und die Erstanlage der Nasenhöhle bilden. Zwischen dieser primitiven paarigen Nasenanlage und der Mundhöhle liegt als horizontale Platte der Gaumen, der gleichzeitig den Nasenboden bildet. Aus den lateral liegenden Oberkieferfortsätzen folgt die Ausformung des sekundären Gaumens. Aus dem Os incisivum (Zwischenkieferknochen nach Goethe) entwickelt sich der Vordergaumen. Die Gaumenplatten verwachsen mit dem Nasenseptum; erst dann entstehen die Nasenmuscheln, Nasengänge und Nasennebenhöhlen.

Die mittlere und obere Nasenmuschel entwickeln sich als Ethmoturbinalia I und II aus der medialen septalen Begrenzung der Nasenhöhle, die untere Muschel als Os maxilloturbinale und nasoturbinale an der lateralen Wand. Mittlere Muschel und Septum werden nicht selten später pneumatisiert (s. Abb. 5.12 und 5.13).

Zusätzlich können als Teilmuschel die Concha nasalis suprema und im mittleren Nasengang aus Processus uncinatus bzw. Bulla ethmoidalis die Zwischenmuschel nach Grünwald entstehen.

Zwischen oberer und mittlerer Muschel kommt es zur Ausbildung des oberen, zwischen mittlerer und unterer Muschel zur Entstehung des mittleren Nasengangs.

Die Deckknochen, Maxilla, Ossa palatina, nasalia und der Vomer erscheinen im zweiten bis dritten, die Ersatzknochen, das Os ethmoidale im fünften und die untere Nasenmuschel im siebten Fetalmonat. Aus der primitiven knorpeligen Nasenkapsel entwickelt sich durch Verknöcherung das Siebbein mit pneumatisierten Zellen. Dieses ist bereits beim Neugeborenen als solches vorhanden. Die weiteren Nasennebenhöhlen sind bei der Geburt als Ausbuchtungen der Nasenhöhle angedeutet, aber noch nicht weit in den Knochen der seitlichen Nasenwand hineinentwickelt.

Die mittleren Dimensionen der Stirnhöhlenbucht beim Neugeborenen betragen $4{,}5 \times 3{,}2$ mm, der Kieferhöhle $5 \times 10 \times 3{,}5$ mm, der Keilbeinhöhle $4 \times 2 \times 2$ mm, der vorderen Siebbeinzellen $1-3 \times 1-5 \times 1-3$ mm und der hinteren Siebbeinzellen $4{,}5-5 \times 2{,}5-5 \times 1{,}5-2$ mm.

Chirurgische Relevanz

Orbitale Komplikationen von Nebenhöhlenentzündungen beim Säugling

Goethe JW v (1784, 1831)
Haecker V (1927)
Peter K (1925)

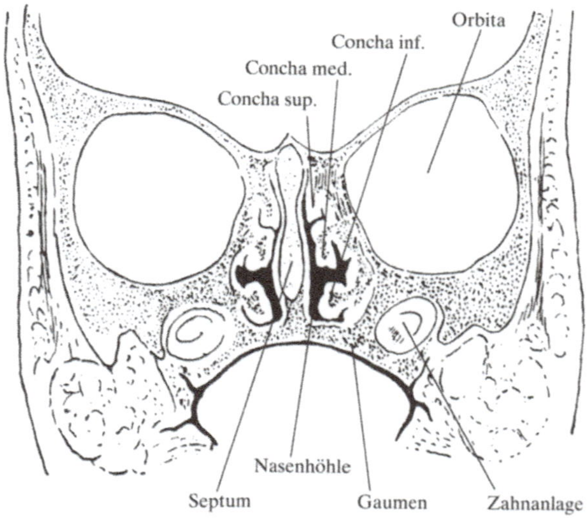

6.2 Die Entwicklung der Nasennebenhöhlen beim 4-jährigen (rechts im Bild) und 11-jährigen Kind (links im Bild) (nach Peter aus Denker u. Kahler)

Die definitive Entwicklung von Sinus maxillaris und frontalis durch Pneumatisation des Knochens beginnt Ende des ersten Lebensjahres. Die Keilbeinpneumatisation erreicht im ersten Lebensjahr die Ossicula Bertini (s. Abb. 6.5) und im 5. Lebensjahr den Keilbeinkörper.

Im Gegensatz dazu entwickeln sich die Ethmoidalzellen bereits innerhalb der ersten beiden Lebensjahre relativ weit. Dies ist von klinischer Konsequenz, da schon im ersten Lebensjahr von einer Ethmoiditis orbitale Komplikationen ausgehen können.

Bis zum 7. Lebensjahr verläuft die Gesichtsschädelpneumatisation insgesamt langsam. Danach wird sie schneller, aber auch unregelmäßiger. Mit dem 12. – 14. Lebensjahr haben die Nasennebenhöhlen nahezu ihre endgültige Gestalt erreicht. Sie vergrößern sich bis zum 25. Lebensjahr nur noch geringfügig. Im Alter kann sich die Kieferhöhle noch weiter in den zahnlosen Alveolarkamm als Recessus alveolaris hineinentwickeln.

Der *Tränennasengang* ist beim Neugeborenen 7,5 mm, beim Erwachsenen etwa 20 mm lang. Abhängig von der Entwicklung der Nase, der Nasennebenhöhlen und des Gebisses liegt die Mündung des Tränennasenkanals zunächst vorne unter dem Kopf der unteren Muschel und später weiter hinten im unteren Nasengang.

Chirurgische Relevanz

Endonasale Nasennebenhöhlenoperationen, endonasale Tränenwegseingriffe, Kieferhöhlenendoskopie, Nasenendoskopie, Siebbeinoperation von außen, Chirurgie orbitaler Komplikationen

Peter K (1925)

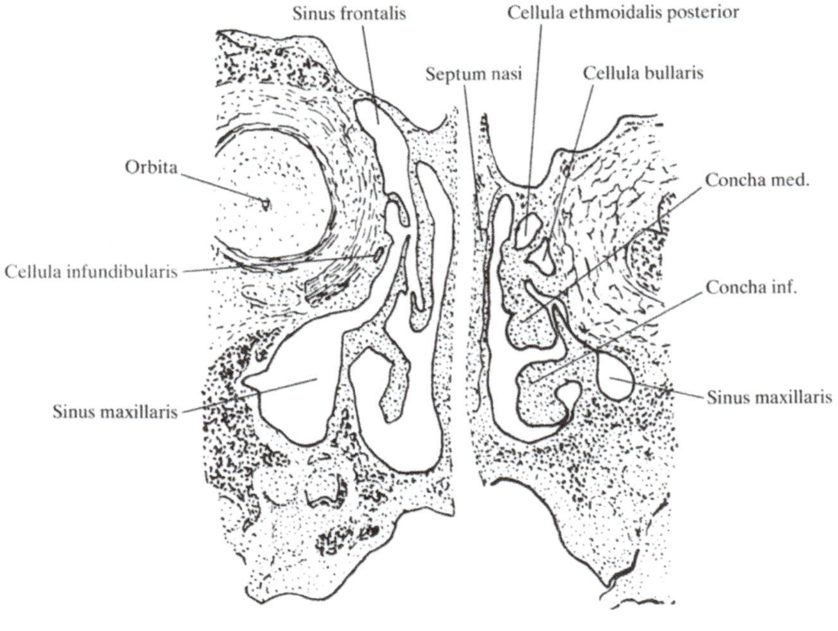

6.3 Die Entwicklung der Stirnhöhle vom Neugeborenen- bis zum Erwachsenenalter (nach Krmpotić-Nemanić in Anlehnung an Peter aus Berendes, Link, Zöllner)

Die Entwicklung des Sinus frontalis beginnt mit einer kleinen Bucht im obersten Teil des mittleren Nasengangs. Ihre Ausdehnung ist beim Neugeborenen und beim Erwachsenen dargestellt. Die annähernde Größe der Stirnhöhle im jeweiligen Lebensjahr ist durch dunkle Begrenzungslinien markiert.

Chirurgische Relevanz

Becksche Stirnhöhleneröffnung, Stirnhöhlenendoskopie, endonasale Stirnhöhlenoperation, Stirnhöhlenoperationen von außen

Beck K (1933)
Krmpotić-Nemanić J (1977)
Peter K (1925)

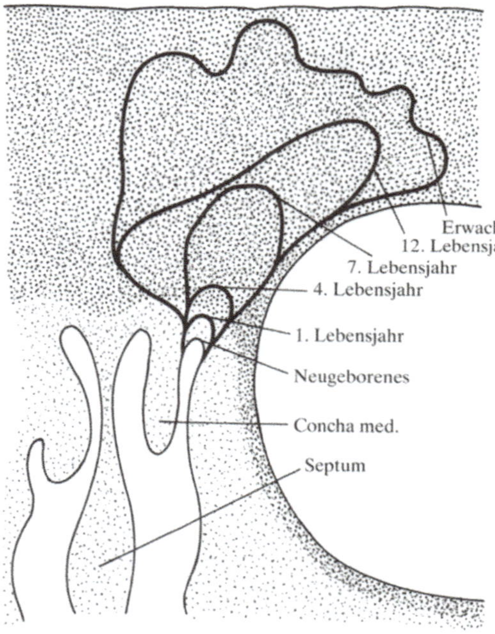

6.4 Die Entwicklung der Kieferhöhle vom Neugeborenen- bis zum Erwachsenenalter (nach Krmpotić-Nemanić in Anlehnung an Peter aus Berendes, Link, Zöllner)

Die Größenzunahme der Kieferhöhle ist entsprechend den Lebensjahren vom Neugeborenen bis zum Erwachsenen bezeichnet. Die Ausbildung des Recessus alveolaris nach dem Durchbruch des Weisheitszahnes ist dargestellt.
Ab dem ersten Prämolaren können nach der zweiten Dentition die Zahnwurzeln, mit einer mehr oder weniger dicken Knochenschale bedeckt, in den Sinus maxillaris hineinragen. An den Wurzelspitzen sind gelegentlich Knochendehiszenzen zu beobachten, so daß die Zahnwurzel nur mit Kieferhöhlenschleimhaut überzogen ist. Bei Kieferhöhlenoperationen kann es deshalb zu Wurzelverletzungen kommen. Andererseits erklärt der enge Kontakt der Prämolaren und Molaren zur Kieferhöhle die Entstehungsmöglichkeit von dentogenen Kieferhöhlenerkrankungen.

Chirurgische Relevanz:

Kieferhöhlenspülung, Kieferhöhlenendoskopie, Kieferhöhlenoperationen, Eingriffe am Zahnsystem, Traumen

Krmpotić-Nemanić J (1977)
Peter K (1925)

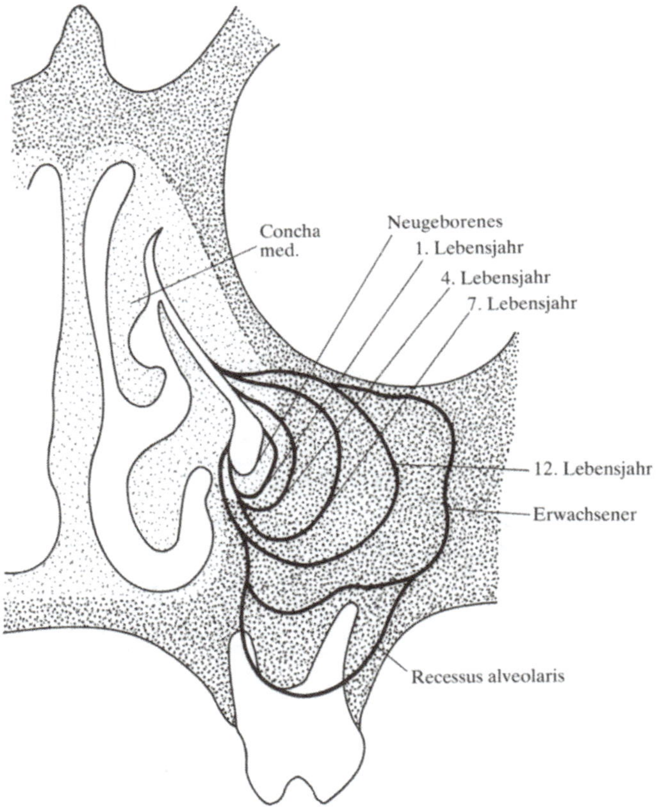

6.5 Der Keilbeinkörper des Neugeborenen (nach Heiderich)

Beim Neugeborenen besteht noch keine Keilbeinhöhle. In der Entwicklung der hinteren Nasennebenhöhlen erfolgt die Pneumatisation der Keilbeinhöhle vom Siebbein aus über den sogenannten Bertinischen Knochen. Dieser liegt zwischen Siebbein und Keilbein und wird später vom Siebbein assimiliert. Der Keilbeinkörper besteht beim Neugeborenen aus einem vorderen und einem hinteren Knochenkern. Dazwischen liegt der Canalis craniopharyngeus.

Die Pars nasalis pharyngis (Nasopharynx) ist beim Neugeborenen noch sehr niedrig (3–4 mm hoch). Die Länge beträgt 15–18 mm. Die sogenannte Bursa pharyngea ist besonders gut ausgebildet. Vor ihr liegt die Tonsilla pharyngea. An der lateralen Wand des Nasopharynx ist die Tubenöffnung als horizontaler, etwa 4 mm langer Schlitz ausgebildet. Der Torus tubarius ist gut ausgeprägt, ebenso der hinter ihm liegende Recessus pharyngeus (Rosenmüllersche Grube). Der Gaumen liegt hoch. Die Tubenöffnung befindet sich am harten Gaumen.

Die Bursa pharyngea (Luschkae) liegt über dem Arcus anterior atlantis an der hinteren Wand des Nasopharynx als Invagination. In der Regel bleibt beim Erwachsenen von ihr nur eine Vertiefung übrig. Tornwaldt beschrieb als erster ihre Pathologie. Bei Verschluß der Bursa kann eine Cyste entstehen, die als Tornwaldtsche Cyste bezeichnet wird.

Chirurgische Relevanz

Nasopharyngoskopie, Eingriffe am Nasopharynx, Adenotomie

Heiderich F (1934)
Tornwaldt GL (1885)

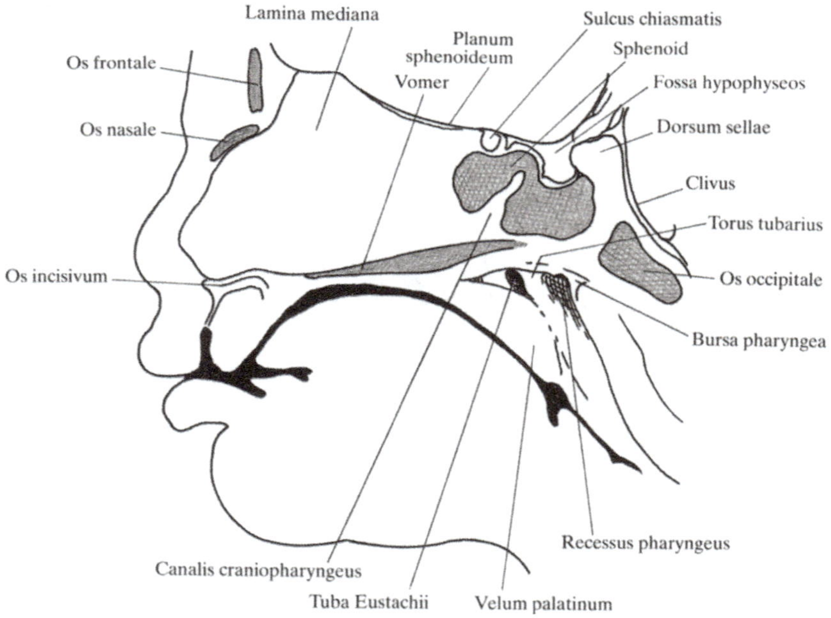

6.6 Die Entwicklung der Keilbeinhöhle vom Neugeborenen- bis zum Erwachsenenalter (nach Krmpotić in Anlehnung an Peter aus Berendes, Link, Zöllner)

Die endgültige Größe der Nasennebenhöhlen schwankt individuell. Dies gilt auch für die Keilbeinhöhle. Die Abbildung zeigt die altersabhängige Größenzunahme vom Neugeborenen bis zum Erwachsenen.
Die Vorstufe der Keilbeinhöhle, der sogenannte Palaeosinus, entwickelt sich in dem vor dem Os sphenoidale gelegenen, sogenannten Bertinischen Knochen.
Für die transsphenoidale Eröffnung der Hypophyse ist der Pneumatisationsgrad der Keilbeinhöhle von Bedeutung.

Chirurgische Relevanz

Nasenendoskopie, Keilbeinhöhlenoperationen, endonasale Pansinusoperation, transsphenoidale Hypophysenchirurgie, Schädelbasischirurgie, Traumatologie

Krmpotić-Nemanić J (1977)
Peter K (1925)

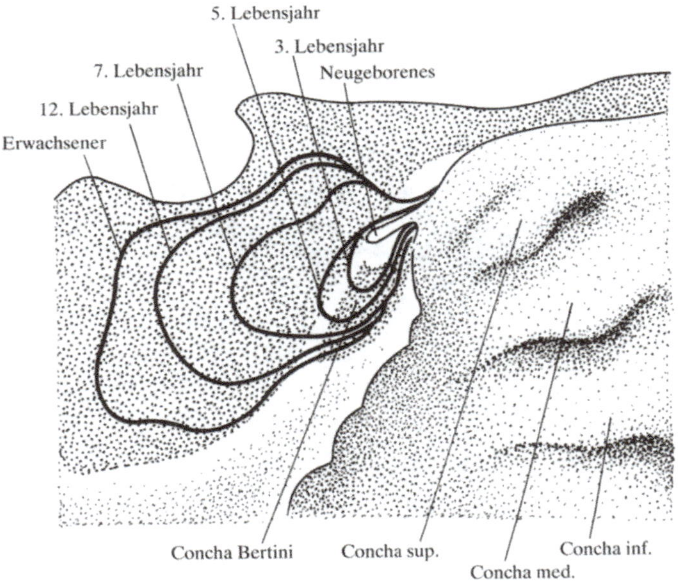

6.7 (1 – 2) Die Pneumatisation der Nasennebenhöhlen

6.7.1 Die Pneumatisationsverhältnisse des Gesichtsschädels beim Neugeborenen

Am Frontalschnitt durch die Nase und ihre Nebenhöhlen beim Neugeborenen finden sich die Ethmoidalzellen und die Kieferhöhle oberhalb der Milchmolaren als kleine Buchten angelegt. Die Kieferhöhle kann sich erst nach Durchbruch der bleibenden Zähne voll entwickeln.

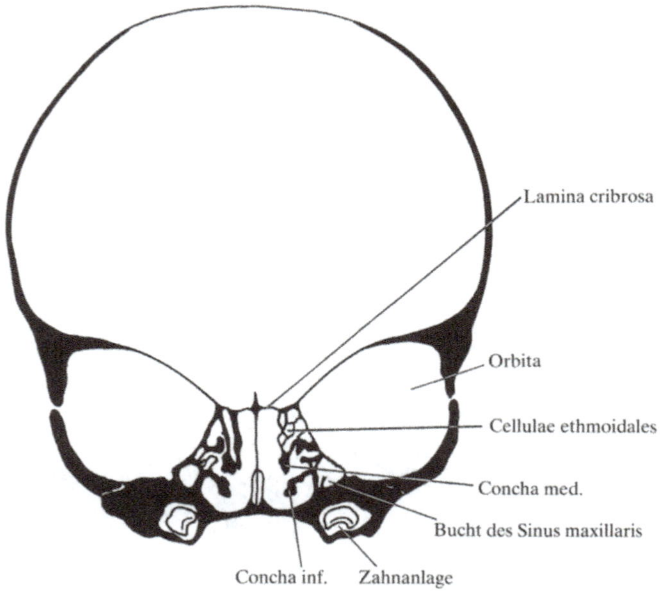

6.7.2 Die Pneumatisation der Nasennebenhöhlen beim Erwachsenen (nach Heiderich)

Nach vollständiger Pneumatisation des Gesichtsschädels stehen die Lamina cribrosa und auch das Siebbeindach im Vergleich zur übrigen vorderen, lateralen Schädelbasis wesentlich tiefer als beim Neugeborenen. Knochendehiszenzen im Siebbeindach sind möglich. Die Lamina cribrosa (rima olfactoria) kann deutlich tiefer liegen als das Siebbeindach (6.18.1 und 2).

Chirurgische Relevanz

Chirurgie der Nasennebenhöhlen (endonasal und von außen), Chirurgie der Schädelbasis, Chirurgie der Orbita

Heiderich F (1934)

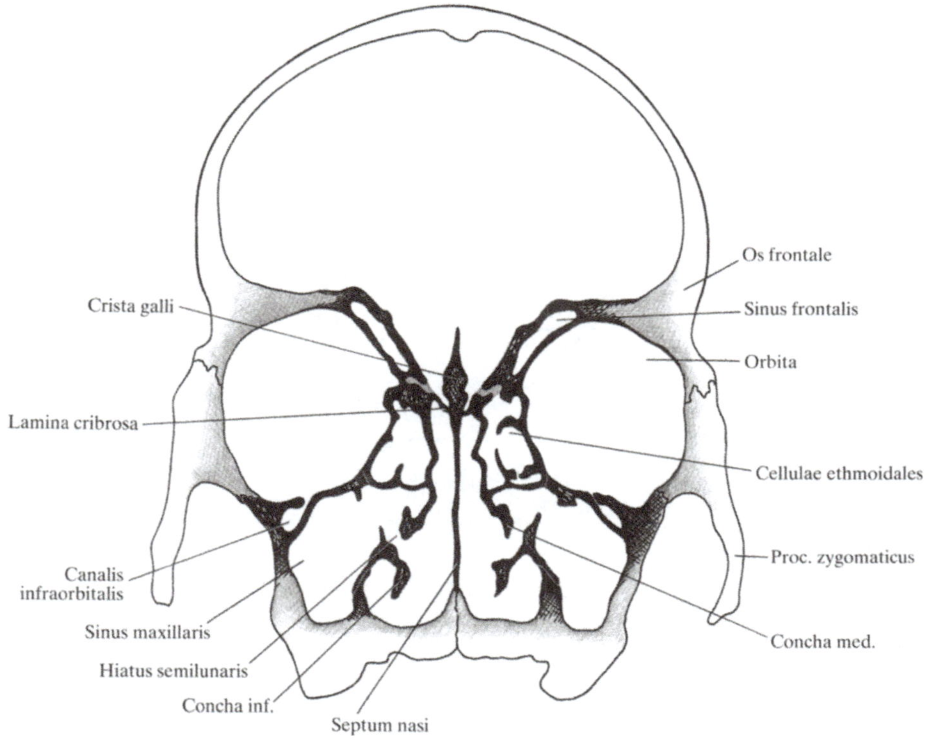

6.8 Die Projektion der Nasenhöhle und der Nasennebenhöhlen in die Gesichtsregion (am Knochenschnittpräparat)

Die Projektion der Nasennebenhöhlen in die Gesichtsregion ist bestimmend für den operativen Zugang.

Chirurgische Relevanz

Nebenhöhlenchirurgie, Schädelbasischirurgie

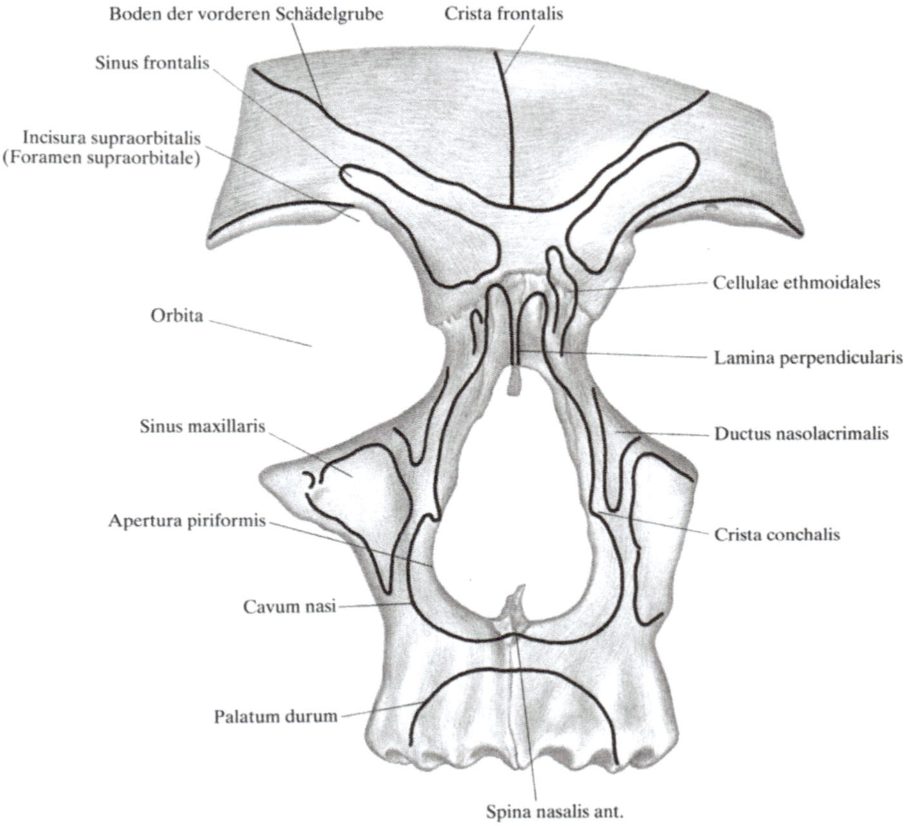

6.9 Einzelheiten der Keilbein- und Kieferhöhlenregion in ihrer Projektion auf das Gesichtsschädelskelet von vorne (am Knochenschnittpräparat)

Ein frontaler Knochenschnitt durch die Keilbeinhöhle, die hinteren Kieferhöhlenanteile und die Choanen ist in seiner Projektion auf den mittleren Gesichtsschädel dargestellt. Daraus lassen sich die operativen Zugangsmöglichkeiten von vorne ableiten.

Chirurgische Relevanz

Nebenhöhlenchirurgie, Schädelbasischirurgie

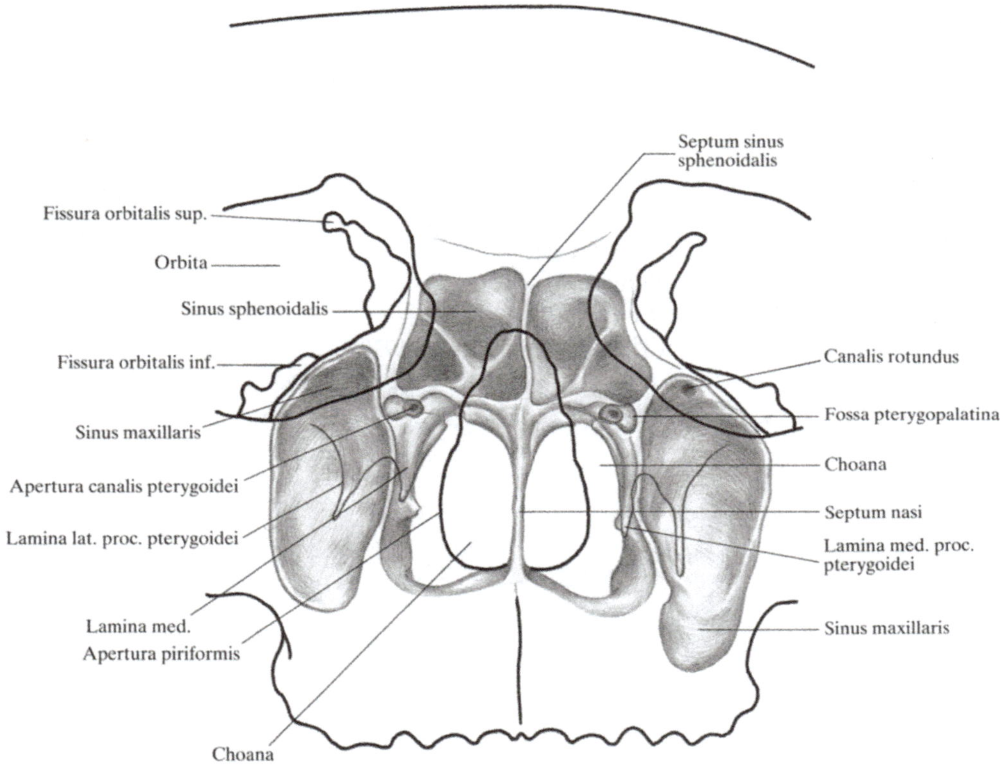

6.10 Die Projektion der Nasennebenhöhlen auf die Schädelbasis. Pneumatisationsbedingte Variationen (in Anlehnung an Lang in Lanz-Wachsmuth)

Stirn- und Keilbeinhöhle sowie das Siebbeinzellsystem sind in ihren pneumatisationsbedingten Variationen eingezeichnet. Nur selten sind die Nasennebenhöhlen nicht angelegt. Erstreckt sich die Stirnhöhle bei starker Pneumatisation in den kleinen Keilbeinflügel und den Processus clinoideus anterior hinein, so kann sie den N. opticus bis auf ein knöchernes „Mesenterium" umgeben [s. Abb. 6.11 (1–2)].

Das ethmoidale Labyrinth ist gelegentlich so ausgedehnt, daß es ebenfalls den Knochen um den Canalis opticus pneumatisieren kann. Ähnliches gilt auch für die Keilbeinhöhle, wenn sie sich weit nach vorne und oben erstreckt.

Ist der Canalis opticus mit dem Fasciculus opticus und der A. ophthalmica von den pneumatischen Räumen nur durch eine dünne Knochenlamelle getrennt oder weist der Knochen des Sehnervenkanals sogar Dehiszenzen auf, so ist die Entstehung einer Neuritis nervi optici von einer Erkrankung der Nasennebenhöhlen her erklärbar. Darüberhinaus besteht in solchen Fällen bei Eingriffen an den Nasennebenhöhlen von endonasal oder von außen die Möglichkeit einer Opticusschädigung, insbesondere dann, wenn die anatomischen Knochenbarrieren durch solche anlagebedingte Dehiszenzen oder entzündliche bzw. tumoröse Knochenveränderungen geschwächt sind (s. auch Abb. 9.3, 9.4, 9.5).

Chirurgische Relevanz

Nasennebenhöhlenoperationen (endonasal und von außen), Schädelbasischirurgie, Hypophysenchirurgie

Lang J (1979)

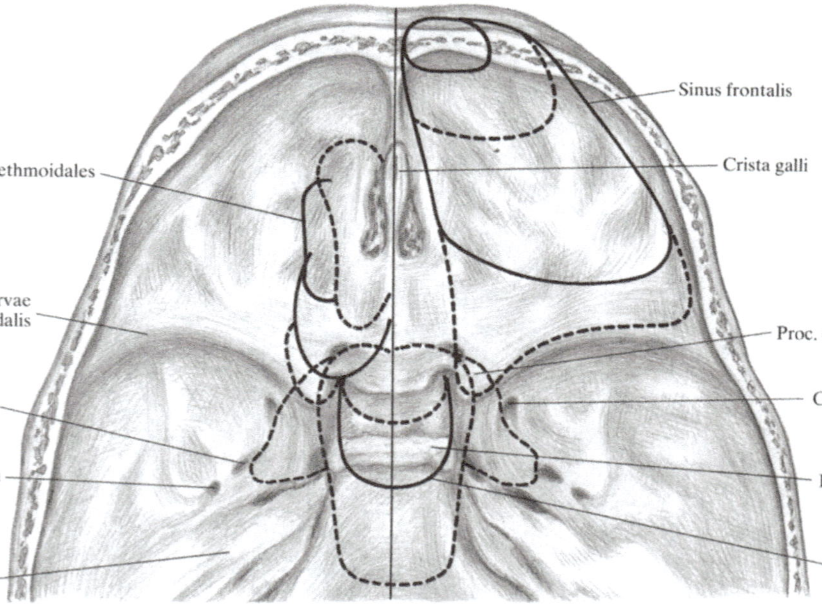

6.11 (1 – 2) Exzessive Siebbeinpneumatisation um den Canalis opticus (Knochenpräparat, linke Seite von rechts oben gesehen)

Bei der ausgeprägten Pneumatisation des Siebbeinzellsystems ist der N. opticus von einer nur sehr dünnen Knochenlamelle umgeben, die eine Dehiszenz aufweist. Pathologische Prozesse der Umgebung können in solchen Fällen leicht zu einer Opticusschädigung führen. (2) Stellt einen vergrößerten Ausschnitt von (1) dar.

Chirurgische Relevanz

Nasennebenhöhlenoperationen (endonasal und von außen), Schädelbasischirurgie, Hypophysenchirurgie

Denecke HJ (1953)
Krmpotić-Nemanić J (1977)

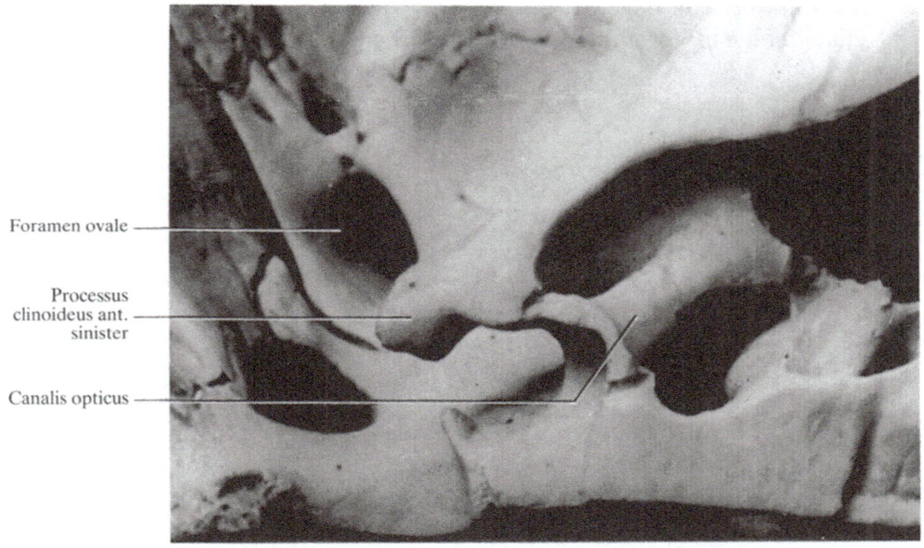

1

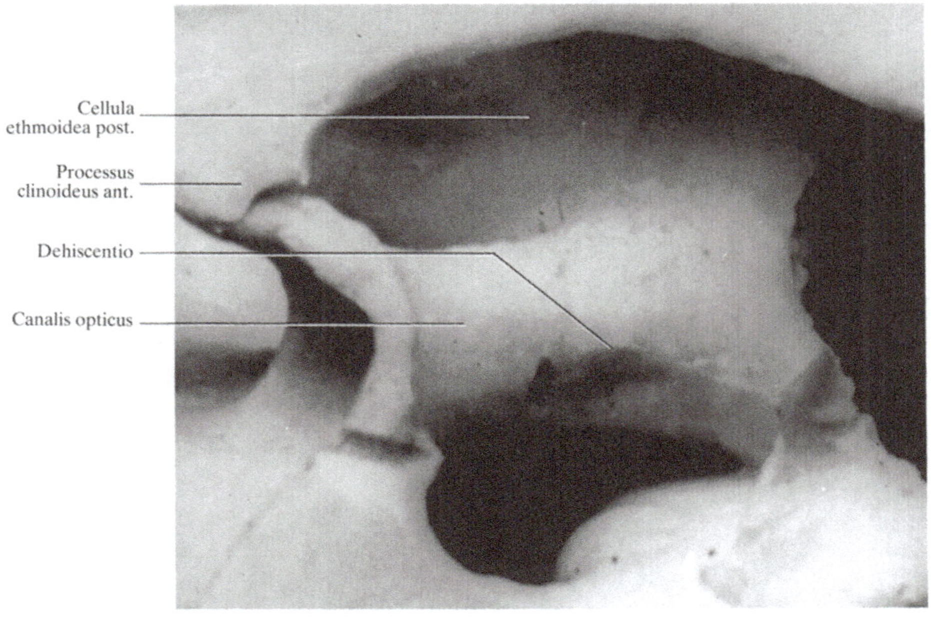

2

6.12 (1 – 3) Die Beziehung der Keilbeinhöhle zur Sella turcica und zum Clivus in Abhängigkeit von ihrem Pneumatisationsgrad

Bei geringer Ausbildung der Keilbeinhöhle (conchaler Typus) ist die Orientierung beim transsphenoidalen Zugang zur Hypophyse erschwert (1). In der Mehrzahl der Fälle erreicht die Pneumatisation der Keilbeinhöhle jedoch die Vorderwand der Sella, so daß sich die Hypophyse transsphenoidal unschwer identifizieren läßt (2). Bei starker Pneumatisation (3) wölben sich wichtige Nachbarstrukturen, insbesondere die A. carotis interna und der Nervus opticus mit oder teilweise ohne knöcherne Wandung in die Keilbeinhöhle vor (s. Abb. 9.4). In solchen Fällen ist an die Gefahr einer Schädigung dieser Strukturen zu denken.
Ein Keilbeinhöhlenrecessus kann sich bis in den Clivus erstrecken. Wenn er nur über eine enge Öffnung mit der übrigen Keilbeinhöhle in Verbindung steht, erschwert dies gelegentlich sowohl die Diagnostik als auch operative Behandlung einer Keilbeinhöhlenerkrankung (Jovanović u.Mitarb.) (s. Abb. 6.13).

Chirurgische Relevanz

Operative Keilbeinhöhleneröffnung (transnasal, transseptal, transethmoidal), transsphenoidale Hypophysenchirurgie, Traumatologie

Jovanović S u.Mitarb. (1954)

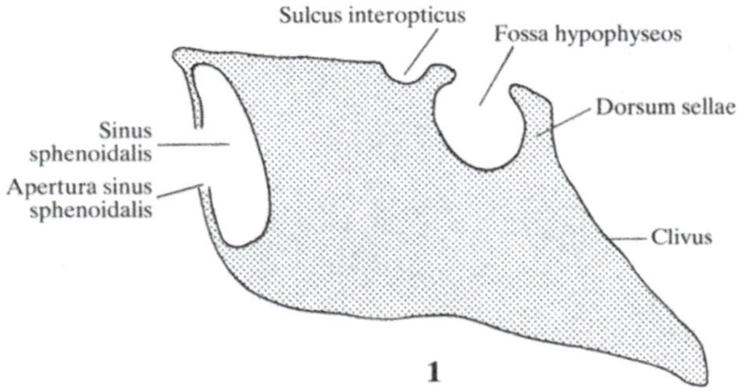

1

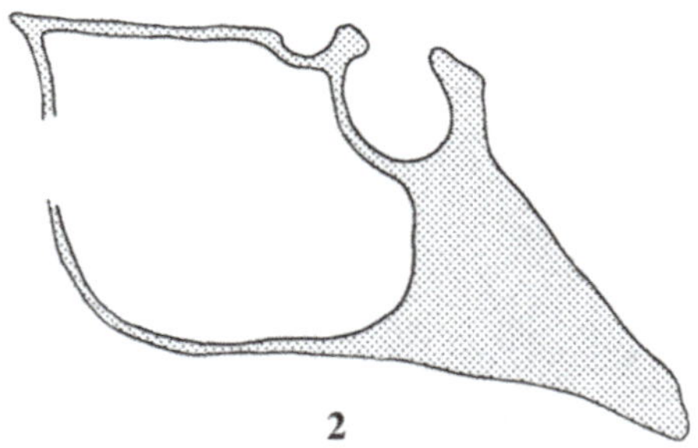

2

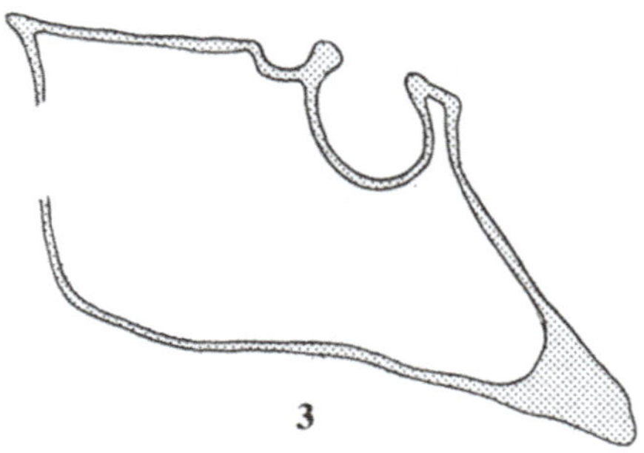

3

6.13 Die Pneumatisation des Clivus mit Blick auf das Septum sphenoidale (nach Krmpotić-Nemanić aus Berendes, Link, Zöllner)

Der Sinus sphenoidalis kann nahezu den ganzen Clivus einnehmen. Je ausgedehnter die Pneumatisation des Clivus ist, desto dünner ist die knöcherne Abgrenzung zur hinteren Schädelgrube (Hirnstamm, A. basilaris). Dies ist bei entsprechenden Eingriffen zu berücksichtigen.

Nach Fujii u.Mitarb. wölben sich der Fasciculus opticus, die A. carotis interna und der N. maxillaris in die laterale Sinuswand vor (s. Abb. 9.4). Die Knochenlamelle kann weniger als 0,5 mm dick sein. Häufiger als allgemein angenommen wird, sind diese Strukturen nur durch Dura und Schleimhaut vom Lumen der Keilbeinhöhle getrennt. Die Ostien des Sinus sphenoidalis haben von der Sellavorderwand einen Abstand von 1,2 – 2,3 cm bei einem Durchschnitt von 1,5 cm.

Chirurgische Relevanz

Keilbeinhöhlenchirurgie, Schädelbasischirurgie, transsphenoidaler Zugang zum Clivus, Aneurysma der Aa. basilaris und carotis interna, transsphenoidale Hypophysenchirurgie

Fujii K u.Mitarb. (1979)
Krmpotić-Nemanić J (1977)

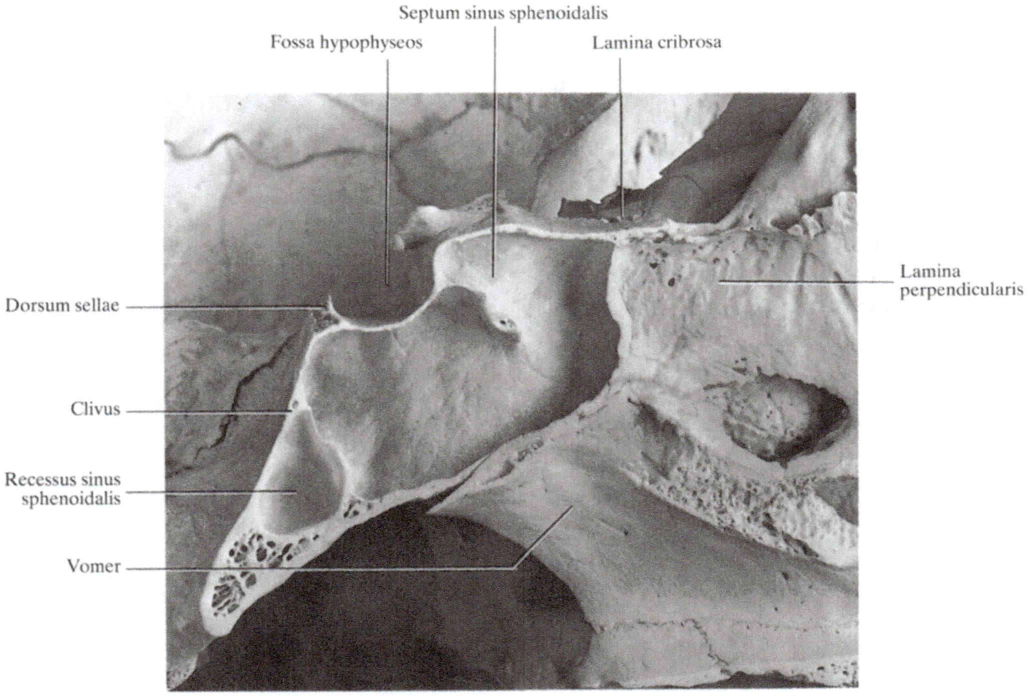

6.14 Die knöcherne Begrenzung des Hiatus sinus maxillaris von der Kieferhöhle her gesehen

Der knöcherne Hiatus sinus maxillaris wird oben durch den Processus uncinatus des Os ethmoidale, von unten durch die Processus maxillaris et ethmoidalis (der mit dem Processus uncinatus in Kontakt kommt) conchae nasalis inferioris und von hinten durch den Processus maxillaris ossis palatini eingeengt. Die tatsächliche Öffnung der Kieferhöhle zur Nase hin entsteht jedoch durch den Schleimhautüberzug der knöchernen Ränder und wird medial durch den Hiatus semilunaris gebildet, der ein enger Spalt zwischen Processus uncinatus lateral und Bulla ethmoidalis ist. Lateral des Hiatus semilunaris findet sich das Infundibulum ethmoidale (s. Abb. 5.12), in welches von oben her die Stirnhöhle und nach lateral der Canalis maxillaris (klinische Bezeichnung) der Kieferhöhle einmünden. Die laterale Begrenzung des Canalis maxillaris, der zwischen 3–6 mm weit und 6–8 mm lang sein kann, ist das Ostium maxillare (klinische Bezeichnung). Nach Onodi kann der Ausführungsgang zwischen Nase und Kieferhöhle zwischen 3 und 19 mm Länge und zwischen 3 und 5 mm Breite variieren. Manchmal bildet auch der Hiatus semilunaris in seiner ganzen Länge die Mündung der Kieferhöhle.
Neben dem Canalis maxillaris bzw. dem Hiatus semilunaris liegen in den von Zuckerkandl „Fontanellen“ genannten Schleimhautduplikaturen der medialen Kieferhöhlenwand in über 10% der Fälle ein, manchmal auch zwei accessorische Ostien. Myerson fand in 30,7% *ein* accessorisches Ostium und in einem Fall von 114 zwei Foramina accessoria. Der Durchmesser schwankte zwischen 6,5 und 10,5 mm. Diese Ostien liegen in der Regel hinter und unter dem Processus uncinatus. Sie können manchmal größer als das natürliche Ostium sein.
Das Ostium maxillare bzw. der Hiatus semilunaris liegen bei Menschen ungünstig für eine spontane Entleerung von Sekret, da sie an der höchsten Stelle des Sinus maxillaris lokalisiert sind. Nach ihrer vollständigen Entwicklung weist die Kieferhöhle in der Regel folgende Recessus auf: Recessus frontalis, alveolaris, zygomaticus und palatinus.

Chirurgische Relevanz

Nasen- und Kieferhöhlenendoskopie, Fensterung der Kieferhöhle im unteren und mittleren Nasengang

Draf W (1978, 1983)
Myerson CM (1932)
Onodi A (1922)
Zuckerkandl E (1882)

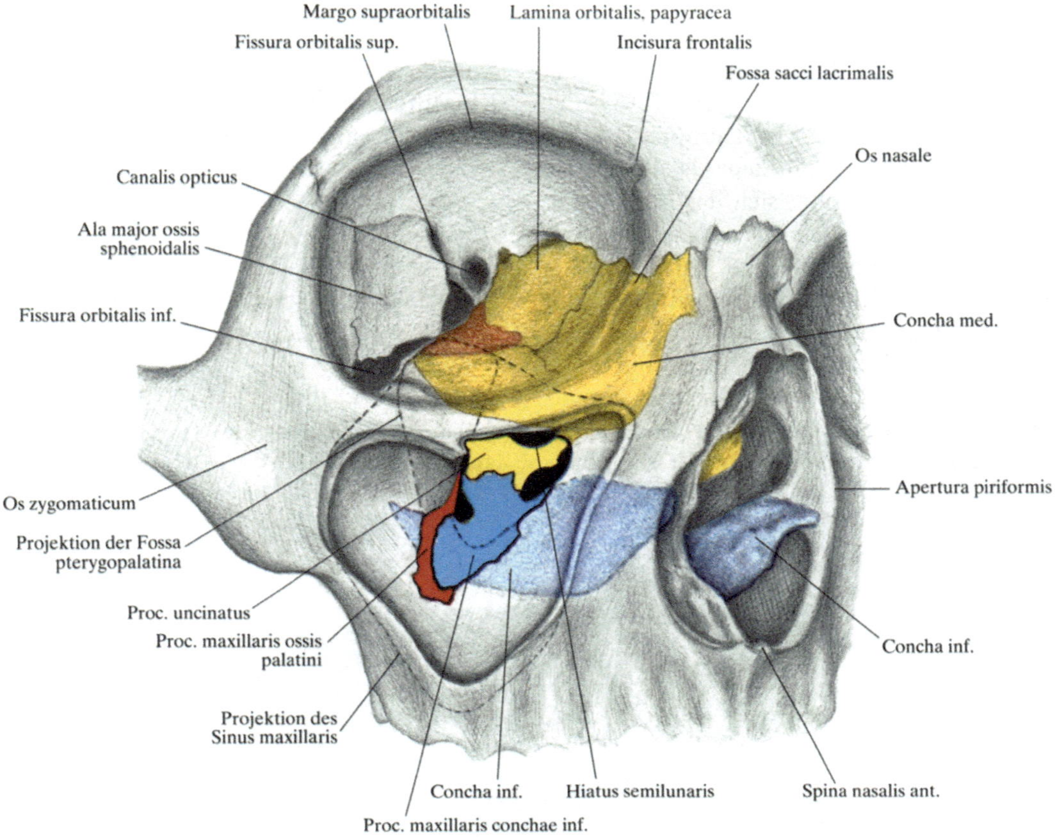
Margo supraorbitalis
Lamina orbitalis, papyracea
Fissura orbitalis sup.
Incisura frontalis
Fossa sacci lacrimalis
Os nasale
Canalis opticus
Ala major ossis sphenoidalis
Fissura orbitalis inf.
Concha med.
Apertura piriformis
Os zygomaticum
Projektion der Fossa pterygopalatina
Proc. uncinatus
Proc. maxillaris ossis palatini
Concha inf.
Projektion des Sinus maxillaris
Concha inf.
Hiatus semilunaris
Spina nasalis ant.
Proc. maxillaris conchae inf.

6.15 (1–5) Anlagebedingte Knochensepten der Kieferhöhle

6.15.1 Möglichkeiten der Kieferhöhlenseptierung I: Partielles vertikales Septum von medial gesehen (Präparat von Perović)

Der Hiatus sinus maxillaris kann verschiedene Formen aufweisen. An seinem oberen Rand, der im vorderen Anteil mit dem Os lacrimale und im größeren hinteren Bereich mit dem Os ethmoidale in Kontakt kommt, befindet sich das sogenannte Punctum convergii (Perović). Von diesem kann sich, meist in der Frontalebene, eine partielle Scheidewand in die Kieferhöhle hineinerstrecken und diese unvollkommen in eine vordere und hintere Kammer teilen. Ein solches Septum führt gelegentlich bei der chirurgischen Exploration, besonders einer pathologisch veränderten Kieferhöhle zu Orientierungsschwierigkeiten. In der röntgenologischen Diagnostik kann dadurch auf der Übersichtsaufnahme ein falsch positiver pathologischer Befund vorgetäuscht werden.

Chirurgische Relevanz

Präoperative Diagnostik, Eingriffe an der Kieferhöhle

Aus der Sammlung Perović D, Anatomisches Institut Zagreb (1954)

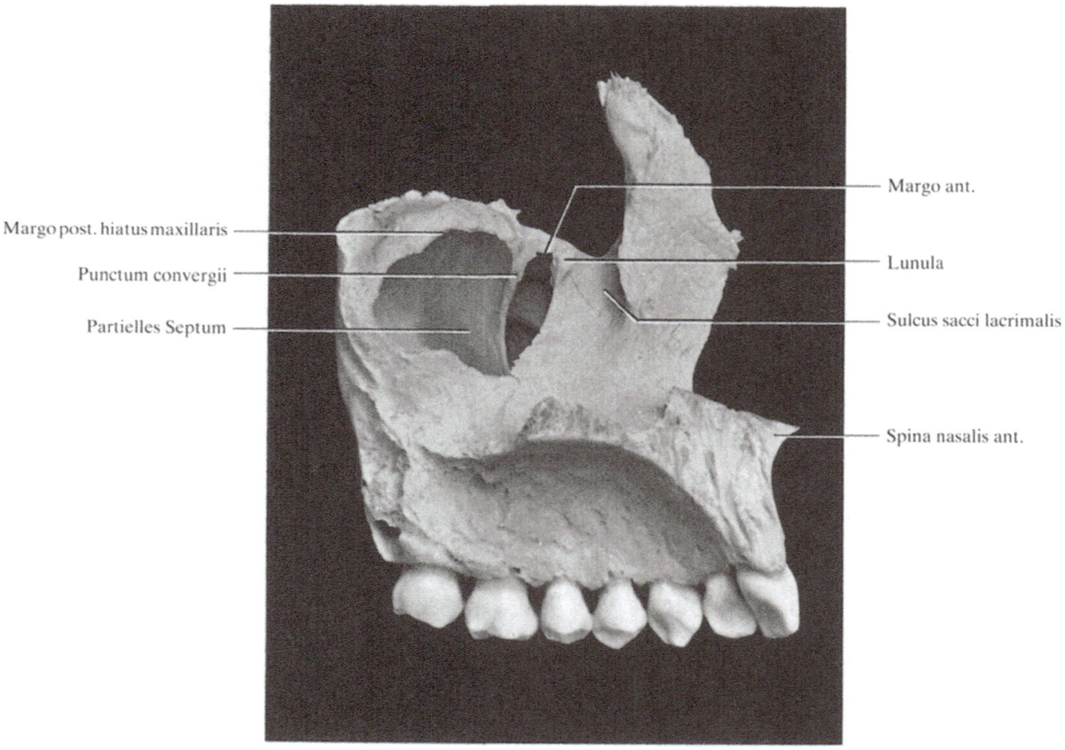

6.15.2 Möglichkeiten der Kieferhöhlenseptierung II: Basale vertikale Septen (Underwood)

Unter den Underwoodschen Septen versteht man Knochenvorsprünge, welche die Zahnwurzeln der Prämolaren und Molaren abgrenzen. Sie können bei der Kieferhöhlenendoskopie zu Fehlinterpretationen führen. Zwischen diesen Septen können die Zahnwurzeln der Prämolaren und Molaren in die Kieferhöhle hineinragen (s. Abb. 6.4) und bei pathologischen Prozessen der Zähne die Kieferhöhle mitbeteiligen. Während einer Wurzelresektion oder Zahnextraktion kann der Sinus maxillaris an diesen Stellen eröffnet werden oder eine Zahnwurzel in die Kieferhöhle weggleiten.

Chirurgische Relevanz

Kieferhöhlenendoskopie, Kieferhöhlenoperationen (z.B. Caldwell-Luc), Eingriffe am Zahnsystem

Underwood AS (1910)

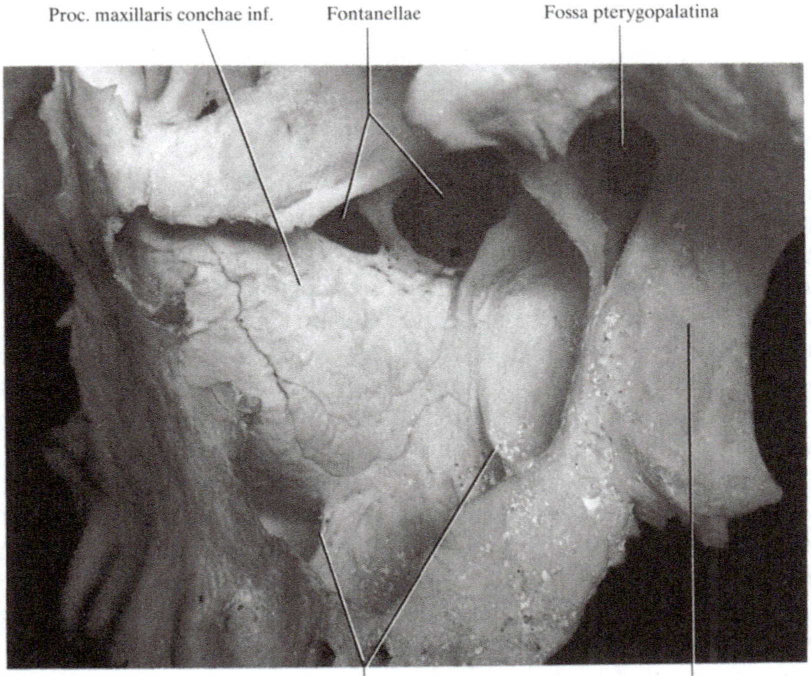

6.15 (3–4) Möglichkeiten der Kieferhöhlenseptierung III: Horizontales partielles Septum

Die dritte Art der partiellen Septen in der Kieferhöhle stellen die seltenen Fälle dar, in denen der Processus maxillaris des Gaumenbeins und der unteren Nasenmuschel nicht bei der Sinusentwicklung der Senkung des Kieferhöhlenbodens folgen (6.15.3), sondern die horizontale Lage beibehalten (6.15.4). Auch eine solche horizontale Leiste kann diagnostische Probleme aufwerfen, bei der Kieferhöhlenspülung den Abfluß erschweren sowie bei der Kieferhöhlenendoskopie zu Fehldeutungen Anlaß geben.

Chirurgische Relevanz

Kieferhöhlenspülung, Kieferhöhlenendoskopie, sonstige Kieferhöhlenoperationen

Nemanić G (1968a, b)

6.15.5 Möglichkeiten der Kieferhöhlenseptierung IV: Vollständige Septierung des Sinus maxillaris (Präparat von Perović, von links, lateral gesehen)

Eine vollständige Septierung des Sinus maxillaris mit Bildung einer accessorischen, hinteren, in der Regel kleineren Kieferhöhle kann entwicklungsgeschichtlich auf zweifache Weise entstehen. Beim Typ Schlungbaum sind zwei Kieferhöhlen hintereinander ausgebildet. Dabei ist der hintere Sinus in der Regel hoch und in antero-posteriorer Richtung flach entwickelt. Die vordere Kieferhöhle mündet in üblicher Weise in den mittleren Nasengang, während sich der sekundäre Sinus in den oberen Nasengang öffnet. Bei diesem Typ gibt es als Mündung der hinteren Kieferhöhle auch im oberen Nasengang einen Hiatus semilunaris mit derselben Begrenzung und denselben Elementen wie im mittleren Nasengang und zwar dem Fortsatz des Gaumenbeins, dem Processus maxillaris posterior ossis palatini und dem maxillären Fortsatz der mittleren Nasenmuschel. Dies bedeutet, daß die sekundäre Kieferhöhle in der embryonalen Entwicklung etwa zur selben Zeit wie der normale Sinus maxillaris, d.h. solange dieses Gebiet noch knorpelig war, angelegt wurde. Von praktischer Bedeutung ist, daß die beiden Kieferhöhlen unabhängig voneinander erkranken können und deshalb auch unabhängig voneinander gespült, endoskopiert oder saniert werden müssen. Diese anatomische Variante läßt sich röntgenologisch nur auf einer seitlichen Gesichtsschädelaufnahme diagnostizieren, bei der das knöcherne Septum zwischen beiden Kieferhöhlen tangential zur Strahlenrichtung steht. Findet sich während der Eröffnung einer Kieferhöhle eine nur geringe Ausdehnung in antero-posteriorer Richtung, so sollte an diese Möglichkeit einer sekundären Kieferhöhle gedacht werden.

Der zweite Typ einer sekundären Sinus maxillaris-Bildung resultiert aus der starken Pneumatisation einer besonders großen Ethmoidalzelle. Ein solcher Sinus erkrankt in der Regel zusammen mit den Siebbeinzellen.

Chirurgische Relevanz

Kieferhöhlenoperationen, Siebbeinoperationen (von außen und endonasal), Nasen- und Kieferhöhlenendoskopie

Nemanić G (1968a, b)
Perović D (1954)
Schlungbaum (1921)

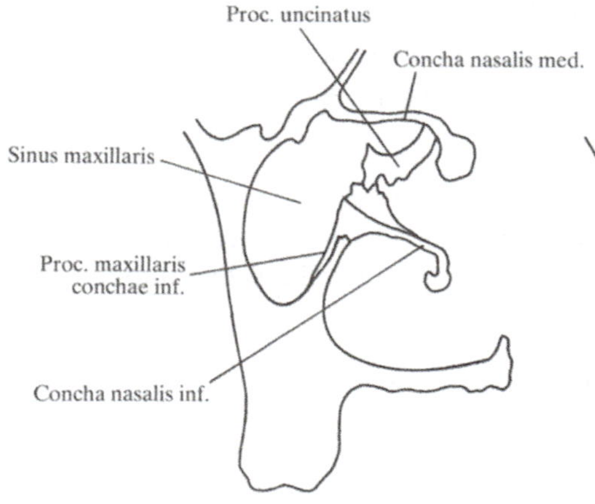

Proc. uncinatus
Concha nasalis med.
Sinus maxillaris
Proc. maxillaris conchae inf.
Concha nasalis inf.

3

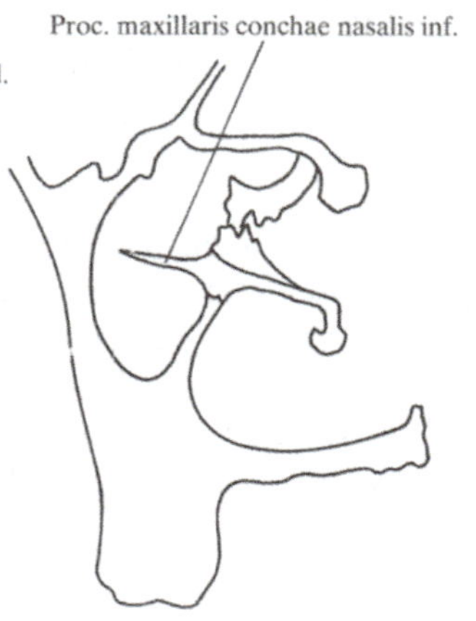

Proc. maxillaris conchae nasalis inf.

4

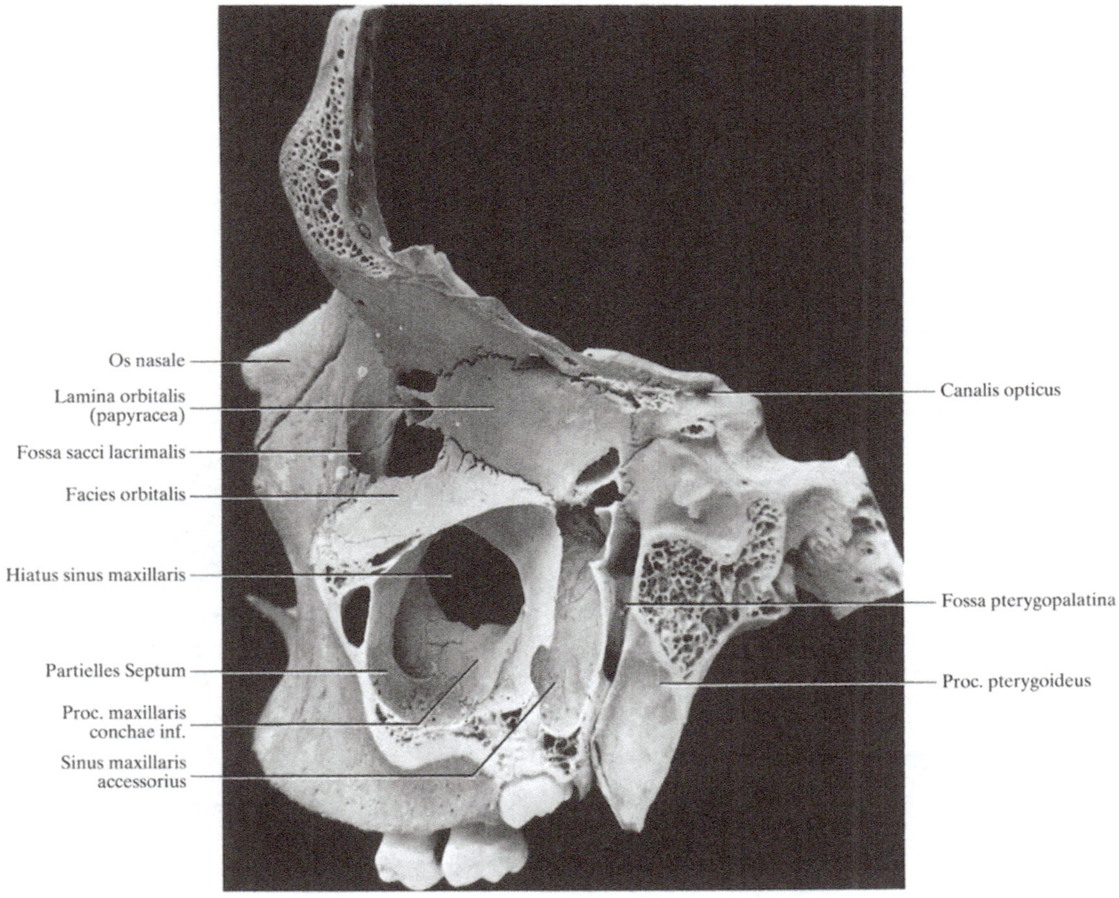

Os nasale
Lamina orbitalis (papyracea)
Fossa sacci lacrimalis
Facies orbitalis
Hiatus sinus maxillaris
Partielles Septum
Proc. maxillaris conchae inf.
Sinus maxillaris accessorius
Canalis opticus
Fossa pterygopalatina
Proc. pterygoideus

6.16 (1–3) Die Hallerschen Siebbeinzellen und der transmaxilläre chirurgische Zugang zum Siebbein (nach Krmpotić-Nemanić aus Berendes, Link, Zöllner)

Die anatomischen Voraussetzungen zur transmaxillären Eröffnung und Ausräumung des Siebbeinzellsystems liegen vor, wenn die basalen Siebbeinzellen als sogenannte Hallersche Zellen (s. Abb. 6.17) ausreichend ausgebildet sind und eine genügende Kontaktfläche zum medialen Anteil des Kieferhöhlendachs haben (1).
Sind diese Hallerschen Zellen nicht vorhanden, wird der Boden des Siebbeinzellsystems durch das spitzwinkelige Zusammenlaufen von medialer und lateraler Wand des ethmoidalen Labyrinthes gebildet (2).
In extremen Fällen kann die mediale Wand des Sinus maxillaris so nach lateral verlagert sein, daß man beim Versuch der transmaxillären Siebbeineröffnung in die Orbita eindringen würde (3).

Zur Klärung der topographischen Relation zwischen Kieferhöhlendach und Siebbeinboden kann eine radiologische Schichtuntersuchung beitragen.

Chirurgische Relevanz

Transmaxilläre Siebbeinausräumung, endonasale Siebbeinausräumung, transmaxilläre transethmoidale Orbitaentlastung bei der endokrinen Ophthalmopathie

Draf W (1982)
Krmpotić-Nemanić J (1977)
Rudež V (1960)
Perović D (1954)

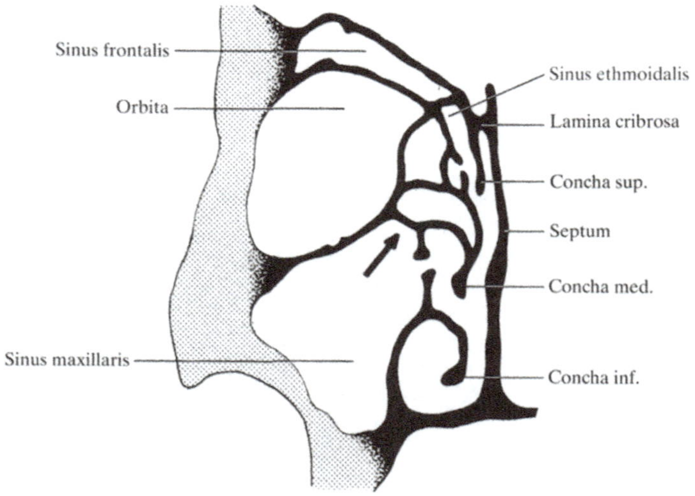

1

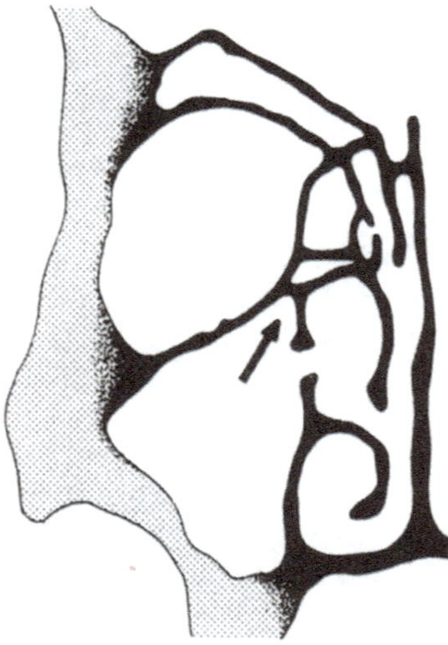

2

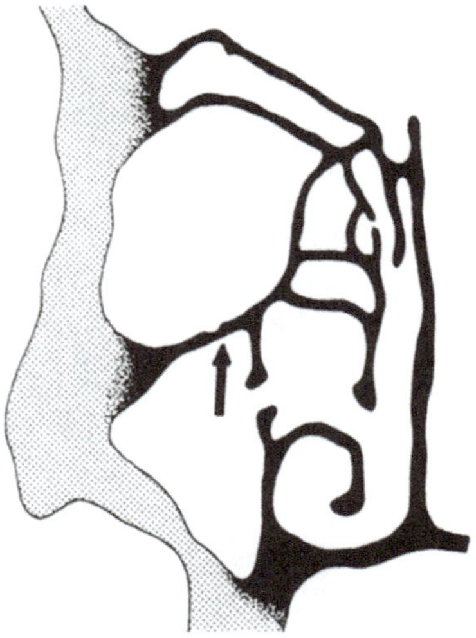

3

6.17 Die sogenannten „Hallerschen Siebbeinzellen“ (Präparat von Perović) (s. Text 6.16)

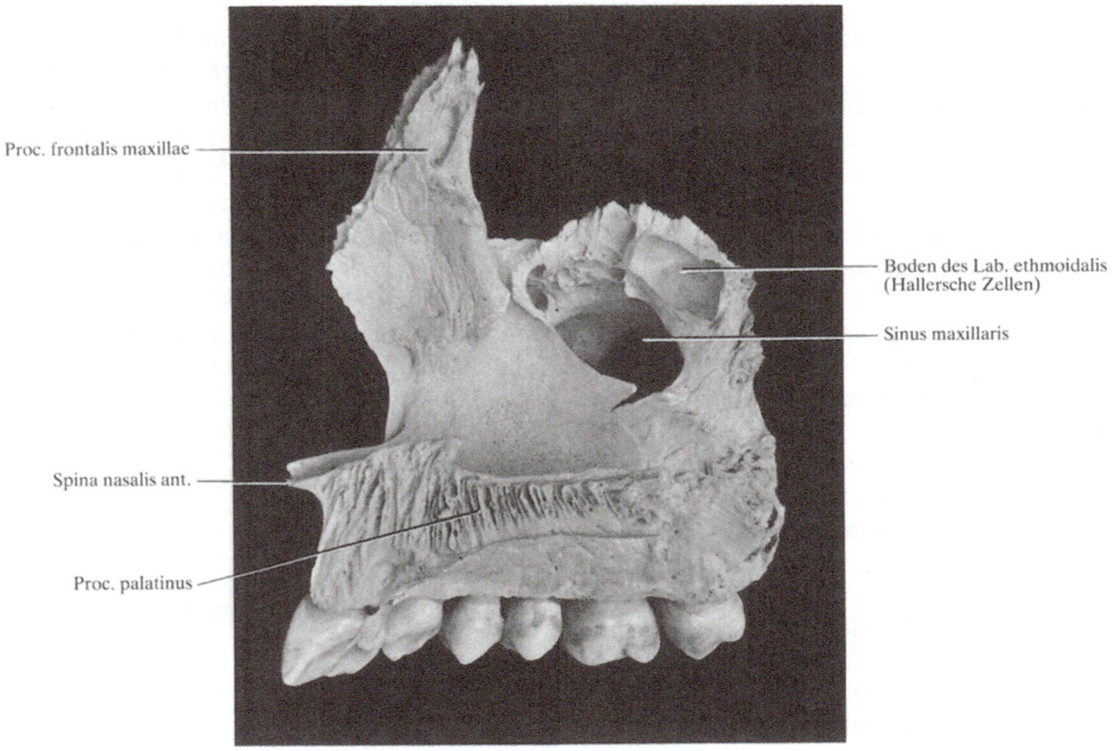

6.18 (1 – 2) Variationen in der Beziehung Lamina cribrosa und Siebbeindach (nach Krmpotić-Nemanić aus Berendes, Link, Zöllner)

Die Lamina cribrosa liegt im Niveau regelmäßig unterhalb des Siebbeindaches. Dies ist für Eingriffe am Siebbein von Bedeutung. Eine ungewollte Verletzung der vulnerablen Lamina cribrosa wird vermieden, wenn der Operateur sich mit seinen Instrumenten stets lateral vom Ansatz der mittleren Muschel hält. Bei normaler Lage der Siebplatte wird das Siebbeindach fast ausschließlich vom Stirnbein gebildet und ist relativ stabil (1). Je tiefer die Lamina cribrosa gegenüber dem Siebbeindach liegt, desto breiter wird eine sehr dünne von der Lamina cribrosa nach oben zum Siebbeindach (Os frontale) aufsteigende Knochenlamelle.

Bei extremer Tieflage der Siebplatte (ca. 20%) besteht auch, wenn man lateral des Ansatzes der mittleren Muschel operiert, die Gefahr einer Schädelbasisverletzung, da die dünne mediale Knochenlamelle besonders breit steht. Je tiefer die Lamina cribrosa lokalisiert ist, desto vorsichtiger muß präpariert werden und desto empfehlenswerter sind zumindest beim endonasalen Vorgehen als Hilfsmittel zur Operation Mikroskop und Endoskop.

Nach Onishi (1981) kam es bei 450.000 Ethmoidektomien in Japan in 0,15% der Fälle zu Schädelbasisläsionen, in 0,01% zu einer akuten Meningitis. Bei systematischen anatomischen Untersuchungen an 34 Schädelpräparaten konnten an 5 Prädilektionsstellen Knochendehiszenzen im Siebbein nachgewiesen werden: 1. mediale Siebbeinwand, 2. im Verlauf des N. ethmoidalis anterior, 3. am Ansatz der mittleren Nasenmuschel, 4. am anterolateralen Teil des Siebbeindaches und 5. um das Foramen des N. ethmoidalis posterior.

Auch beim Frakturieren der Lamina perpendicularis während einer Septumoperation kann eine zarte Lamina cribrosa einbrechen und zu einer Liquorfistel mit Hyposmie führen.

Chirurgische Relevanz

Siebbeinoperationen, Septumoperation, Trauma

Keros P (1965)
Krmpotić-Nemanić J u.Mitarb. (1972)
Onishi T (1981)

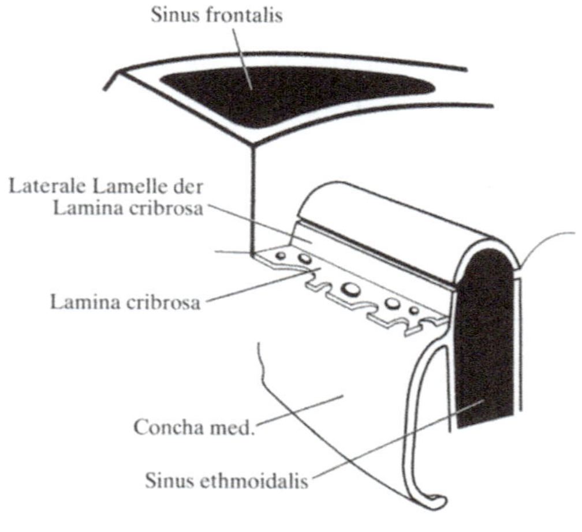

1

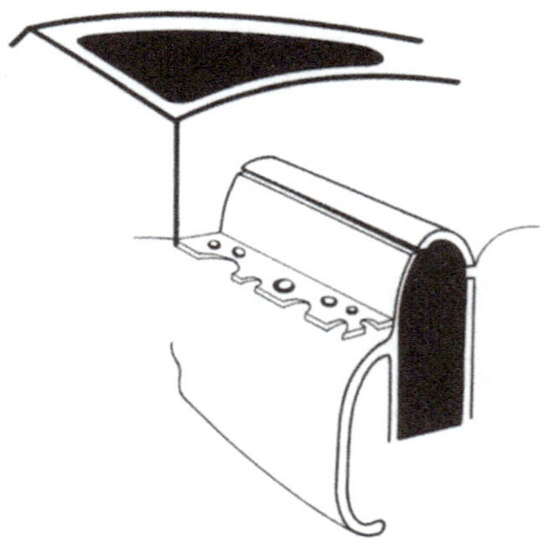

2

6.19 Die topographische Beziehung der Stirnhöhle mit ihrer Drainage zu den Siebbeinzellen und zum mittleren Nasengang (nach Nikolić, von rechts medial)

Der Sinus frontalis kann ein- oder mehrkammrig angelegt sein. Die Pneumatisation ging entsprechend von einer oder mehreren Siebbeinzellen aus. Bestehen mehrere Sinus frontales, so weisen diese auch die zugehörigen Ausführungsgänge auf. Diese sind auch endoskopisch zu erkennen. Nur in einem Drittel der Fälle besteht ein einziger Verbindungsweg zwischen Stirnhöhle und Nase (Vogt u.Mitarb.).

Der trichterartige Beginn des Ductus nasofrontalis im Stirnhöhlenboden wird von Killian als Infundibulum frontale bezeichnet (s. Abb. 5.12). Dieses ist nicht mit dem Infundibulum ethmoidale im mittleren Nasengang zwischen Processus uncinatus und Bulla ethmoidalis zu verwechseln, in das sich der Ductus nasofrontalis caudal öffnet. Die Pars nasalis ossis frontalis wird meist nicht nur von einer infundibulären Ethmoidalzelle, der sogenannten Boyer'schen Zelle pneumatisiert, sondern von mehreren Zellen, die Bullae frontales genannt werden. Der Ductus nasofrontalis kann deshalb geschlängelt sein. Bullae frontales sind bei Stirnhöhlenoperationen weitgehend mit dem medialen Teil des Stirnhöhlenbodens zu entfernen, um eine zuverlässige Drainage zu gewährleisten.

Chirurgische Relevanz

Endonasale Siebbein-Stirnhöhlenoperation, Siebbein-Stirnhöhlenoperation von außen, Schädelbasisrevision, Stirnhöhlenendoskopie

Draf W (1978, 1983)
Killian G (1903b)
Krmpotić-Nemanić J (1977)
Nikolić V (1963)
Sunarić R (1963)
Terracol J u.Mitarb. (1965)
Vogt K u. Schrade F (1979)

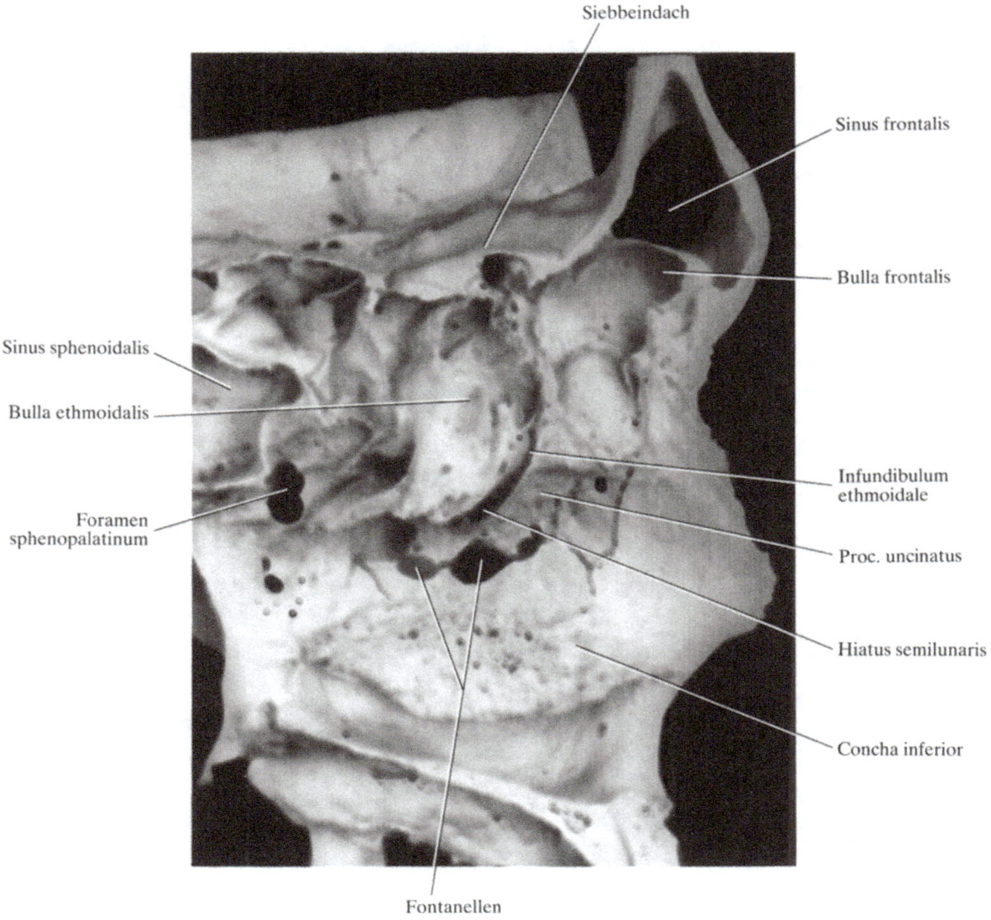

6.20 (1 – 3) Das „gefährliche Stirnbein" (nach Boenninghaus aus Denecke)

Wenn das Septum interfrontale (Septum sinuum frontalium) asymmetrisch liegt, kann die Crista olfactoria als Knochenleiste in die Stirnhöhle hineinragen. Versucht man diese abzutragen, wird die Riechgrube und damit das Endokranium eröffnet (Boenninghaus (1)).

Im frontalen Schnittbild ist die normale Lagebeziehung des Stirnhöhlenseptums zum Stirnhöhlenboden und zur Crista galli dargestellt (2).

Beim „gefährlichen Stirnbein" ist die Crista galli unterschiedlich pneumatisiert. Das Septum interfrontale setzt seitlich davon an, so daß kontralateral die Riechgrube leistenartig in die Stirnhöhle vorspringt (3).

Chirurgische Relevanz

Eingriffe an der Stirnhöhle, Traumatologie

Boenninghaus G (1923)
Denecke HJ (1953)

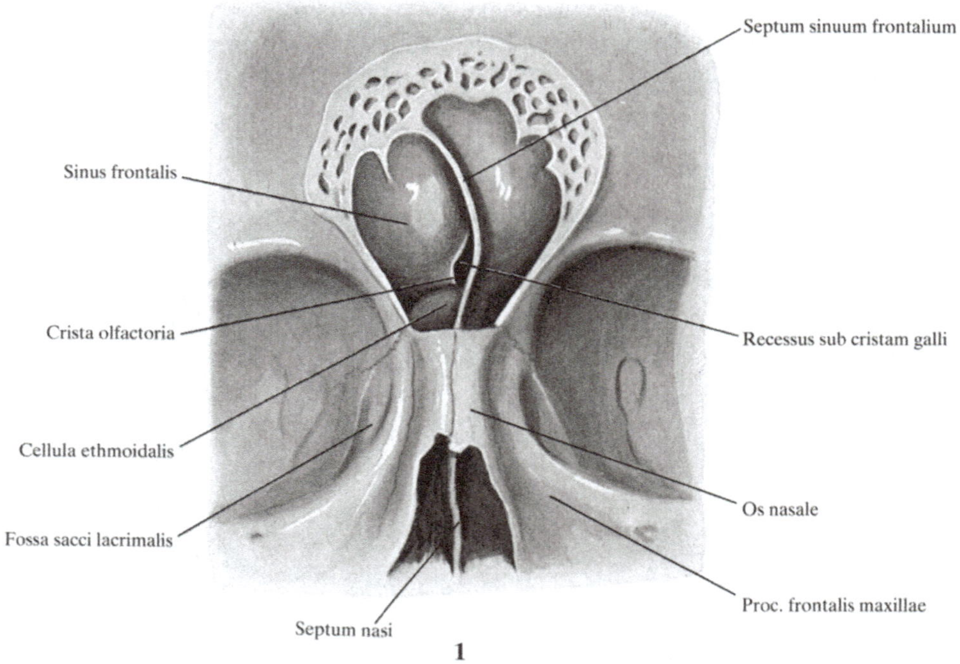

1

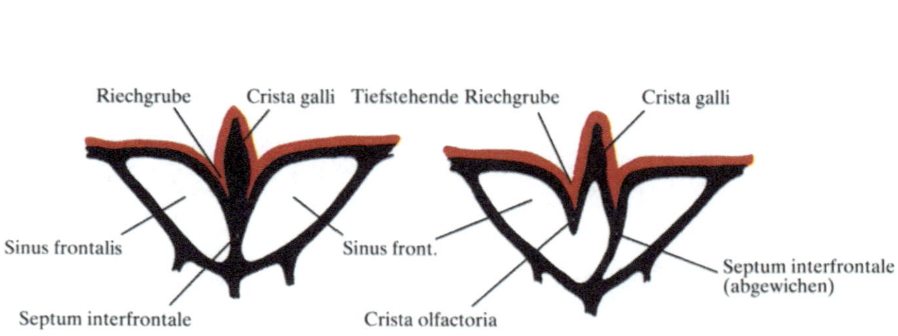

2 3

6.21 Die Fossa pterygopalatina (sphenopalatina) und infratemporalis von lateral (aus Lautenschläger)

Nach Resektion des Jochbogens und des aufsteigenden Unterkieferastes mit einem Teil der zugehörigen Muskulatur werden die wichtigsten Gefäß- und Nervenstrukturen der Fossa pterygopalatina (F. sphenopalatina, Flügelgaumengrube) und der Fossa infratemporalis sichtbar.
Die A. maxillaris, einer der Endäste der A. carotis externa, verläuft lateral oder auch medial des M. pterygoideus lateralis durch die Fossa infratemporalis, gibt dort einige Äste ab, sie teilt sich in der Fossa pterygopalatina zwischen Kieferhöhlenhinterwand und Processus pterygoideus in ihre Endäste (s. Abb. 6.23).
Die Lage des Foramen sphenopalatinum (F. pterygopalatinum) variiert beträchtlich in seiner Lagebeziehung zur mittleren Nasenmuschel (Nicolić, Stamm).

Chirurgische Relevanz

Eingriffe am N. vidianus und am Ganglion sphenopalatinum, seitlicher Zugang zur vorderen und mittleren Schädelbasis, zum retromaxillären Raum (Zehm) und zur Fossa pterygopalatina

Denecke HJ (1953)
Lautenschläger A (1934)
Nikolić V (1967)
Stamm WK (1981)
Zehm S (1966, 1970)

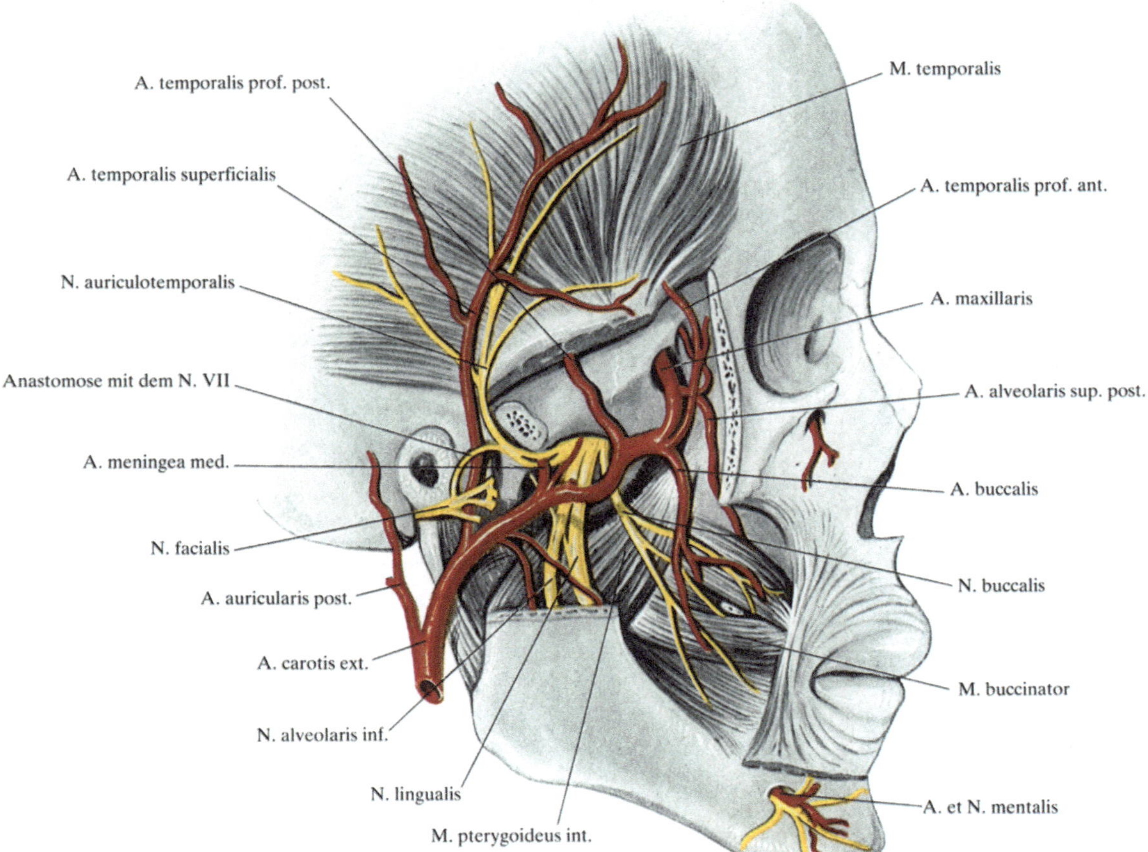

6.22 (1 – 4) Topographie der Fossa pterygopalatina (sphenopalatina)

6.22.1 Topographie der Fossa pterygopalatina (sphenopalatina) von der Seite her gesehen in ihrer Projektion auf Jochbeinkörper und aufsteigenden Unterkieferast

Die Fossa pterygopalatina liegt als schlitzförmiger Raum zwischen Kieferhöhlenhinterwand und Processus pterygoideus. Dorsal und lateral der Fossa pterygopalatina findet sich die Fossa infratemporalis. Sie wird cranial durch die Crista infratemporalis, medial durch die Lamina lateralis processus pterygoidei und lateral durch den Jochbogen begrenzt. Die Fossa pterygoidea liegt zwischen den beiden Laminae processus pterygoidei und ist deshalb in dieser Projektion nicht sichtbar. Die Fossae pterygopalatina, infratemporalis und pterygoidea werden auch als der *retromaxilläre Raum* zusammengefaßt (Zehm). Die hintere Begrenzung des retromaxillären Raums bilden von medial nach lateral Foramen spinosum, Processus styloideus und Fossa glenoidalis.

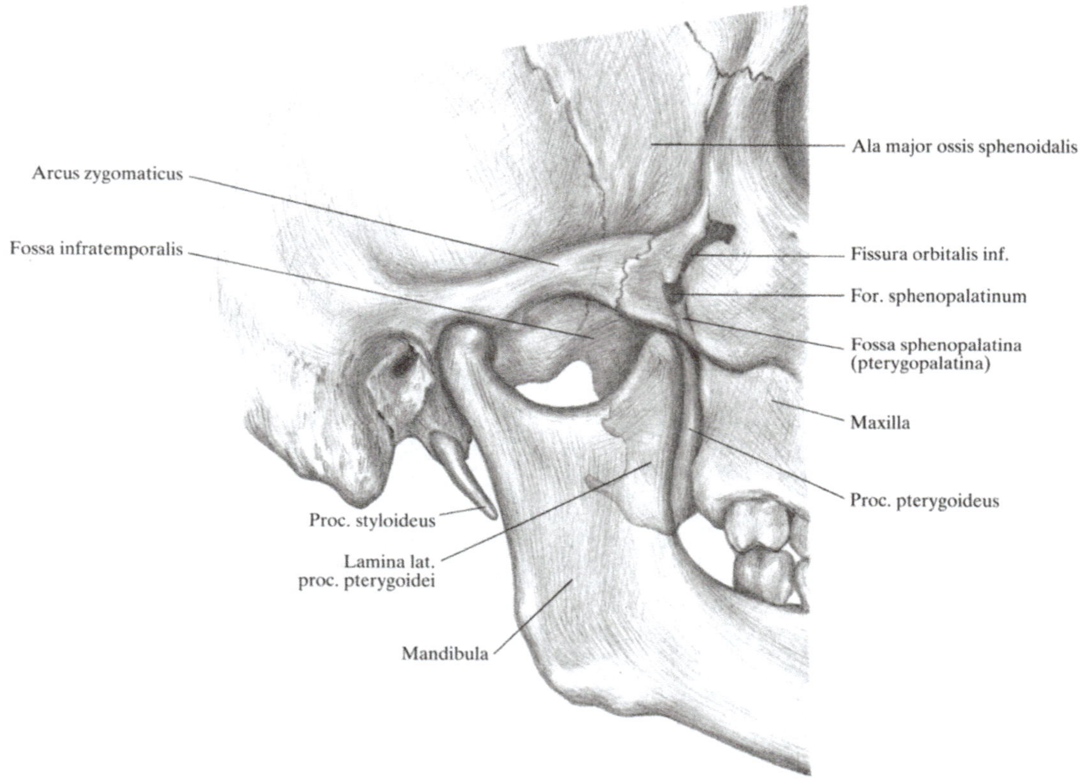

6.22.2 Die Fossa pterygopalatina (sphenopalatina) von lateral nach Entfernung des Unterkiefers

Die Fossa pterygopalatina wird medial durch die vertikale Platte des Os palatinum begrenzt. Sie steht mit der Augenhöhle durch die Fissura orbitalis inferior und mit der Nasenhöhle über das Foramen sphenopalatinum in Verbindung. In ihrem oberen Teil liegen das Ganglion pterygopalatinum (sphenopalatinum) und die terminale Verzweigung der A. maxillaris. Neben dem Foramen sphenopalatinum zur Nase hin befindet sich in der Fossa sphenopalatina die Mündung des Canalis rotundus und des Canalis pterygoideus. Das Foramen rotundum liegt lateral und oberhalb des Canalis pterygoideus (Vidii).

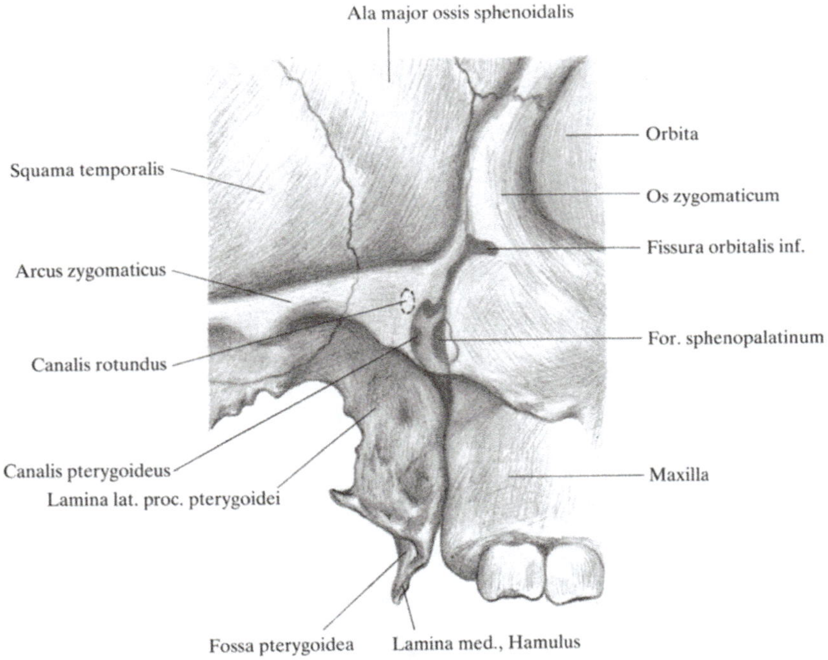

6.22.3 Die Fossa pterygopalatina (sphenopalatina) nach Entfernung eines großen Teils des Os zygomaticum, der Ala major ossis sphenoidalis, des Arcus zygomaticus und der Squama temporalis

Das Foramen sphenopalatinum ist vorne, unten und hinten vom Os palatinum, der Incisura sphenopalatina entsprechend, und oben vom Keilbein begrenzt. Durch das Foramen sphenopalatinum treten die A. sphenopalatina und die nasalen Nerven aus dem Ganglion sphenopalatinum in die Nasenhöhle ein. Durch den Canalis palatinus major, der von der Fossa sphenopalatina zum harten Gaumen zieht, verlaufen die A. palatina descendens, der N. palatinus major und die Nn. palatini minores. Von hinten mündet in die Fossa pterygopalatina der Canalis pterygoideus Vidii, durch welchen der N. canalis pterygoidei (N. vidianus) und die gleichnamige Arterie hindurchtreten. Der N. canalis pterygoidei enthält präganglionäre parasympathische Fasern für das Ganglion sphenopalatinum und die postganglionären sympathischen Fasern, die nicht im Ganglion umgeschaltet werden, sondern nur hindurchziehen.

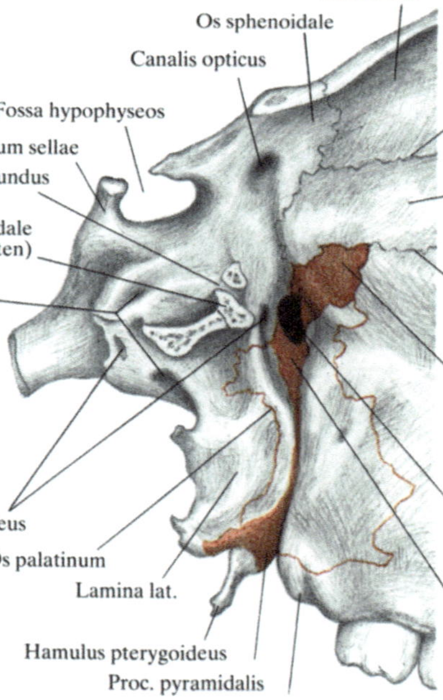

6.22.4 Die Fossa pterygopalatina (sphenopalatina) im Horizontalschnitt von oben her gesehen

Die knöcherne Begrenzung der Fossa pterygopalatina wird verdeutlicht. Bei extremer Pneumatisation kann die Keilbeinhöhle in den Processus pterygoideus hineinreichen. Für den Chirurgen ist von Bedeutung, daß der N. vidianus (N. canalis pterygoidei) auch ohne Eröffnung der Keilbeinhöhle erreichbar ist. Die Fossa pterygopalatina öffnet sich nach lateral in die Fossa infratemporalis, die ihrerseits von der seitlichen Wand des Sinus maxillaris vorne, lateral zum Teil durch den Jochbogen und den Processus coronoideus des Unterkiefers (Ansatzstelle des M. temporalis), nach medial durch die Lamina lateralis Processus pterygoidei und den unteren Teil des großen Keilbeinflügels begrenzt ist. Sie enthält den M. pterygoideus lateralis, die A. maxillaris und die Verzweigungen des dritten Trigeminusastes, N. alveolaris inferior und N. lingualis, aber auch die A. meningea media mit dem N. auriculotemporalis (s. Abb. 6.21) und lateral den M. temporalis. Nach hinten wird die Fossa infratemporalis teilweise durch das Tuberculum articulare des Kiefergelenks abgegrenzt.

Chirurgische Relevanz für 6.22 (1–4)

Transmaxilläre Eröffnung der Fossa pterygopalatina, Ligatur der A. maxillaris, Resektion des N. vidianus, Darstellung der vorderen und mittleren Schädelbasis von lateral. Eröffnung des retromaxillären Raums. Seitlicher Zugang zum Naso- und Oropharynx. Parotischirurgie, Chirurgie von Tumoren der lateralen und mittleren Schädelbasis, Traumatologie, lateraler Zugang zur Orbita

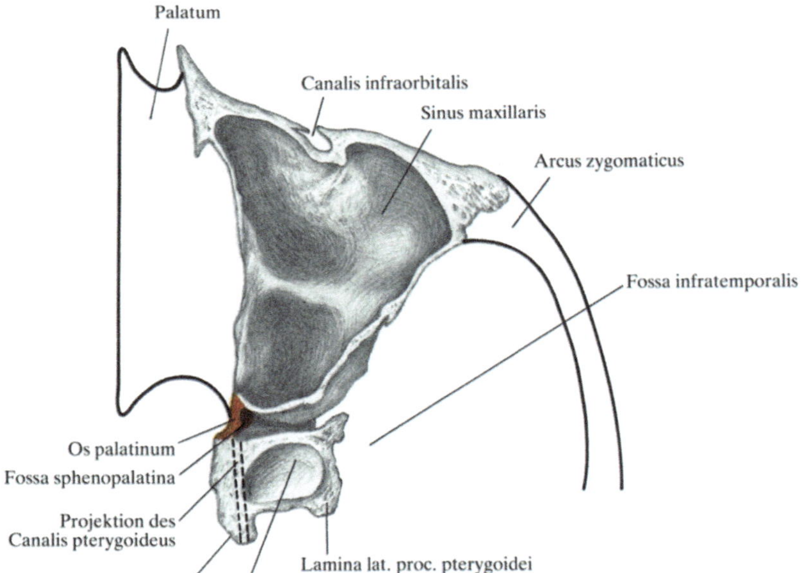

6.23 (1 – 6) Die Variationen der Arterien und Nerven in der Fossa infratemporalis (nach Krmpotić-Nemanić in Anlehnung an Križan)

Die Lagebeziehung der A. maxillaris kann sowohl zu den Kaumuskeln als auch zu den Ästen des N. mandibularis beträchtlich variieren (Križan).
Die A. maxillaris liegt in etwa 66% der Fälle oberflächlich, d.h. lateral des M. pterygoideus lateralis (1). Dabei kann sie medial oder lateral des N. buccalis verlaufen (2). Seltener findet man die Arterie medial des M. pterygoideus lateralis (3). In diesen Fällen kann sie lateral (3) oder medial der Nn. alveolaris inferior und lingualis liegen (4). Bei medialer Lage in Bezug auf den M. pterygoideus lateralis kann die A. maxillaris auch zwischen dem N. alveolaris inferior und dem N. lingualis verlaufen (5). Der von lateral her überkreuzende Nerv ist dann immer der N. alveolaris inferior. Gelegentlich wird der N. alveolaris inferior in diesen Fällen auch durch die Arterie geteilt (6).
Nach Juniper haben die beiden Anteile des M. pterygoideus lateralis fast antagonistische Wirkung. Deshalb wird empfohlen, das obere Segment als selbständigen M. pterygoideus superior zu bezeichnen.

Chirurgische Relevanz

Seitlicher Zugang zur Fossa infratemporalis und Fossa pterygopalatina, seitlicher Zugang zur vorderen und mittleren Schädelbasis, seitlicher Zugang zum Naso- und Oropharynx, seitlicher Zugang zur Kieferhöhle, dorsocaudaler Zugang zur mittleren Schädelbasis

Juniper RP (1981)
Križan Z (1960)
Krmpotić-Nemanić J (1977)

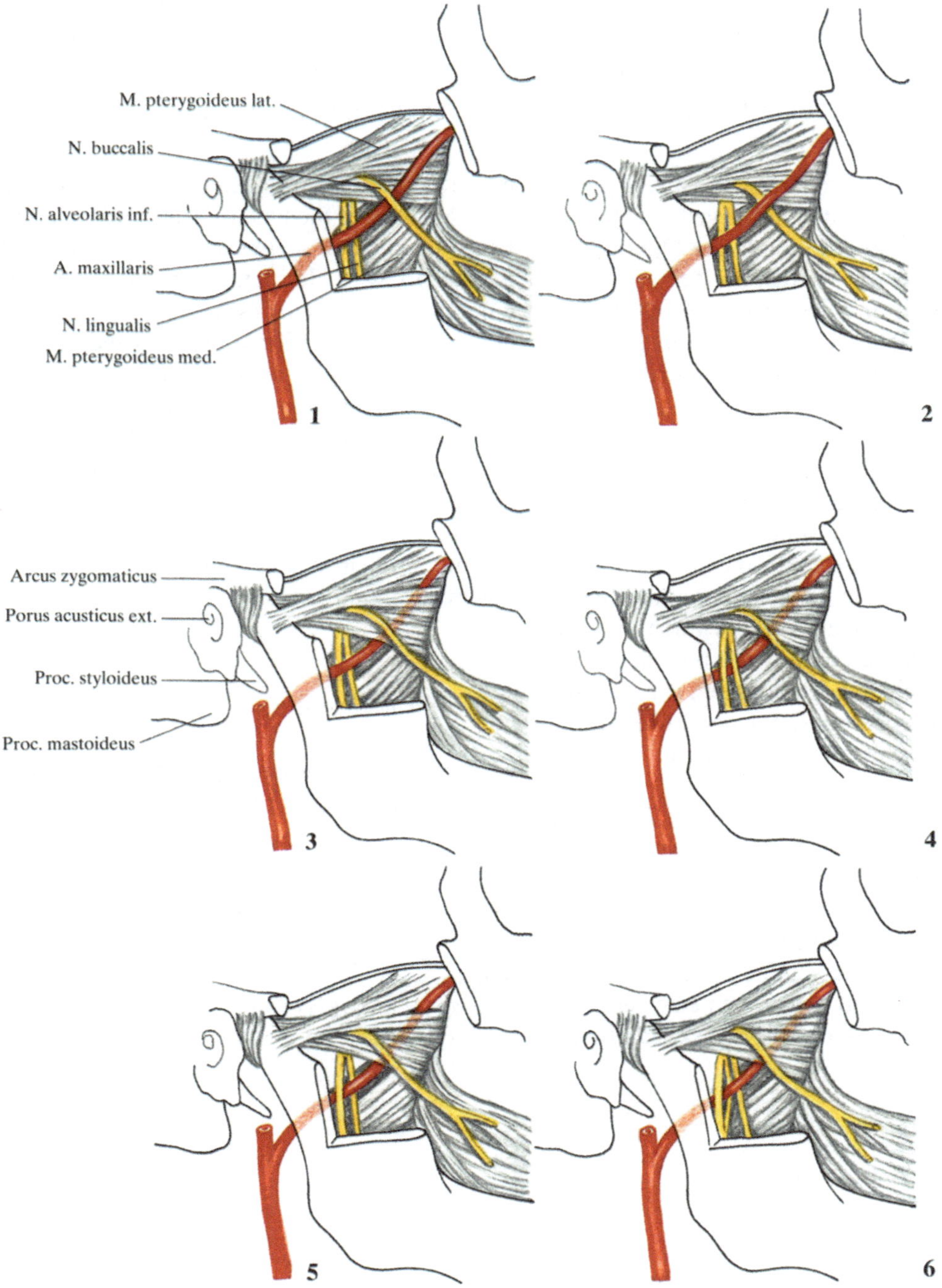
M. pterygoideus lat.
N. buccalis
N. alveolaris inf.
A. maxillaris
N. lingualis
M. pterygoideus med.
1
2
Arcus zygomaticus
Porus acusticus ext.
Proc. styloideus
Proc. mastoideus
3
4
5
6

6.24 (1 – 2) Die Projektion der Fossa pterygopalatina (sphenopalatina) mit den terminalen Ästen der A. maxillaris auf Kieferhöhle und Siebbein, sowie die arteriellen Äste der A. maxillaris nach Wegnahme der hinteren oberen und medialen Kieferhöhlenwand (in Anlehnung an Mandiola)

Beim Aufsuchen des N. vidianus (N. canalis pterygoidei) von der Kieferhöhle her liegen die A. maxillaris und deren Äste (Mandiola) im Operationsfeld, so daß sie versorgt werden müssen.

Das Foramen rotundum liegt 8 mm (6 bis 10 mm) lateral und oberhalb der vorderen Öffnung des Canalis Vidii (Canalis pterygoideus) in der Basis des Pterygoidfortsatzes.

Bei den selten auftretenden starken arteriellen Blutungen aus dem Versorgungsgebiet der A. maxillaris, die durch vordere und hintere Nasentamponade nicht zu beherrschen sind, ist die *permaxilläre Unterbindung der A. maxillaris* zu empfehlen (Seiffert). Man hat damit die Möglichkeit, die Ligatur dicht an der Blutungsstelle vorzunehmen und damit eine retrograde Versorgung des blutenden Gefäßes aus den reichlichen Kollateralen der A. carotis externa der gleichen und der gegenüberliegenden Seite auszuschalten (Denecke u. Ey) (s. Abb. 7.5).

Bei der *transmaxillo-pterygo-palatinalen Resektion des N. vidianus* (Golding-Wood) ist es empfehlenswert, nach Eröffnung der Fossa pterygopalatina und Versorgung der Gefäße zunächst das Foramen rotundum als Landmarke zu identifizieren. Zwischen der Öffnung des Vidianuskanals und des Foramen rotundum liegt meist noch eine vertikale Knochenbrücke. Den N. canalis pterygoidei findet man in der Regel in einer nach hinten gedachten Fortsetzung der medialen Kieferhöhlenwand.

Beim *transmaxillo-ethmoidalen Verfahren* (Rose u.Mitarb.) wird der Knochen an der hintersten unteren Begrenzung des Siebbeins, an der Siebbeinboden, mediale Kieferhöhlenwand und hintere Kieferhöhlenwand aneinanderstoßen, reseziert. Der Canalis pterygoideus (Vidii) wird auf diese Weise etwas medial und oberhalb des Ganglion sphenopalatinum erreicht. Bei diesem Vorgehen hält man sich medial der großen Gefäße der Flügelgaumengrube und verringert das Risiko einer Blutung und einer Schädigung der Nerven im Foramen rotundum.

Chirurgische Relevanz

Chirurgie des N. vidianus (N. canalis pterygoidei), transmaxilläre Ligatur der A. maxillaris

Denecke HJ u. Ey W (1984)
Golding-Wood PH (1962)
Mandiola E u.Mitarb. (1979)
Rabischong P u.Mitarb. (1981)
Rose KG u.Mitarb. (1979)
Seiffert A (1928)

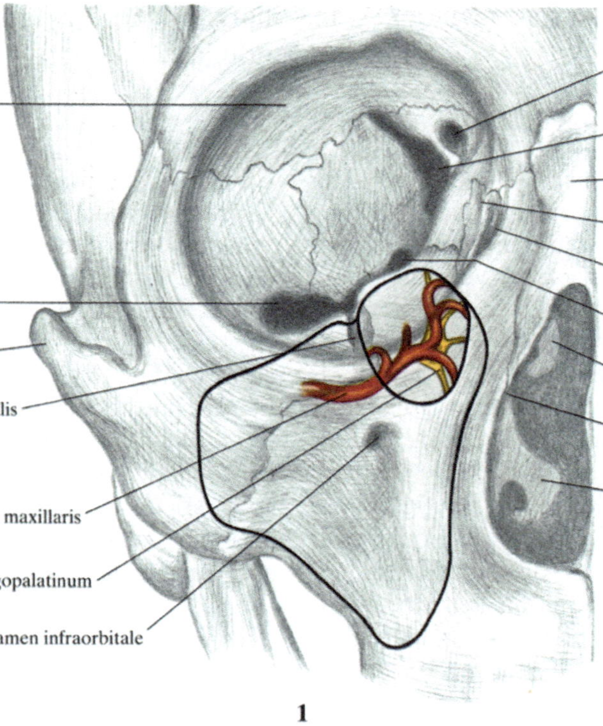
Os frontale
Canalis opticus
Fissura orbitalis sup.
Os nasale
Os lacrimale
Fossa sacci lacrimalis
Fissura orbitalis inf.
Canalis rotundus
Arcus zygomaticus
Concha med.
Sulcus infraorbitalis
Apertura piriformis
Concha inf.
A. maxillaris
Ganglion pterygopalatinum
Foramen infraorbitale

1

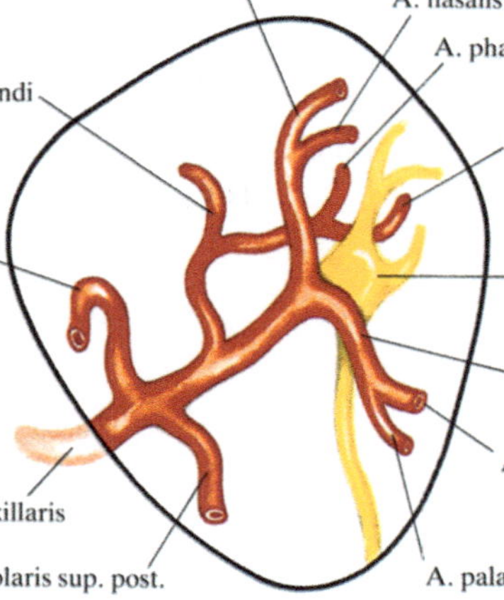
A. sphenopalatina
A. nasalis post. lat.
A. pharyngea
A. canalis rotundi
A. canalis pterygoidei
A. infraorbitalis
Ganglion pterygopalatinum
A. palatina descendens
A. palatina major
A. maxillaris
A. alveolaris sup. post.
A. palatina minor

2

6.25 (1 – 6) Variationen der A. maxillaris in der Fossa pterygopalatina (nach Mandiola)

Während Abb. 6.24.2 den „Normaltypus" der Verzweigung der A. maxillaris und ihre Beziehung zum Ganglion pterygopalatinum darstellt, zeigt Abb. 6.25 (1 – 6) eine Reihe von Variationsmöglichkeiten in der Aufteilung der A. maxillaris, die für Ligaturen in diesem Bereich von Bedeutung sind. Der mittlere Durchmesser der A. maxillaris beträgt am Eintritt in die Fossa pterygopalatina durchschnittlich 2,63 mm (2,5 bis 3 mm; Turvey u.Mitarb.).

Die A. canalis pterygoidei ist am häufigsten ein Ast der A. maxillaris (Osborne). Sie kann aber auch, in 30% der Fälle, als kleiner, inkonstanter Ast aus der A. carotis interna im Felsenbein entspringen und im Canalis pterygoideus mit einem Ast der A. maxillaris anastomosieren. In diesem Fall zieht die A. canalis pterygoidei durch das Foramen lacerum und gibt dort Ästchen für die oropharyngeale Schleimhaut ab. Unabhängig von ihrem Ursprung entspringen von der A. canalis pterygoidei immer Äste für die Flügelgaumengrube und den Oropharynx. In den dort gelegenen Gefäßnetzen anastomosiert sie sowohl mit Ästen der A. pharyngea ascendens und A. meningea accessoria (im Oropharynx und um die Tubenöffnung) als auch mit der A. palatina ascendens (Ast der A. facialis) und der A. palatina descendens (Ast der A. maxillaris).

Für *Oberkieferosteotomien* nach Le Fort I, II und III ist die Höhe der pterygomaxillären Verschmelzungszone von Bedeutung. Darunter ist die Anheftung der Vorderfläche des Processus pterygoideus an die Hinterwand der Kieferhöhle unterhalb der Fossa pterygopalatina zu verstehen. Ihre mittlere Höhe beträgt 15 mm (11 bis 18 mm). Vor dem 20. Lebensjahr besteht an dieser Stelle keine Synostose, so daß sich dort eine Osteotomie erübrigt. Bei Oberkieferosteotomien können folgende Gefäße verletzt werden: Die Aa. alveolaris superior posterior, sphenopalatina, palatina major et minor, canalis pterygoidei und infraorbitalis.

Chirurgische Relevanz

Chirurgie des N. vidianus, Blutungen der Nase und des Nasenrachens, Schädelbasischirurgie, Nasopharynxtumoren, craniofaciale Chirurgie

Boudin G u.Mitarb. (1982)
Mandiola E u.Mitarb. (1979)
Osborn AG (1980)
Turvey TA u.Mitarb. (1980)

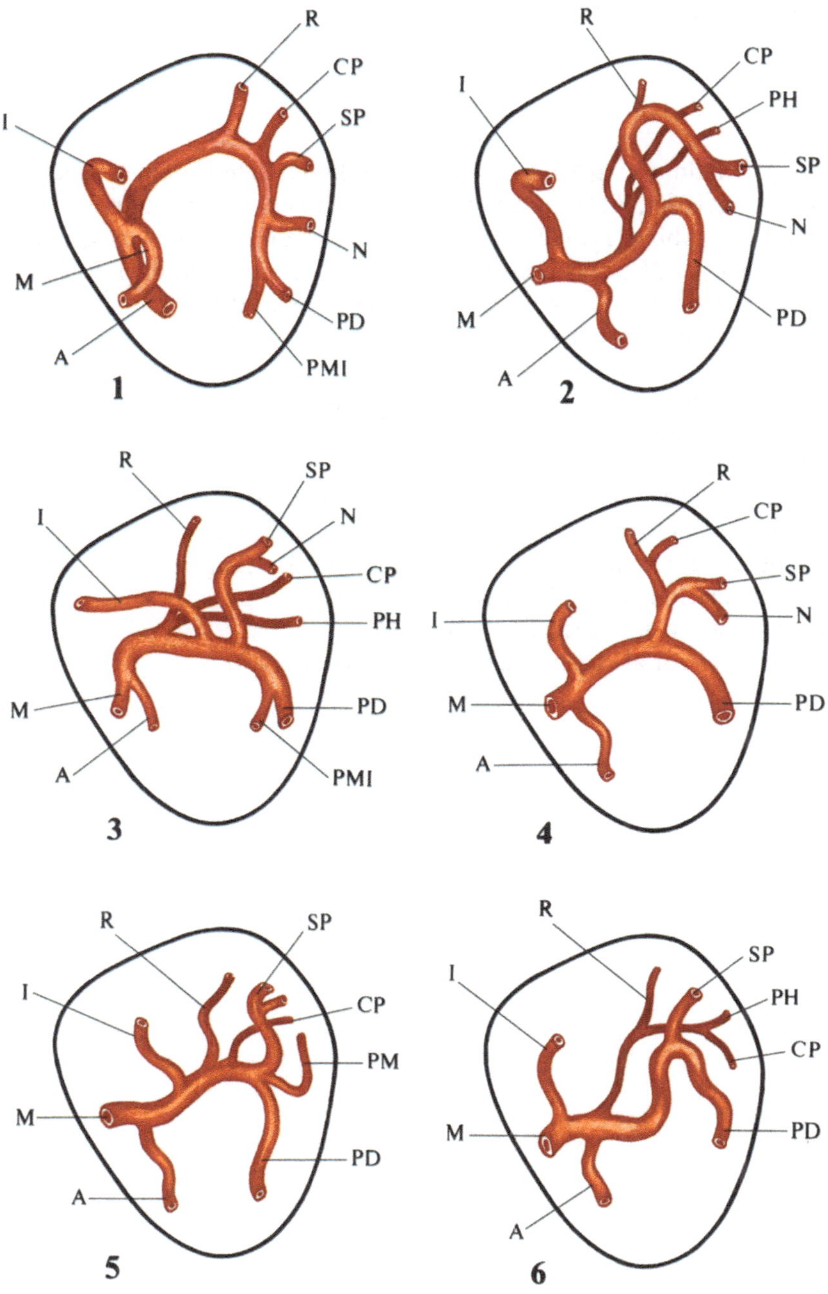

A A. alveolaris sup. post.
CP A. canalis pterygoidei
I A. infraorbitalis
M A. maxillaris
N A. nasalis post. lat.
PD A. palatina descendens
PH A. pharyngea
PM A. palatina major
PMI A. palatina minor
R A. canalis rotundi
SP A. sphenopalatina

6.26 (1 – 9) Lage- und Formvarianten des Foramen sphenopalatinum (pterygopalatinum) (nach Nikolić)

Das Foramen sphenopalatinum wird vorne vom Processus orbitalis ossis palatini, hinten unten vom Processus sphenoidalis (s. Abb. 5.11, 6.22.3) ossis palatini und hinten oben vom Corpus ossis sphenoidalis begrenzt. Durch dieses Foramen ziehen die A. sphenopalatina (s. Abb. 5.8) und die Nerven Rr. nasales posteriores, superiores, laterales und mediales sowie nasopalatinus zur Nasenhöhle (s. Abb. 5.9). Im „Normalfall" liegt das Foramen unmittelbar dorsal des hinteren Endes der mittleren Nasenmuschel (s. Abb. 6.24.1). Abweichend von dieser Position gibt es jedoch Variationen sowohl im Bezug auf die Lage als auch hinsichtlich Form und Anzahl der Nervenaustrittspunkte. Dies ist für die Schleimhautanästhesie von Bedeutung. Da sensible Nervenäste sowohl vor als auch unterhalb und hinter dem Foramen sphenopalatinum austreten können, ist eine zufriedenstellende Anästhesie nur zu erzielen, wenn ein breiter vertikaler Streifen unterhalb des Foramen sphenopalatinum anaesthesiert wird (9).

Chirurgische Relevanz

Septum- und Nasenplastik, therapeutische Lokalanästhesie beim Sludersyndrom, Operationen am Sinus sphenoidalis und im Siebbeinbereich, Traumen mit Blutungen aus der A. sphenopalatina

Nikolić V (1967)

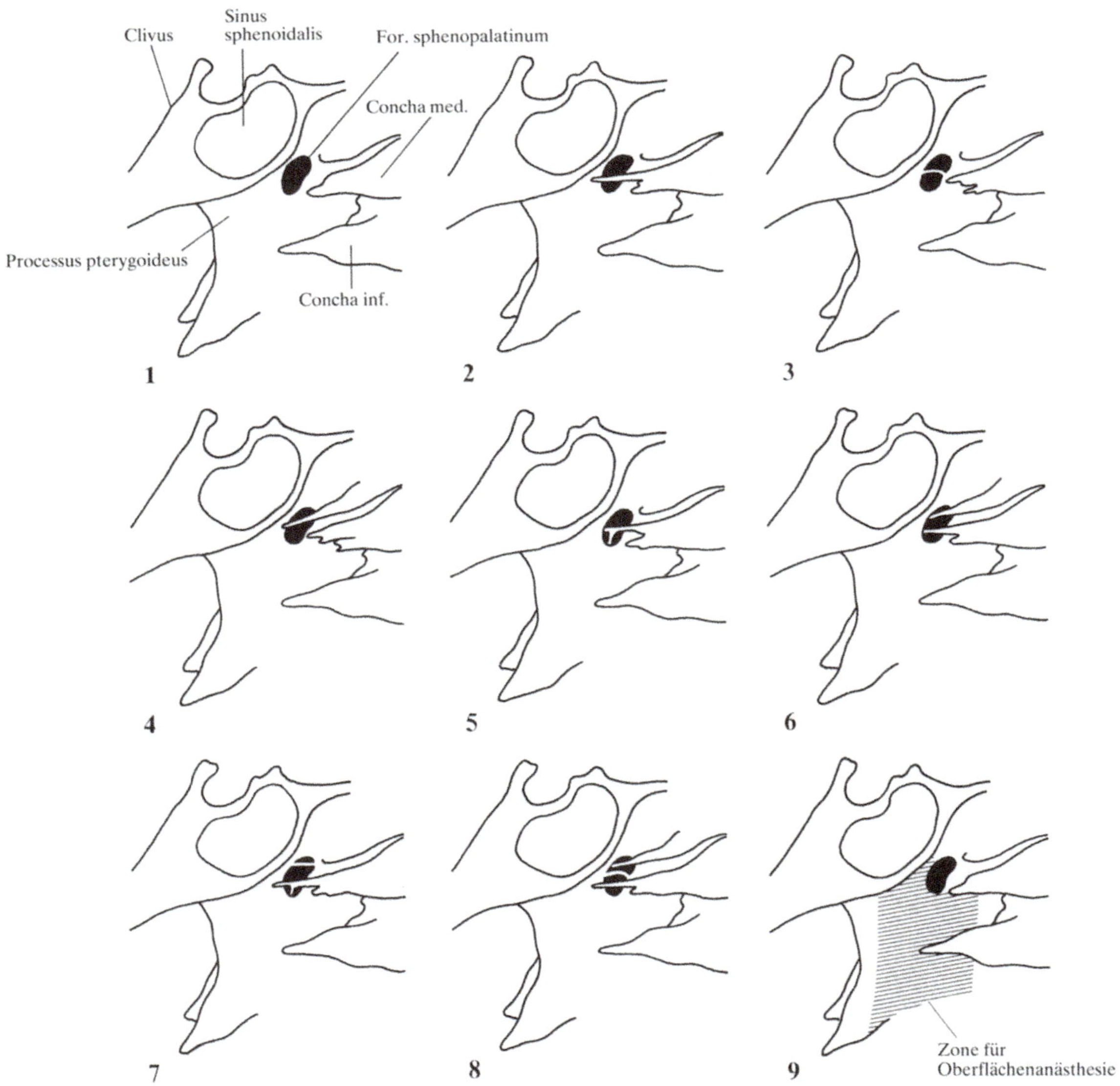
Clivus
Sinus sphenoidalis
For. sphenopalatinum
Concha med.
Processus pterygoideus
Concha inf.
1
2
3
4
5
6
7
8
9
Zone für Oberflächenanästhesie

7 Orbita

7.1 Anatomische Schichten der Orbita von der Seite (Übersicht, nach Pernkopf)

Der Orbitainhalt ist mit seinen verschiedenen Schichten in einem Parasagittalschnitt etwas schematisiert dargestellt. Deutlich wird die unmittelbare Nachbarschaft zur vorderen Schädelgrube und zur Kieferhöhle. Zwischen Fossa pterygopalatina und Orbita besteht über die Fissura orbitalis inferior eine direkte Verbindung.

Chirurgische Relevanz

Transmaxillärer Zugang zur Orbita und zum Siebbein, transfrontaler Zugang zur Orbita, Blow out-Fraktur, Dekompression des N. infraorbitalis, transkonjunktivaler Zugang zum Orbitaboden, orbitale Komplikationen bei Nasennebenhöhlenentzündungen, Carotis-Sinus cavernosus-Fistel, Chirurgie intraorbitaler Tumoren, endokrine Ophthalmopathie

Pernkopf E u. Ferner H (1963)

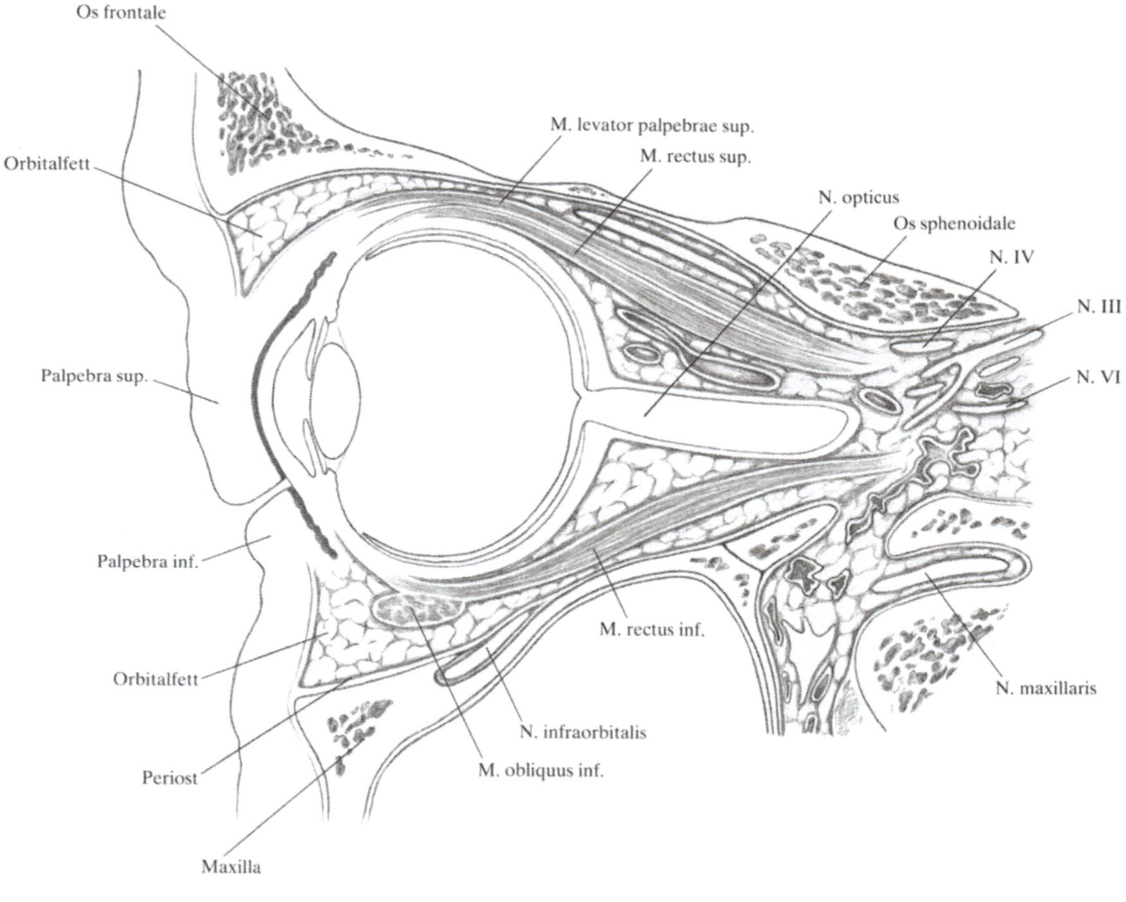

7.2 Topographie der vorderen Orbita mit dem M. levator palpebrae im Sagittalschnitt

Dargestellt ist der vorderste Anteil der Orbita mit den Lidern. Vor allem für die Ptosischirurgie sind die Ansätze des M. levator palpebrae am Tarsus, der Oberlidmuskulatur und der Oberlidhaut von Bedeutung. Für die verschiedenen Zugänge zum Orbitaboden (von außen, über das Unterlid bzw. transkonjunktival) ist die detaillierte Kenntnis dieser Region Voraussetzung.

Chirurgische Relevanz

Ptosischirurgie, Chirurgie bei der Orbitabodenfraktur, Tumorchirurgie der Orbita (s. auch 7.1.)

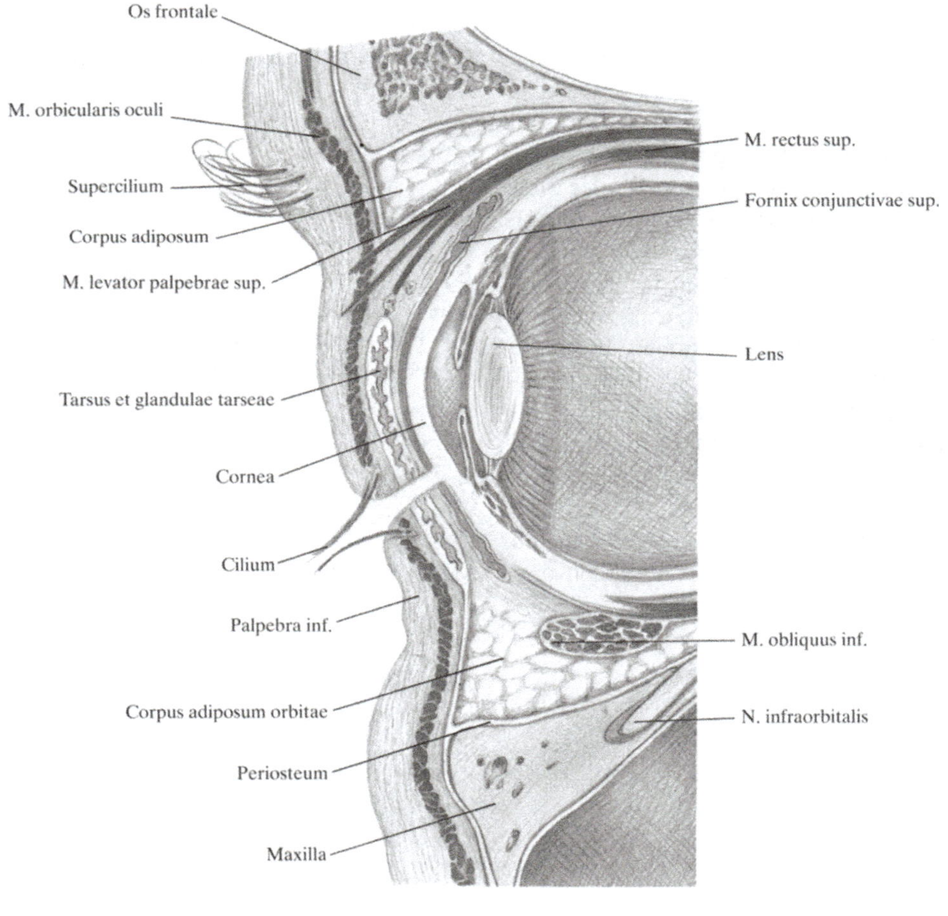

7.3 Die Beziehung wichtiger Gesichtsarterien zu Oberkiefer, Nasennebenhöhlen und Orbita

Die A. facialis liegt in einer Knochenrinne im Processus frontalis maxillae. Sie anastomosiert mit der A. dorsalis nasi aus der A. supratrochlearis (A. frontalis medialis aus der A. ophthalmica). Weiterhin steht sie mit der A. infraorbitalis in Verbindung, die ihrerseits Äste für Oberlippe, Nase und Augenunterlid abgibt.
Unterhalb der A. infraorbitalis teilt sich der N. infraorbitalis in die Rr. palpebrales inferiores, die Rr. nasales externi und interni und in die Rr. labiales superiores.
Die A. ophthalmica, welche durch den Canalis opticus die Orbita erreicht, verzweigt sich in die A. lacrimalis, A. supraorbitalis (=A. frontalis lateralis), A. supratrochlearis (=A. frontalis medialis), Aa. ethmoidalis anterior und posterior und kleine Äste für den Bulbus oculi (s. Abb. 7.5).
Das Foramen infraorbitale weist in Form und Lage große individuelle und populationsspezifische Variationen auf. Es kann gedoppelt oder dreifach angelegt sein (Godziewski u.Mitarb., Lang). Die Lage ist von der Form des Gesichtsschädels unabhängig. Das Foramen infraorbitale öffnet sich nach medial. Die Öffnungsfläche ist nach unten geneigt. Deshalb ist dieses Foramen durch die Haut kaum tastbar. Es wird am leichtesten gefunden, wenn man die Verbindungslinie zwischen inferolateralem Rand der Apertura piriformis und dem lateralen Augenwinkel halbiert (Keros u. Nemanić).
Der Sulcus infraorbitalis kann gelegentlich im Sinne eines Kanals vollständig von Knochen umgeben sein und zwar in 4,83% rechts und in 5,27% links (Godziewski u.Mitarb.).
Die Kieferhöhle wird von der A. sphenopalatina (=A. pterygopalatina) und den Aa. alveolares superiores anteriores und posteriores arteriell versorgt.
Die Lymphgefäße verlassen die Kieferhöhle entlang der arteriellen und venösen Gefäße. Im Lymphabfluß besteht eine Querverbindung von der Kieferhöhle zur Tuba Eustachii entlang des tiefen venösen Plexus pterygopalatinus. Die Lymphgefäßverbindungen zwischen Kieferhöhle, Tuben und Nasenrachenraum sind sowohl bei Entzündungen als auch bei Tumoren von klinischer Bedeutung und müssen diagnostisch und therapeutisch berücksichtigt werden (Mann, s. Abb. 1.23, 1.24).

Chirurgische Relevanz

Eingriffe an Kieferhöhle, Oberkiefer und Orbita, Nasenplastik, Tumoroperationen, Traumen (Blow out-Frakturen), Blutungen, Neurolyse des N. infraorbitalis, Orbitabodenexposition

Godziewski S u.Mitarb. (1979)
Keros P u. Nemanič G (1966)
Lang J (1981)
Mann W (1980)

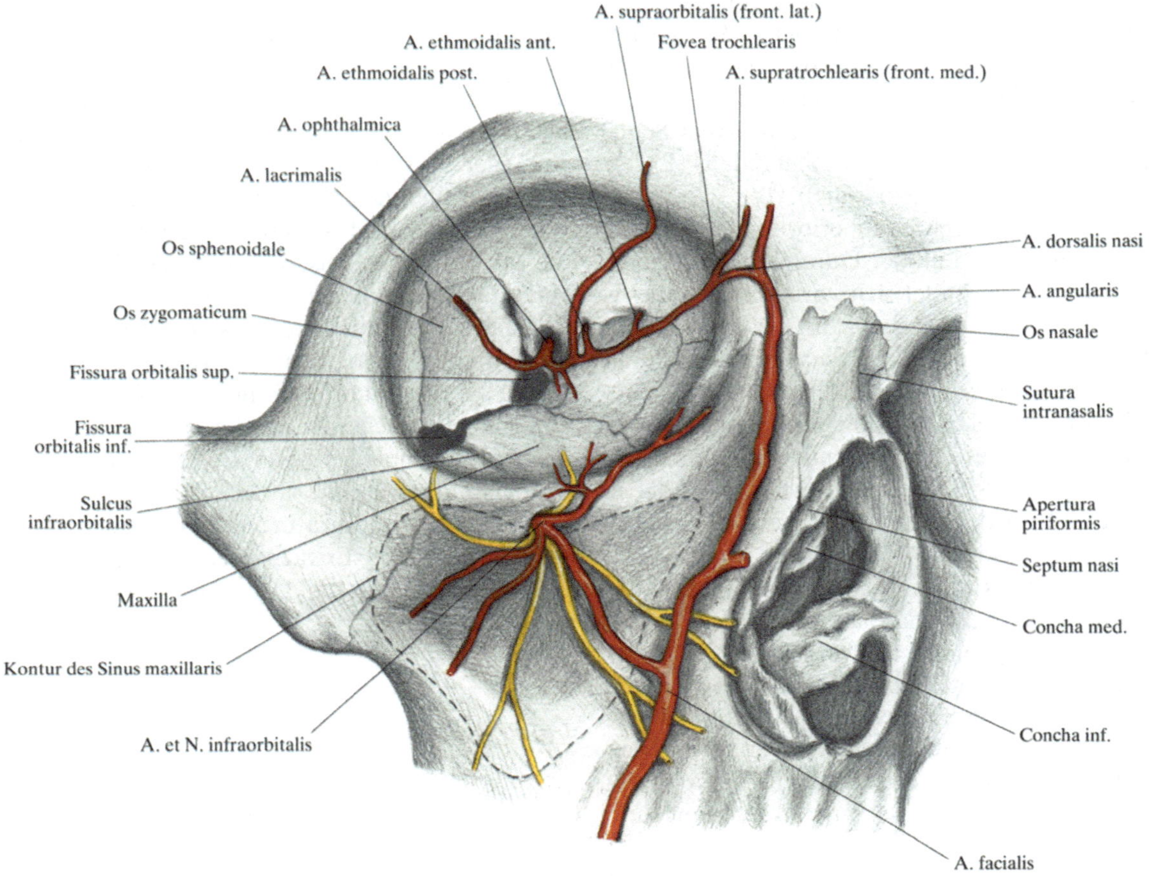
A. supraorbitalis (front. lat.)
A. ethmoidalis ant.
Fovea trochlearis
A. ethmoidalis post.
A. supratrochlearis (front. med.)
A. ophthalmica
A. lacrimalis
Os sphenoidale
Os zygomaticum
Fissura orbitalis sup.
Fissura orbitalis inf.
Sulcus infraorbitalis
Maxilla
Kontur des Sinus maxillaris
A. et N. infraorbitalis
A. dorsalis nasi
A. angularis
Os nasale
Sutura intranasalis
Apertura piriformis
Septum nasi
Concha med.
Concha inf.
A. facialis

7.4 Die Topographie des Apex orbitae, rechte Orbita von vorn

Die geraden Augenmuskeln entspringen aus einem Sehnenring, dem Anulus tendineus, der sowohl den Canalis opticus als auch den medialen Teil der Fissura orbitalis superior umgreift.
Der M. rectus lateralis entspringt mit einer Sehne auch von der Ala major ossis sphenoidalis (Lacertus m. recti lateralis (temporalis)).
Der M. levator palpebrae superioris entspringt am Canalis opticus und an der Durahülle des Sehnerven. Seine Sehne spaltet sich vorne in ein superfizielles und in ein tiefes Blatt auf. Letzteres ist am Tarsus befestigt und das oberflächliche zieht durch den M. orbicularis zur Haut.
Der M. obliquus superior entspringt am Keilbeinkörper medial des Anulus tendineus communis. Seine Sehne wird in der Trochlea umgelenkt. Die Trochlea ist an der medialen Augenhöhlenwand, an der Spina trochlearis, befestigt.
Der M. obliquus inferior entspringt am Orbitalrand lateral der Fossa nasolacrimalis.
Die geraden Augenmuskeln werden von Ästen des N. oculomotorius (gelb) innerviert, mit Ausnahme des M. rectus lateralis, den der N. abducens versorgt. Der N. oculomotorius innerviert sowohl den M. obliquus inferior als auch den M. levator palpebrae superioris. Über seine Radix oculomotoria (brevis) ganglii ciliaris gibt er parasympathische Fasern für den M. ciliaris und den M. sphincter pupillae ab. Die Äste des N. oculomotorius ziehen durch die Pars nervosa des Anulus tendineus hindurch, während der N. opticus mit der A. ophthalmica und einer Begleitvene durch die Pars optica dieses Anulus verläuft. Im Anulus tendineus finden sich weiter die Nn. nasociliaris (grün/aus V1), abducens (gelb), Radix longa ganglii ciliaris (grün, aus V1) und der R. sympathicus ad Ganglion ciliare aus dem Plexus caroticus (nicht eingezeichnet). Der N. trochlearis (für den M. obliquus superior), der N. frontalis (sensibel) und der N. lacrimalis, der über den N. zygomaticus, Ganglion pterygopalatinum und N. petrosus superficialis major die sekretorischen Fasern der Tränendrüse führt, verlaufen durch die Fissura orbitalis superior außerhalb des Anulus tendineus zusammen mit der Vena ophthalmica (Jo u. Trauzettel). Sowohl die Länge der Fissura orbitalis inferior (Neugeborenes 15,3 mm, Erwachsener 29,3 mm) als auch ihre Breite (Neugeborenes 5 mm, Erwachsener 5,4 mm) nehmen im Laufe des Lebens zu.
Die Länge der Fissura orbitalis superior (Neugeborenes 14,8 mm, Erwachsener 19,5 mm) vergrößern sich ebenfalls im Laufe des Lebens. (Lang u. Schlehan)

Chirurgische Relevanz

Chirurgie der Orbita, transmaxilläre und transfrontale Orbitaeröffnung, transnasale und transmaxilläre Siebbeinoperation

Jo A u. Trauzettel H (1974)
Lang J (1979, 1981)
Lang J u. Schlehahn FA (1981)

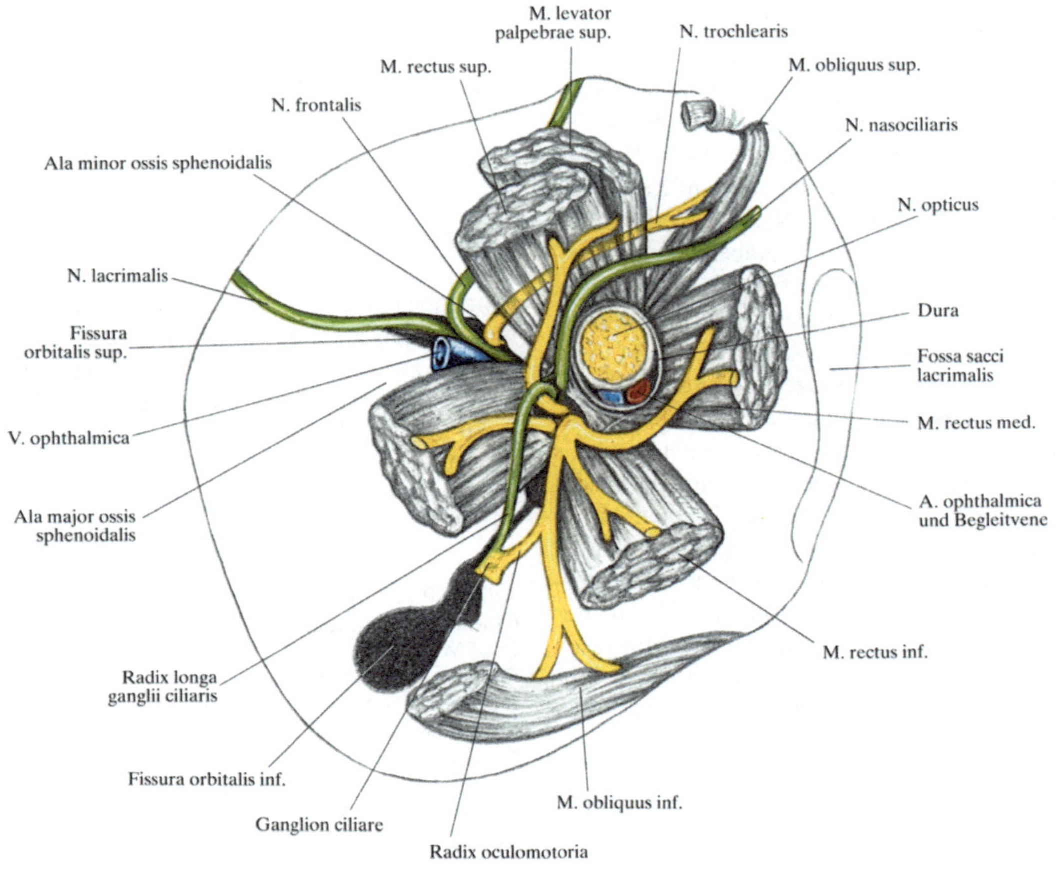
M. levator palpebrae sup.
N. trochlearis
M. rectus sup.
M. obliquus sup.
N. frontalis
N. nasociliaris
Ala minor ossis sphenoidalis
N. opticus
N. lacrimalis
Dura
Fissura orbitalis sup.
Fossa sacci lacrimalis
V. ophthalmica
M. rectus med.
Ala major ossis sphenoidalis
A. ophthalmica und Begleitvene
M. rectus inf.
Radix longa ganglii ciliaris
Fissura orbitalis inf.
M. obliquus inf.
Ganglion ciliare
Radix oculomotoria

7.5 (1–3) Variationen im Ursprung der A. ophthalmica und deren Äste (in Anlehnung an Adachi). Rechte Orbita, Blick von oben

Die A. ophthalmica entspringt in der Regel aus der A. carotis interna (s. Abb. 11.3). Im Anfangsteil der A. ophthalmica entspringen nur selten kleine Äste für die Bindegewebsscheide des Fasciculus opticus. Der extra- und der intraorbitale Teil der Arterie liegen caudal und lateral des N. opticus. Im weiteren intraorbitalen Verlauf kreuzt die Arterie auf die Oberseite des Nerven. Sie kann ihn auch, seltener, unterkreuzen. Neben den Augenästen und einer Anastomose für die A. meningea media gibt die A. ophthalmica die Aa. ethmoidalis anterior und posterior ab (s. Abb. 11.3, 11.4). Ausnahmsweise können die ganze A. ophthalmica (1) oder auch nur ihr lacrimaler Ast (2) aus der A. meningea media entspringen oder gemeinsam aus der A. carotis interna und der A. meningea media hervorgehen (3). In solchen Fällen können Manipulationen an der A. maxillaris (z.B. Vidianusneurektomie, Draf) einen vorübergehenden Spasmus in ihrem Versorgungsgebiet, speziell an der A. ophthalmica auslösen und zum temporären oder dauernden Visusverlust und zu einer Augenmuskellähmung führen. Diese Komplikationen werden gelegentlich auch bei Eingriffen am Apex orbitae beobachtet.

Die A. meningea media kann statt aus der A. maxillaris aus der A. ophthalmica entspringen. In solchen Fällen existiert das Foramen spinosum als Durchtrittsstelle nicht. Dies ist für die Blutstillung bei Verletzung dieser Arterie, z.B. bei Schläfenfrakturen, von Bedeutung.

Chirurgische Relevanz

Chirurgie der Hypophyse, Chirurgie in der vorderen Schädelgrube, Aneurysmachirurgie an den Aa. cerebri anterioror, und communicans anterior, Chirurgie der Orbita, Vidianuschirurgie, Leitungsanästhesie des 2. und 3. Trigeminusastes (Foramen ovale)

Adachi B (1928)
Chidichino G u.Mitarb. (1978)
Draf W (1982)
Guerrier Y (1981 c)
Guerrier Y u. Charissoux G (1981)
Krmpotić-Nemanić J (1978)
Lang J (1979)
Smith D u. Larsen JL (1979)
Tan WS u. Spigos DG (1979)
Vergnon L u. Gotlieb O (1979)

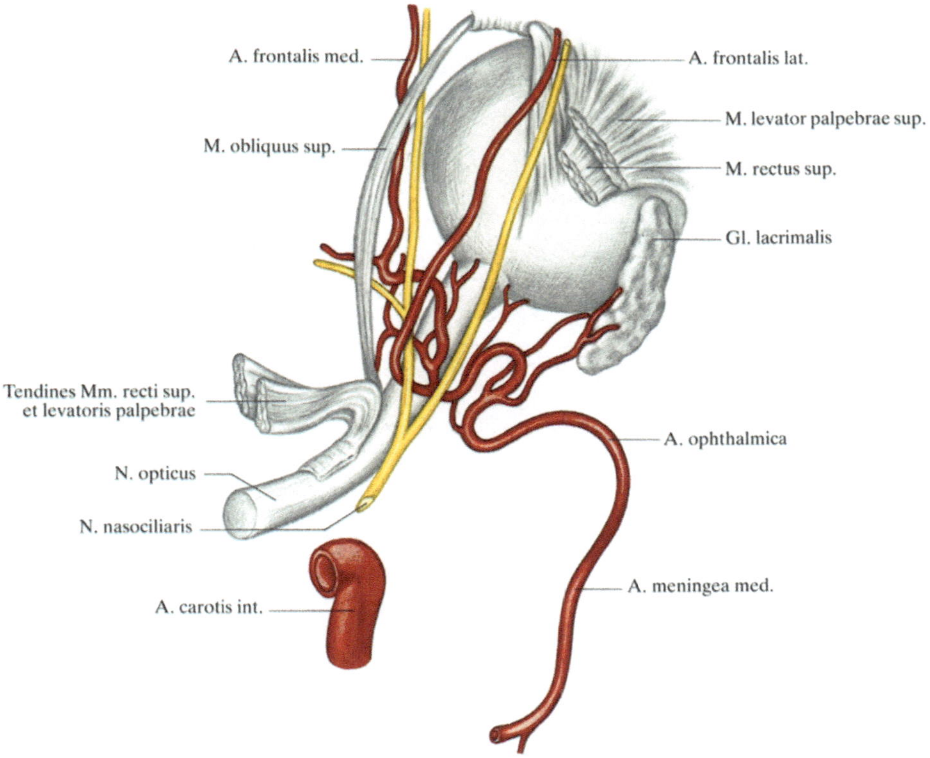
A. frontalis med.
A. frontalis lat.
M. levator palpebrae sup.
M. obliquus sup.
M. rectus sup.
Gl. lacrimalis
Tendines Mm. recti sup.
et levatoris palpebrae
A. ophthalmica
N. opticus
N. nasociliaris
A. meningea med.
A. carotis int.

1

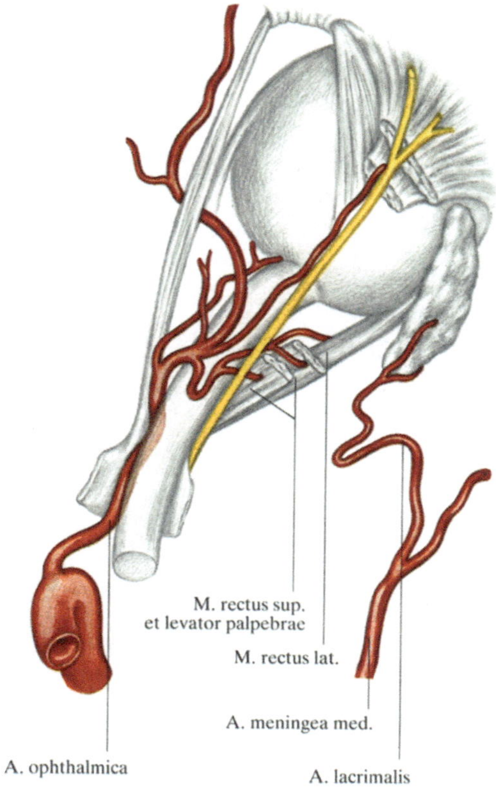
M. rectus sup.
et levator palpebrae
M. rectus lat.
A. meningea med.
A. ophthalmica
A. lacrimalis

2

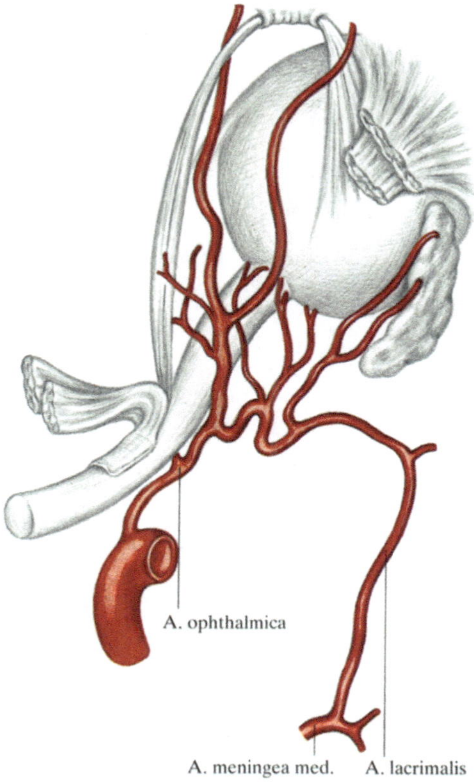
A. ophthalmica
A. meningea med.
A. lacrimalis

3

8 Ohr

8.1 Topographie der Ohrmuschel

Die Ohrmuschel besteht aus der Helix, die als Crus helicis zwischen der Cymba und dem Cavum conchae beginnt und als Cauda helicis am Hinterrand oberhalb des Ohrläppchens endet (s. Abb. 8.2). Vom Crus helicis ragt die Spina helicis nach vorne über die Incisura anterior (supratragica). Die Anthelix ist zwischen Cymba conchae und Helix ausgebildet und läuft nach oben in die Crura superius und inferius anthelicis aus, die die Fossa triangularis einschließen. Zwischen Helix und Anthelix befindet sich die Scapha und zwischen Anthelix, Tragus und Antitragus das Cavum conchae. Die Vertiefung zwischen Crus helicis und Anthelix mit seinem Crus inferior wird als Cymba conchae bezeichnet. Das Cavum conchae liegt hinter dem Gehörgangseingang zwischen Antitragus und Crus helicis, sowie Gehörgangseingang und unterem Teil der Anthelix.

Zwischen dem Tragus mit seinem Tuberculum supratragicum und dem Crus helicis liegt die Incisura supratragica. Am Ohrmuschelhinterrand findet sich gelegentlich ein Tuberculum auriculae Darwini. Zwischen Antitragus und Anthelix ist gelegentlich eine seichte Furche, der Sulcus auriculae posterior, ausgebildet.

Das Ohrläppchen, Lobulus auriculae, kann in der Größe stark variieren, fehlen oder gespalten angelegt sein. Neben schweren Mißbildungen der Ohrmuschel, Microtie oder Anotie, finden sich gelegentlich kleine Anhänge, Appendices auriculae.

Chirurgische Relevanz

Eingriffe an der Ohrmuschel

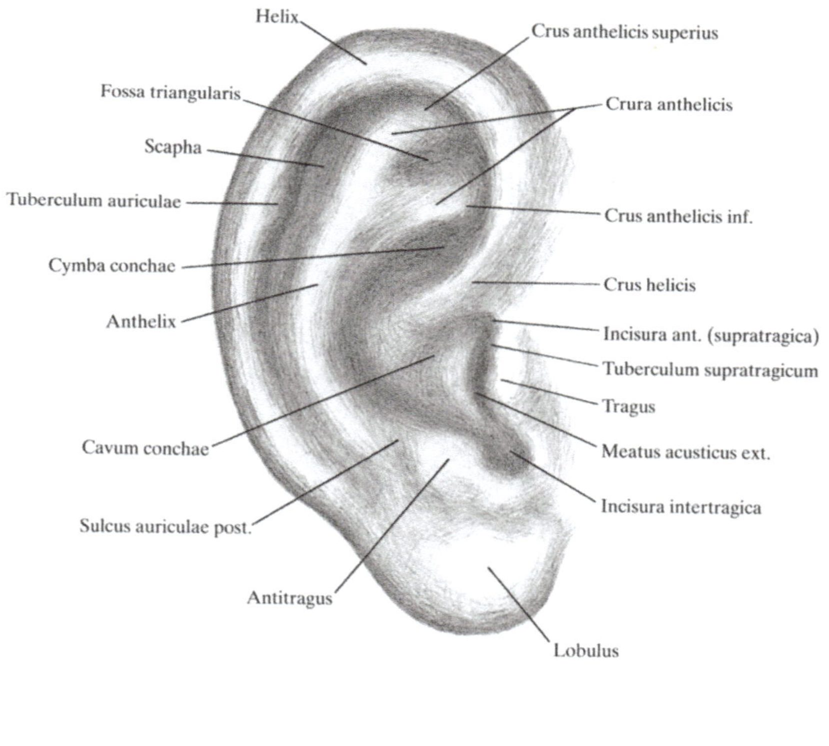

8.2 (1 – 2) Der Ohrmuschelknorpel von lateral (1) und von medial (2) gesehen

Am Knorpelgerüst der Ohrmuschel werden zahlreiche Details unterschieden. Diese haben bei regelrechter Anlage nur eine begrenzte klinische Bedeutung. Die Muskeln der Ohrmuschel werden vom N. facialis innerviert.
Von praktischer Bedeutung ist für die Ohranlegeplastik die Forderung von Šercer, das Lig. auriculae anterius zu durchtrennen.
Bei der Mikrochirurgie des Ohres liegt der enaurale Hilfsschnitt in der knorpelfreien Zone des Gehörgangseingangs, welche der Incisura anterior (supratragica) entspricht.

Chirurgische Relevanz

Chirurgie der Ohrmuschel, Mikrochirurgie, insbesondere endaurale Eröffnung des Ohres

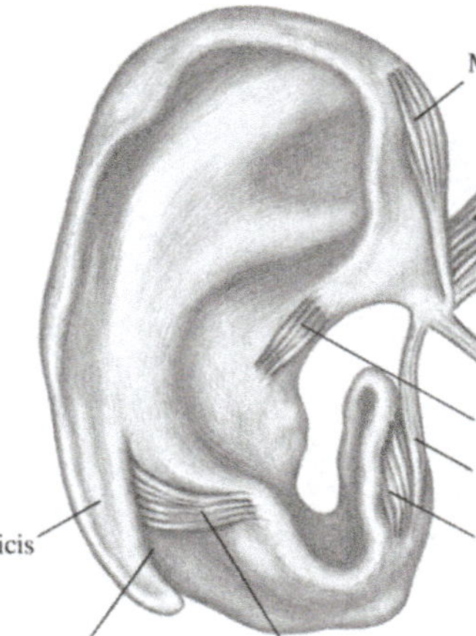

1

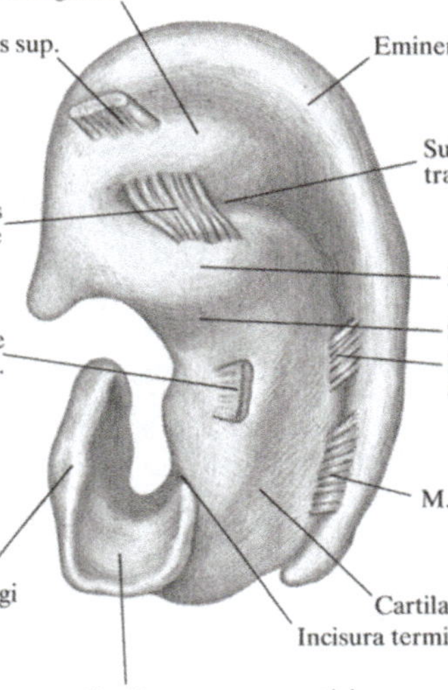

2

8.3 (1 – 2) Die sensible Versorgung der Ohrmuschel (in Anlehnung an Lazorthes)

Dargestellt sind die Innervationsareale der versorgenden Nerven. Die hier eingezeichneten Felder geben lediglich Anhaltspunkte. Die Überschneidungen und Variationen sind groß. Da der N. auricularis magnus einen Großteil der Ohrmuschel sensibel versorgt, sollte er bei chirurgischen Eingriffen nach Möglichkeit erhalten werden. Dies gilt insbesondere für Eingriffe mit ausschließlich ästhetischer Indikation wie Otopexie oder Facelift, aber auch für die Parotischirurgie.

Chirurgische Relevanz

Hitselberger-Zeichen, Hustenreiz bei Traumen des Gehörganges und Ohrreinigung, Otalgie bei Pharynx-Larynx-Carcinom, Ohrschmerz bei Dentitio difficilis, Kiefergelenksyndrom, Cervicalsyndrom

Hirsch C (1925)
Lang J (1979)
Lazorthes G u.Mitarb. (1981)

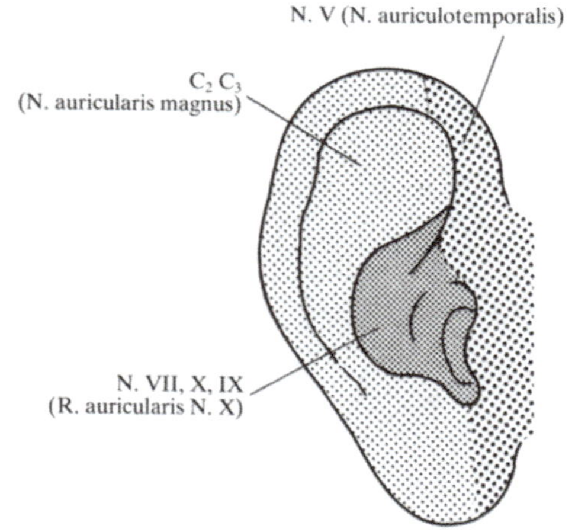

1

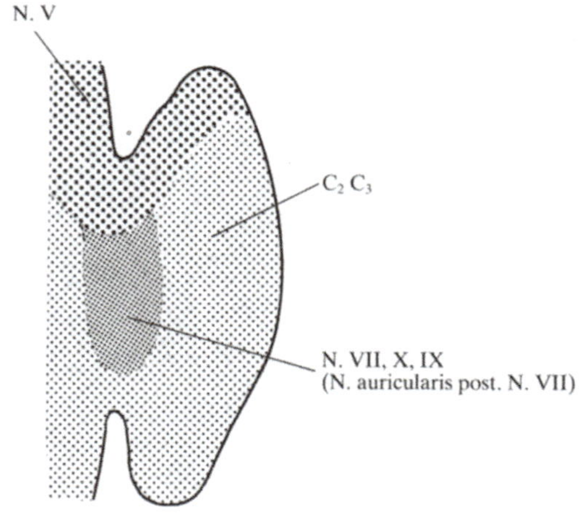

2

8.4 Rechte Felsenbeinregion von der Seite (nach Helms)

Dargestellt sind das Schädelskelet und die an der Unterfläche der hinteren und mittleren Schädelbasis ansetzenden Muskeln, sowie die wichtigen Nerven und Gefäße, die unterhalb des Ohres die Schädelbasis verlassen, bzw. hier eintreten.

Chirurgische Relevanz

Chirurgie der seitlichen Schädelbasis, des Ohres, der Ohrspeicheldrüse, des N. facialis, des Unterkiefers, der Flügelgaumengrube, der Fossa infratemporalis, des Kiefergelenkes, der lateralen Halscysten und Fisteln

Helms J (1978)

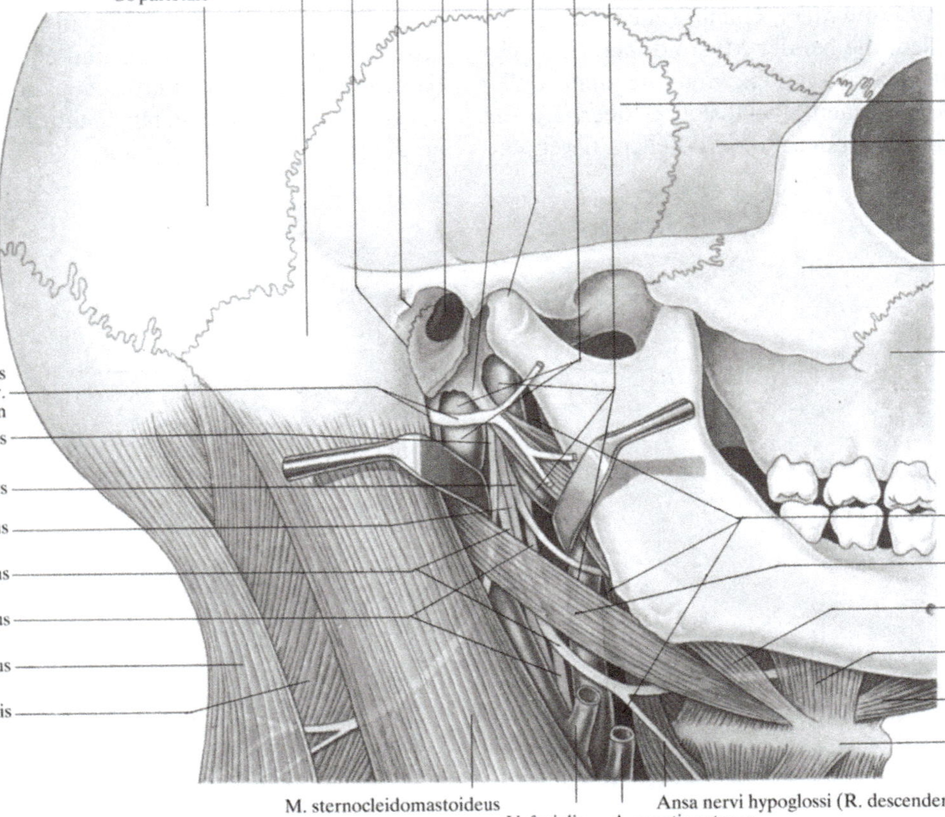

8.5 Die Pneumatisation des Mittelohres und seiner Umgebung

Die Pneumatisation des Mittelohres weist ein breites Spektrum von Möglichkeiten auf. Sie reicht von einer nur geringen periantralen lufthaltigen Zellbildung bis zu ausgedehnten Hohlraumansammlungen, die neben dem Mastoid auch Teile des Os temporale, des Jochbogens und der Pyramidenspitze bis zur Sella ausfüllen können. Die Klärung erfolgt durch radiologische Techniken. Für die Ausbreitung pathologischer Prozesse im Ohr und für die chirurgische Sanierung ist die Kenntnis der sog. Zellzüge (oberer, unterer, vorderer, hinterer) von Bedeutung. Marx hat diese Zellzüge wegen ihres richtungsbestimmenden Einflusses auf die Ausbreitung von Ohrerkrankungen mit Stenger als Heerstraßen bezeichnet. Von praktischer Bedeutung sind die terminalen Zellen im Winkel zwischen Dach der Pyramide und Sinus sigmoideus (Sinus-Durawinkel, Citelli-Zellen), die retrosinösen Zellen, die bei der Mastoidoperation gelegentlich übersehen werden, und die unmittelbar auf dem knöchernen Facialiskanal oberhalb des M. stapedius liegenden Pogány-Zellen, deren entzündeter Inhalt gelegentlich schwer gegen den Facialis abgegrenzt werden kann.

Bei ausgedehnter Pneumatisation sind benachbarte Strukturen wie die Dura der mittleren und hinteren Schädelgrube oder die A. carotis interna sowie gelegentlich auch der N. facialis nicht knöchern, sondern nur bindegewebig bedeckt.

Lang (1983) fand an 35 Schädeln in 5 Fällen bilaterale und in 4 Fällen unilaterale Defekte des Tegmen tympani, die nach dem Lufteinblasen in das Mittelohr oder bei Ohrinfektionen Loci minores resistentiae sein können.

Chirurgische Relevanz

Chirurgie des Ohres und des Felsenbeines, Antrotomie, Mastoidektomie, Facialisdekompression, Komplikationen der akuten und chronischen Otitis media, translabyrinthärer Zugang zur Pyramidenspitze und zum inneren Gehörgang. Eingriffe an der mittleren Schädelgrube

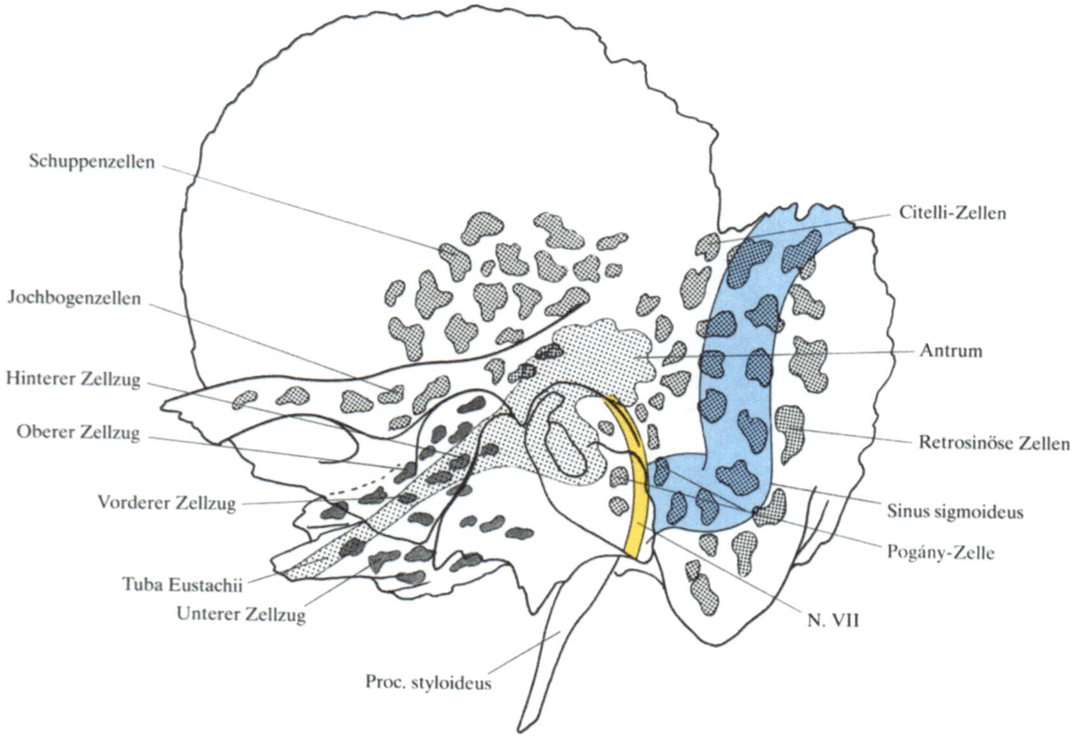

8.6 Projektion der Strukturen innerhalb des Felsenbeines auf die Felsenbeinoberfläche (nach Helms)

Die Felsenbeinpyramide ist in einem Winkel von etwa 45 Grad nach vorne medial im Schädelinneren orientiert. Der Sinus petrosus superior und die A. carotis interna projizieren sich in ihren medialen Abschnitten deshalb vor das Innenohr. Das Emissarium mastoideum kann nach Lage und Größe stark variieren. Ähnliches gilt für die Position des Bulbus jugularis. In der Chirurgie wird die freie Fläche der Pyramidenhinterwand zwischen Sinus sigmoideus, Sinus petrosus superior und Labyrinth als Trautmann'sches Dreieck bezeichnet. Im unteren Teil dieses Dreiecks liegt der Saccus endolymphaticus.

Chirurgische Relevanz

Chirurgie des Felsenbeines, des Ohres und des N. facialis, Chirurgie der Fossa infratemporalis, Chirurgie am Bulbus jugularis und an der A. carotis interna in der Schädelbasis

Helms J (1978)

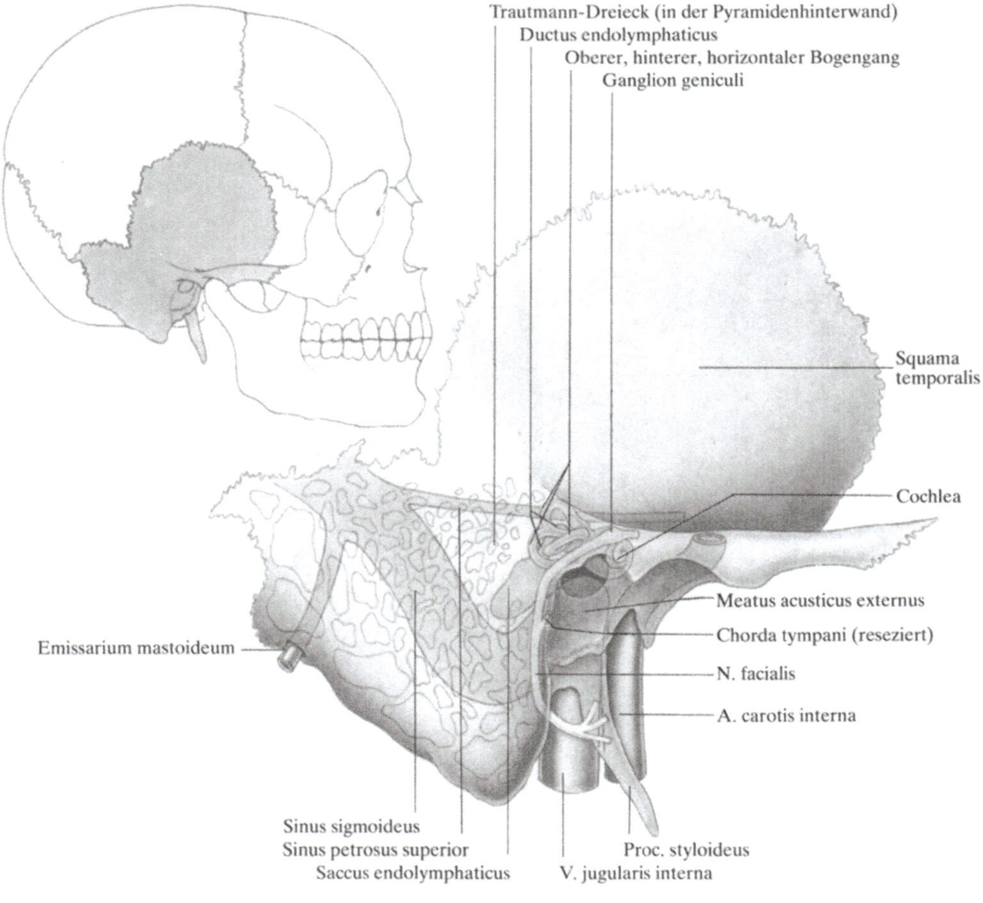

8.7 (1 – 2) Das Schläfenbein

8.7.1 Das Körner'sche Septum im Frontalschnitt durch Antrum und Mastoid

Die Squama temporalis bildet den vorderen und oberflächlichen Teil des Mastoids. Ihre Pneumatisation geht vom sogenannten Saccus superior aus. Die Pars petrosa bildet den hinteren und medialen Teil des Warzenfortsatzes, welcher vom sog. Saccus medius pneumatisiert wird. An der Stelle, an der diese beiden Teile des Mastoids aneinander grenzen, kann ein Körner'sches Septum entstehen. Diese Knochenlamelle kann die Orientierung beim transmastoidalen Zugang zum Antrum und zur Paukenhöhle erschweren.

Chirurgische Relevanz

Mastoidektomie, Antrotomie, Facialischirurgie, Tympanoplastik

Proctor B u. Nager ST (1982)

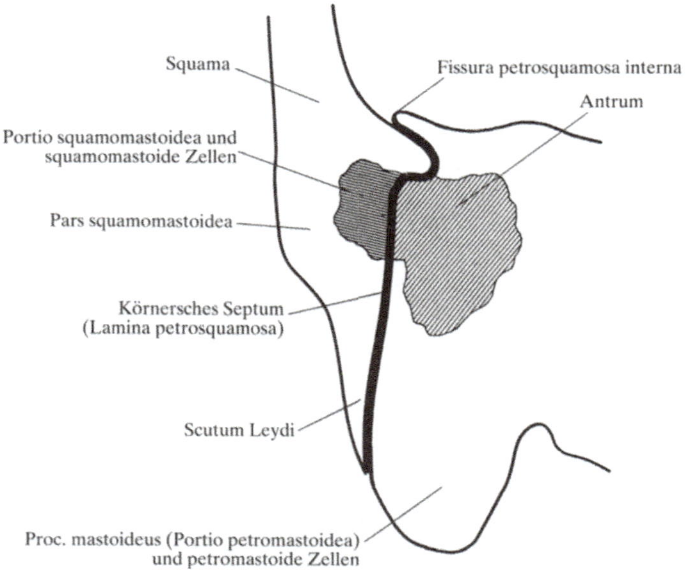

8.7.2 Die Sutura petrosquamosa in einem Frontalschnitt in Höhe der Jochbogenwurzel, Blick von vorne

Die Sutura petrosquamosa interna erstreckt sich von der Fissura Glaseri über das Mittelohrdach in das Mastoid. Als Lamina petrosquamosa (Körner'sches Septum) bildet sie die Grenze zwischen der Pars petromastoidea und der Pars squamomastoidea des Processus mastoideus (s. Abb. 8.7.1). Die Pars petrosa kann die Pars squamosa überdekken oder in das Mittelohr hineinpressen. Auf diese Weise wird ein Teil der Hammerfixationen erklärt. Die Pars petrosa läuft, am Frontalschnitt betrachtet, lateral in zwei Fortsätze aus:

1. Einen unteren Fortsatz, der als Crista tegmentalis in die Spalte zwischen Squama temporalis und Pars tympanica eindringt und mit dem begrenzenden Knochen die Sutura petrosquamosa externa bzw. die Sutura petrotympanica Glaseri bildet. Durch die Fissura petrotympanica Glaseri treten vorne die Chorda tympani und hinten die A. tympanica anterior und das Lig. mallei anterius hindurch.
2. Der obere Fortsatz der Pars petrosa bildet mit der Squama temporalis die Sutura petrosquamosa interna.

Chirurgische Relevanz

s. Abb. 8.7.1, Lokalanästhesie des Ohres

Proctor B u. Nager ST (1982)

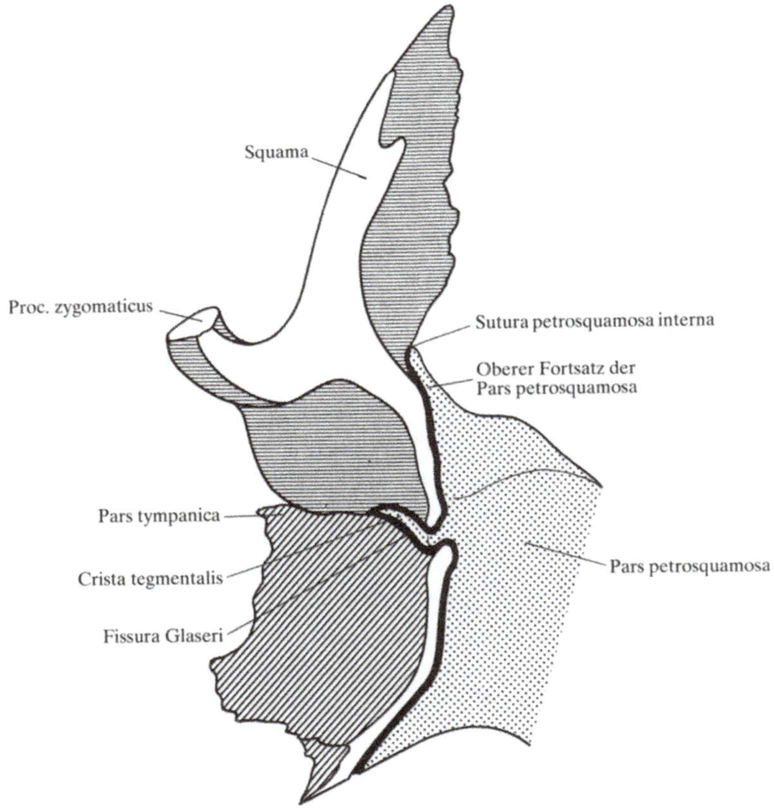

8.8 (1 – 2) Variationen des Sinus sigmoideus

Der Abstand des Sinus sigmoideus von der Hinterwand des äußeren Gehörganges variiert stark. Ein vorverlagerter Sinus sigmoideus (2) behindert eine weite operative Eröffnung des Mastoids als Zugang zu Antrum mastoideum, Pauke, Labyrinth, zur transmastoidalen Zisternoskopie und zum inneren Gehörgang, Kleinhirnbrückenwinkel und zur Tube. Bei ausgedehnter Felsenbeinpneumatisation stellt der Sinus sigmoideus selten ein Operationshindernis dar (1).

Chirurgische Relevanz

Antrotomie, Mastoidektomie, translabyrinthäre Eingriffe, Chirurgie der Thrombose des Sinus sigmoideus und Sinus transversus, Zisternoskopie, Operationen an innerem Gehörgang und Kleinhirnbrückenwinkel

Denecke HJ u. Guleke N (1953)
Nikolić V u. Rudež V (1966)
Proctor B u. Nager ST (1982)

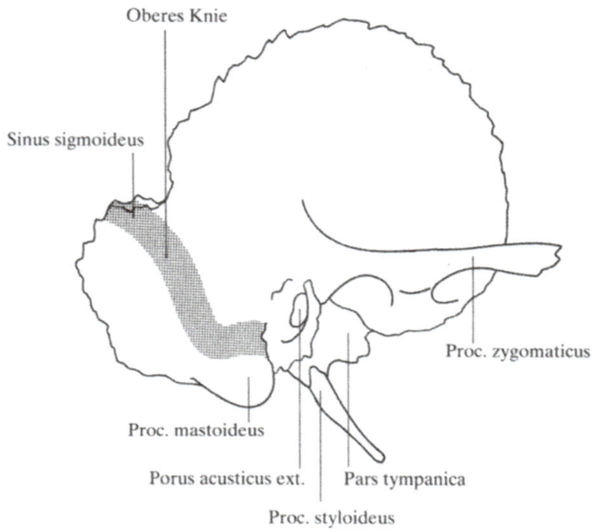

1

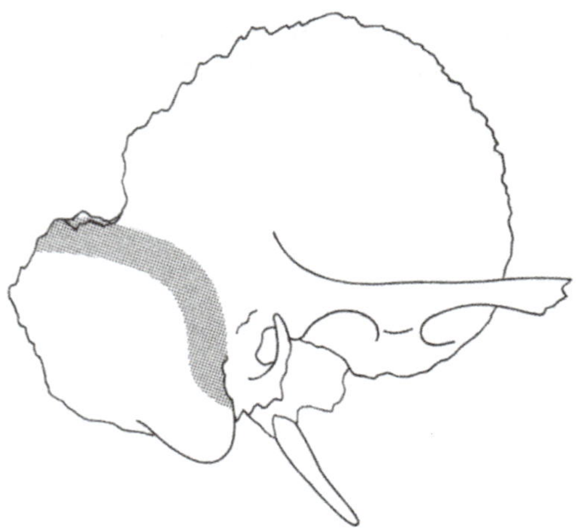

2

8.9 (1 – 3) Variationen des Bulbus jugularis (nach Helms aus Plester/Wende/Nakayama)

Aufblick auf die Felsenbeinpyramide von hinten oben
(1) Normalsituation
(2) Vorverlagerung des Bulbus jugularis, der in diesem Bereich durch den Knochen der mittleren Schädelgrube hindurchschimmern kann (eigene Beobachtung).
(3) Lateralverlagerung des Bulbus jugularis; er kann hier den Boden der Pauke bilden, und er ist dabei nicht immer mit Knochen bedeckt, er reicht gelegentlich bis an das Amboß-Stapes-Gelenk und kann zu einer Schalleitungsschwerhörigkeit führen. Lage- und Größenanomalien des Bulbus jugularis können in der radiologischen Diagnostik (Tomographie, Jugularisphlebographie, Computertomographie einschließlich Densitometrie) zu Fehldeutungen im Sinne eines Tumors im Foramen jugulare Anlaß geben.

Verlaufsanomalien der A. carotis interna, die ebenfalls im Boden des Mittelohres liegen kann, wurden nicht eingezeichnet.

Chirurgische Relevanz

Diagnostik des Foramen jugulare, Felsenbeinchirurgie, Chirurgie von Glomustumoren des Felsenbeines, Chirurgie bei Tumoren im Kleinhirnbrükkenwinkel und im Foramen jugulare.

Helms J (1978)
Krmpotić J u. Šercer A (1960)
Subotić R (1979)
West JM u.Mitarb. (1974)

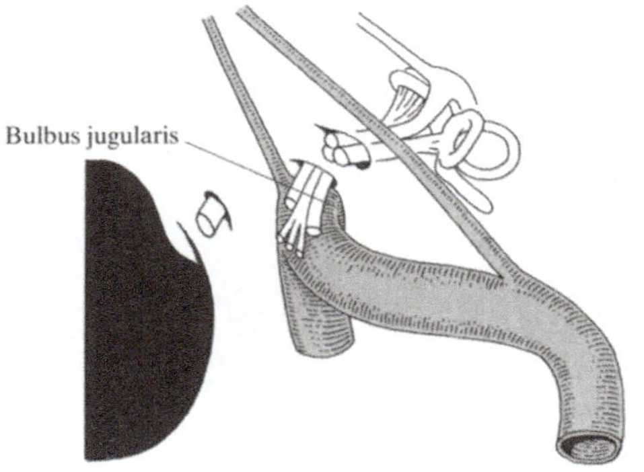

1

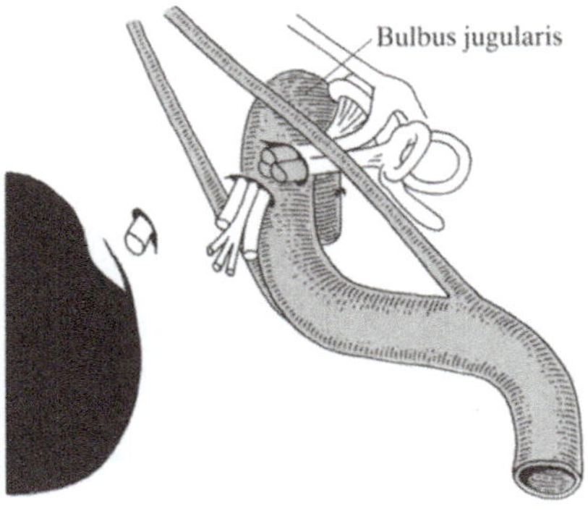

2

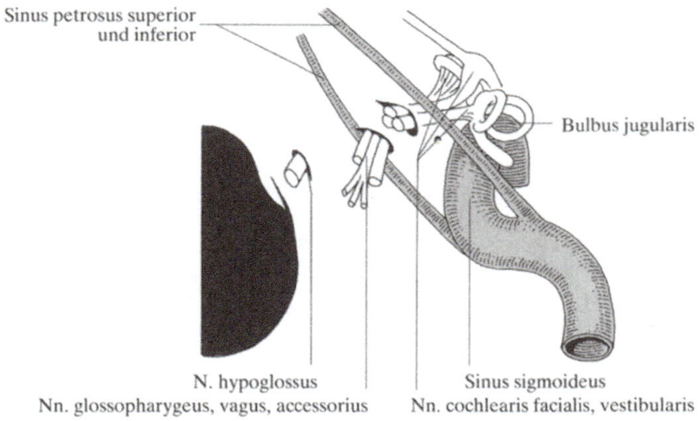

3

8.10 Schematische Darstellung der Blutversorgung des Mittelohres (nach Helms)

A. carotis externa
  A. maxillaris
    A. tympanica anterior
    A. meningea media, A. tympanica superior
  A. pharyngea ascendens
    A. tympanica inferior
  A. auricularis posterior
    A. stylomastoidea
      A. tympanica post.

A. carotis interna
  Rr. caroticotympanici

Das Mittelohr wird im wesentlichen aus der A. carotis externa versorgt. Bei Entzündungen und Neubildungen im Ohr können einzelne Arterien erhebliche Kaliberzunahmen aufweisen und chirurgische Maßnahmen erschweren.

Chirurgische Relevanz

Mikrochirurgie des Ohres, Tumorchirurgie des Felsenbeines, Eingriffe am N. facialis

Helms J (1978)
Lasjaunias P u. Moret J (1978)

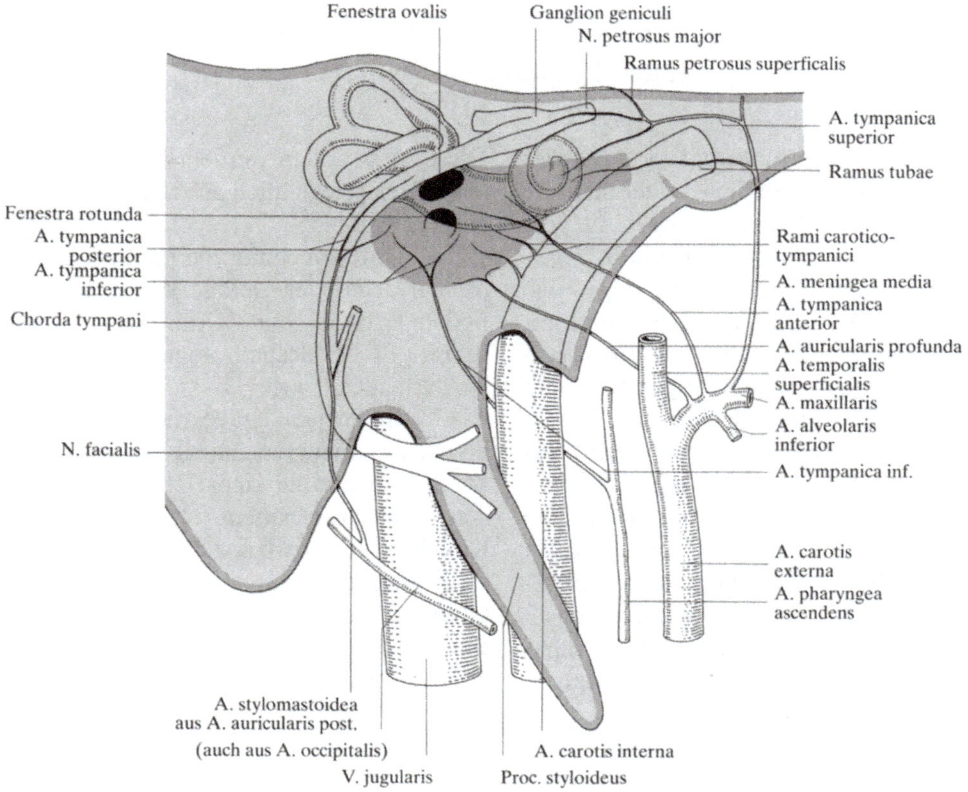
Fenestra ovalis
Ganglion geniculi
N. petrosus major
Ramus petrosus superficalis
A. tympanica superior
Ramus tubae
Fenestra rotunda
A. tympanica posterior
A. tympanica inferior
Chorda tympani
Rami carotico-tympanici
A. meningea media
A. tympanica anterior
A. auricularis profunda
A. temporalis superficialis
A. maxillaris
A. alveolaris inferior
N. facialis
A. tympanica inf.
A. carotis externa
A. pharyngea ascendens
A. stylomastoidea aus A. auricularis post.
(auch aus A. occipitalis)
V. jugularis
A. carotis interna
Proc. styloideus

8.11 (1–4) Intratemporaler Verlauf der A. carotis interna und Kommunikationen zwischen Aa. carotis interna und externa im Mittelohr (nach Lasjaunias u. Moret)

(1) Dargestellt ist die „Normalsituation". Aus der A. carotis interna zweigen lediglich 1 oder mehrere Aa. caroticotympanicae ab. Sie versorgen die vorderen Anteile der Pauke. Die A. stapedia ist regelmäßig obliteriert, gelegentlich als Bindegewebsstrang im Stapesbogen erkennbar. Die A. petrosa, die aus der A. meningea media entspringt und entlang des N. petrosus major zum Ganglion geniculi zieht, ist lediglich dünn ausgebildet.

(2) Die A. meningea media entspringt nicht aus der A. maxillaris externa, sondern aus der A. carotis interna, wobei ihre primäre Verlaufsstrecke eine persistierende A. stapedia darstellt. Die A. petrosa führt gegenläufig Blut in Richtung auf das Foramen spinosum und die weiteren Verzweigungen der A. meningea media. Eine A. caroticotympanica ist in diesem Fall als Ursprung der A. stapedia anzusehen.

(3) Die A. meningea media entspringt wieder nicht aus der A. maxillaris interna, sondern findet ihren Hauptblutzustrom aus der A. petrosa in gegenläufiger Richtung. Der Blutzufluß in die Region des Ganglion geniculi und die A. petrosa erfolgt über eine weite A. tympanica inferior, die aus der A. occipitalis entspringt. In diesem Fall verläuft eine großkalibrige Arterie über das Promontorium vor dem Stapes und nicht als A. stapedia durch die Stapesschenkel hindurch.

(4) Die A. carotis interna ist fehlgebildet. Ihr Halsteil und das Foramen caroticum sind nicht angelegt. Der jetzige Verlauf entspricht einer Anastomose zwischen der A. tympanica inferior, einer A. caroticotympanica und von deren Ursprung an wieder einem regelhaften Verlauf im Felsenbein in Richtung auf den Sinus cavernosus. Diese Anomalie kann mit einer Persistenz der A. stapedia kombiniert sein.

Diese Variationen werden bei der Mikrochirurgie des Ohres gelegentlich angetroffen. Klinisch ist zu berücksichtigen:

1. Die Unterbrechung die Pauke kreuzender, atypischer arterieller Gefäße kann zu Funktionseinbußen (Hemiparese, Hirninfarkt, Facialisparese) führen. Sie ist deshalb auch bei kleinen Kalibern zu vermeiden.
2. Großkalibrige Gefäße, die sich aus Knochendehiszenzen aneurysmenartig in die Paukenhöhle vorwölben und zu einer Hörstörung führen können, werden erhalten, in ihren ursprünglichen Knochenkanal zurückgedrängt und in ihrer Wandung verstärkt.

Glattrandige pulsierende Vorwölbungen sprechen eher für eine Gefäßanomalie (A. carotis interna oder externa, Bulbus jugularis), während eine höckrige Oberfläche eher einen Glomustumor vermuten läßt.

Chirurgische Relevanz

Das „blaue Trommelfell", Mittelohrchirurgie, Glomustumoren, Verlagerung des Bulbus jugularis, pulsierendes Ohrgeräusch

Adachi B (1928)
Evans TH (1956)
Fischer AGT (1915)
Goodman RS u. Cohen NL (1981)
Helms J (1978)
Killien FC u.Mitarb. (1980)
Lasjaunias P u. Moret J (1978)
Poncet P u. Miller P (1979)
Quisling RS (1980)
La Scala G u.Mitarb. (1978)
Storrs LA (1976)

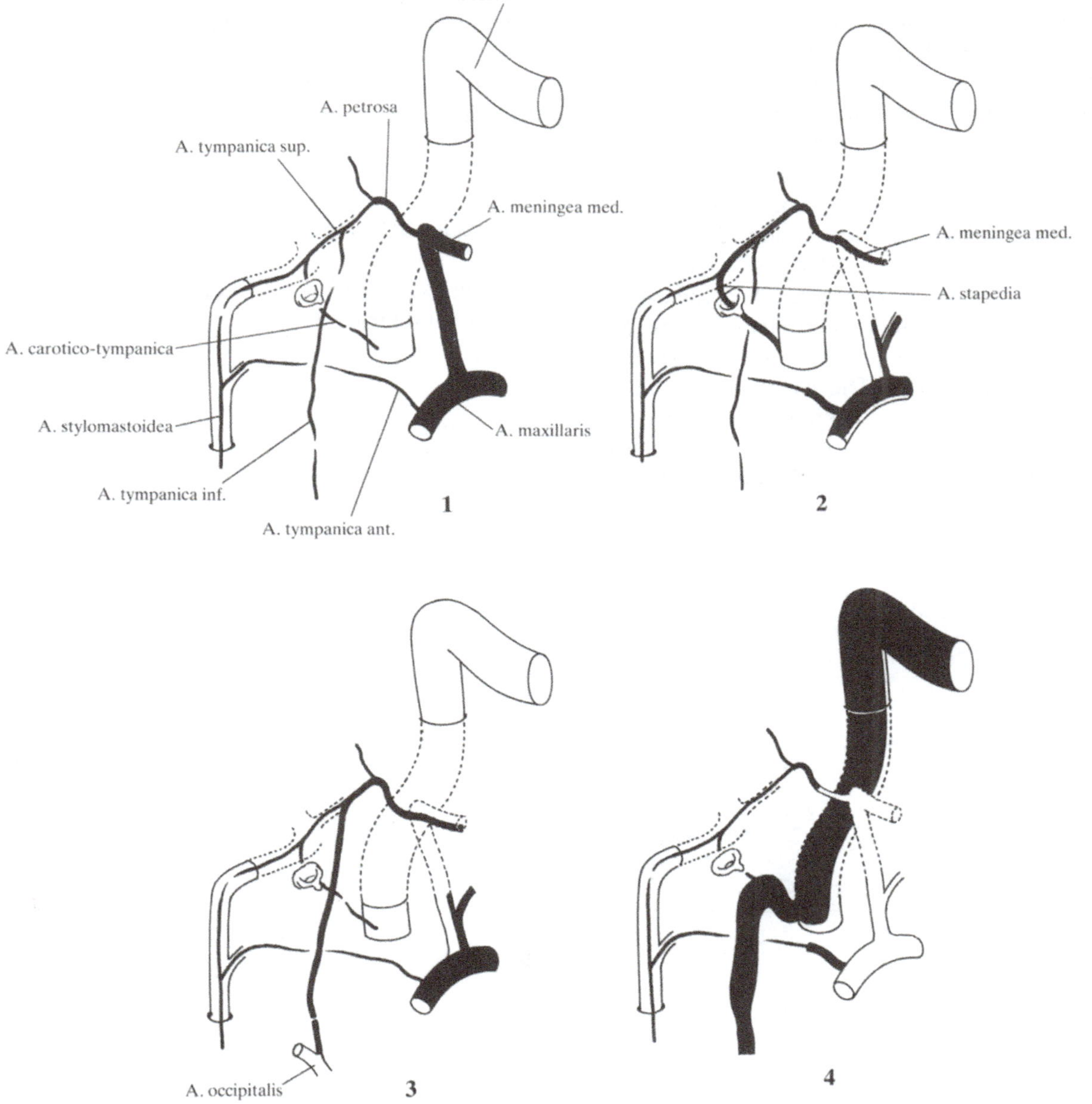
A. carotis int.
A. petrosa
A. tympanica sup.
A. meningea med.
A. carotico-tympanica
A. stylomastoidea
A. maxillaris
A. tympanica inf.
A. tympanica ant.
1
A. meningea med.
A. stapedia
2
A. occipitalis
3
4

8.12 Die Rückbildung der A. stapedia (nach Križan aus Krmpotić-Nemanić)

Bei einem Embryo von 12–15 mm Länge ist die A. stapedia ein Ast der A. carotis interna und verläuft zwischen den Stapesschenkeln zur Fissura petrotympanica. Aus ihr entspringen die Rr. supraorbitalis und infraorbitalis mit dem R. mandibularis als gemeinsamer Stamm.

Beim Embryo von 15–17 mm Länge bildet sich eine Anastomose zwischen der A. carotis externa und dem mandibulären Ast der A. stapedia aus. Der R. infraorbitalis verläuft medial des N. mandibularis. Später besteht eine laterale Anastomose, so daß sich eine Schlinge um den Nerven entwickelt hat. Die mediale Schlinge wird zurückgebildet, die laterale bleibt erhalten. Die Anastomose und die laterale Schlinge bilden die künftige A. maxillaris. Aus dem R. mandibularis oberhalb der Anastomose und dem gemeinsamen Stamm entsteht die A. meningea media, die von Wurzeln des N. auriculotemporalis umschlungen wird (s. Abb. 7.5). Die Kombination von Störungen dieser embryonalen Entwicklungsvorgänge mit craniofacialen Mißbildungen wird diskutiert.

Chirurgische Relevanz

Mißbildungschirurgie des Gesichtes und des Ohres, Mittelohrchirurgie

Križan Z (1960)
Krmpotić-Nemanić J (1978)
Weidenbecher M (1981)

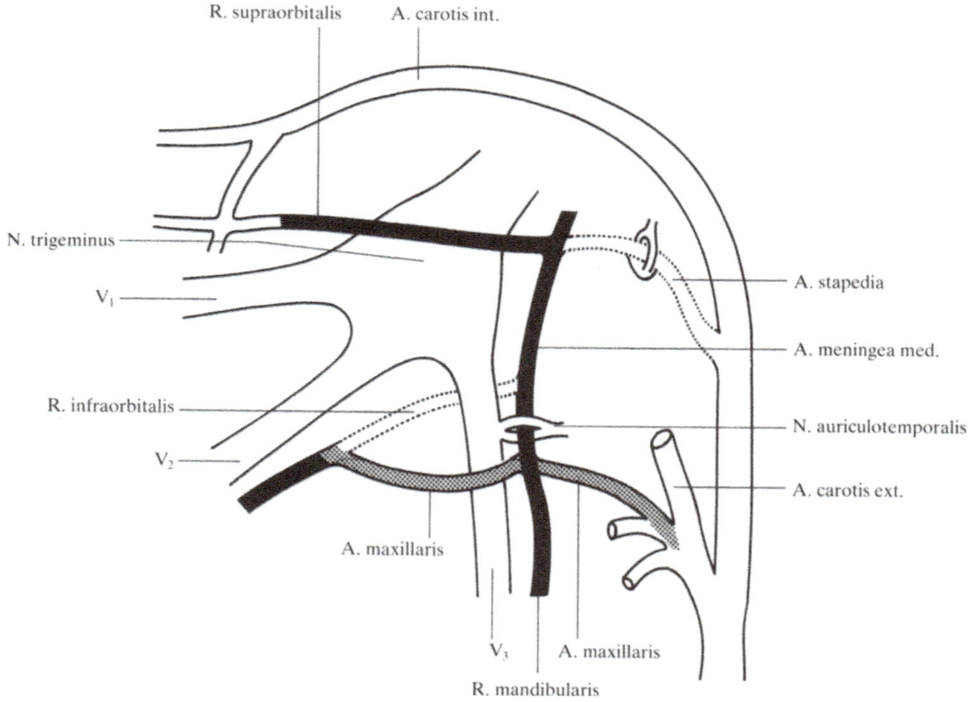

8.13 Topographische Lagebeziehung zwischen den Strukturen des Mittel- und Innenohres und dem N. facialis beim Blick von lateral

Schematisch sind die sehr engen Lagebeziehungen zwischen den Strukturen des Innen- und Mittelohres und dem durchziehenden N. facialis dargestellt. Bei der Chirurgie des Mittel- und Innenohres erweist sich eine solche schematische Darstellung regelmäßig nur als grober Anhaltspunkt, da die Blickwinkel und damit die zweidimensionale Projektion sich bei Operationen ständig ändert. Beim Einblick durch den äußeren Gehörgang projizieren sich Amboß und Hammerkopf auf horizontalen und oberen Bogengang, während sie sich bei transmastoidalem Einblick vor den Bogengängen, dafür aber in der Nähe des Ganglion geniculi und der Cochlea abbilden. Für die Chirurgie des Mastoids, mehr noch aber für Eingriffe am Labyrinth und am inneren Gehörgang ist deshalb über die zweidimensionale Kenntnis die Beherrschung der dreidimensionalen Verhältnisse von Bedeutung. Die Betrachtung der Situation in einem anatomischen Atlas allein reicht deshalb für die sichere Durchführung der Ohroperationen nicht aus. Wird eine funktionsschonende Chirurgie angestrebt, so ist die Herstellung eigener Felsenbeinpräparate bei unterschiedlichen Zugangswegen unerläßlich.

Die topographische Beziehung zwischen den Gehörknöchelchen und den Strukturen des Innenohres ist je nach Einblickrichtung naturgemäß ebenfalls unterschiedlich, z.B. beim Einblick durch den äußeren Gehörgang oder durch das Mastoid. Dies ist beim Aufsuchen des horizontalen Bogenganges in Abhängigkeit von der Position des Amboß zu beachten.

Der Saccus endolymphaticus wird regelmäßig hinter der unteren Hälfte des hinteren Bogenganges gefunden.

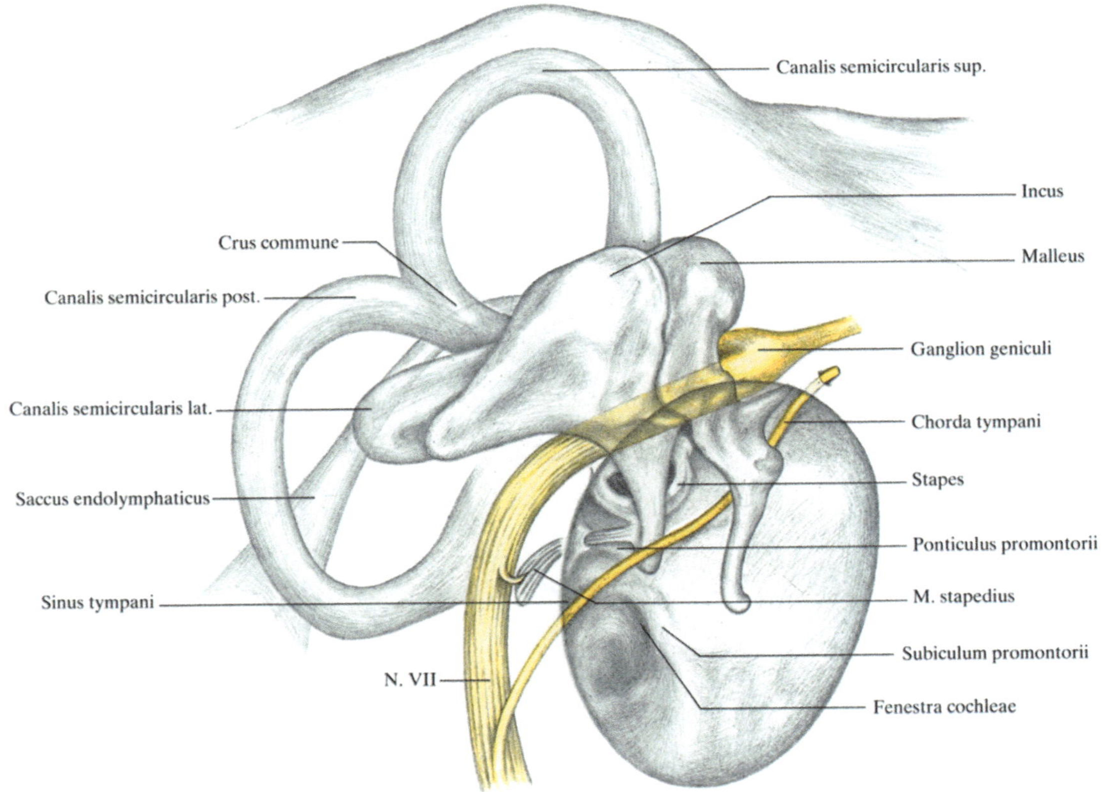

8.14 Topographie des äußeren Facialisknies und des M. stapedius

Von besonderer Bedeutung ist die unterschiedlich starke Ausprägung des Recessus im hinteren Anteil der Pauke. Normalerweise liegt ein Sinus tympani hinter der Nische des runden Fensters unterhalb des Ponticulus, einer Knochenleiste, die sich vom Promontorium unter dem Processus pyramidalis ausbildet. Dieser Sinus tympani kann ausnahmsweise weit unter den N. facialis nach hinten ausgezogen sein, so daß man ihn unter dem horizontalen Bogengang medial des N. facialis eröffnet. Ziehen Cholesteatome in einen so stark entwickelten Sinus tympani hinein, so ergeben sich operationstechnische Schwierigkeiten, da der N. facialis geschont werden muß.
Als Subiculum promontorii wird in der Ohrchirurgie der Überhang des Promontoriums über die Nische des runden Fensters bezeichnet. Dieser knöcherne Überhang muß häufig abgetragen werden, um die Membran des runden Fensters sichtbar zu machen.

Die Position des M. stapedius zum N. facialis unterliegt Variationen. Die Muskelmasse kann lateral, gelegentlich auch medial des Facialisniveaus liegen.

Chirurgische Relevanz

Chirurgie des Mittel- und Innenohres sowie des inneren Gehörganges, Chirurgie des intratemporalen Anteiles des N. facialis, Chirurgie bei Cholesteatomen, Chirurgie bei Ruptur des runden Fensters, Mastoidchirurgie, Chirurgie des Labyrinthes und des inneren Gehörganges

Gerhardt HJ u. Otto HD (1981)
Marquet J (1981)

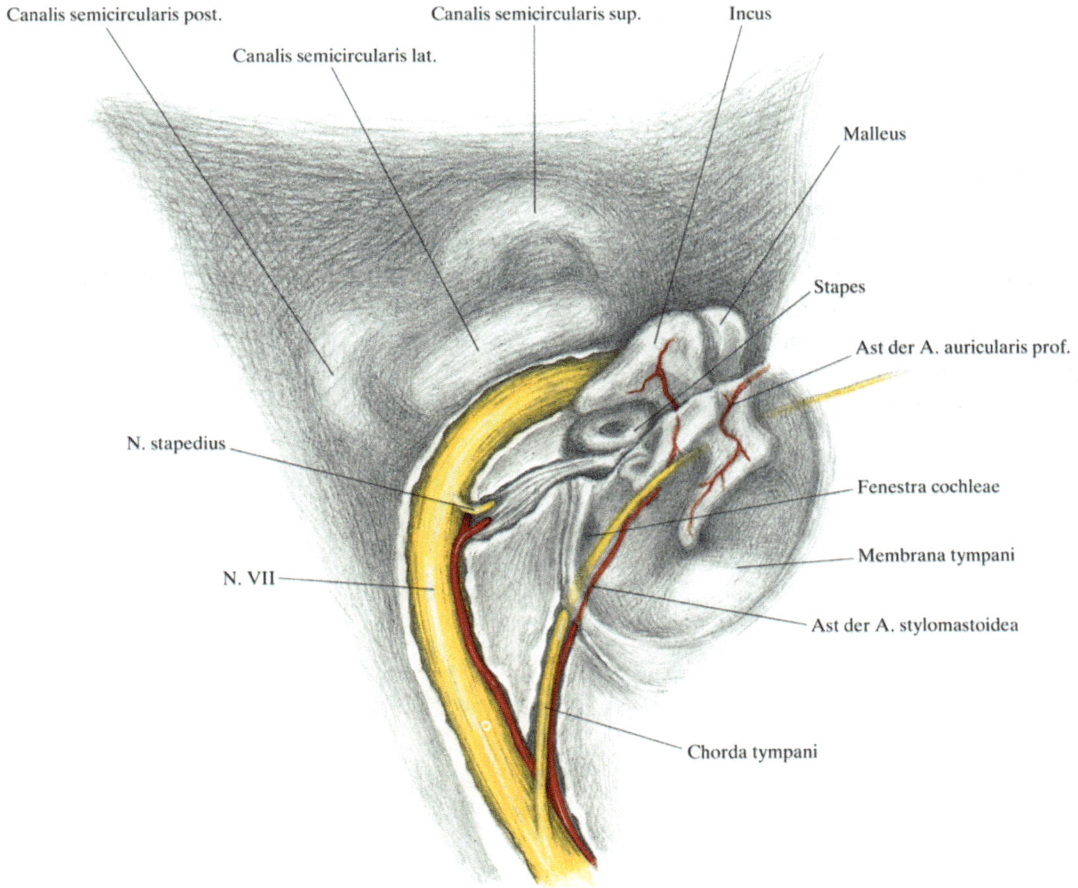
Canalis semicircularis post.
Canalis semicircularis sup.
Incus
Canalis semicircularis lat.
Malleus
Stapes
Ast der A. auricularis prof.
N. stapedius
Fenestra cochleae
Membrana tympani
N. VII
Ast der A. stylomastoidea
Chorda tympani

8.15 (1 – 2) Die „Brücke" bei Operationen am Ohr, im Präparat (1) und in einem Schema (2)

Die sogenannte „Brücke" ist ein chirurgisches Artefakt. Sie entsteht bei Operationen, wenn die seitlichen Anteile des äußeren Gehörgangs bis auf eine Knochenleiste um den hinteren Anteil des Anulus tympanicus entfernt worden sind. An der „Brücke" haftet dann der hintere obere Anteil des Trommelfells. In ihrem unteren Anteil liegt die „Brücke" in der Nähe des N. facialis.

Chirurgische Relevanz

Mikrochirurgie des Ohres, Antrotomie, Mastoidektomie, sogenannte Radikalhöhlenoperationen, Eingriffe bei Cholesteatomen des Mittelohres

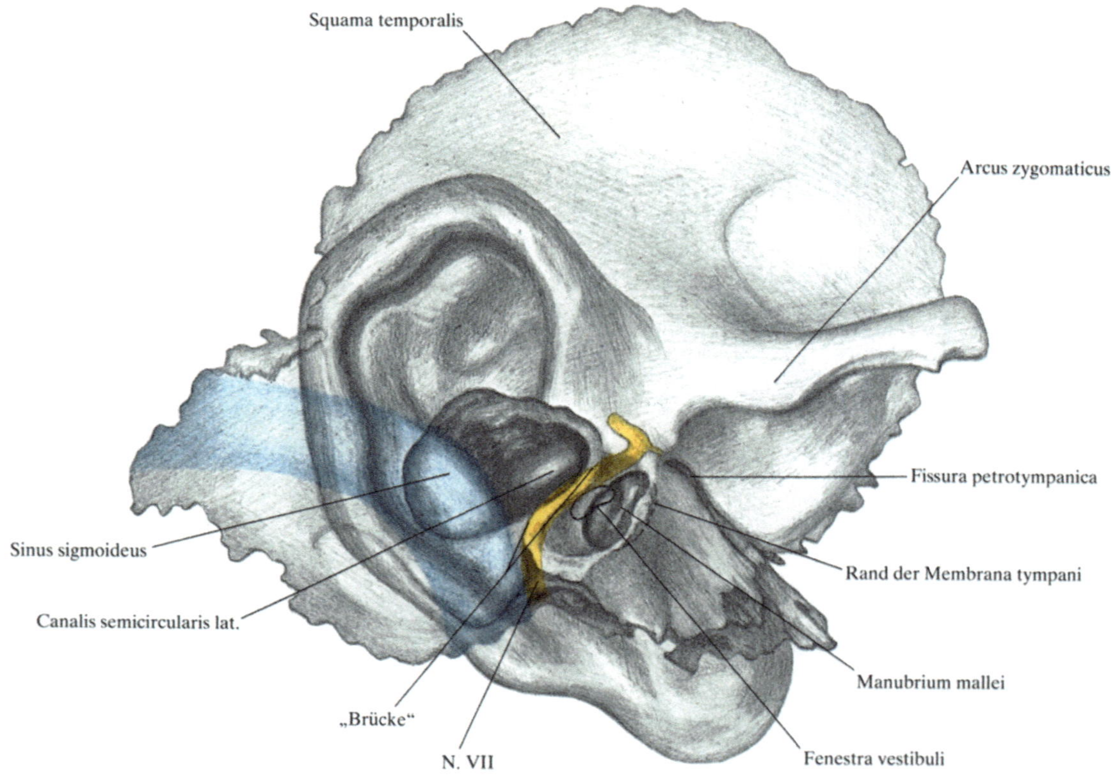

1

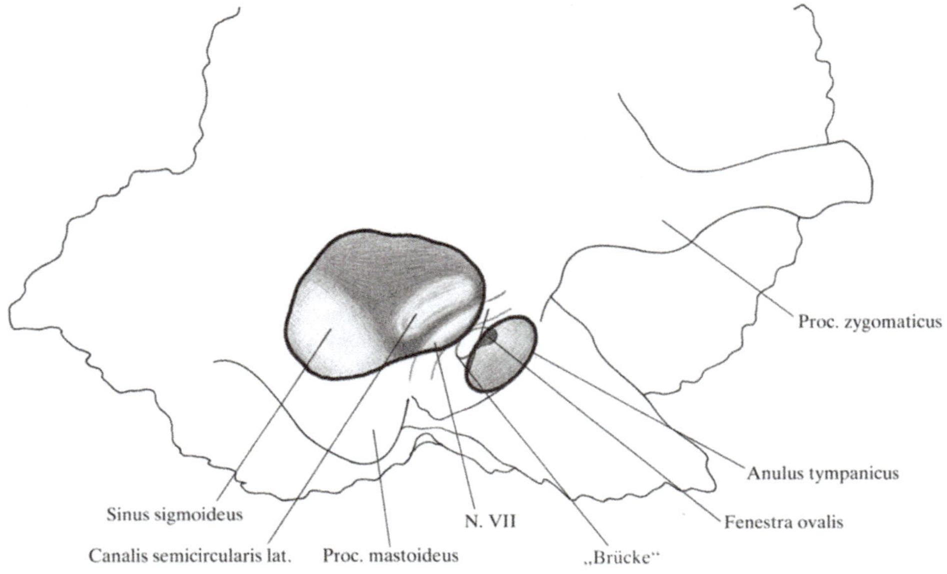
Proc. zygomaticus
Anulus tympanicus
Fenestra ovalis
Sinus sigmoideus
N. VII
Canalis semicircularis lat.
Proc. mastoideus
„Brücke"

2

8.16 Einblick in die rechte Pyramide von seitlich unten nach Abtragen großer Teile des Mastoids

Die Bogengänge und der Facialiskanal sind eröffnet, die hintere Gehörgangswand ist abgetragen. Durchscheinend sind Sinus transversus, Sinus sigmoideus, Bulbus jugularis und Vena jugularis sowie Teile der A. carotis interna gezeichnet.

Chirurgische Relevanz

Chirurgie des Sinus sigmoideus und des Bulbus jugularis, Eingriffe nach Grunert, Chirurgie der lateralen intratemporalen Anteile der A. carotis interna, des Labyrinthes und des N. facialis

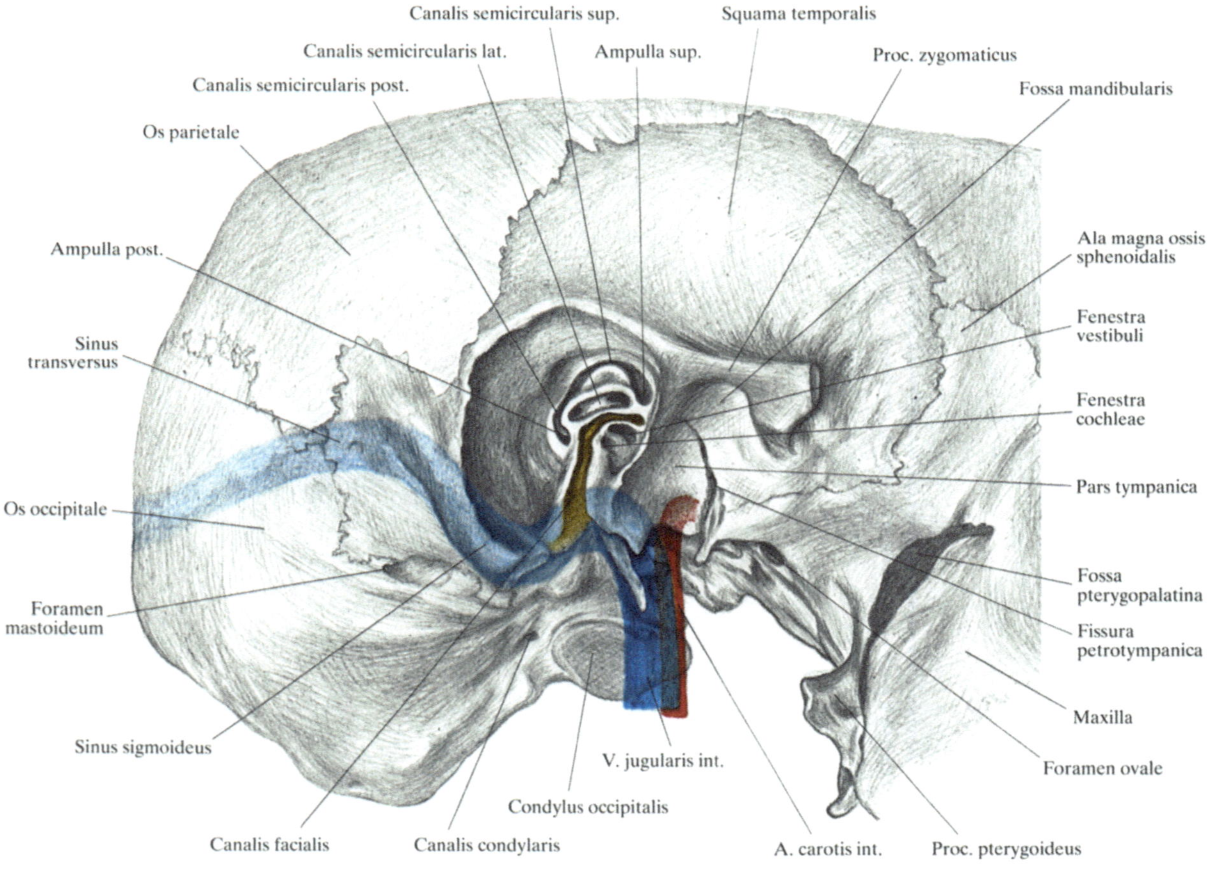

8.17 Die Lymphabflußwege des Gehörganges, des Mittelohres und der Tube

Die Lymphdrainage des äußeren Ohres läßt sich in drei Zonen einteilen. Die vordere Zone (Tragus und äußerer Gehörgang) hat ihren Lymphabfluß in die Lymphonodi praeauriculares und parotidei. Aus der unteren Zone (Lobulus, Helix-Cavum conchae und caudaler Anteil des äußeren Gehörganges) strömt die Lymphe in die Lymphonodi infraauriculares. Die Lymphe aus der hinteren Zone (cranialer Teil des äußeren Gehörganges Anthelix und Concha) fließt in die Lymphonodi retroauriculares und cervicales profundi ab. Der größere, laterale Teil der Paukenhöhle und das Trommelfell werden in die Lymphonodi infraauriculares, die mediale Paukenhöhle und die Tuba Eustachii in die lateralen Lymphonodi retropharyngei und cervicales profundi drainiert (s. Abb. 1.23). Aus dieser unterschiedlichen Lymphgefäßversorgung erklärt sich die schlechtere Prognose von weiter medial wachsenden Malignomen. Lymphknotenmetastasen sind wegen der tiefen Lage dann nicht nur schwieriger nachzuweisen, sondern auch oft nicht mehr operativ beherrschbar.

Chirurgische Relevanz

Entzündliche und tumoröse Prozesse des äußeren Ohres, des Mittelohres und der Tube, Ohrmuschelteilresektionen, Felsenbeinteilresektion, Felsenbeinresektion, Otitis externa necroticans

Cachin u.Mitarb. (1969)

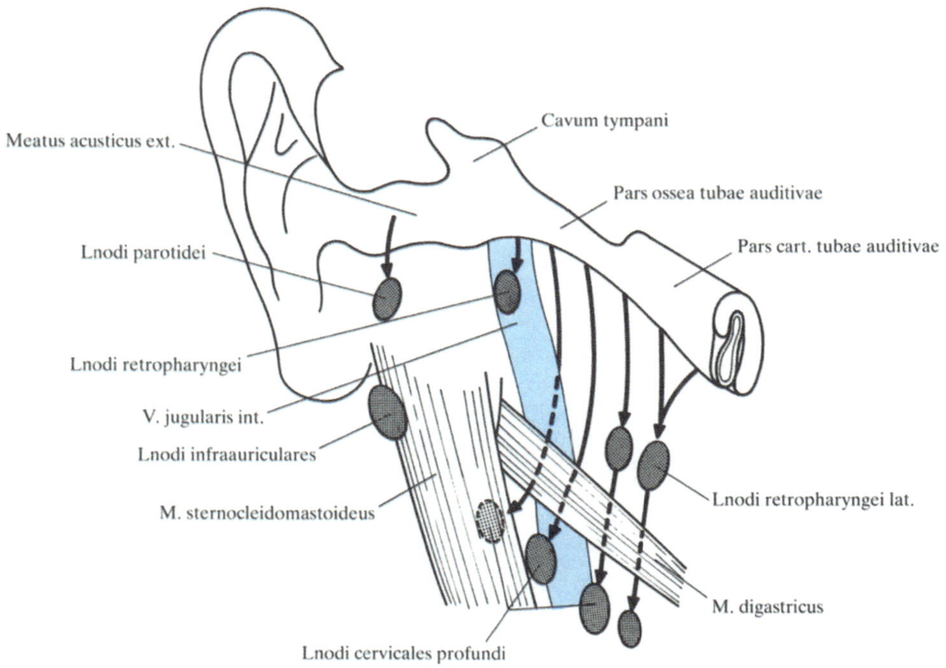

8.18 (1–15) Verlaufsformen des N. facialis im Felsenbein (nach Helms aus Samii u. Janetta)

(1) Normalverlauf, (2) posteriore Verlagerung des lateralen Facialisknies (Fowler), (3) posterolaterale Verlagerung des lateralen Facialisknies (Fowler), (4) Verlagerung des lateralen Facialisknies an den vertikalen Teil des Sinus sigmoideus (Fowler), (5) Abflachung des lateralen Facialisknies mit Vorverlagerung des Nervenverlaufes, so daß die Nische des ovalen Fensters stark eingeengt wird (Fowler), (6) Vertikalverlauf des N. facialis vom Ganglion geniculi durch die Pauke (Fowler), (7) antero-mediale Verlagerung des N. facialis in die Nische des ovalen Fensters auf die Höhe der Stapesfußplatte (eigene Beobachtungen), (8) Schleifenbildungen des N. facialis durch die Stapesschenkel hindurch (Johnson), (9) Protrusion von Facialisaxonbündeln aus einem dehiszenten Facialiskanal mit dehiszenter Nervenscheide vor und hinter dem Stapes (eigene Beobachtung), (10) geteilter Verlauf um den Stapes herum mit Anteilen, die frei durch die Pauke ziehen, und Anteilen in einem regelrechten tympanalen Anteil des Facialiskanals (Caprosa u. Fowler, zit. nach Miehlke), (11) aufgeteilter Facialisverlauf im Mastoid (Hahlbrock), (12) gespaltener, sich überkreuzender Facialisverlauf im Mastoid und dem Foramen stylomastoideum (Fowler), (13) Aufteilung des N. facialis in zwei Endäste unterhalb des lateralen Facialisknies (Miehlke), (14) Aufteilung des N. facialis in drei Endäste des Facialisknies im Mastoid (Botmann), (15) Verlagerung des N. facialis, Eintritt in Felsenbein lateral des Labyrinths. Das Ganglion geniculi wird nach einem Verlauf parallel zum horizontalen Bogengang erreicht, von da aus regelrechter Facialiskanal (Feldmann).

Die Entwicklungsvorgänge, die zu den wesentlichen Verlaufsanomalien des N. facialis führen, wurden von Gerhardt und Otto, 1981, geklärt. Es handelt sich um Verschiebungen der Kiemenbögen gegeneinander, die bei einer partiellen Hypoplasie auftreten.

Chirurgische Relevanz

Chirurgie des Mittel- und Innenohres, Chirurgie des N. facialis

Botmann JWM u. Jongkees LBW (1955)
Feldmann H (1975)
Fowler EP (1961)
Gerhardt HJ u. Otto DH (1981)
Halbrock KH (1960)
Helms J (1978, 1980, 1981)
Johnson LG u. Kingsley TC (1970)
Miehlke A (1973)
Proctor B u. Nager GT (1982)
Samii M u. Janetta PJ (1981)

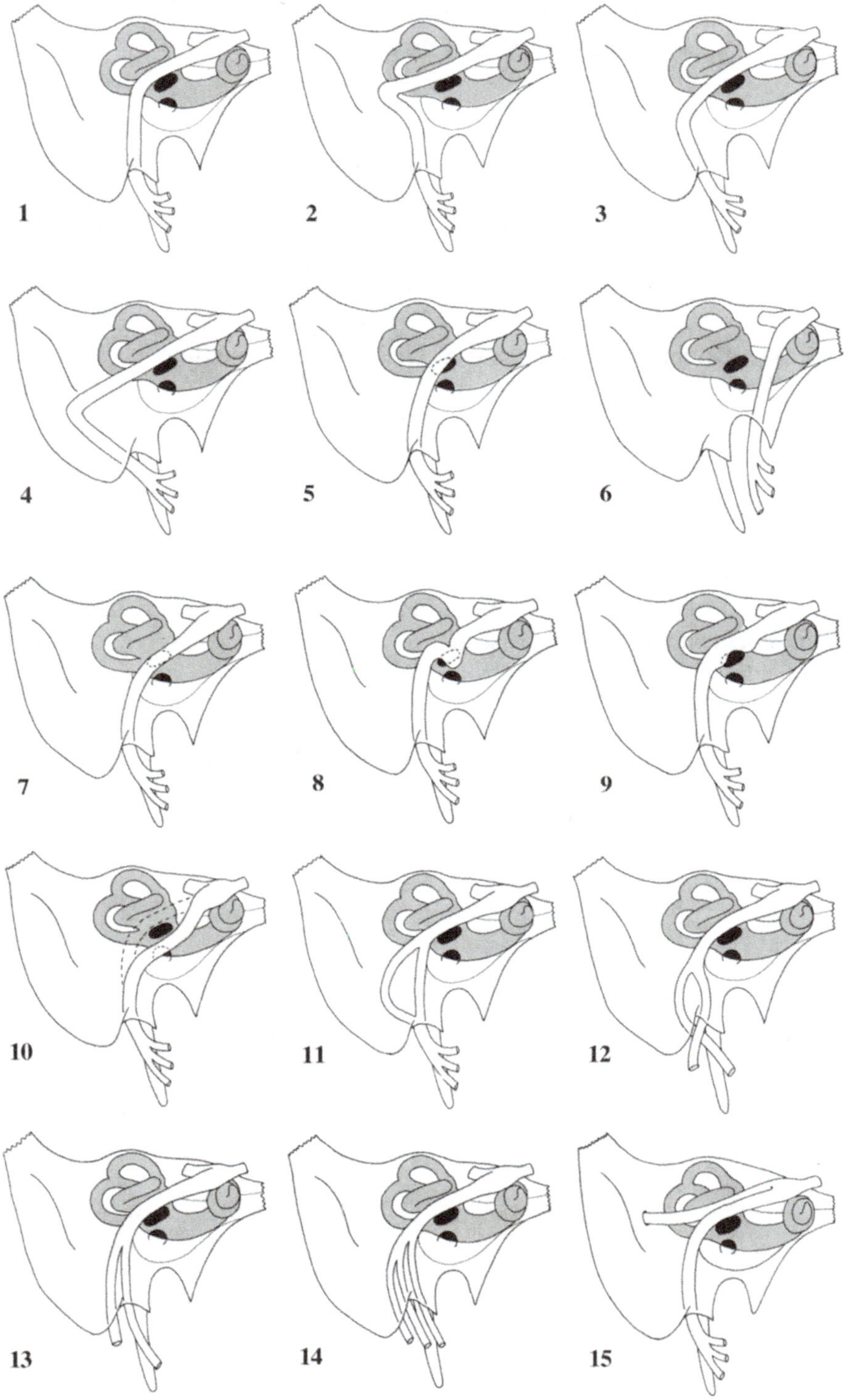
1
2
3
4
5
6
7
8
9
10
11
12
13
14
15

8.19 Die arterielle Versorgung des N. facialis im Felsenbein, halbschematisch von lateral oben

Im Felsenbein wird der N. facialis von einer arteriellen Arkade, welche durch eine Anastomose zwischen den Aa. petrosa und stylomastoidea zustande kommt, versorgt. Eine kleine, prägeniculäre Portion des Nerven wird nur von der A. petrosa gespeist.

Ungeklärt sind direkte Kommunikationen zwischen Arterien und Venen entlang des Nerven (Maffei u. Mitarb.).

Die A. petrosa entspringt aus der A. meningea media am Foramen spinosum oder 15–20 mm oberhalb desselben. Gelegentlich ist sie doppelt angelegt. Selten liegt ihr Ursprung in der A. carotis interna. Die A. petrosa verläuft mit dem N. petrosus major im Hiatus canalis facialis. Sie gibt Äste für die Dura und die Fossa subarcuata im Felsenbein ab. Sie kann mit der A. tympanica superior anastomosieren. Im Falloppi'schen Kanal teilt sie sich entweder in mehrere dünne oder in zwei stärkere Hauptäste.

Vom Foramen stylomastoideum her wird der N. facialis von der A. stylomastoidea versorgt, die sich in der Nervenscheide in zwei stärkere oder zahlreiche dünnere Äste aufzweigt und in der Pauke mit Endästen der A. petrosa anastomosiert. Das axonale Gewebe des N. facialis ist relativ gefäßarm (Anson u.Mitarb.). Aus dem Epineurium treten segmental Äste mit den interfaszikulären Gefäßen in Verbindung.

Bei persistierender A. stapedia kann die Blutversorgung des N. facialis aus diesem Gefäß erfolgen.

Chirurgische Relevanz

Chirurgie des N. facialis, der Pyramide, Chirurgie am Boden der mittleren Schädelgrube

Lang J (1979)
Maffei G u.Mitarb. (1967)
Mercier P u.Mitarb. (1982)
Minatogawa T u.Mitarb. (1980)
Sciascia R u.Mitarb. (1937)

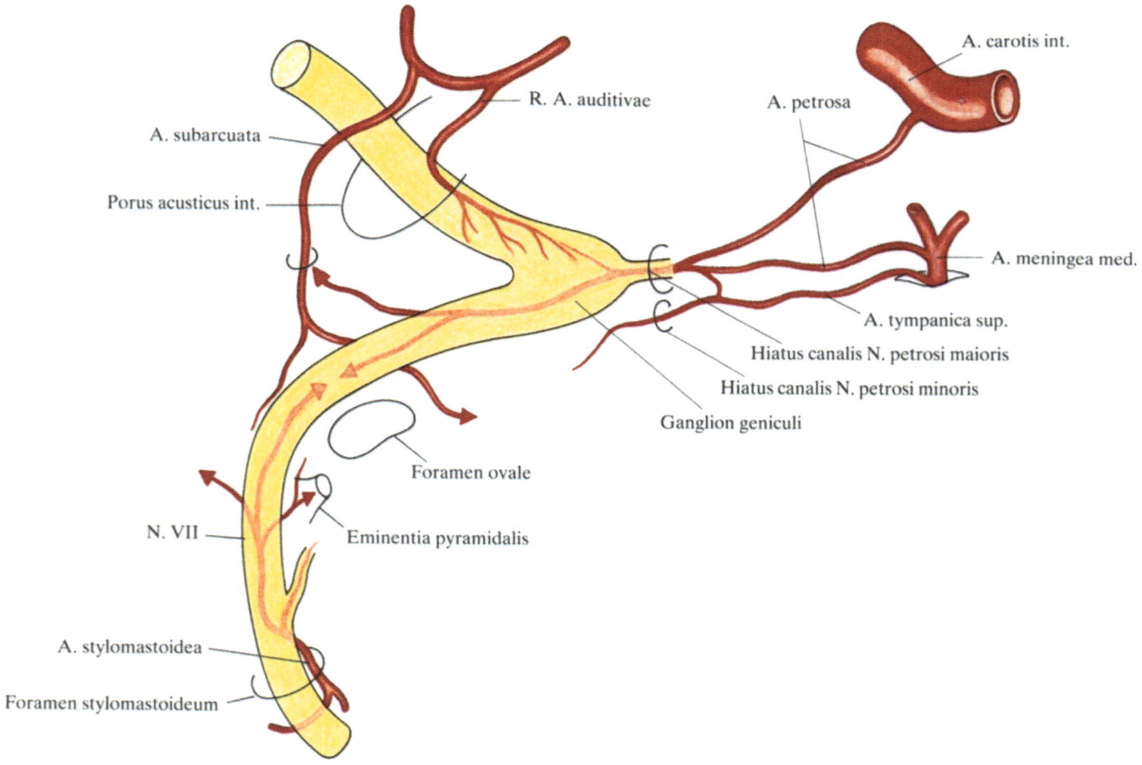

8.20 Verlaufsvarianten des N. tympanicus (nach Donaldson)

Der N. tympanicus, ein Ast des Ganglion inferius N. glossopharyngei erreicht die Pauke durch den Canaliculus tympanicus im Septum zwischen V. jugularis interna und A. carotis interna.
Er kann selten auch gemeinsam von N. glossopharyngeus und N. vagus gebildet werden (Cruveilhier).
Der N. tympanicus verläuft als einheitlicher Stamm in 52% der Fälle bis zum runden Fenster. Bei 34% gibt er ein und in 10% zwei vordere Äste für das Hypotympanon ab. In 2% bestehen zwei Kanälchen im Promontorium vor dem runden Fenster (Donaldson). Einmal wurde ein gemeinsamer Verlauf mit einem sympathischen Ast des Plexus caroticus internus in die Pauke hinein beobachtet.

Im weiteren Verlauf bildet der N. tympanicus auf dem oberen Teil des Promontoriums und am Paukendach als Jakobson'sche Anastomose (Plexus tympanicus) mit den Rr. caroticotympanici den Ursprung des N. petrosus minor.

Chirurgische Relevanz

Chirurgie des Mittelohres, Eingriffe bei Funktionsstörungen der Glandula parotis und der Glandula submandibularis

Donaldson I (1980)

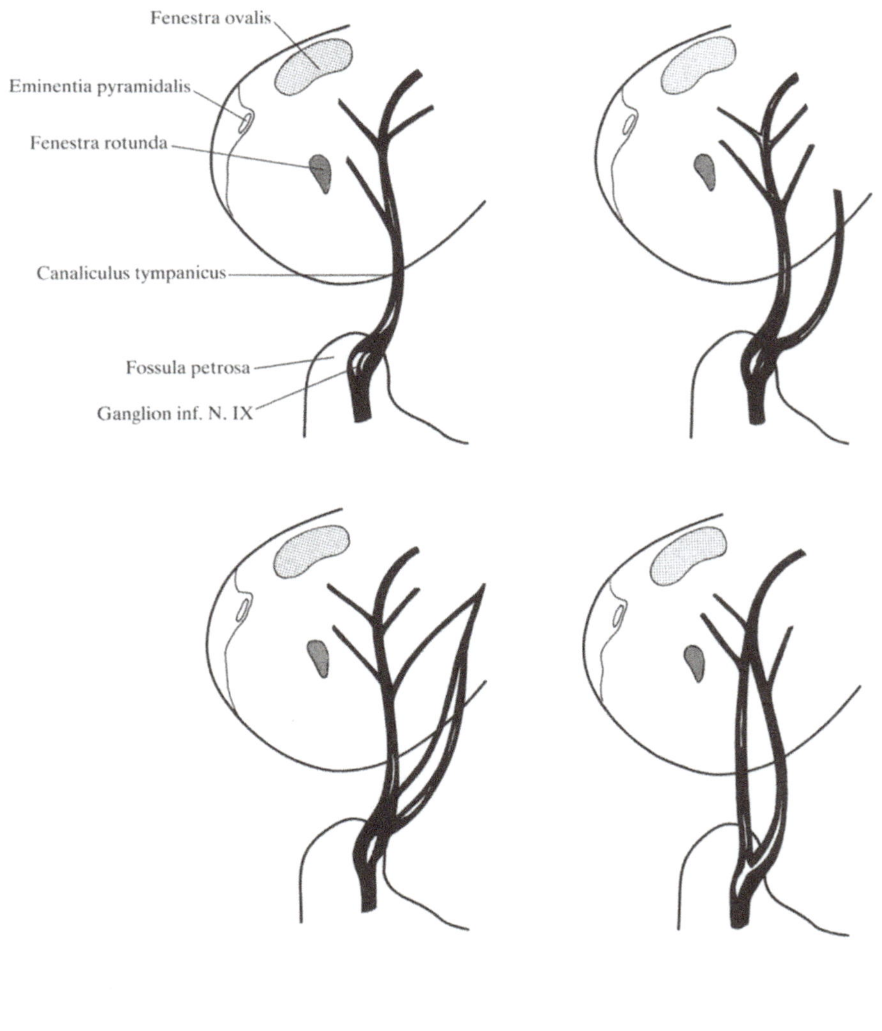

8.21 (1 – 2) Lagebeziehung zwischen Stapesfußplatte und Strukturen im Vestibulum des Labyrinths (in Anlehnung an Anson-Donaldson)

Schematisch dargestellt ist die Beziehung des häutigen Labyrinths zum ovalen Fenster. In die vordere Hälfte projiziert sich ein großer Teil des Sacculus, während der Utriculus mehr hinten in Erscheinung tritt. Das Caecum der Cochlea nähert sich dem Unterrand des ovalen Fensters. Bei Eingriffen an der Stapesfußplatte sind Sacculus und Utriculus gefährdet. Prothesen sollten im „freien Teil des Vestibulums" hinten unten plaziert werden. Ist bei einer Stapedektomie eine Vergrößerung des ovalen Fensters erforderlich (z.B. bei der sogenannten floating footplate) soll ebenfalls der hintere Teil des Unterrandes abgetragen werden.

8.21.2: Schematischer Schnitt durch die Nische des ovalen Fensters und das Vestibulum in der Umgebung der Stapesschenkel.
Angegeben sind die Distanzen zwischen Stapesfußplatte, Sacculus und Utriculus. Die Maße sind lediglich als Anhaltspunkte zu werten.

Chirurgische Relevanz: Stapedektomie

Anson BJ u. Donaldson JA (1973)

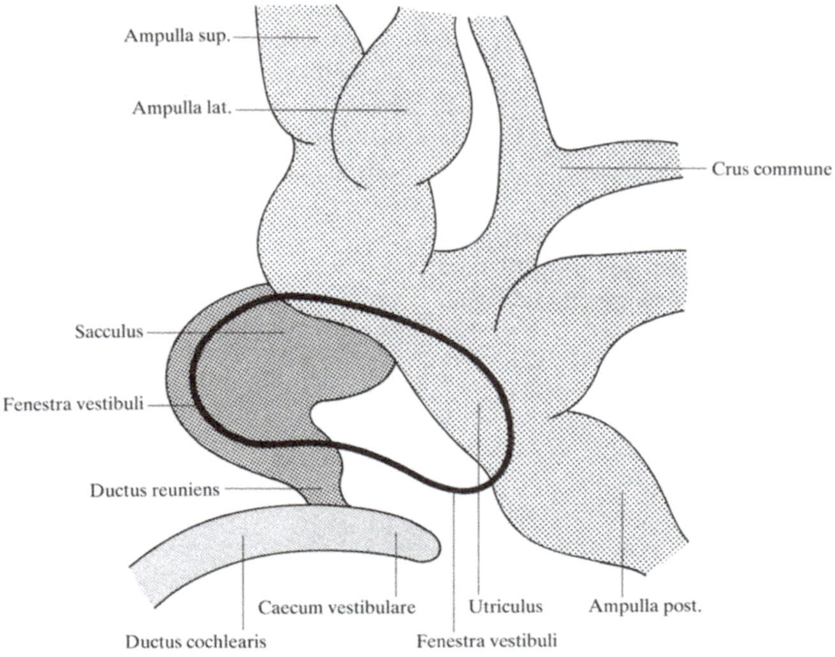

Ampulla sup.
Ampulla lat.
Crus commune
Sacculus
Fenestra vestibuli
Ductus reuniens
Caecum vestibulare
Utriculus
Ampulla post.
Ductus cochlearis
Fenestra vestibuli

1

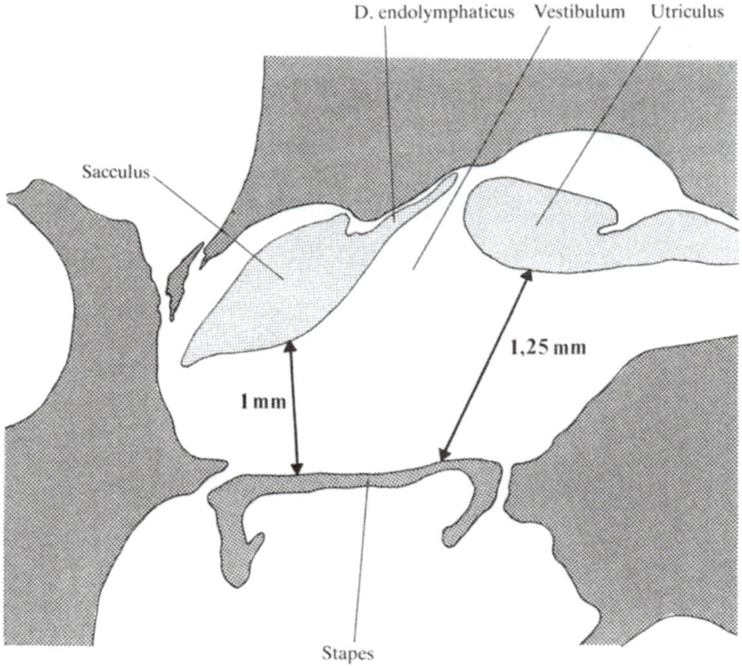

D. endolymphaticus
Vestibulum
Utriculus
Sacculus
1,25 mm
1 mm
Stapes

2

8.22 Topographische Beziehung zwischen Labyrinth und Felsenbeinpyramide (nach Helms aus Plester, Wende, Nakayama)

Gezeichnet ist ein Aufblick auf das rechte Felsenbein von hinten oben. Teile des Tentoriums cerebelli und der Falx cerebri wurden reseziert.

Chirurgische Relevanz

Eingriffe in der hinteren und mittleren Schädelgrube in unmittelbarer Nähe des Felsenbeines, Chirurgie des Labyrinthes, des inneren Gehörganges, transtemporale, extradurale Eröffnung des inneren Gehörganges, Chirurgie des Kleinhirnbrückenwinkels, Akustikusneurinomchirurgie, Neurektomie bei Morbus Menière, Saccotomie, Eingriffe am Ganglion Gasseri, Eingriffe am N. petrosus major

Helms J (1978)

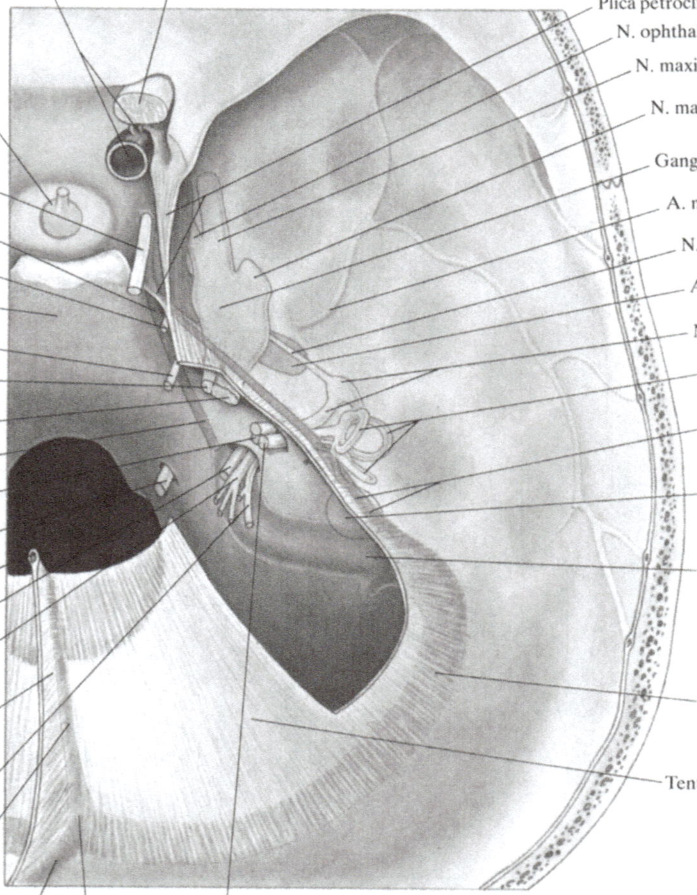

8.23 Position des Labyrinthes und der zugehörigen Nerven in einem Felsenbein beim Blick von medial oben hinten

Dargestellt ist die Lage des Labyrinthes in Relation zu Meatus acusticus internus, externus und zur Pyramidenober- und -hinterfläche beim Blick von hinten oben. Der Sinus petrosus superior markiert die Oberkante der Pyramide. Der Saccus endolymphaticus liegt zum größten Teil als Pars intraduralis in der Dura der hinteren Pyramidenfläche. Bei Resektion der Hinterwand des inneren Gehörganges vom suboccipitalen Zugang aus soll die Dura der Pyramidenhinterfläche nur medial des Saccus endolymphaticus abgetragen werden, um Stauungen der Endolymphe zu vermeiden. Bei der Knochenresektion ist auf die ‚Blaue Linie' des hinteren Bogenganges zu achten.

Chirurgische Relevanz

s. 8.22, suboccipitale Eröffnung des Kleinhirnbrückenwinkels

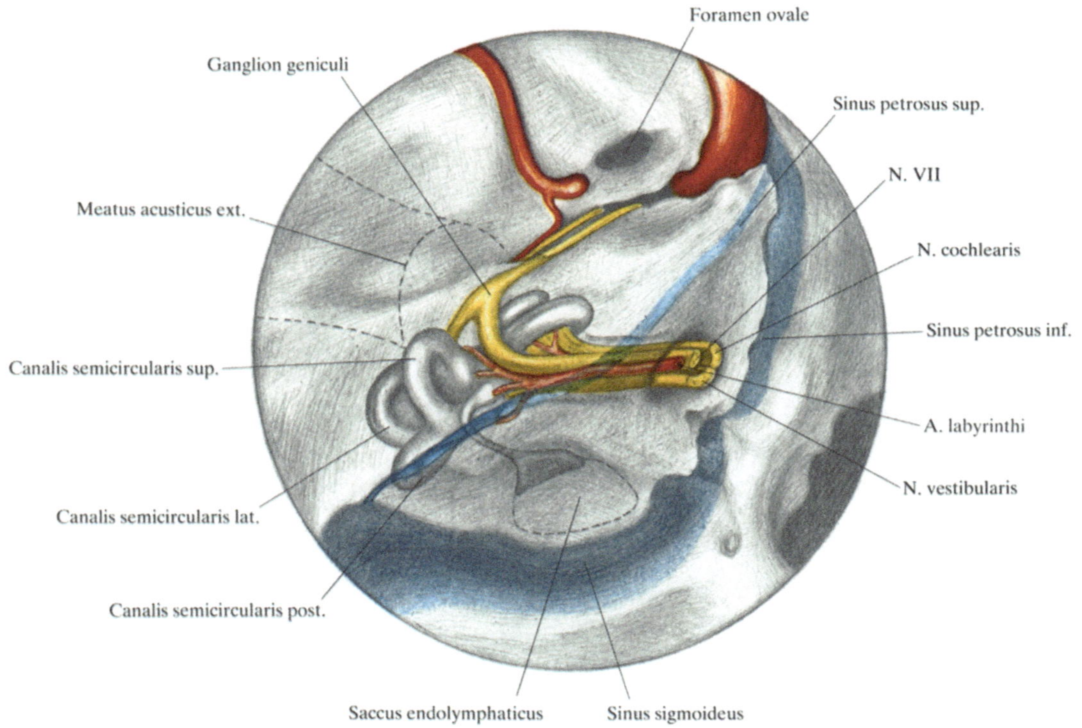

8.24 (1–2) Aufblick auf die knöcherne Hinterfläche der Felsenbeinpyramide und Einblick in den Meatus acusticus internus (nach Helms in Plester, Wende, Nakayama)

Die horizontal verlaufende Crista transversa teilt den Fundus des inneren Gehörganges in ein oberes und ein unteres Fach. Vorne oben beginnt der Canalis facialis Falloppii vor der Crista verticalis (Bill's Bar). Hinter der Crista verticalis liegt die Eingangszone des N. vestibularis superior in das Labyrinth. Unter der Crista transversa liegt vorne der N. cochlearis, der durch eine gewundene Siebplatte in die Cochlea eintritt. Hinten finden sich zwei separate Öffnungen für Anteile des unteren N. vestibularis, nämlich zum Sacculus und zur hinteren Bogengangsampulle (Foramen singulare).
An der Hinterfläche der Pyramide sind neben dem Porus acusticus internus der Sulcus für den Sinus petrosus superior und der Hiatus aquaeductus vestibuli für den Ductus endolymphaticus mit der V. sacculi für den Saccus endolymphaticus zu differenzieren. Vor dem Bulbus jugularis liegt die Apertura externa ductus perilymphatici (Aquaeductus cochleae), die beim Erwachsenen fast regelmäßig obliteriert ist.

Chirurgische Relevanz

Chirurgie am inneren Gehörgang, Neurektomie, Akustikusneurinomchirurgie

Helms J (1978)

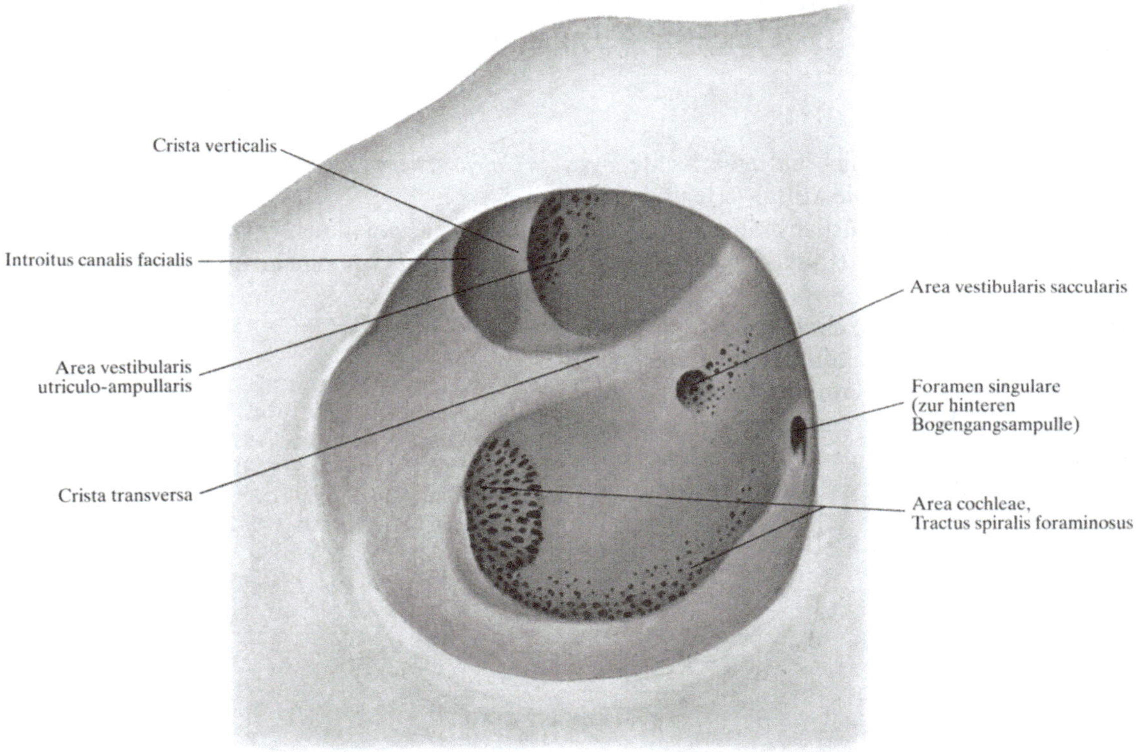
Crista verticalis
Introitus canalis facialis
Area vestibularis utriculo-ampullaris
Crista transversa
Area vestibularis saccularis
Foramen singulare (zur hinteren Bogengangsampulle)
Area cochleae, Tractus spiralis foraminosus

1

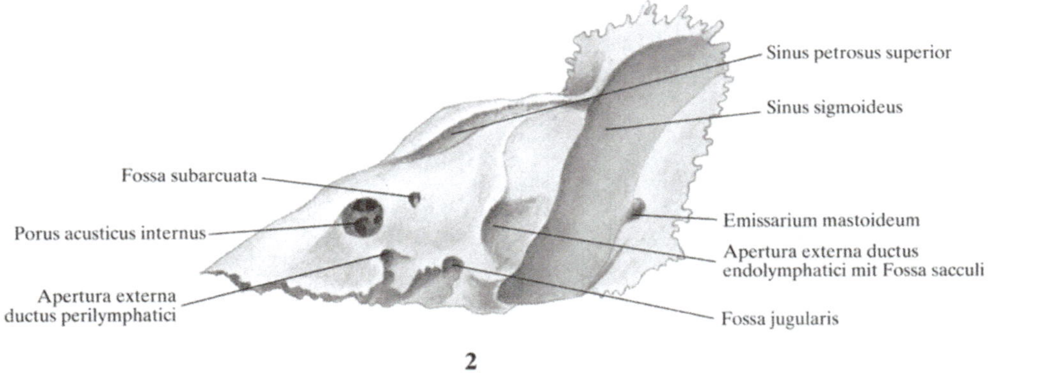
Sinus petrosus superior
Sinus sigmoideus
Fossa subarcuata
Porus acusticus internus
Apertura externa ductus perilymphatici
Emissarium mastoideum
Apertura externa ductus endolymphatici mit Fossa sacculi
Fossa jugularis

2

8.25 Maßangaben für den inneren Gehörgang und den Canalis facialis Falloppii (aus Lang)

Dargestellt ist ein Aufblick auf eine rechte Pyramide von hinten oben. Die Mittelwerte und Grenzmaße für den Meatus acusticus internus und einen Teil des Falloppi'schen Kanals sind wiedergegeben.
Andere Autoren wie Schuknecht, Papangelou, Štern-Padovan, Schmid, kommen zu ähnlichen Ergebnissen. Šercer und Krmpotić konnten mit zunehmendem Lebensalter progressive Knochenablagerungen im Fundus des inneren Gehörganges nachweisen und sie mit der Altersschwerhörigkeit korrelieren.

Chirurgische Relevanz

Chirurgie am inneren Gehörgang, Neurektomie, Akustikusneurinomchirurgie

Lang J (1971)
Papangelou L (1972, 1974)
Portmann M u.Mitarb. (1975)
Šercer A u. Krmpotić J (1958)
Štern-Padovan R (1977)
Thomsen JS u.Mitarb. (1981)

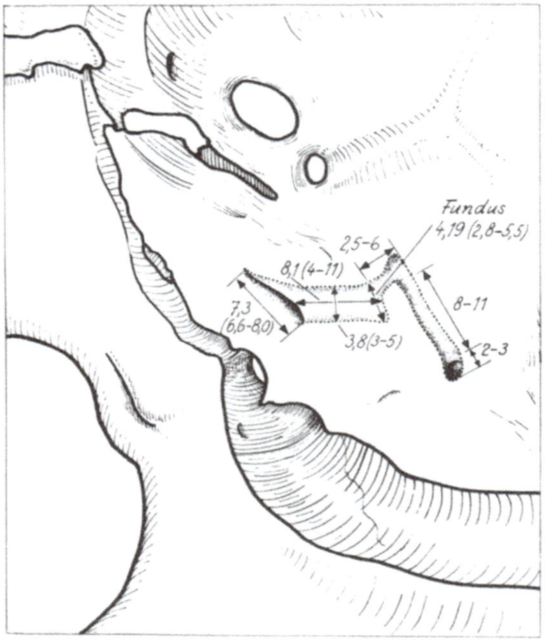

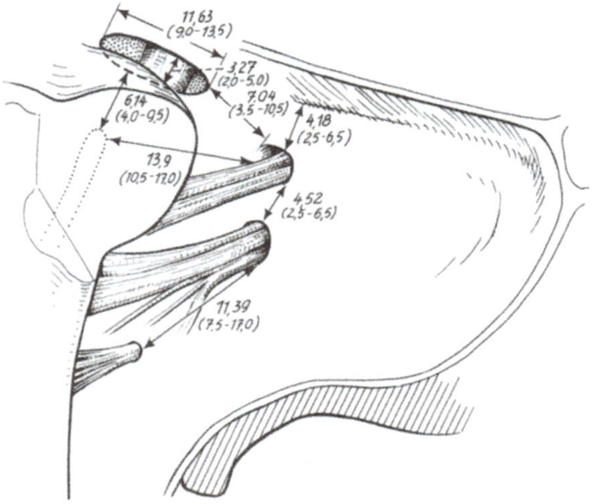

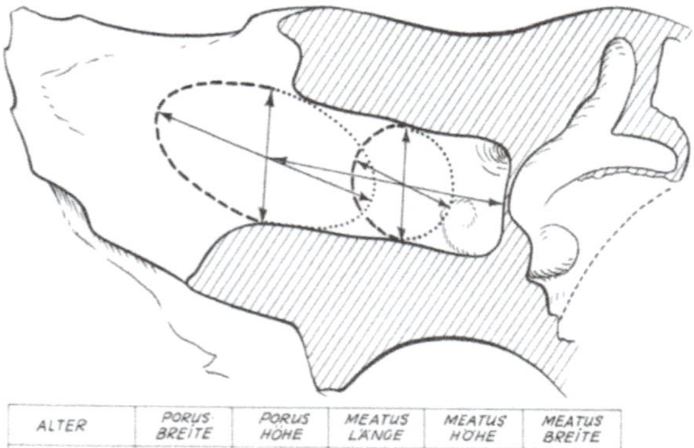

ALTER	PORUS BREITE	PORUS HÖHE	MEATUS LÄNGE	MEATUS HÖHE	MEATUS BREITE
Erw.		3,10 - 5,80	11,15	3,0 - 7,0	6,46
15-17 Jhr.	9,63	4,75	11,10	6,0	5,50
2 Jhr.	7,04	4,08	7,23	4,6	4,30
Neugeb.	5,90	3,06	5,00	3,0	2,88

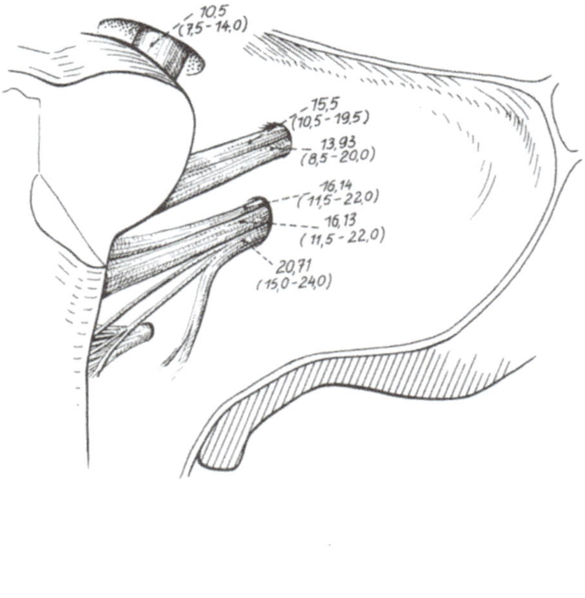

8.26 Topographische Anatomie der Pyramide, Blick von hinten, halbschematisch (in Anlehnung an Lang)

Dargestellt sind die Pyramidenhinterfläche und die zugehörige Projektion des Labyrinthes, des inneren Gehörganges sowie des Ductus und Saccus endolymphaticus. Begrenzt wird die Pyramide seitlich durch den Sinus sigmoideus, unten durch den Bulbus jugularis, sowie den Sinus petrosus inferior und oben durch den Sinus petrosus superior. Der Ductus endolymphaticus zieht vom Labyrinth an die Pyramidenhinterfläche und tritt an der Apertura externa aquaeductus vestibuli in die Dura ein. Er verläuft intradural regelmäßig bis an oder über den Sinus sigmoideus. Die Distanzen der einzelnen Strukturen zueinander sind nach Messungen von Lang eingezeichnet.

Chirurgische Relevanz

Chirurgie des Labyrinthes, des inneren Gehörganges und des Kleinhirnbrückenwinkels bei transmastoidalem, translabyrinthärem und suboccipitalem Zugang

Lang J (1981)

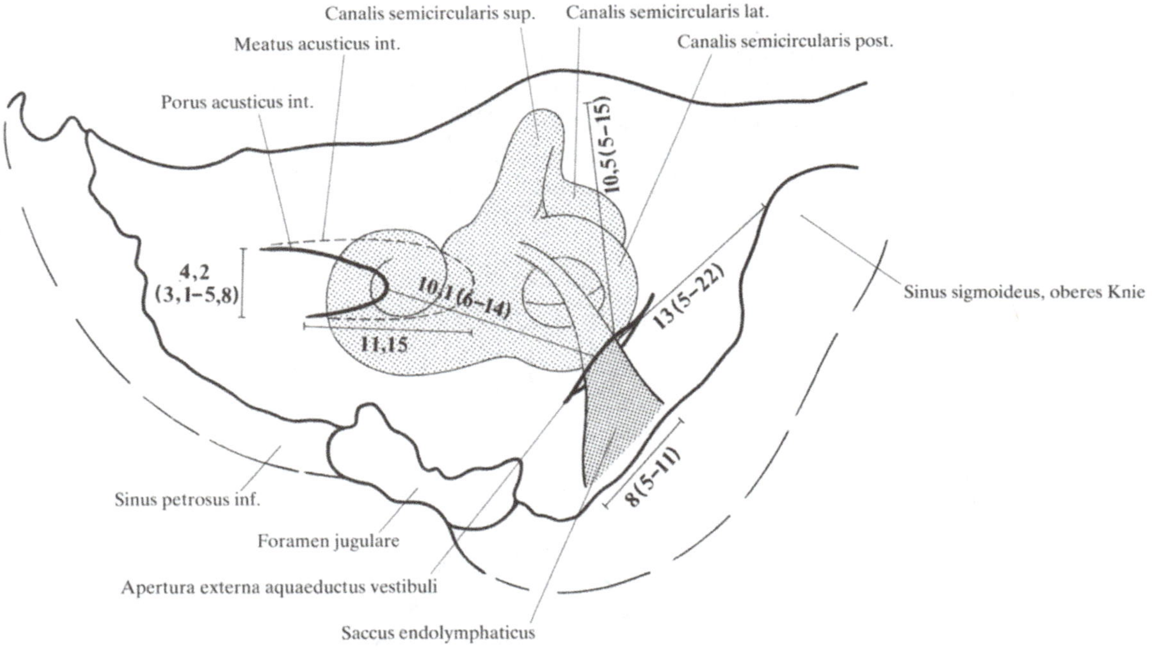

8.27 Der Aquaeductus vestibuli (Ductus endolymphaticus)

Die Pars rugosa des Saccus endolymphaticus wurde an Abgußpräparaten des knöchernen Spaltraumes vermessen (Skerlev u. Mačković). Sie liegt zwischen dem Ductus endolymphaticus und der Apertura externa canaliculi vestibuli in einer Knochenspalte. Dieser vertikal stehende knöcherne Raum grenzt in Abhängigkeit von der Pneumatisation der Pyramide in unterschiedlicher Distanz an den hinteren Bogengang und an die Rückfläche der Pyramide. Die vertikalen Maße dieser Knochenspalte sind angegeben. Die horizontale Ausdehnung liegt regelmäßig unter 0,5 mm.

Die Pars rugosa kann durch eine Stufenbildung an der Unterkante des knöchernen Spaltraums in zwei Abschnitte unterteilt sein, deren kleinerer unmittelbar in den Ductus endolymphaticus mündet.

Der geschilderte knöcherne Spalt ist ähnlich wie das Labyrinth von einem häutigen Gewebe ausgefüllt, das den eigentlichen Hohlraum für die Endolymphe enthält. Als Ductus endolymphaticus wird der Weichteilschlauch angesehen, als Aquaeductus vestibuli die knöcherne Begrenzung.

Schon beim Neugeborenen lassen sich individuelle Unterschiede in der Entwicklung des Ductus endolymphaticus feststellen. Kodama und Sando unterscheiden eine hypoplastische, normoplastische und hyperplastische Form. Die Variationen in der Größe und in der Lagebeziehung zu Labyrinth und Sinus sigmoideus steigen mit zunehmendem Lebensalter an.

Chirurgische Relevanz

Chirurgie des Saccus endolymphaticus, Saccotomie, Chirurgie beim Morbus Meniēre

Jahrsdorfer RA u.Mitarb. (1981)
Kaufmann Arenberg I (1982)
Kodama A u. Sando J (1982a, b)
Lang J (1979)
Ogura Y u. Clemis JD (1971)
Skerlev M u. Mačković M (1981)
Wilbrand HF (1974)

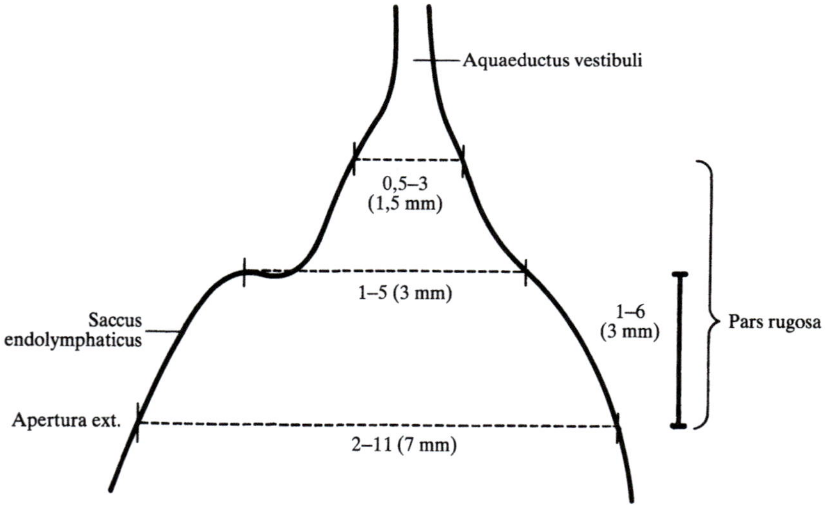

8.28 Das Labyrinth und die Nerven, die im inneren Gehörgang verlaufen, von medio-dorsal gesehen, rechte Seite

Dargestellt sind die Weichteilstrukturen des Labyrinthes und die zugehörigen Nerven sowie der N. facialis. Als Strichzeichnung ist die mediale Kante der Crista transversa gezeichnet, die der Identifikation der Nerven im inneren Gehörgang dient.

Der Saccus endolymphaticus variiert in seiner Größe erheblich (durch Strichelung gekennzeichnet).

Der Aquaeductus vestibuli verläuft vom Vestibulum aus parallel zum und medial des Crus commune und umfängt dieses unterhalb der Teilung in oberen und hinteren Bogengang unter Abbiegung nach lateral unten, wobei er sich der Hinterwand der Pyramide bis zur Apertura externa nähert. Diese Öffnung liegt ca. 10 mm lateral des Meatus acusticus internus.

Der Ductus endolymphaticus wird im Knochen von Bindegewebe und Blutgefäßen umgeben. Diese finden sich besonders reichlich in der Pars rugosa. Annähernd parallel zum Ductus endolymphaticus verläuft der Aquaeductus paravestibuli, der nach Ogura und Clemis eine Arterie und eine Vene enthält. Beobachtet wurden eine Obliteration des Ductus durch eine Ektasie des Sinus sigmoideus (Jahrsdorfer u.Mitarb.) und zahlreiche Formvarianten.

Chirurgische Relevanz

Saccotomie, vestibulo-cochleäre Neurektomie, Facialischirurgie, suboccipitale Eröffnung des inneren Gehörganges

Caix M u. Outrequin G (1979)
Jahrsdorfer R u.Mitarb. (1981)
Kodama A u. Sando I (1983)
Okano Y u.Mitarb. (1980)
Wilbrand HF u.Mitarb. (1974)

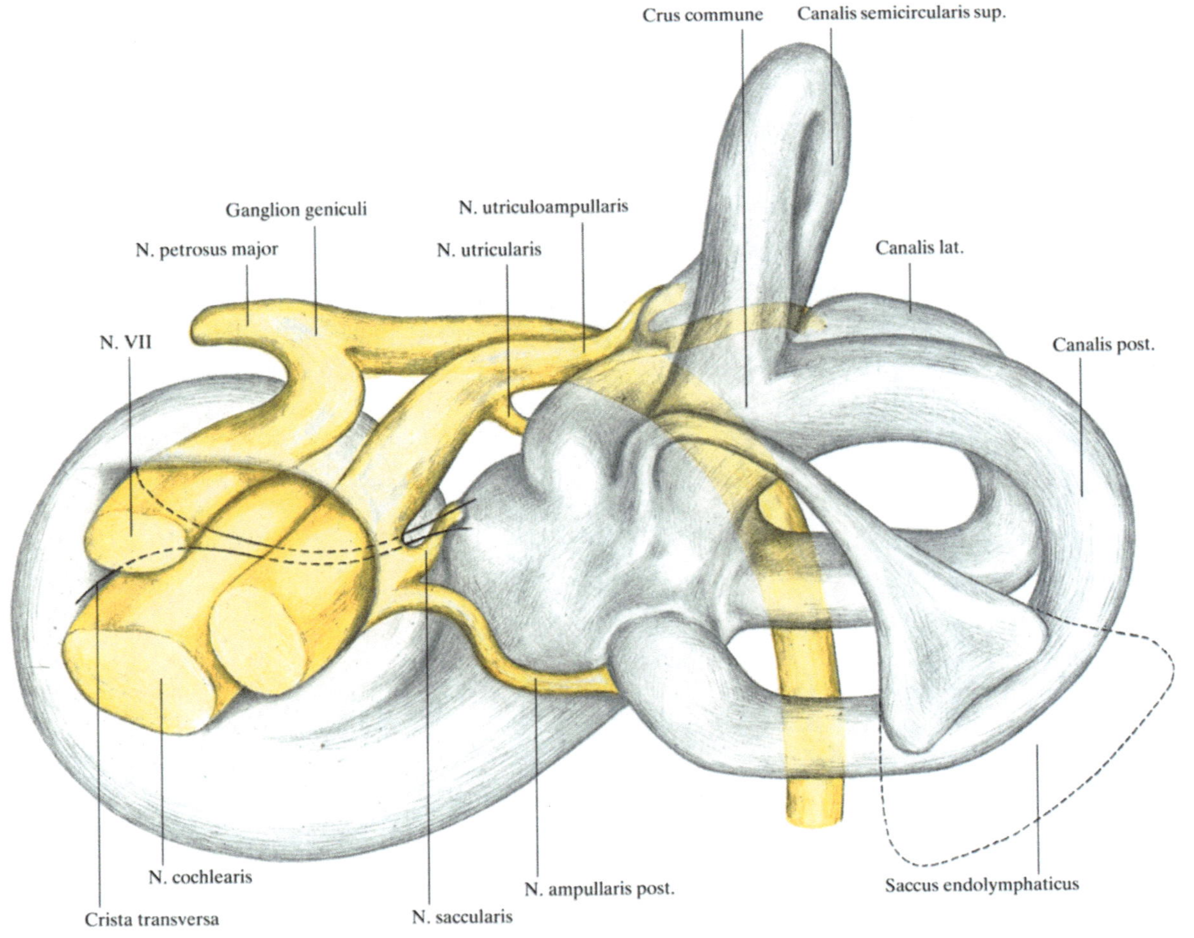

8.29 (1 – 2) Die arterielle Versorgung des Labyrinthes (aus Šimunić)

Der arterielle Zufluß zum Innenohrlabyrinth zweigt in drei wesentliche Komponenten auf: A. cochlearis, A. vestibulo-cochlearis und A. vestibularis. Die Details variieren geringfügig entsprechend der Zahl der zuführenden Arterien.
In Abb. (1) ist eine typische Situation mit *einer* A. labyrinthi (Siebenmann) dargestellt.

A. cerebelli inf. ant.
 A. labyrinthi
  A. cochlearis communis
   A. vestibulocochlearis
    R. sacculi
    R. cochlearis
   A. spiralis modioli
    Aa. radiatae
  A. vestibularis ant. (A. utriculi)

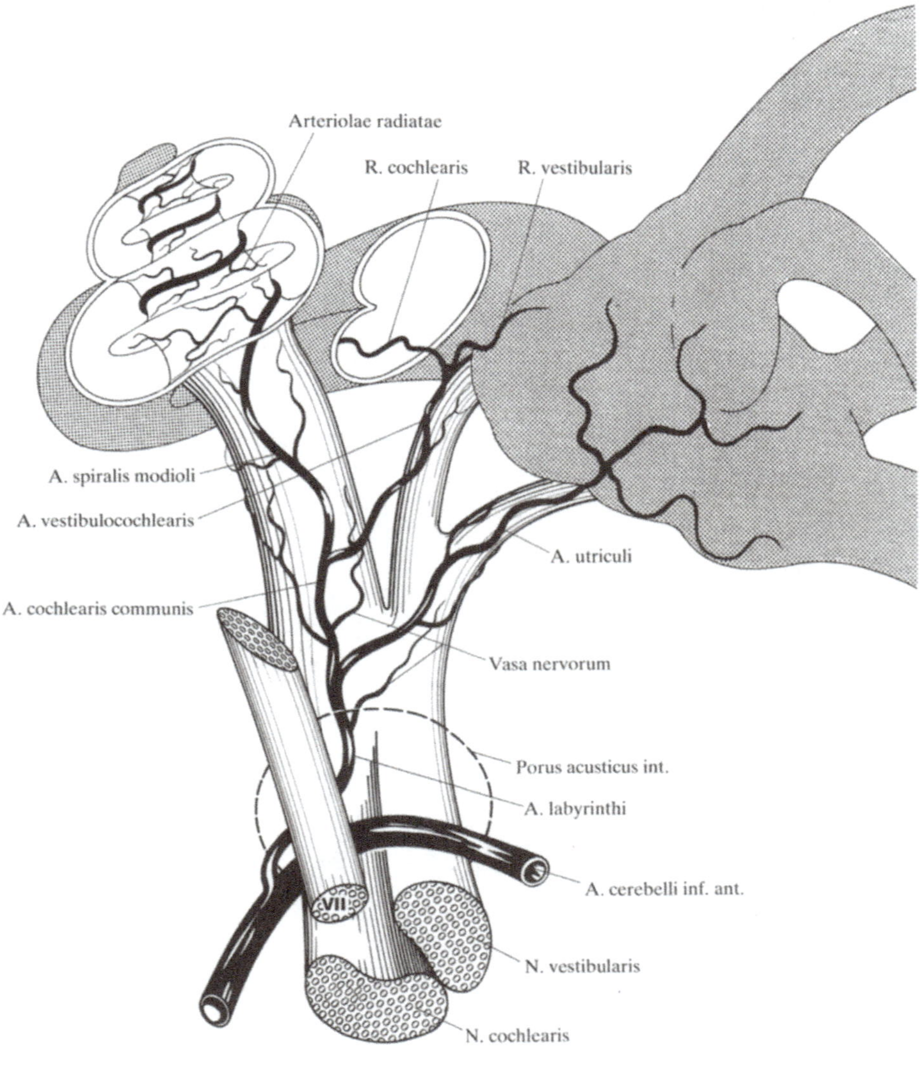

1

Die Abb. (2) berücksichtigt zwei Aa. labyrinthi. Die gestrichelt gezeichnete Arterie verläuft caudal des N. vestibularis.

A. cerebelli inf. ant.
- A. labyrinthi I
  - A. spiralis modioli (cochlearis propria)
    - Aa. radiatae
  - A. vestibularis ant. (A. utriculi)
- A. labyrinthi II
  - A. vestibulocochlearis
    - R. vestibularis (R. sacculi)
    - R. cochlearis

Chirurgische Relevanz

Chirurgie des inneren Gehörganges, Chirurgie des Kleinhirnbrückenwinkels, Akustikusneurinomchirurgie

Fisch U (1968)
Helms J (1978)
Konaschko PJ (1927)
Mazzoni A (1969)
Mazzoni A u. Hansen CC (1970)
Šimunić V (1974)

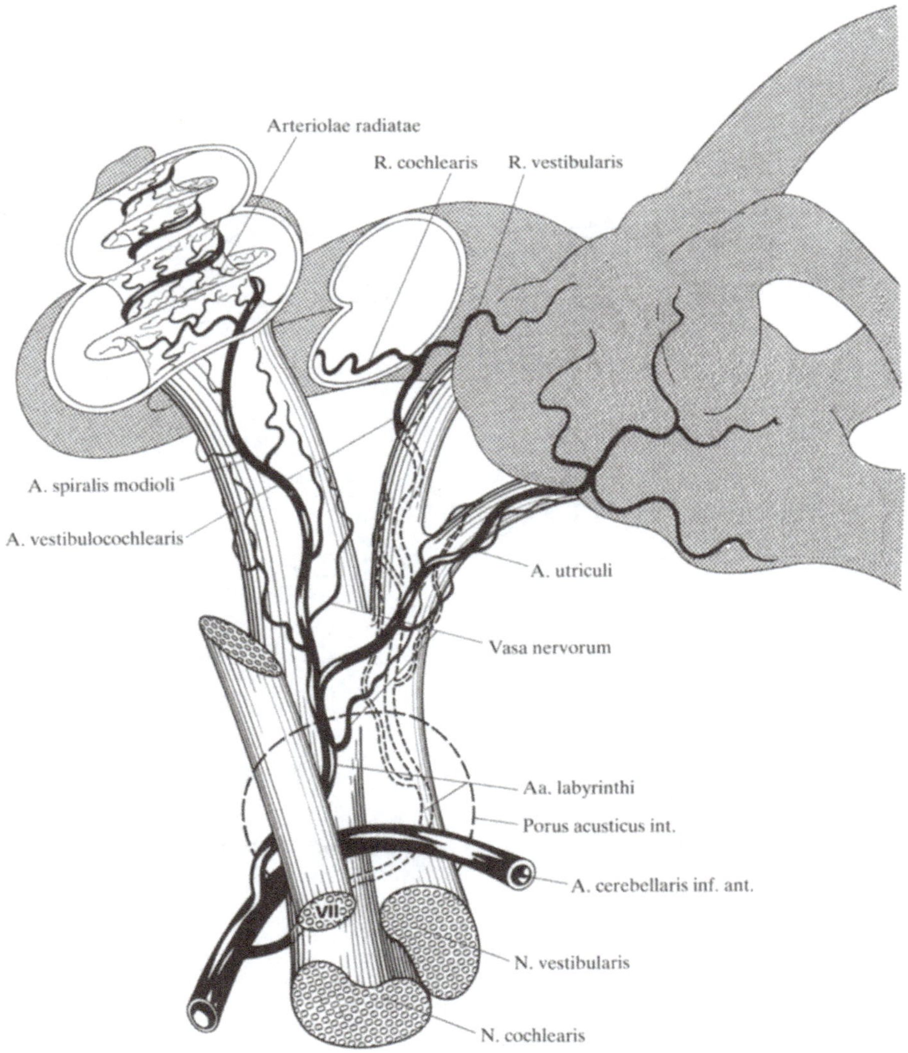

2

8.30 (1 – 8) Varianten der Gefäße im Meatus acusticus internus (nach Helms aus Plester, Wende, Nakayama)

Schematische Darstellung unterschiedlicher Gefäßversorgungstypen im inneren Gehörgang. Dargestellt ist jeweils die rechte Seite, Blick von oben (s. auch Abb. 8.29).
Um bei Eingriffen am inneren Gehörgang operativ bedingte Funktionsstörungen zu minimieren, sollte auf die Schonung kleiner Gefäße geachtet werden.

Chirurgische Relevanz

Chirurgie des N. facialis, Eingriffe am inneren Gehörgang, Neurektomie des N. vestibularis

Helms J (1980)

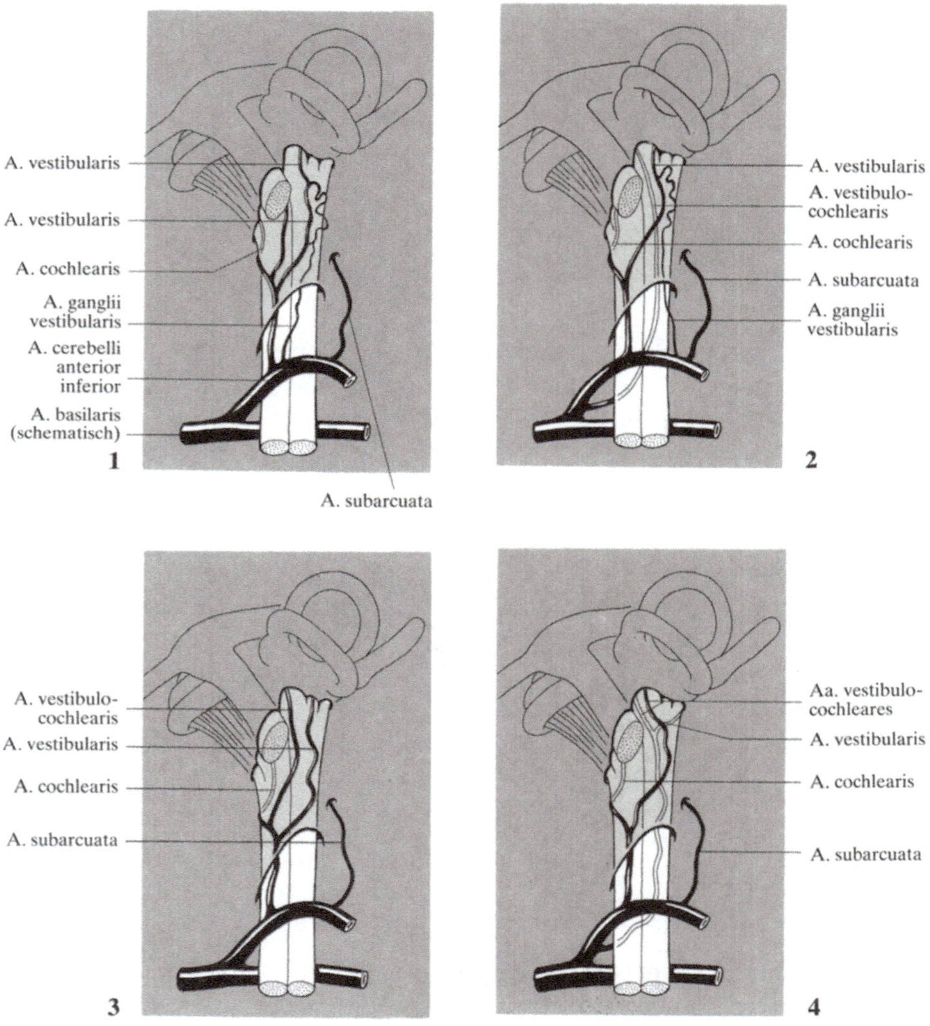

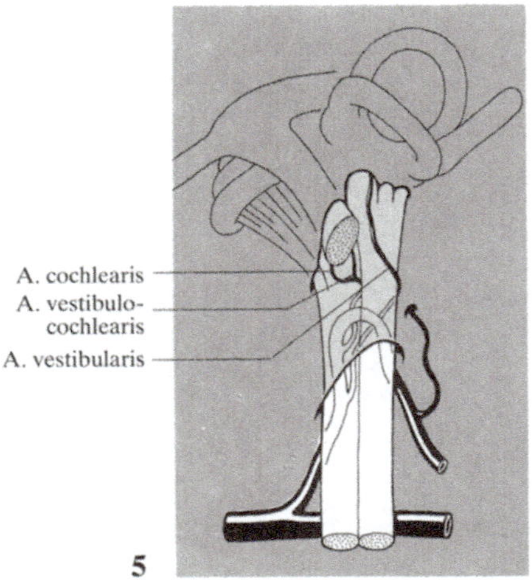
A. cochlearis
A. vestibulo-cochlearis
A. vestibularis

5

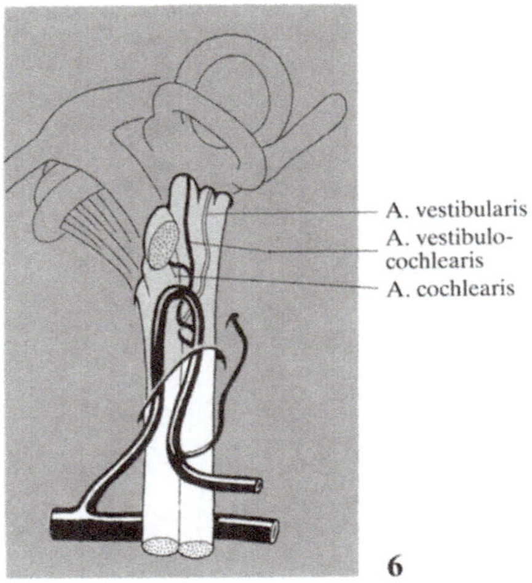
A. vestibularis
A. vestibulo-cochlearis
A. cochlearis

6

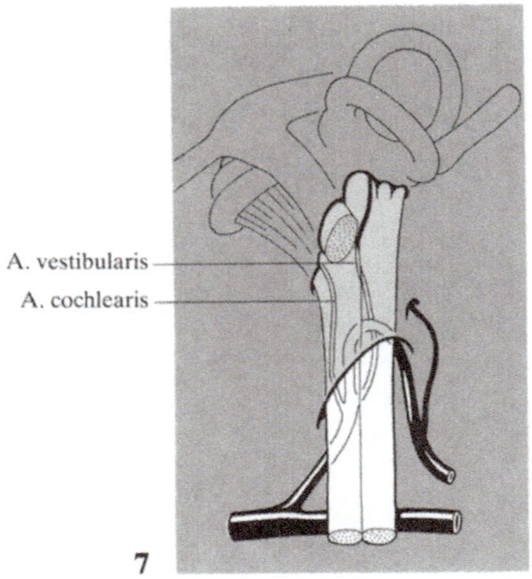
A. vestibularis
A. cochlearis

7

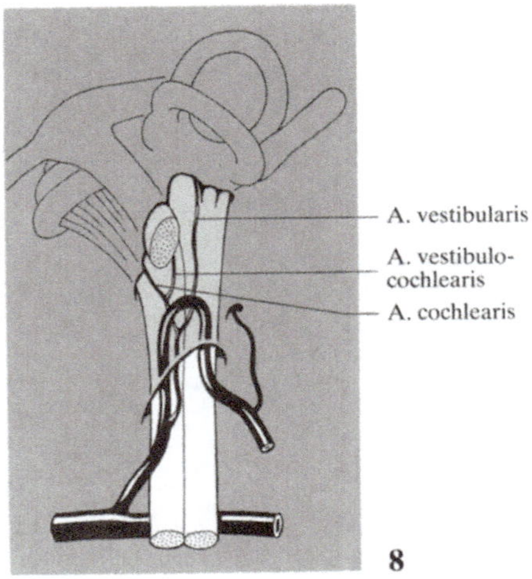
A. vestibularis
A. vestibulo-cochlearis
A. cochlearis

8

9 Mittlere und hintere Schädelgrube

9.1 Einblick in die mittlere Schädelgrube (aus Kempe)

Die rechte Hälfte des Schädeldaches ist bis zur Falx cerebri eröffnet. Während die linke Tentoriumhälfte erhalten wurde, ist das rechte Tentorium reseziert. Sella turcica und Sinus cavernosus sind dargestellt. In der mittleren Schädelgrube rechts ist die Dura inzidiert und zur Seite verlagert, so daß das Ganglion trigeminale Gasseri mit der Dura propria auf dem Ganglion und die A. meningea media sichtbar sind.
Durch Abtragen von Knochen am Boden der mittleren Schädelgrube wurde das Ganglion geniculi des N. facialis mit dem N. petrosus major dargestellt.
In seltenen Fällen liegt der N. petrosus major nicht in dem gleichnamigen Sulcus, sondern in einem vollständig geschlossenen Knochenkanal (Denecke), der fast bis zur Pyramidenspitze reichen kann, so daß ein Hiatus canalis facialis fehlt. Auf die Darstellung des N. petrosus minor aus dem N. tympanicus bzw. glossopharyngeus, der lateral vom N. petrosus major liegt, wurde verzichtet. Der Hiatus canalis facialis, welcher als Landmarke zum Aufsuchen des Meatus acusticus internus beim transtemporalen extraduralen Zugang angegeben wird (s. Abb. 9.7.2), liegt in der Hälfte der Fälle in gleicher Entfernung von der Squama temporalis wie der Porus acusticus internus.

Chirurgische Relevanz

Transtemporale, extradurale Eingriffe am Boden der mittleren Schädelgrube, Eröffnung des inneren Gehörganges mit seinem Porus bis in die hintere Schädelgrube, Resektion von Ganglion geniculi und N. petrosus major, Chirurgie des Ganglion Gasseri und der Hypophyse

Kempe LG (1968)

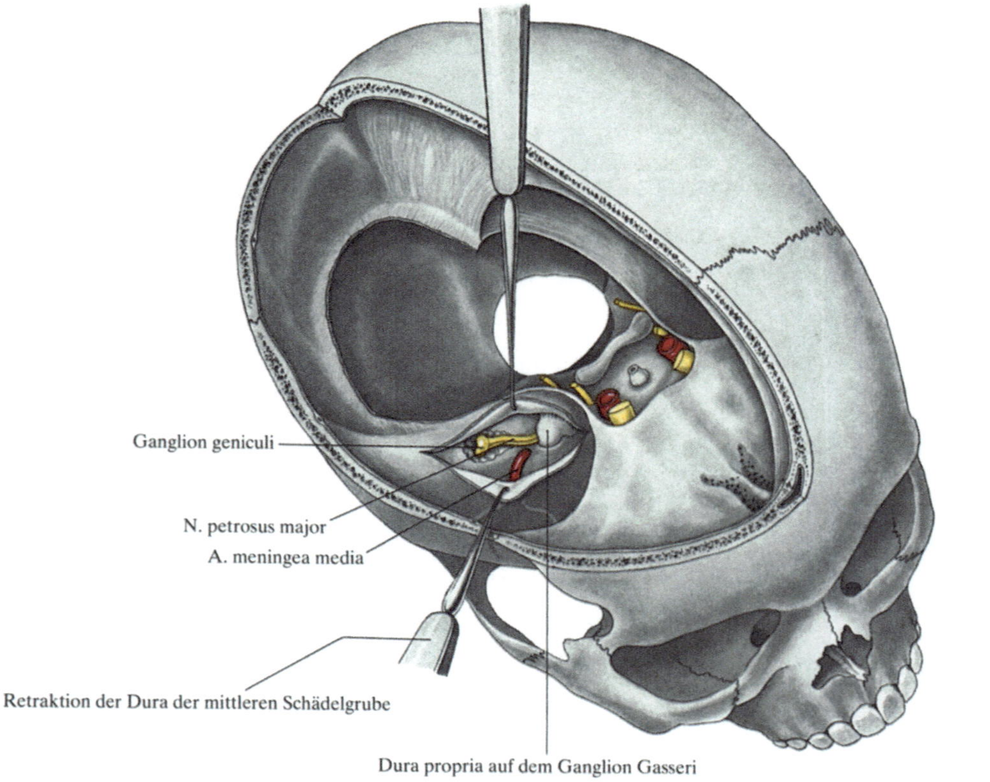

9.2 Halbschematische Darstellung der Nerven und Gefäße der lateralen, mittleren Schädelbasis von der Seite

Einige chirurgisch wichtige Nerven und Arterien wurden so gezeichnet, daß ihre intra- und extracraniellen Verlaufsstrecken deutlich werden. Der Proc. styloideus liegt lateral der A. carotis interna und ist damit ein zuverlässiger chirurgischer Orientierungspunkt.

Chirurgische Relevanz

Eingriffe an der Schädelbasis von unten, z.B. Glomustumoren, Operationen an der Fossa infratemporalis, Zugang zur Fossa pterygopalatina, Facialischirurgie, Eingriffe am N.Vidianus (s. Abb. 6.22, 6.15, 6.23, 6.24.1)

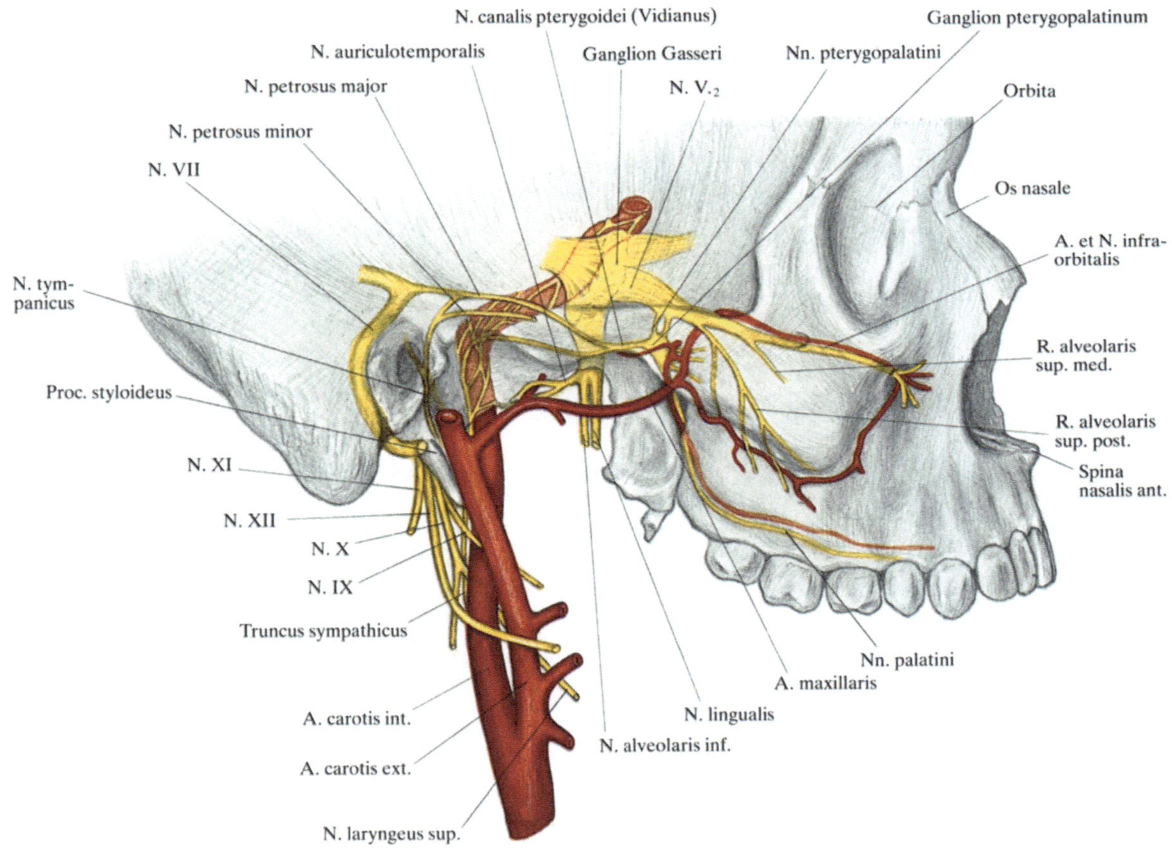

9.3 (1 – 2) Frontalschnitt durch den rechten Sinus cavernosus (aus Lanz-Wachsmuth)

Dargestellt ist die Blickrichtung für den Frontalschnitt (1) durch den rechten Sinus cavernosus (aus Lanz-Wachsmuth). (2): Schematische Darstellung des Ausschnitts (1).

Die Seitenwand des Sinus cavernosus wird von der sagittalen Dura der mittleren Schädelgrube gebildet. Die mediale Wand besteht oben aus der bindegewebigen Außenschicht der Hypophyse, die der Dura angehört, unten aus dem Keilbeinkörper und aus der Wurzel der Ala major ossis sphenoidalis. Die Sinus cavernosi kommunizieren über die Sinus intercavernosi und basilaris auf der dorsalen Fläche der Sella und des Clivus. Die venösen Bluträume des Sinus cavernosus werden vorne durch Trabekel unterteilt.

Die A. carotis interna und der N. abducens liegen in 77% der Fälle außerhalb des Sinuslumens, so daß die mediale Wand der A. carotis interna die laterale Wand des eigentlichen Sinus cavernosus bildet (Bedford). Bei älteren Menschen bildet sich ein Fettorgan im Sinus cavernosus aus.

Der Sinus cavernosus und die Sinus intercavernosi umrahmen die Sella turcica mit der Hypophyse.

Chirurgische Relevanz

Eingriffe an der Keilbeinhöhle, Hypophyse und A. carotis interna – Sinus cavernosus-Fistel, Schädelbasistraumatologie, Schädelbasistumoren, Eingriffe am Trigeminus

Bedford MA (1966)
Lang J (1979)

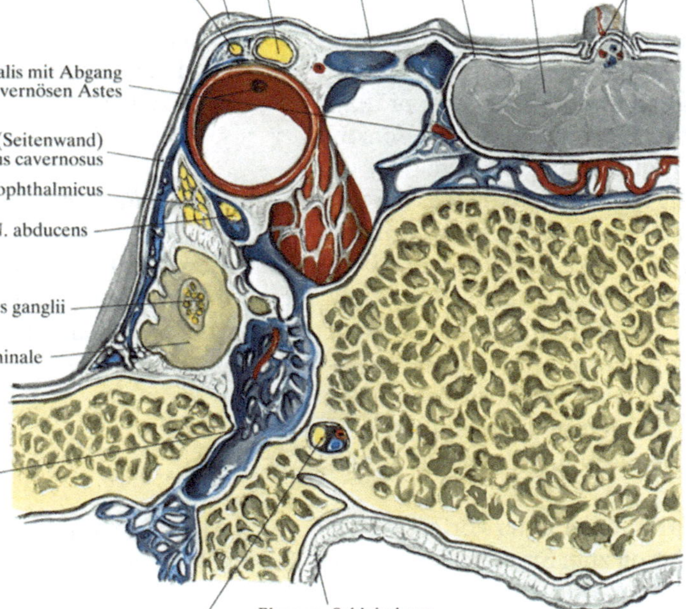

Transversalplatte des Sin. cavern.
N. oculomotorius
Plica petroclinoidea ant.
N. trochlearis
Capsula hypophysis
Adenohypophysis
Hypophysenstiel mit Aa. hypophysiales sup.
A. carotis int., Pars cav. sagittalis mit Abgang eines caroticokavernösen Astes
Sagittalplatte (Seitenwand) des Sinus cavernosus
N. ophthalmicus
N. abducens
Sinus ganglii
Ganglion trigeminale
Plexus venosus foraminis ovalis
Pharynx-Schleimhaut
N. canalis pterygoidei und Begleitgefäße

1

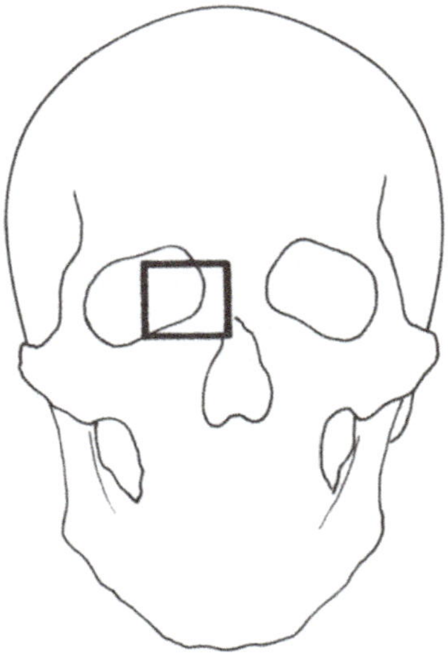

2

9.4 Blick auf das Chiasma opticum und seine Umgebung (in Anlehnung an Lang in Lanz-Wachsmuth)

Sowohl die Form als auch die Lage des Chiasma opticum unterliegen Variationen. Liegt es der Sellavorderwand unmittelbar an (Chiasma präfix), können sich chirurgische Probleme bei der Versorgung frontobasaler Liquorfisteln ergeben.

Der N. abducens tritt regelmäßig nahe des Clivusseitenrandes in den Dorello'schen Kanal ein (s. Abb. 9.5). Der Eintrittspunkt liegt 7–2 mm kaudal und medial der Trigeminuswurzel. Der Nerv verläuft unter das Ligamentum sphenopetrosum superius an der Pyramidenspitze (Sulcus nervi abducentis), zieht in den Sinus cavernosus lateral der A. carotis interna und weiter in die Fissura orbitalis superior, wo er den Anulus tendineus durchdringt.

Dieser Verlauf ist Variationen unterworfen, wobei insbesondere die Relation zum Sinus petrosus inferior variiert. Gelegentlich ist der N. abducens in die Wand des Sinus petrosus inferior integriert (Piffer-Zorzetto).

Chirurgische Relevanz

Transfrontale Hypophysen- und Sellachirurgie, Eingriffe am Tentoriumschlitz, an den Ästen der A. carotis interna und am Trigeminus

Gibo H u.Mitarb. (1981)
Grisoli F u.Mitarb. (1982)
Lang J (1979)
Laude M u. Le Gars (1980)
Piffer CR u. Zorzetto NL (1980)

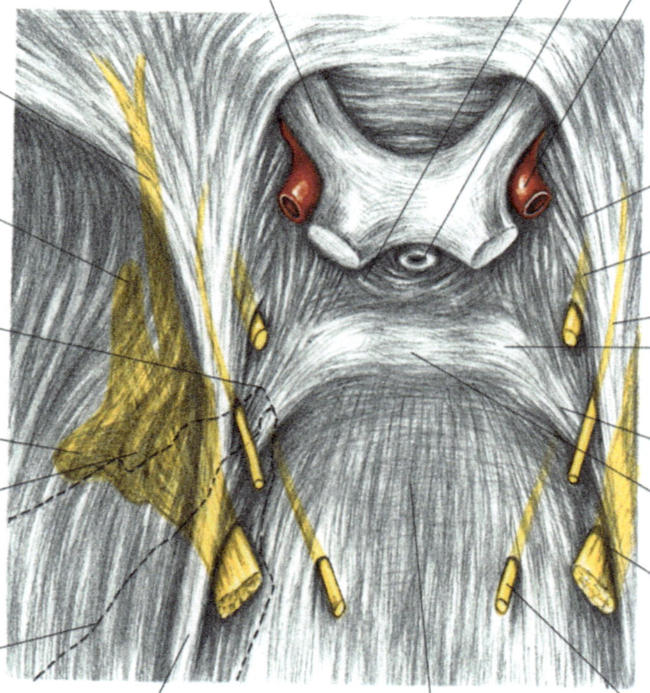

9.5 Keilbeinhöhle, Sinus cavernosus und Felsenbeinspitzenregion links, von medial gesehen

Bei sehr starker Pneumatisation des Keilbeins (s. Abb. 6.10, 6.11 (1–2) 6.12, 6.13) können die A. carotis interna, der N. opticus, der Sinus cavernosus und die drei Trigeminusäste die seitliche Keilbeinhöhlenwand imprimieren.

Die A. carotis interna verläuft unterhalb und medial des Processus clinoideus anterior, zieht, einen Syphon bildend, nach hinten und gelangt durch das Diaphragma sellae in den Subarachnoidalraum.

Der N. abducens gelangt unterhalb des Ligamentum sphenopetrosum sup. in den Sinus cavernosus (Dorello'scher Kanal) (s. Abb. 9.4).

Der Sinus cavernosus unterliegt sehr starken Formvarianten (Kraienbühl u. Yasargil). Der laterale Abschnitt des Sinus cavernosus enthält die Nervi III, IV und VI (s. Abb. 9.3.1). Der N. oculomotorius tritt lateral des Processus clinoideus posterior und medial der Plica petroclinoidea ant. in die Dura ein (s. Abb. 9.4). Er verläuft an der lateralen Wand des Sinus cavernosus bis zur Fissura orbitalis superior.

Der N. trochlearis erreicht den Sinus cavernosus an unterschiedlichen Stellen des Tentoriumansatzes, in der Regel medial von der Plica petroclinoidea anterior. Im Sinus cavernosus liegt er unterhalb oder gelegentlich lateral des N. oculomotorius oder auch am Oberrand des N. ophthalmicus bis zur Fissura orbitalis superior (s. auch 9.4, 9.6)

Chirurgische Relevanz

s. 9.4

Corlieu P u.Mitarb. (1981)
Grisoli F u.Mitarb. (1982)
Krayenbühl H u. Yasargil MG (1965)

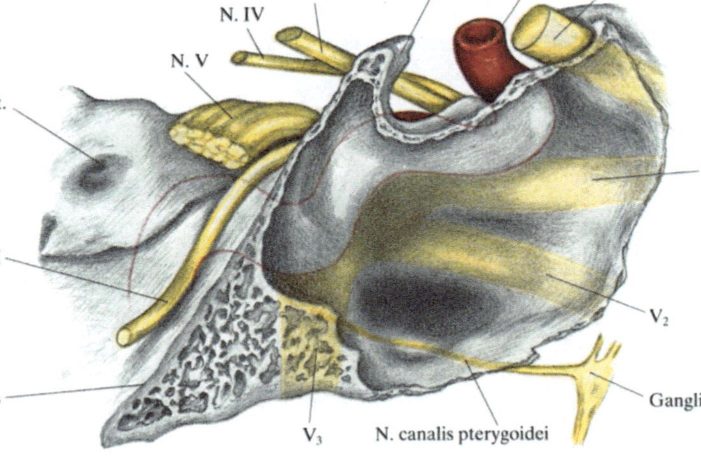

9.6 Aufblick auf die Region der Pyramidenspitze nach Entfernung der Dura und eines Teiles des Sinus petrosus superior (aus Kempe)

Das Cavum trigeminale Meckeli ähnelt einem Beutel, der dorsal, basal und medial von einer dünnen, lateral und rostral von einer starken Bindegewebeschicht gebildet wird. Dieses Bindegewebe geht in die sagittale Duraplatte der mittleren Schädelgrube über. Die dünne untere Periostschicht verbindet sich mit dem Ligamentum sphenopetrosum inferius. Der mediale Teil dieses Ligaments steht sagittal und der laterale Anteil in transversaler Richtung. Beide decken die A. carotis interna, den diese begleitenden Venenplexus und den N. caroticus. Oberhalb des Ligamentum sphenopetrosum liegt nur zartes Bindegewebe zwischen dem Ganglion Gasseri und der A. carotis interna sowie dem N. abducens.

Das Ganglion ist von der Cisterna trigeminalis, die durch den Porus N. trigemini mit der Cisterna lateralis pontis (s. Abb. 10.8) in Verbindung steht, umgeben. Das Ligamentum sphenopetrosum inferius bedeckt den N. petrosus major, der durch die Synchondrosis sphenopetrosa unterhalb und lateral der A. carotis interna das Schädelinnere verläßt (s. Abb. 9.7.1, 9.7.2, 9.7.3, 9.3 (1–2), 9.4, 9.5).

Chirurgische Relevanz

Eingriffe an der Pyramidenspitze (Gradenigo-Syndrom), lateraler Zugang zur Sellaregion, Trigeminuschirurgie

Gradenigo G (1907)
Kempe LG (1968)

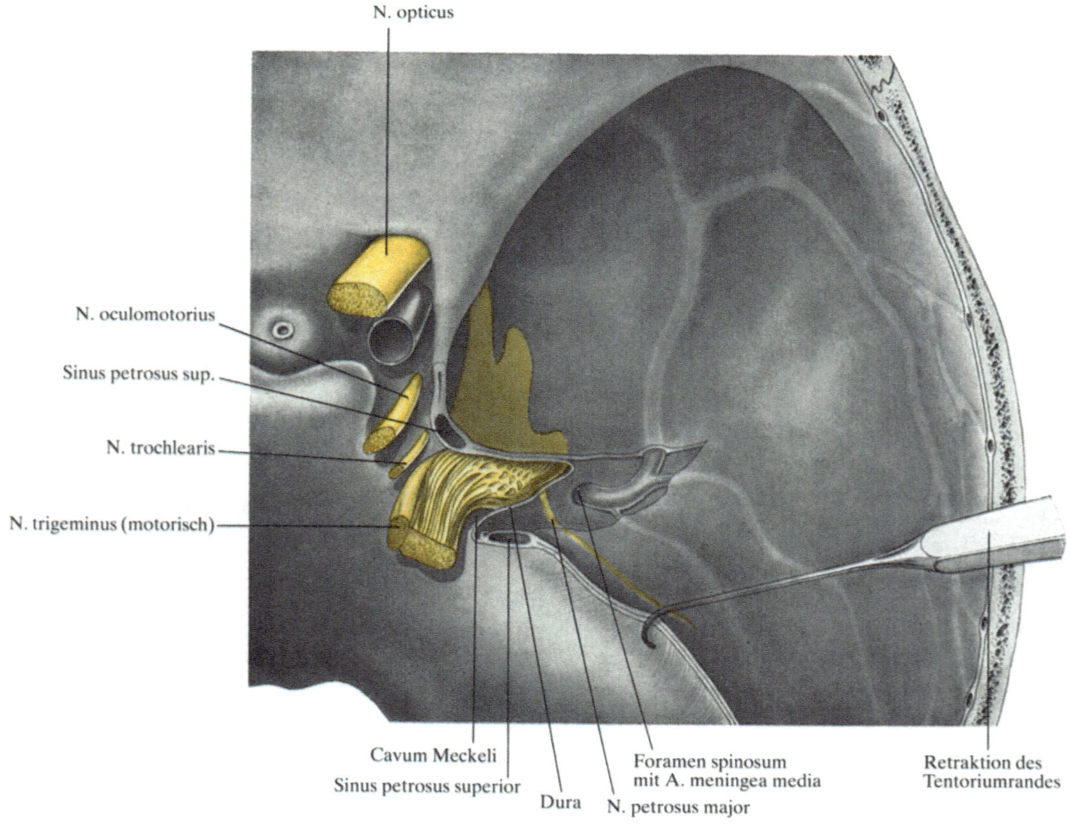

9.7 (1–3) Chirurgie des N. petrosus major

9.7.1 Topographie des N. petrosus major (s. Abb. 9.2)

Der N. petrosus major enthält parasympathische, präganglionäre Fasern für den N. canalis pterygoidei (Vidii). Er versorgt sekretorisch die Tränendrüse, die Gaumendrüsen und die Nasenschleimhaut und verläuft vom Ganglion geniculi aus in seinem Knochenkanal bis zum Hiatus canalis n. petrosi majoris im knöchernen Boden der mittleren Schädelgrube. Weiter zieht er in einem Sulcus zum Foramen lacerum, wo er lateral der A. carotis interna in den Canalis pterygoidei (Vidii) einmündet. Er vereinigt sich hier mit dem N. petrosus profundus (postganglionäre sympathische Fasern aus dem Carotisgeflecht) zum N. canalis pterygoidei (Vidii) und zieht zum Ganglion pterygopalatinum (Ggl. sphenopalatinum). Aus diesem Ganglion treten die umgeschalteten postganglionären, parasympathischen und die nur passierenden sensiblen Fasern (aus dem N. maxillaris) und sympathischen Fasern als Nn. nasales posteriores laterales et septi in die Nasenhöhle ein bzw. führen als Nn. palatini zum Gaumen [s. Abb. 6.26 (1–9)].

Die sekretorischen Fasern für die Tränendrüsen, welche mit dem N. petrosus major das Ganglion pterygopalatinum erreichen, gelangen von dort über die Zygomaticus-Lacrimalis-Anastomose (N. zygomaticus des N. maxillaris und N. lacrimalis aus N. ophthalmicus) zur Tränendrüse.

Chirurgische Relevanz

Diagnostik und Therapie des Gesichtsschmerzes, Petrosusneuralgie, Eingriffe am N. petrosus major und am Ganglion geniculi, transtemporale Freilegung der seitlichen Schädelbasis

Fisch U (1968)
Guerrier Y (1981)
House WF u.Mitarb. (1964)
Krmpotić J u. Sunarić R (1963)
Parry RH (1904)
Portmann M u.Mitarb. (1975)

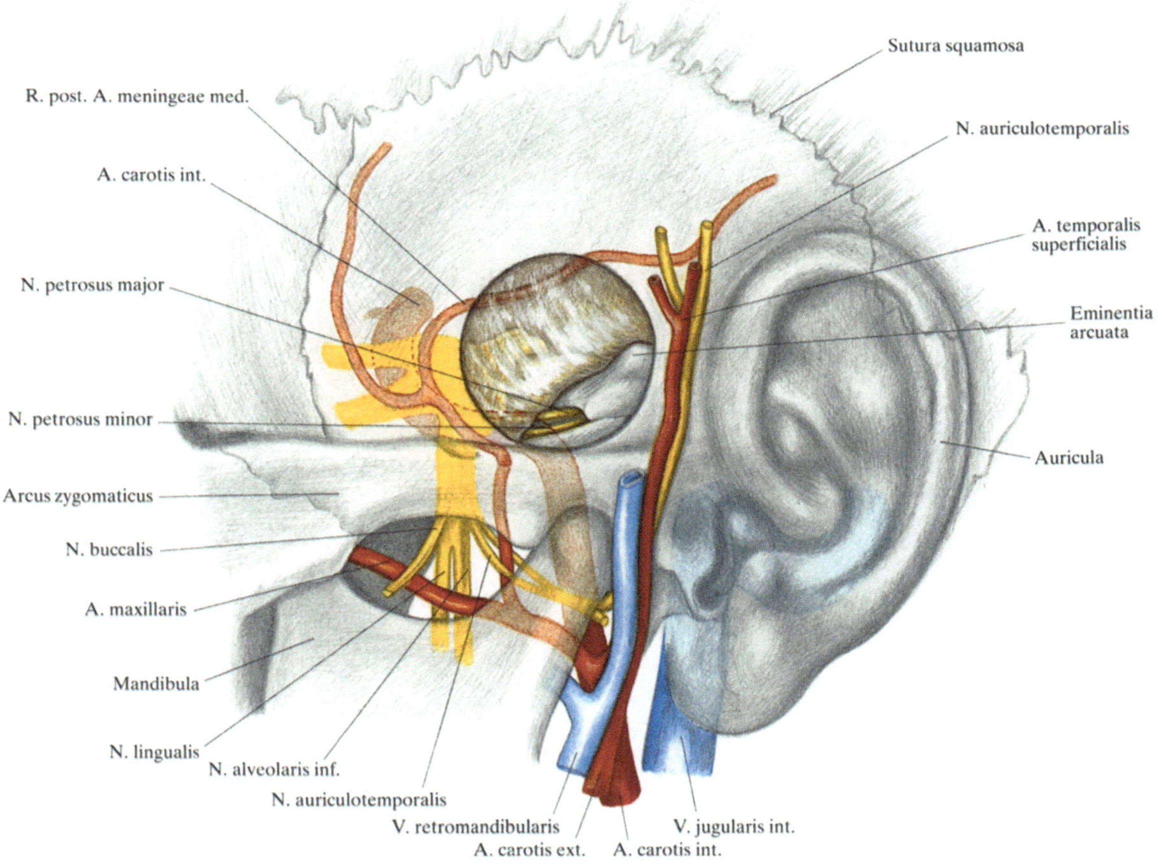

9.7.2 Topographische Daten zum Aufsuchen des N. petrosus major

Dargestellt sind die Distanzen zwischen ‚Landmarken' im Boden der mittleren Schädelgrube und einer Trepanationsöffnung oberhalb des Jochbogens.

Chirurgische Relevanz

s. Abb. 9.1 und 9.7.1

Krmpotić J u. Nikolić V (1964)

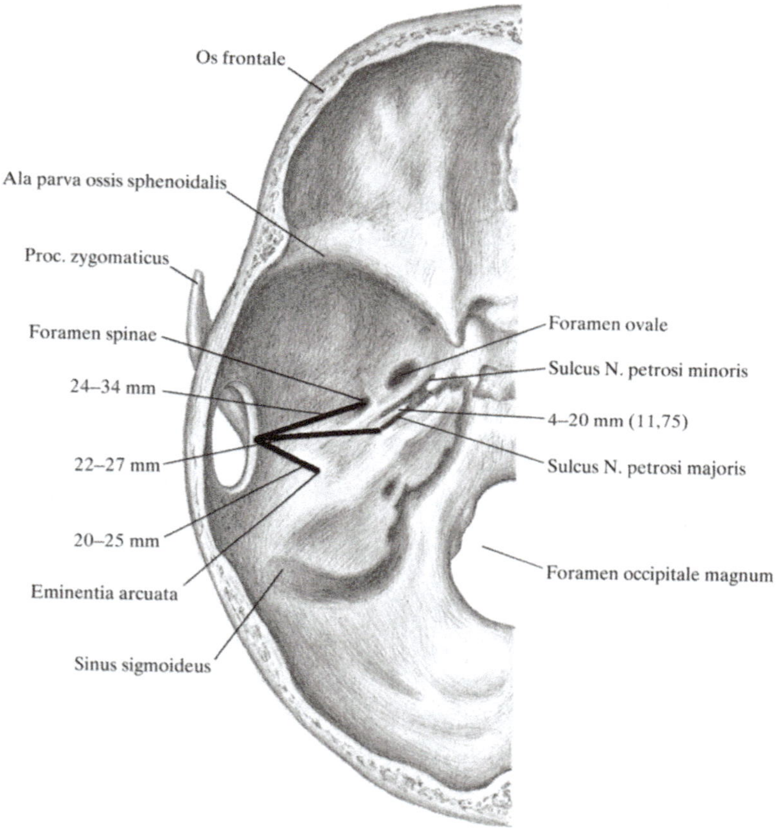

9.7.3 Orientierungspunkte zum Auffinden des inneren Gehörganges bei transtemporalem, extraduralem Vorgehen (Modifiziert nach den Literaturangaben)

Zum Aufsuchen des inneren Gehörganges vom Boden der mittleren Schädelgrube aus werden folgende Techniken empfohlen:

1. Der N. petrosus major wird identifiziert (s. Abb. 9.7.2, 8.23) und bis zu seinem Abgang vom Ganglion geniculi verfolgt. Von dort wird der N. facialis in seiner labyrinthären Verlaufstrecke in den inneren Gehörgang freigelegt (s. 8.23).
2. Nach Fisch wird die ‚Blaue Linie' des oberen Bogenganges in der Eminentia arcuata dargestellt. In einem Winkel von 60 Grad vom vorderen Schenkel dieser Linie aus liegt das Dach des inneren Gehörganges.
3. Das Dach des inneren Gehörganges kann direkt 28 Millimeter innerhalb der äußeren Fläche der Schläfenbeinschuppe aufgesucht werden. Dabei dient der N. petrosus major als zusätzlicher Orientierungspunkt (Portmann u.Mitarb.).
4. Die Winkelhalbierende zwischen N. petrosus major und ‚Blauer Linie' des oberen Bogenganges führt zum Dach des inneren Gehörganges. Die anatomisch zuverlässigste Korrelation besteht im Winkel zwischen der ‚Blauen Linie' des oberen Bogenganges und der Längsachse des inneren Gehörganges. Der höchste Punkt des Bogenganges stimmt nicht immer mit der Eminentia arcuata überein. Dies gilt insbesondere bei großer Pneumatisation. Konsistenz und hellere, gelblichere Farbe des Labyrinthknochens lassen sich als erster Hinweis regelmäßig vom umgebenden Felsenbeinknochen differenzieren.

Chirurgische Relevanz

s. Abb. 9.1, 9.7.1, 9.7.2. Transtemporale extradurale Eingriffe am inneren Gehörgang

Fisch U (1968)
House WF u. Belal A (1980)
Portmann M u.Mitarb. (1975)

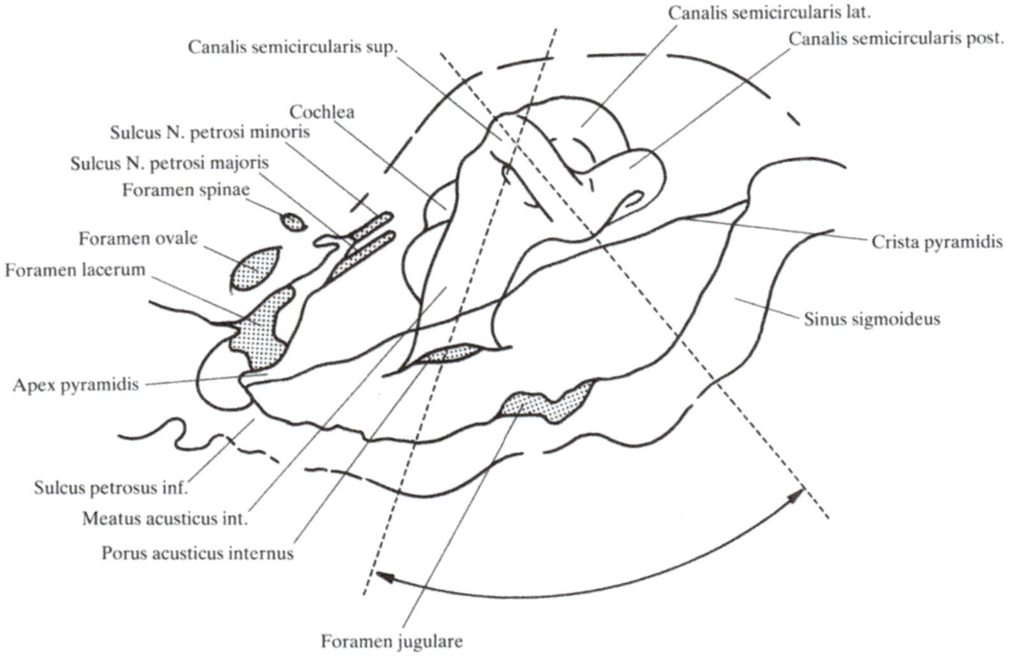

9.8 Hirnstamm und Unterfläche des Kleinhirns mit Nerven und Gefäßen (aus Kempe)

Dargestellt sind die Äste der Aa. vertebrales und basilaris und deren Beziehung zu den Hirnnerven. Von der A. basilaris zweigen die lebenswichtigen Endarterien ab, die Rami ad pontem für die Brücke und die Aa. cerebelli superior und cerebri posterior. Zwischen diesen beiden Arterien verläuft der N. oculomotorius. Die A. cerebri posterior liegt oberhalb des Tentoriums. Die Aa. labyrinthi stammen in der Mehrzahl der Fälle aus der A. cerebelli inferior anterior und seltener aus der A. basilaris (Pernetzky). Die A. cerebelli inferior anterior bildet nach Abgabe von Ästen für den Pons verschieden große Schlingen am Porus oder im inneren Gehörgang (s. Abb. 11.15). Weitere Endäste dieser Arterie verteilen sich auf der vorderen Kleinhirnunterfläche. Einzelne Schlingen können weit in den inneren Gehörgang hineinreichen und die hier liegenden Nerven komprimieren oder gelegentlich durchdringen.

Die venöse Drainage ist sehr variabel ausgebildet. Das venöse Blut von der Kleinhirnoberfläche wird über die Vv. cerebelli superiores in die Sinus rectus, transversus oder petrosus superior geführt. Die venöse Drainage von der Kleinhirnunterfläche erfolgt über die Vv. cerebelli inferiores in die Sinus occipitalis, sigmoideus oder petrosus inferior. Die V. petrosa sammelt das Blut aus den oberen und mittleren Kleinhirnschenkeln, von der Vorderkante und vom vorderen Abschnitt der Kleinhirnunterfläche sowie von Pons, Flocculus, Medulla oblongata und Recessus lateralis ventriculi IV. Sie wird bei chirurgischen Eingriffen am Kleinhirnbrückenwinkel nach Möglichkeit erhalten. Sie bildet sich durch den Zusammenfluß zahlreicher kleiner Venen in etwa 40% der Fälle dorsal der Eintrittsstelle der Radix sensoria n. trigemini in den Pons, sie kann aber auch seitlich des Flocculus oder in der Höhe der Fissura horizontalis cerebelli entstehen. Sie mündet meistens lateral, aber auch lateral kaudal des Porus n. trigemini in den Sinus petrosus superior ein. Gelegentlich ist sie zwei- oder mehrfach angelegt.

Chirurgische Relevanz

Chirurgie des Kleinhirnbrückenwinkels und des Hirnstammes

Kempe LG (1968)
Perneczky A u. Tschabitscher M (1976)

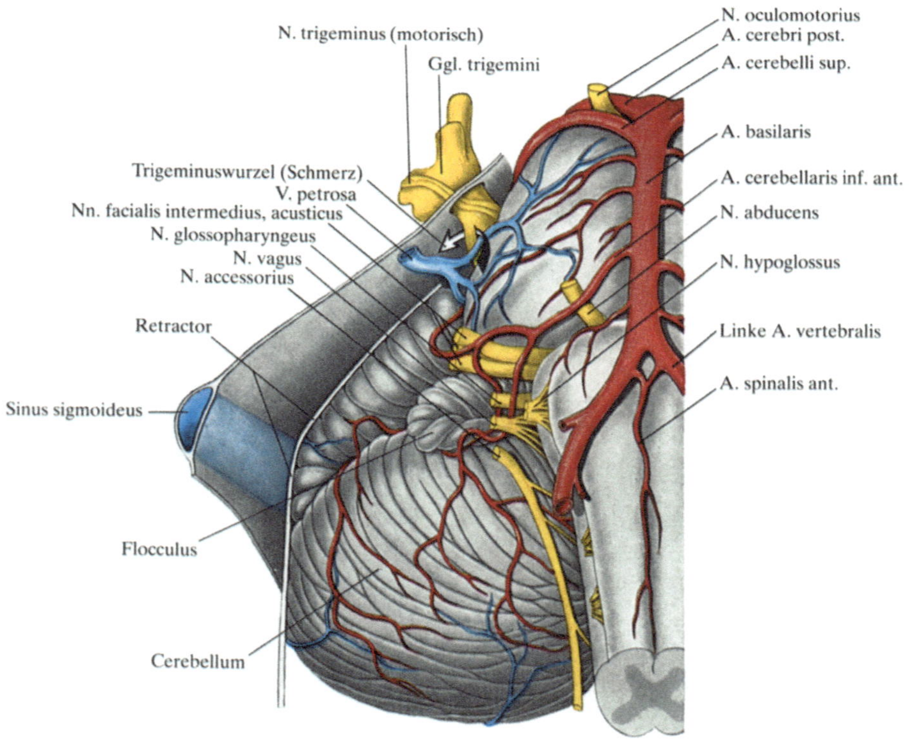

9.9 Topographie der Hirnanteile in der hinteren Schädelgrube

Die Rautengrube mit den sie begrenzenden Kleinhirnschenkeln (Pedunculi cerebellares inferiores, Corpora restiformia und Pedunculi cerebellares superiores, Brachia conjunctiva) und die entsprechenden Hirnnerven mit ihren Durchtrittsöffnungen in der Dura sind dargestellt. Zusätzlich sind die Projektion (rot) und die Grenzen des Os occipitale durch die Lambdanaht angedeutet. Die schwarze gestrichelte Linie entspricht dem hinteren Rand des Tentoriumschlitzes mit dem Ansatz der Falx cerebri.

Chirurgische Relevanz

Operationen in der hinteren Schädelgrube, z.B. suboccipitaler Zugang zum Kleinhirnbrückenwinkel

Hermann F (1908)

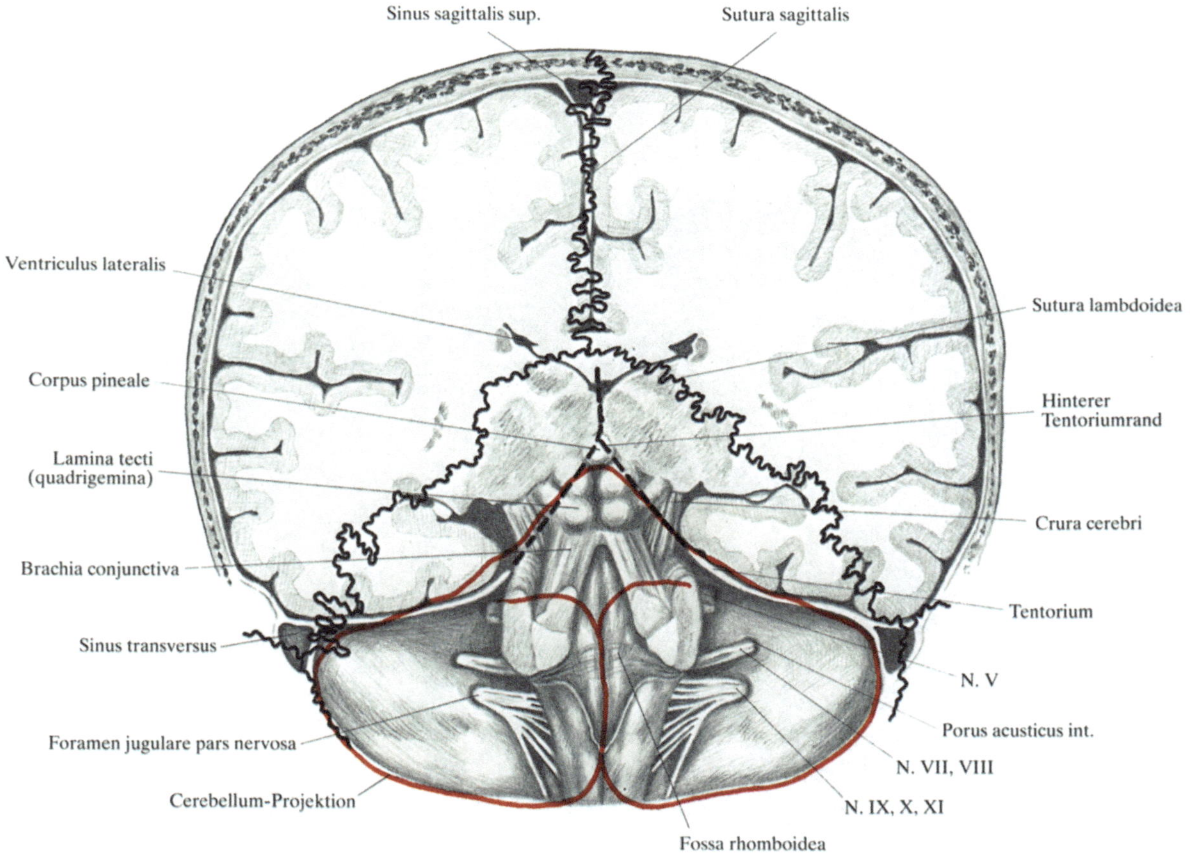

9.10 Einblick in die hintere Schädelgrube von medial (aus Lang in Lanz-Wachsmuth)

Dargestellt ist der Blick in die hintere Schädelgrube nach einem vertikalen Schnitt paramedian auf der Höhe der A. vertebralis im Atlas. Der Einblick erfolgt von medial nach lateral. Die Hirnnerven V–XII sind mit ihren Abstandsmaßen verzeichnet. Die A. vertebralis tritt vom Atlasbogen aus in den Liquorraum ein. Es zweigt die A. cerebelli inferior posterior ab, die hier eine durch das Foramen magnum in den Vertebralkanal reichende Schleife bildet. Die A. cerebelli inferior anterior verläuft schlingenförmig am Porus acusticus internus vorbei. Sie gibt die Aa. labyrinthi ab. Für den N. accessorius ist neben der cerebralen auch die spinale Wurzel dargestellt.

Chirurgische Relevanz

s. Abb. 9.9. Ligatur der A. vertebralis (s. Abb. 11.11, 11.12, 11.13), Vaskuläre Dekompression von Hirnnerven

Lang J (1979)

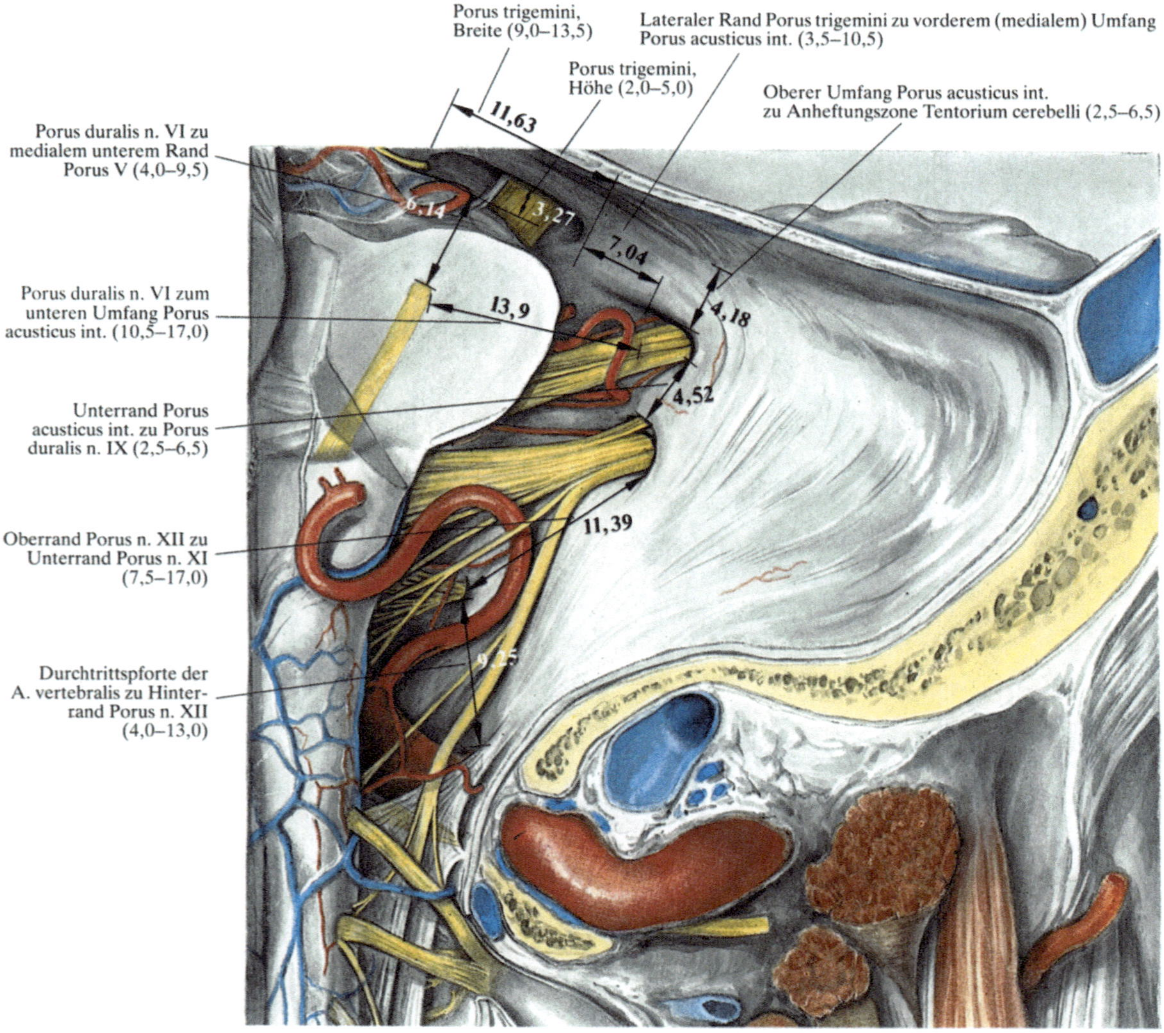

9.11 Topographie des Kleinhirnbrückenwinkels beim suboccipitalen Zugang (nach Helms aus Plester, Wende, Nakayama)

Die Nerven wurden etwas verlängert gezeichnet, das Kleinhirn ist durch einen Spatel retrahiert. Die Zusatzzeichnung verdeutlicht die Blickrichtung nach suboccipitaler Craniotomie. Die Größe des Knochendefektes wird nach chirurgischer Problemstellung gewählt.

Chirurgische Relevanz

Suboccipitaler Zugang zum Kleinhirnbrückenwinkel

Helms J (1978)

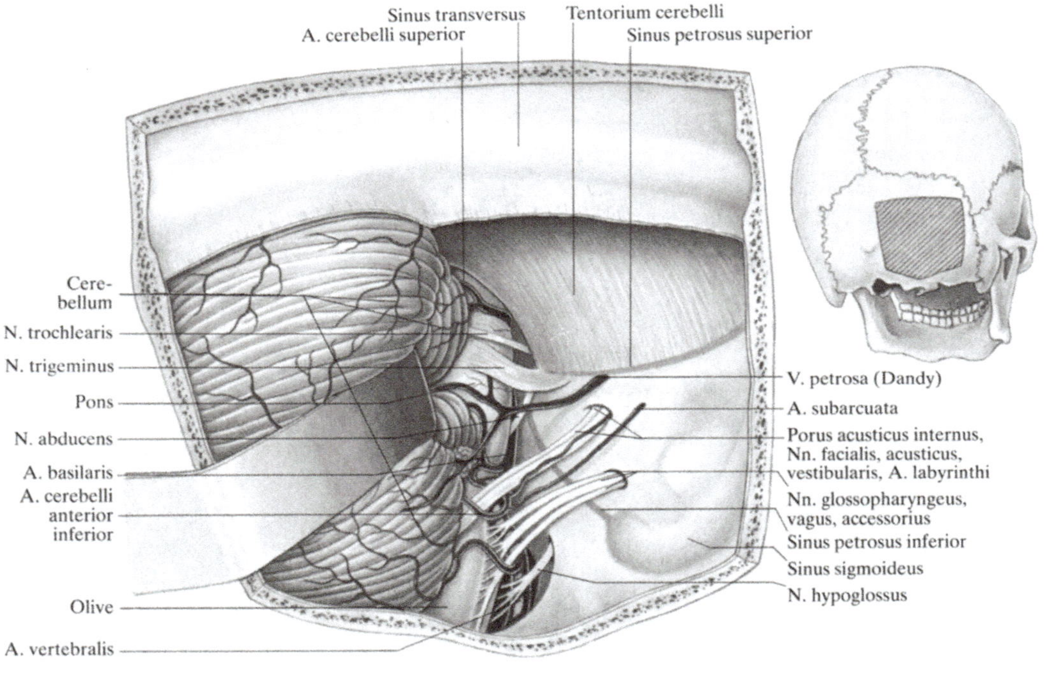

9.12 Topographie beim extraduralen retromastoidalen Zugang zum Meatus acusticus internus (nach Šercer)

Dargestellt ist der Zugang zur hinteren Pyramidenfläche durch den oberen Teil des Mastoids nach Abheben und Medial-Verlagerung der Dura mit dem Sinus sigmoideus. An der hinteren Pyramidenfläche sieht man den Porus acusticus internus. Die meatale Dura wird eröffnet. Unterhalb und medial des Porus liegt das Foramen jugulare mit den Nn. glossopharyngeus, vagus und accessorius. Lateral des Porus acusticus internus unter der oberen Pyramidenkante liegt die Fossa subarcuata, in die die A. subarcuata eintritt. Weiter lateral findet sich die Apertura externa canaliculi vestibuli für den Saccus endolymphaticus. Der intradurale Anteil des Saccus endolymphaticus wird bei diesem Vorgehen an seinem Austritt aus dem Felsenbein an der Apertura externa abgesetzt.

Chirurgische Relevanz

Eingriffe an der Pyramidenhinterfläche bis zum Porus acusticus internus, Endoskopie des Kleinhirnbrückenwinkels

Šercer A (1960)

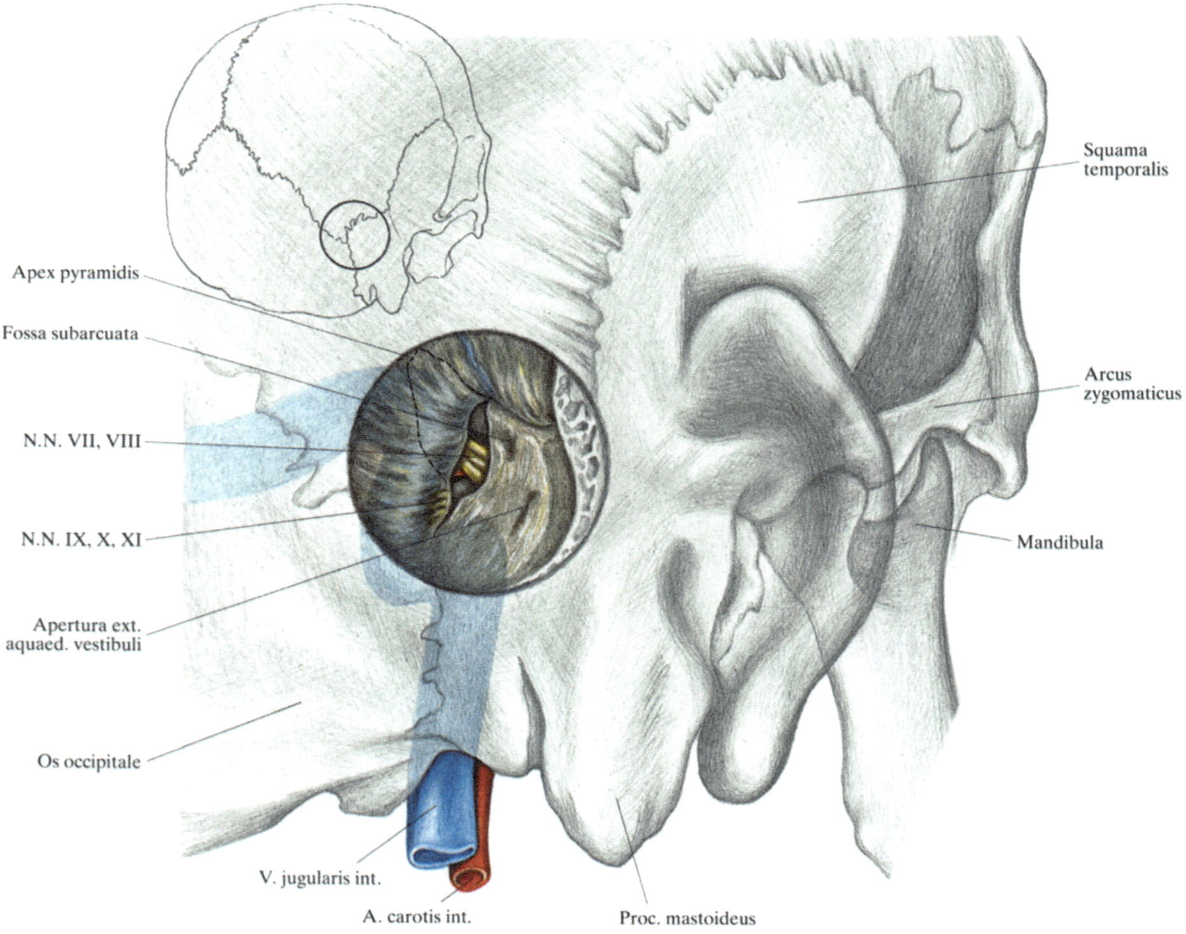

10 Knöcherner Schädel und Schädelinhalt (Übersicht)

10.1 Projektion der Hirnoberfläche auf die seitlichen Schädelknochen beim Neugeborenen

Das Schädeldach des Neugeborenen weist im Gegensatz zur Situation beim Erwachsenen knochenfreie Areale, die Fontanellen auf. Zwischen dem Stirnbein oder der noch paarigen Anlage dieses Knochens und den vorderen Anteilen der Scheitelbeine liegt die große Fontanelle, Fonticulus anterior. Die kleine Fontanelle, Fonticulus posterior, ist zwischen Hinterhauptsbein und hinteren Anteilen der Scheitelbeine ausgebildet. Den Zwickel zwischen dem großen Keilbeinflügel, Stirnbein und Scheitelbein verschließt der Fonticulus sphenoidalis. Diese Knochenlücken sind durch membranartiges Bindegewebe verschlossen. Der Fonticulus mastoideus im Bereich des späteren Asterion, zwischen hinterem Scheitelbein, Hinterhauptsbein und Felsenbein wird durch hyalinen Knorpel abgedeckt.

Die Fonticuli posterior und sphenoidalis schließen sich bald nach der Geburt. Der Fonticulus anterior wird im Laufe des zweiten Lebensjahres durch Knochen aufgefüllt. An dieser Stelle kann ein Wulst verbleiben, der Bregmawulst. Gelegentlich wird hier ein Nahtknochen, Bregmaknochen, ausgebildet.

Die Schädelnähte verknöchern normalerweise zwischen dem 40. und 50. Lebensjahr. Die Verknöcherung beginnt als senile Synostosenbildung an der Innenseite der Nähte. An der Außenseite des Schädelknochens bleiben die Nähte sichtbar.

Chirurgische Relevanz

Prämature, krankhafte Synostosen beginnen in unterschiedlichen Nahtarealen und nehmen die ganze Dicke der Naht ein. Vom primären Synostosenzentrum schreitet die Verknöcherung nach beiden Seiten fort. Als Folge dieser zu frühen Synostosenbildung entstehen craniofaciale Mißbildungssyndrome, z.B. M. Crouzon.

Im Bereiche der Nähte können sich auf Grund isolierter Ossifikationszentren Schalt- oder Nahtknochen, Ossa suturarum, bilden, z.B. Bregmaknochen, s.o.

Heiderich F (1934)

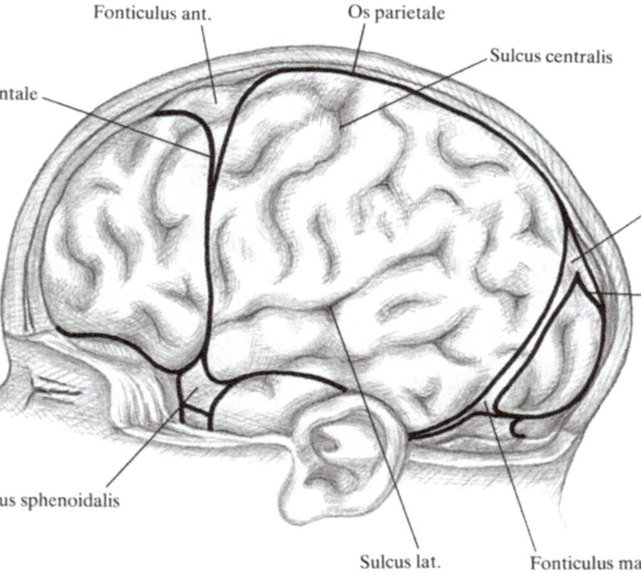

10.2 Projektion der Hirnoberfläche, der Ventrikel und der meningealen Gefäße auf die seitlichen Schädelknochen beim Erwachsenen

Die Nähte zwischen den Schädelknochen sind beim Erwachsenen geschlossen, aber nicht synostosiert (s. Abb. 10.1). Die unter den Schädelknochen verlaufenden venösen Blutleiter sind nur in Ausnahmefällen vollständig symmetrisch in Verlauf und Kaliber ausgebildet. Dies gilt insbesondere für den hämodynamisch wichtigen Sinus transversus. Er ist rechts in der Regel großkalibriger als links. Beide Sinus transversi können fehlen und durch den Sinus occipitalis ersetzt sein. (s. Abb. 8.8(1–2), 11.18). Wird durch die A. meningea media ein Tumor versorgt, so kann ihr Kaliber sich wesentlich vergrößern.

Chirurgische Relevanz

Zugang zur seitlichen Hirnoberfläche, Craniotomien, Ventrikelpunktionen

Hermann F (1908)

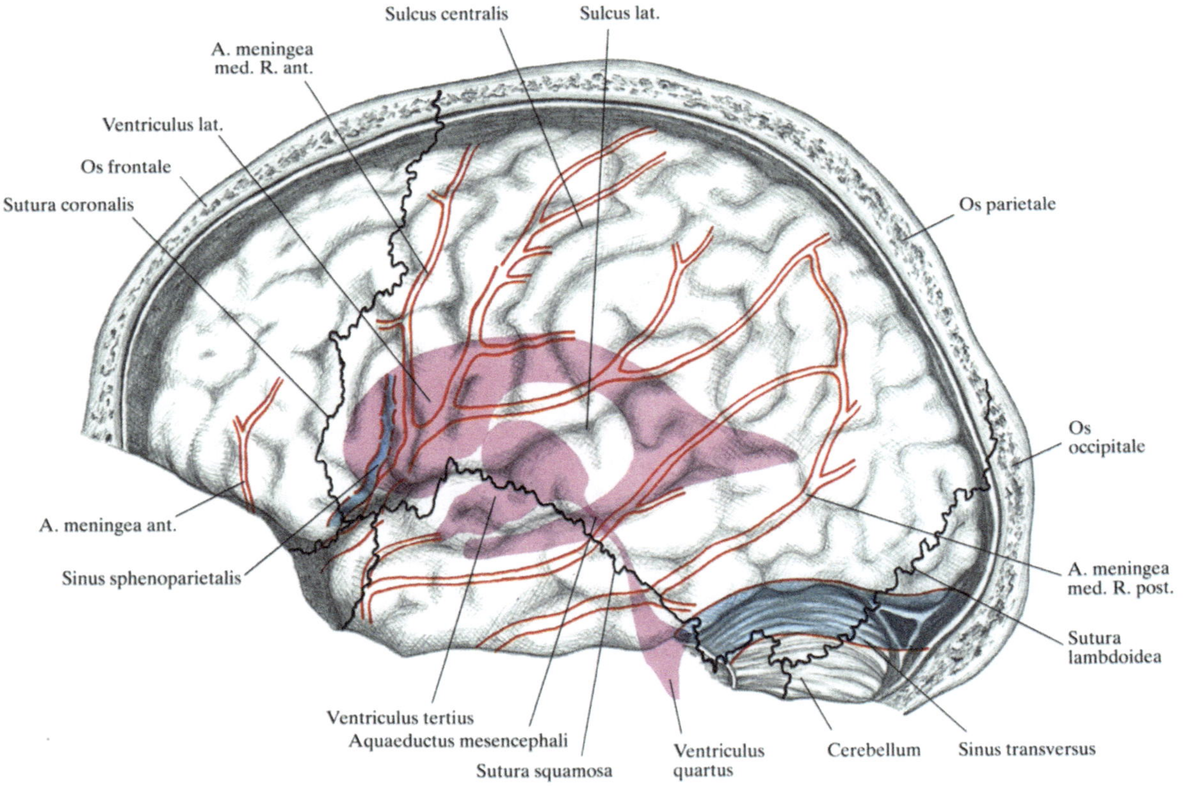

10.3 (1–4) Variationsmöglichkeiten des Sphenoidalwinkels und der Neigung des Dens axis

Die Kyphose der Schädelbasis ist als kompensatorische Krümmung Folge des aufrechten Ganges. Der Grad dieser Schädelbasiskrümmung wird durch den Sphenoidalwinkel ausgedrückt. Dieser kann auf verschiedene Weise bestimmt werden. Nach Welcker liegt er zwischen der Verbindungslinie vom Nasion zum Vorderrand der Sella turcica und einer Geraden von diesem Punkt zum sogenannten Basion (Vorderrand des Foramen magnum, (1), gestrichelte Linie).
Landzert definiert den Sphenoidalwinkel durch die Ebene des Planum sphenoidale und die Verbindungslinie zwischen Vorderrand des Foramen magnum und dem Processus clinoideus posterior (Martin u. Saler, (1), durchgezogene Linie).
Das Ausmaß der Schädelbasiskyphose hängt mit dem Krümmungsgrad der verschiedenen Wirbelsäulenabschnitte zusammen. Bei regulärer Biegung der Wirbelsäule beträgt der Sphenoidalwinkel 120 bis 130 Grad. Der Dens epistrophei ist nur geringfügig nach dorsal geneigt (2). Bei ausgeprägter Halslordose ist der Sphenoidalwinkel klein und der Dens stark nach hinten geneigt (3). Bei gerader Wirbelsäule ist der Sphenoidalwinkel 130 Grad und mehr und der Dens nach vorne gekrümmt (4) (Krmpotić-Nemanić u.Mitarb.). Wirbelsäule und Schädelbasiskyphose adaptieren sich während des ganzen Lebens an neu auftretende statische und dynamische Belastungen, die mit dem Beruf, dem Alter und auch Wirbelsäulenerkrankungen verbunden sein können.

Chirurgische Relevanz

Operation am Dens, Eingriffe am Clivus, Eingriffe an der Keilbeinhöhle, Diagnostik der basilären Impression

Krmpotić-Nemanić J u.Mitarb. (1973)
Martin R u. Saler K (1959)

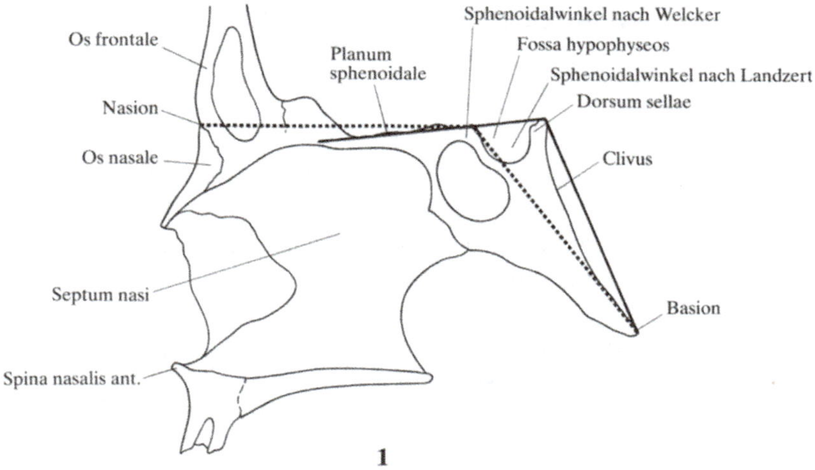

Os frontale
Nasion
Os nasale
Planum sphenoidale
Sphenoidalwinkel nach Welcker
Fossa hypophyseos
Sphenoidalwinkel nach Landzert
Dorsum sellae
Clivus
Septum nasi
Basion
Spina nasalis ant.

1

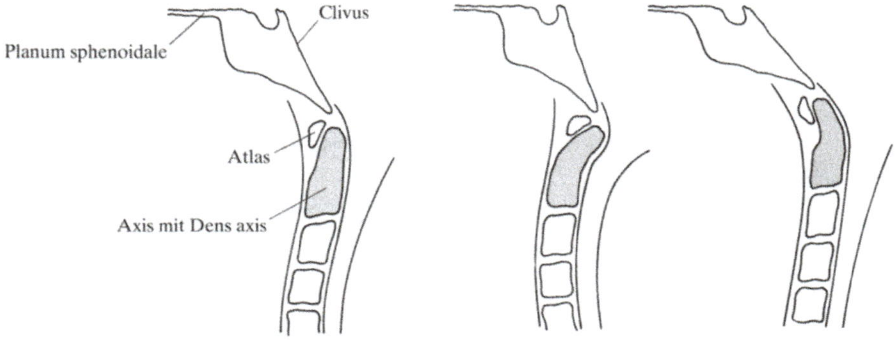

Planum sphenoidale
Clivus
Atlas
Axis mit Dens axis

2 3 4

10.4 Oberflächliche Hirnvenen seitlich

Die oberflächlichen Hirnvenen variieren in ihrer Position sehr stark. Von klinischer Bedeutung sind Anastomosen zwischen der V. cerebri media superficialis und dem Sinus sagittalis superior oder transversus.

Die V. anastomotica superior (Trolard) verbindet die V. cerebri media superficialis mit dem Sinus sagittalis superior und die V. anastomotica inferior (Labée) dieselbe Vene mit dem Sinus transversus. Beide Venen können von großer hämodynamischer Bedeutung sein.

Chirurgische Relevanz

Operationen an der Hirnoberfläche

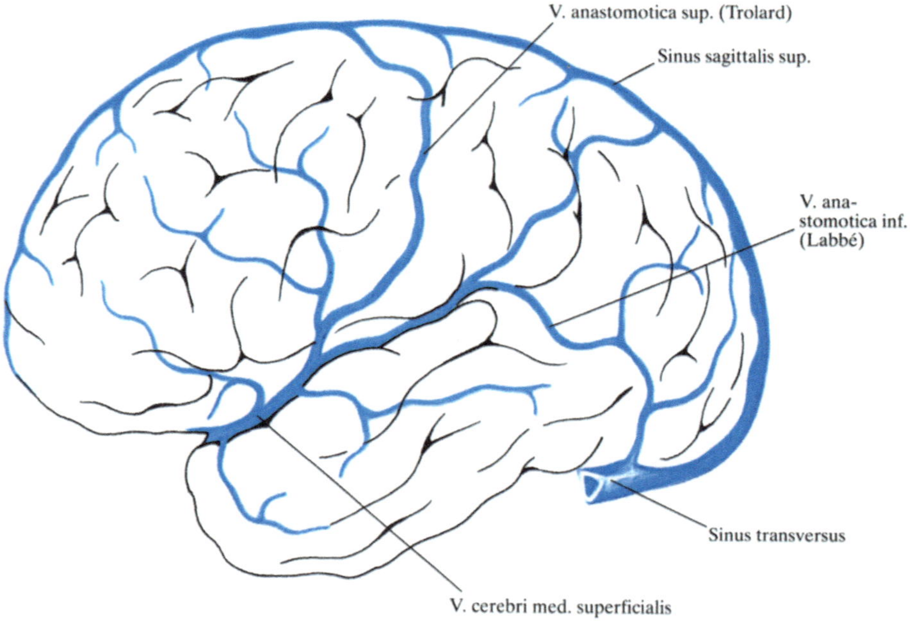

10.5 Projektion der Dura mater auf die knöcherne Schädelbasis

Die Dura mater mit den durchtretenden Hirnnerven und den Aa. carotis interna und vertebralis sind dargestellt. Die Kontur des Keilbeines und des Foramen occipitale magnum erleichtern die Orientierung. Der angedeutete Horizontalschnitt durch das Gehirn liegt im Mesencephalon caudal der Wurzel des Nervus oculomotorius. In den Anfangsteilen der Brückenarme ist der Nervus trigeminus sichtbar. Der eröffnete IV. Ventrikel ist von den oberen und unteren Kleinhirnschenkeln begrenzt (Pedunculi cerebellares superiores – Brachia conjunctiva, Pedunculi cerebellares inferiores – Corpora restiformia).

Chirurgische Relevanz

Endocranielle Eingriffe an der Schädelbasis, Hypophysenchirurgie, Eingriffe am Hirnstamm und im Kleinhirnbrückenwinkel, otoneurochirurgische Eingriffe, Sinus sigmoideus-Ligatur, Traumatologie der Schädelbasis

Hermann F (1908)

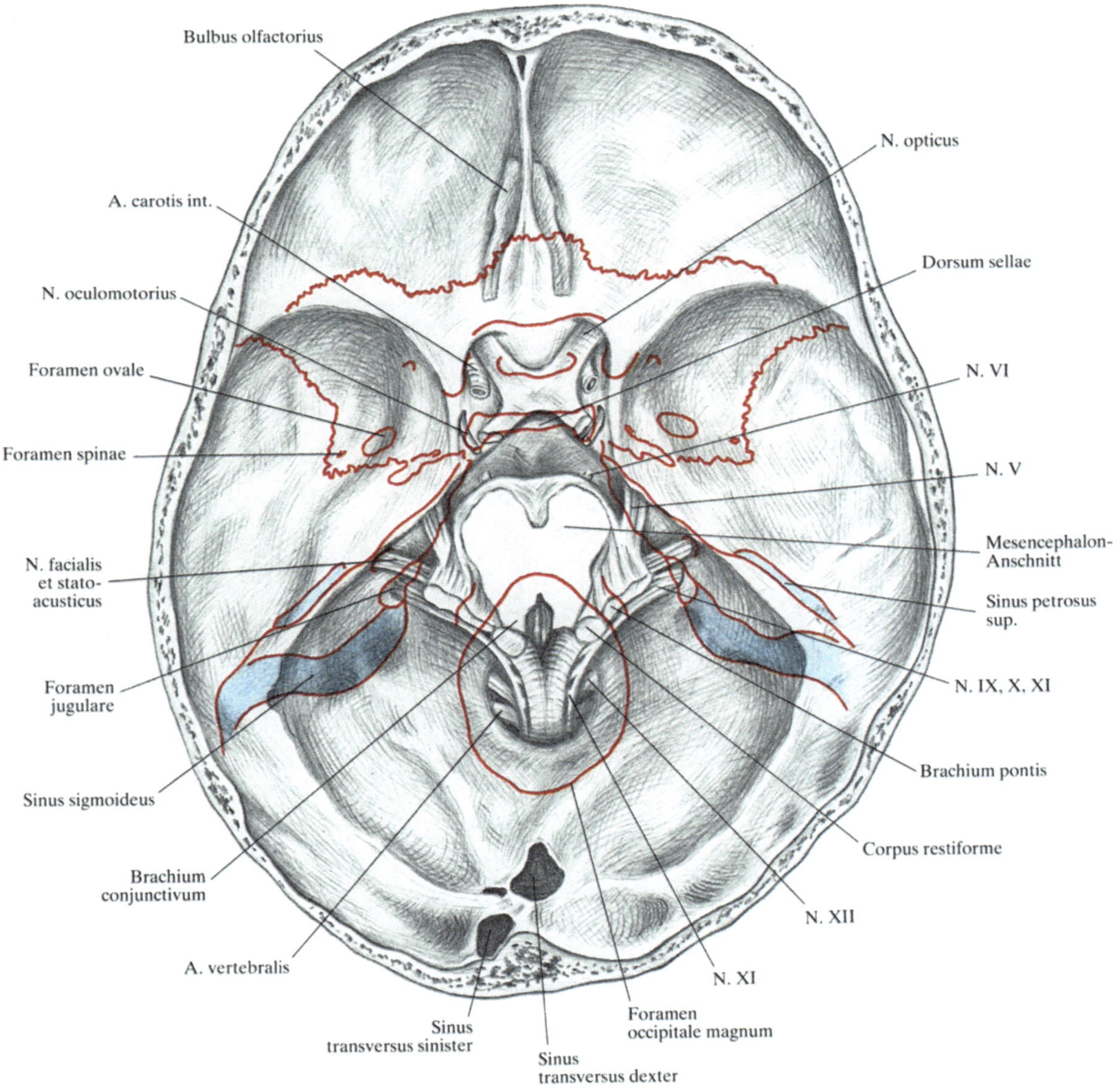

10.6 Projektion der Stammganglien und des Ventrikelsystems auf Großhirnoberfläche und Schädeldach

Dargestellt sind die Schädelnähte zur Orientierung sowie, grau schraffiert, Anschnitte der Ventrikel. Im Hinterhorn des Seitenventrikels liegt der Plexus choroideus. Der Horizontalschnitt durch das Gehirn zur Darstellung der Stammganglien liegt etwa in der Mitte der Insel.

Chirurgische Relevanz

Computertomographische Diagnostik, Traumatologie, Ventrikelpunktion, Hydrocephalus

Hermann F (1908)

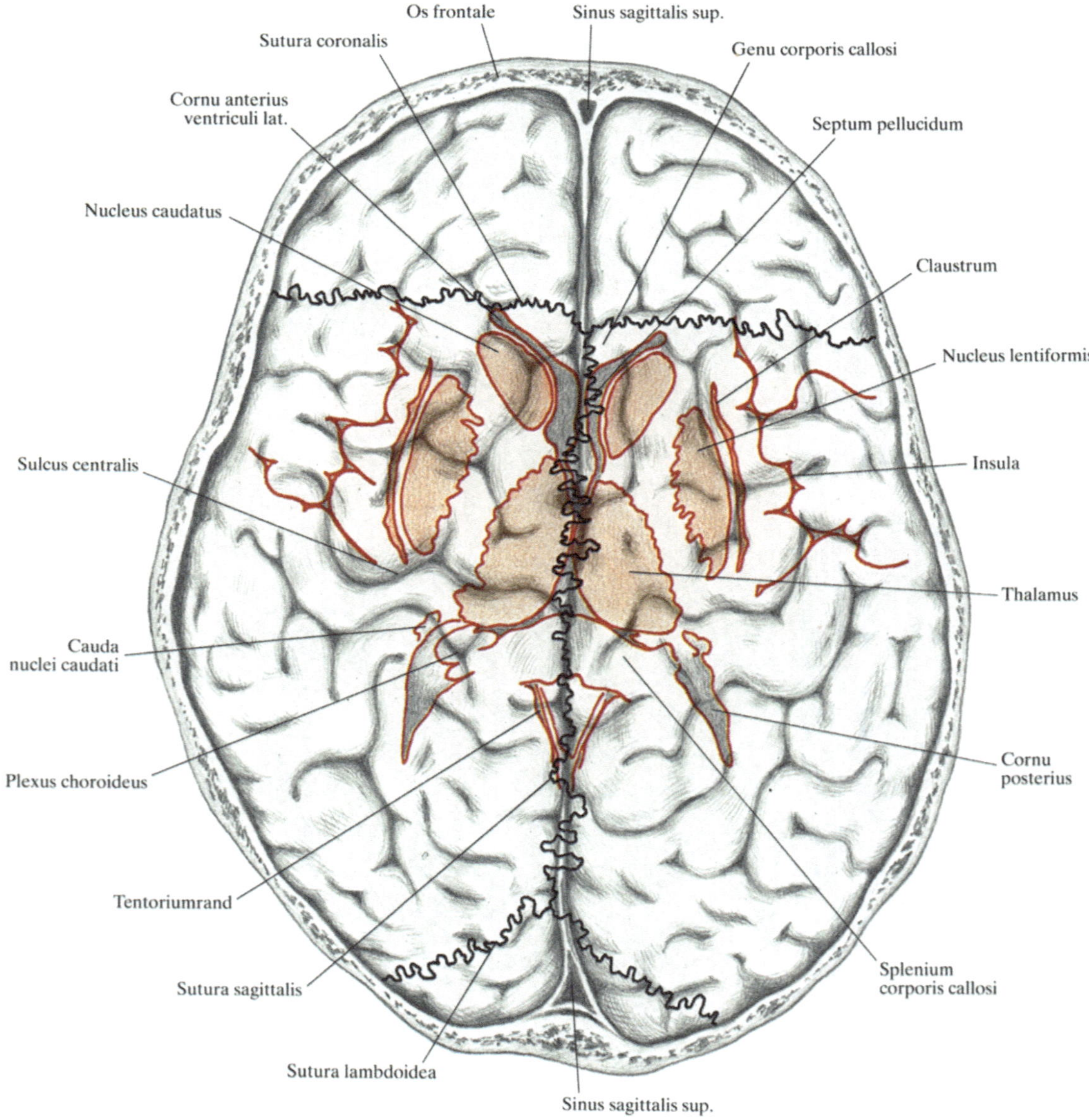

10.7 Projektion der Hirnunterfläche auf die äußere Schädelbasis

Die Unterfläche des Gehirns mit dem Circulus arteriosus cerebri Wilisii, den wichtigsten Arterienästen und Hirnnerven sind dargestellt. In Strichform sind die Strukturen der Schädelbasis und des harten Gaumens eingezeichnet. Erkennbar wird die Lagebeziehung zwischen Kleinhirntonsillen, Medulla oblongata und Foramen occipitale magnum.

Chirurgische Relevanz

Diagnostik, Erkrankungen, Traumen, intra- und extracranielle Eingriffe an der Schädelbasis

Hermann F (1908)

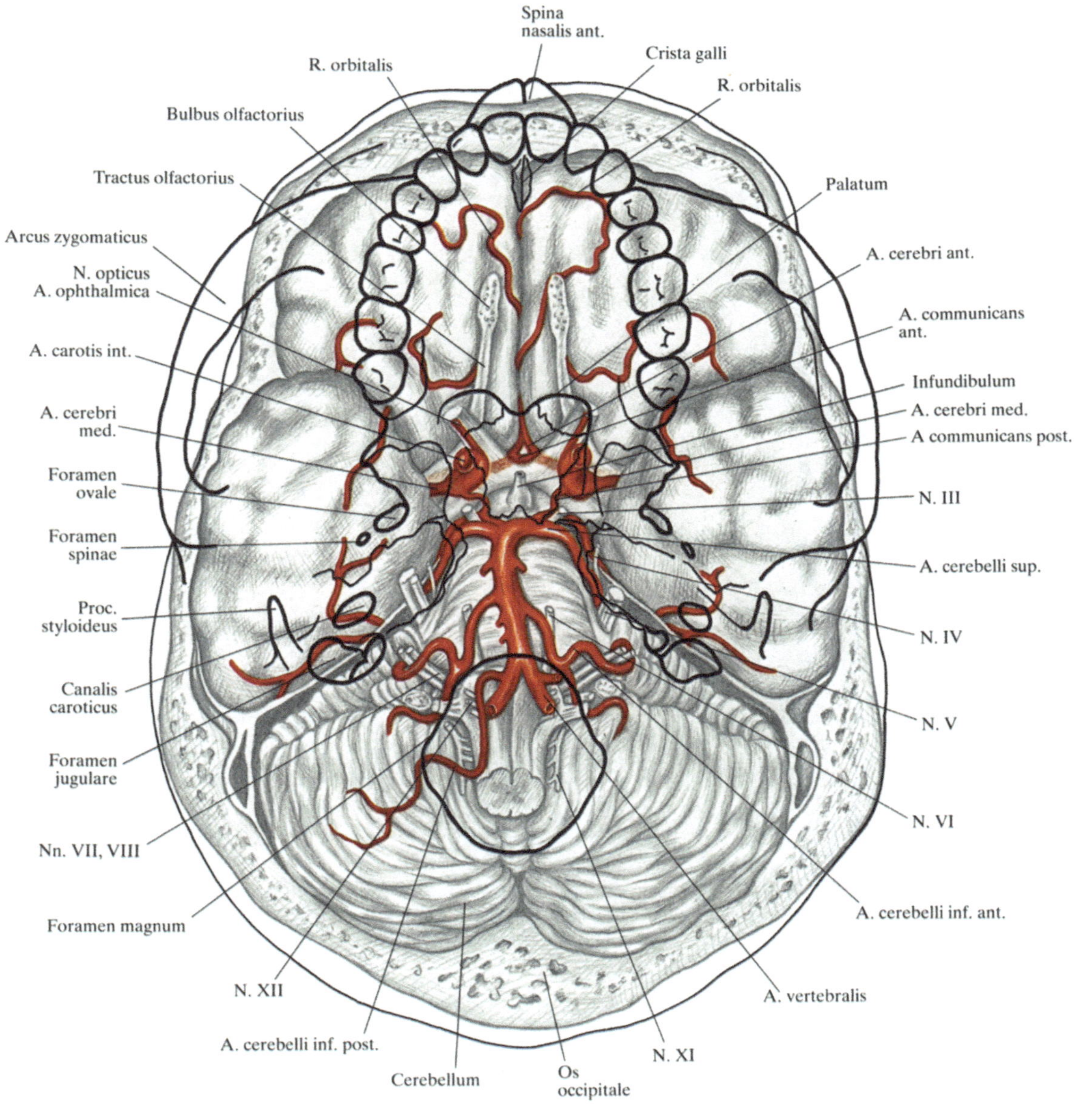

10.8 (1 – 2) Die Cisternen des Liquor cerebrospinalis von der Seite (1) und von hinten (2)

Die größte Cisterne ist die Cisterna cerebellomedullaris (C. magna). In diese öffnet sich das Foramen Magendi, (= Verbindung zum unteren Teil des IV. Ventrikels in der Medianlinie). Sie setzt sich nach vorne in die Cisternae pontis, interpeduncularis und chiasmatis fort. Eine Cisternenverbindung besteht über die Lamina terminalis und die Cisterna corporis callosi zur Cisterna vermis des Kleinhirns, die wieder Verbindung zur Cisterna cerebellomedullaris hat. Das Mittelhirn wird von der Cisterna ambiens etwa in der Höhe des Tentoriumschlitzes umgeben. In der seitlichen Hirnfurche liegt die Cisterna fossae lateralis cerebri. Die Hirnnerven werden streckenweise von Cisternenausläufern begleitet. Grundsätzlich kommunizieren alle Cisternen miteinander und mit dem Subarachnoidalraum, der zwischen Arachnoidea und der Pia mater ausgespannt ist. Die Foramina Luschka sind die aperturae laterales ventriculi quarti, welche die Cisterna cerebellomedullaris mit dem vierten Ventrikel verbinden, und das Foramen Magendi ist die Apertura mediana ventriculi quarti. An der Stelle der Aperturae laterales tritt der Plexus choroideus an die Hirnoberfläche, dorsal von den Nn IX, X und XI; er darf nicht mit dem Flocculus des Kleinhirns verwechselt werden.

Chirurgische Relevanz

Endocranielle Erkrankungen, Liquorzirkulationsstörungen, Hydrocephalus

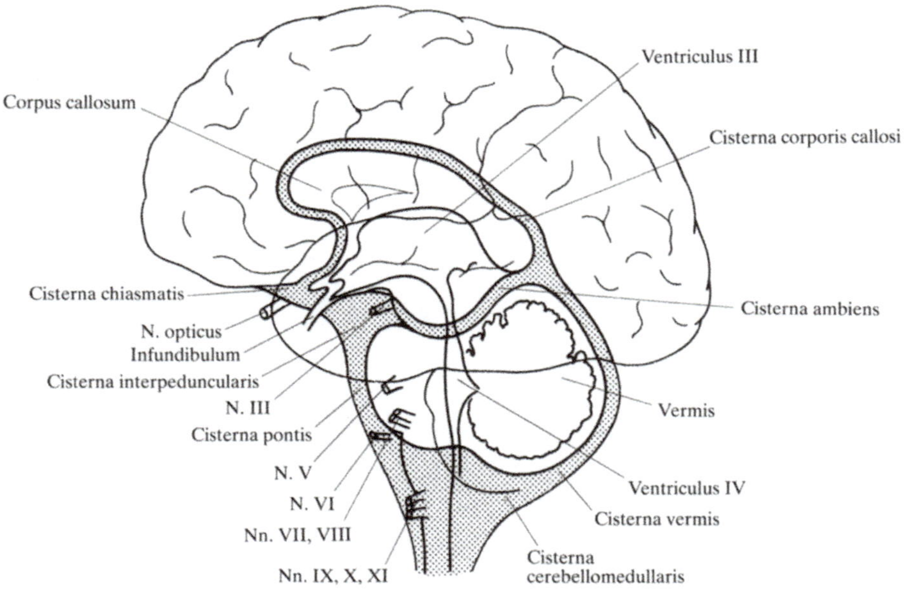

Corpus callosum
Ventriculus III
Cisterna corporis callosi
Cisterna chiasmatis
Cisterna ambiens
N. opticus
Infundibulum
Cisterna interpeduncularis
N. III
Vermis
Cisterna pontis
N. V
Ventriculus IV
N. VI
Cisterna vermis
Nn. VII, VIII
Nn. IX, X, XI
Cisterna
cerebellomedullaris

1

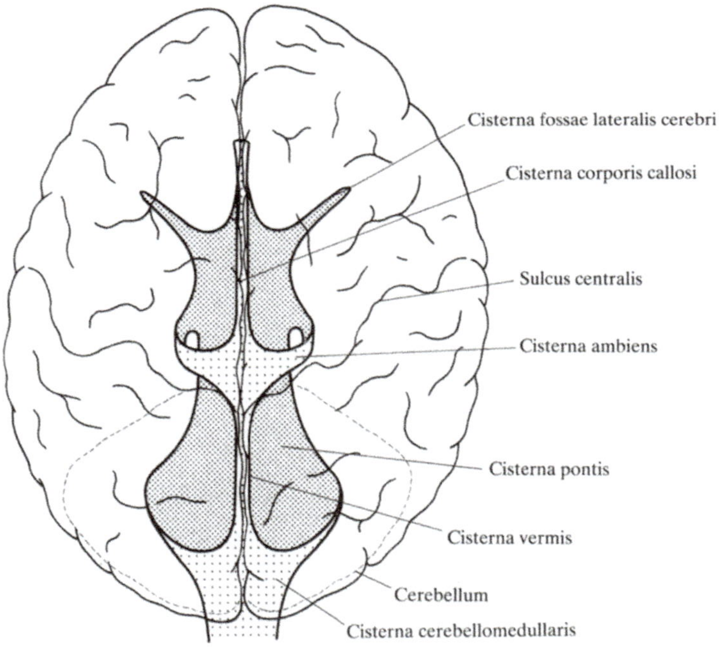

Cisterna fossae lateralis cerebri
Cisterna corporis callosi
Sulcus centralis
Cisterna ambiens
Cisterna pontis
Cisterna vermis
Cerebellum
Cisterna cerebellomedullaris

2

11 Topographie und Variationen des extra- und intrakraniellen Gefäßsystems

11.1 (1–8) Verlauf und Lage der A. carotis interna am Hals rechts beim Blick von vorne (nach Krmpotić-Nemanić)

Die Position der A. carotis interna in Relation zur A. carotis externa ist chirurgisch bedeutsamen Variationen unterworfen. Es wurden folgende Lagebeziehungen beobachtet: lateral 50% (1), dorsal 21% (2), dorsomedial 18% (3), medial 3% (4), ventromedial 9% (5).
In ihrem Verlauf am Hals gibt die A. carotis interna regelmäßig keine Äste ab. Nur ausnahmsweise entspringen aus ihr die A. pharyngea ascendens oder die A. occipitalis. Von Bryce u.Mitarb. wurde ein Abgang der linken A. vertebralis aus der A. carotis interna 3 cm oberhalb der Bifurkation beschrieben. Kwak u.Mitarb. fanden den Abgang der A. meningea posterior aus dem extracraniellen Anteil einer A. carotis interna.

Zusätzlich wurden Knick- und Schlingenbildungen der A. carotis interna beobachtet (6, 7, 8) (s. Abb. 11.2, 4.7). Die A. carotis interna kann fehlen.

Chirurgische Relevanz

Operationen am seitlichen Hals, sowie am Pharynx

Bryce S u.Mitarb. (1979)
Krmpotić-Nemanić J (1978)
Kwak S u.Mitarb. (1980)

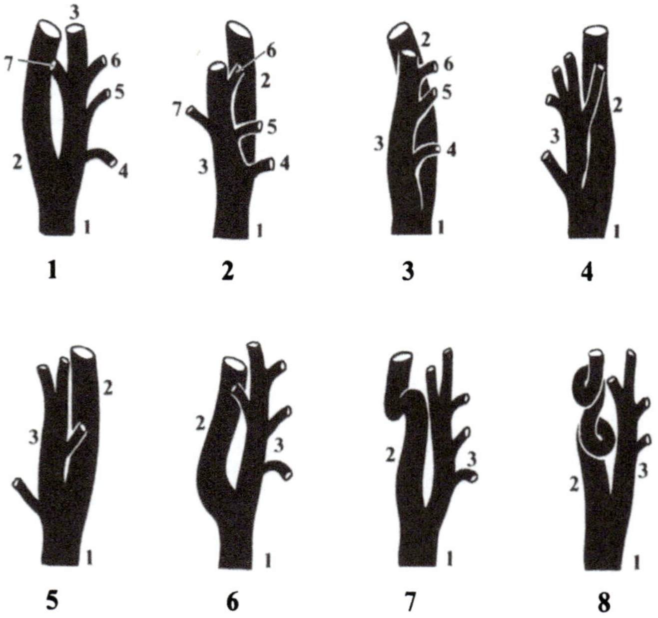

1 A. carotis communis
2 A. carotis int.
3 A. carotis ext.
4 A. thyroidea sup.
5 A. lingualis
6 A. facialis
7 A. occipitalis

11.2 Schlingenbildungen der A. carotis interna

Die A. carotis interna zeigt in ihrem Verlauf am Hals in 30% der Fälle Schlingenbildungen, bei 6% Knickbildungen und bei 7% auffällig flache Kurven. Solche Verlaufsvariationen führen nicht zwangsläufig zu einer hämodynamischen Behinderung.

Ausnahmsweise tritt eine Schlingenbildung der A. carotis interna um einen Processus transversus (costotransversarius) der Halswirbelsäule auf (s. Abb. 11.1, 4.7).

Chirurgische Relevanz

Chirurgie der A. carotis interna und A. vertebralis sowie der Halswirbelsäule

Asamrah DK u. Foy PM (1979)
Bouchet A (1978)
Francke JP u.Mitarb. (1982)
Goodman RS u. Cohen NL (1981)
Lazorthes G u.Mitarb. (1979)

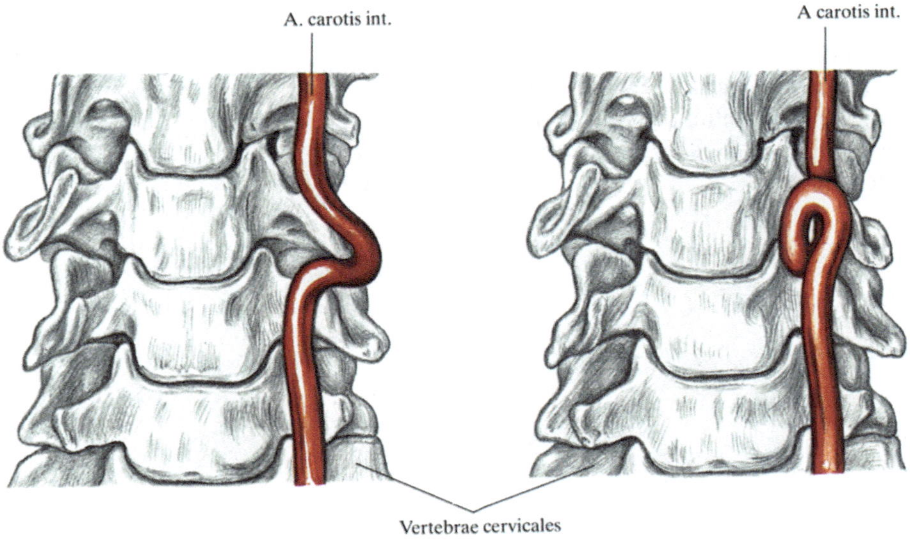

11.3 (1 – 2) Verzweigung der A. carotis interna

11.3.1 Äste der A. carotis interna in der vorderen Schädelgrube und an der Schädelbasis

Die A. carotis interna gibt gleich nach Passieren des Sinus cavernosus die A. ophthalmica ab und teilt sich in die Aa. cerebri anterior und media. Die beiden Aa. cerebri anteriores sind durch die A. communicans anterior verbunden. In 75% der Fälle liegt die A. ophthalmica mediocaudal des N. opticus im Canalis opticus und tritt lateral des Nerven aus dem Kanal aus. Wenn diese Unterkreuzung nicht besteht, zieht die Arterie am medialen Rand des N. opticus in die Orbita hinein (25%). Ausnahmsweise kreuzt die Arterie den Nerven zweimal und tritt wieder medial aus dem Kanal aus oder sie verläuft oberhalb des N. opticus (Haller). Sie kann durch eine knöcherne Scheidewand vom N. opticus getrennt sein (auf diese Weise wird das Foramen clinoideoophthalmicum nach Taguchi gebildet).
Aus der A. ethmoidalis anterior, einem klinisch wichtigen Ast der A. ophthalmica, zweigt die A. meningea anterior ab und versorgt die Dura der vorderen Schädelgrube.

Die A. cerebri anterior gibt noch an ihrem Ursprung die A. frontobasalis für die mediobasale Fläche des Stirnhirns ab. Weiter distal entspringt aus ihr die A. frontopolaris für den Stirnpol. Der terminale Teil der A. cerebri anterior umfängt als A. pericallosa das Corpus callosum und zieht occipitalwärts. Die A. callosomarginalis verläuft der A. pericallosa parallel und steigt zur Mantelkante auf. Die hier verwendeten Bezeichnungen der Arterien entsprechen der angiographischen Literatur.

Chirurgische Relevanz

Chirurgie und Traumatologie der vorderen Schädelbasis, Nasennebenhöhlen und Orbita, transcranieller Zugang zur vorderen Schädelbasis

Lang J (1979)
Taguchi K (1898)

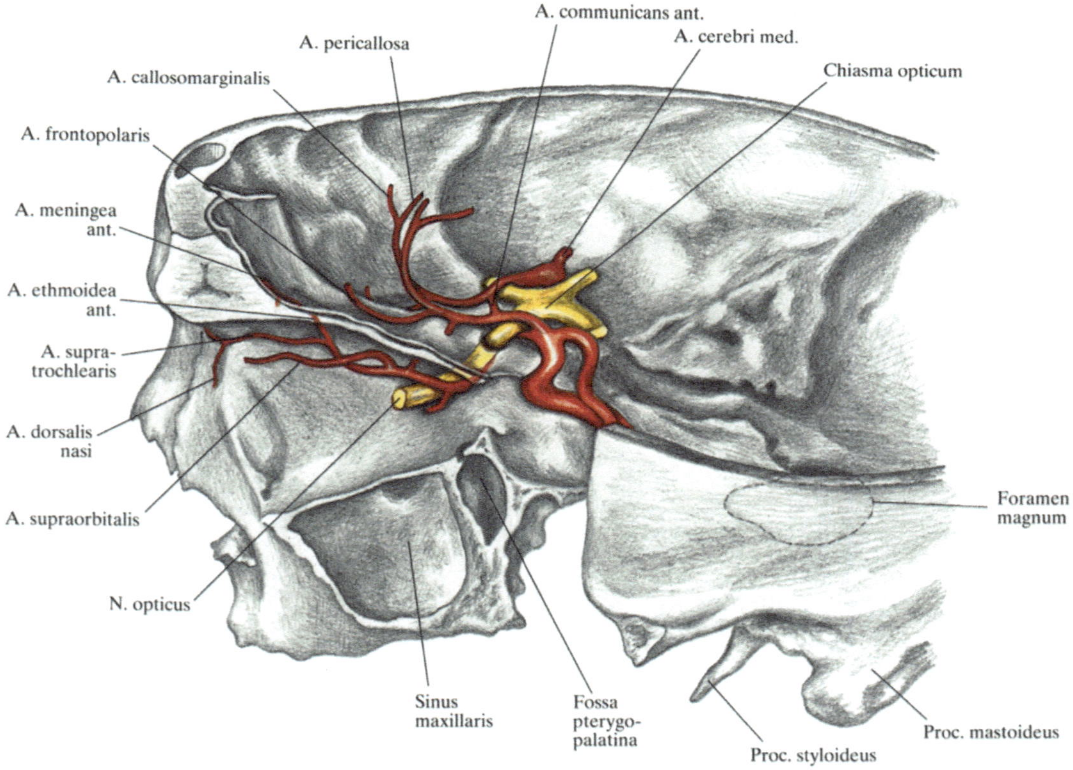

11.3.2 Orientierung der Zeichnung 11.3.1

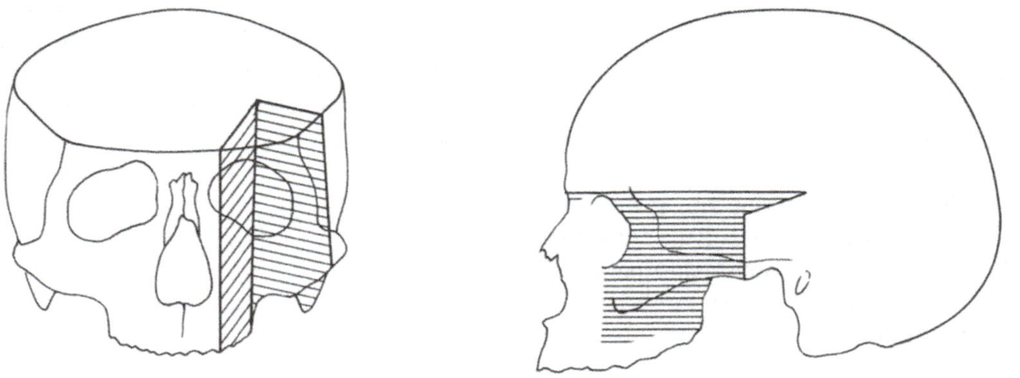

11.4 Die Aa. ethmoidales anterior und posterior von oben gesehen (aus Denecke)

Dargestellt ist ein Aufblick auf die Strukturen unter der Frontobasis links. Von der A. ophthalmica zieht die A. ethmoidalis anterior durch das Foramen ethmoidale anterius (canalis orbitocranialis) unter und in der Dura verlaufend neben den Siebbeinzellen in den Falxansatz und bildet hier die A. meningea anterior bzw. A. falcea anterior.
Die A. ethmoidalis posterior zweigt ebenfalls aus der A. ophthalmica ab, verläuft in der Regel cranial, hier caudal des M. obliquus superior zu den hinteren Siebbeinzellen und versorgt den hinteren Teil der Nasenhöhle.

Chirurgische Relevanz

Eingriffe an den Nebenhöhlen, der Orbita und der vorderen Schädelbasis von intra- und extracraniell. Transfrontale Chirurgie der Orbita, transnasale, -septale und ethmoidosphenoidale Hypophysenchirurgie

Denecke HJ (1953)

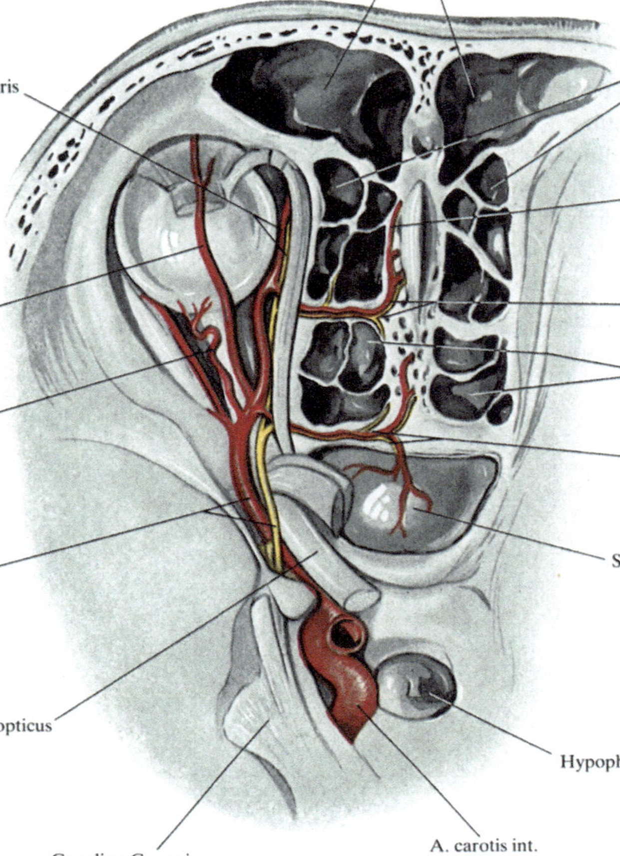
Sinus frontalis
Cellulae eth-
moidales ant.
A. et N. infratrochlearis
Lamina cribrosa
A. supraorbitalis
A. et N. eth-
moidalis ant.
Cellulae eth-
moidales post.
A. ciliaris post.
A. et N. ethmoidalis post.
(Arterie geht normalerweise
über den Muskel)
Sinus sphenoidalis
A. ophthalmica,
N. nasociliaris
N. opticus
Hypophysis
A. carotis int.
Ganglion Gasseri

11.5 Arterien aus der A. carotis interna im Bereich des Sinus cavernosus (aus Lang in Lanz-Wachsmuth)

- A. carotis interna
  - Tr. caroticocavernosus post.
  - (R. meningohypophysialis)
    - A. caroticocavernosa med.
      - A. hypophysialis inf.
      - R. fossae hypophysialis
      - R. dorsi sellae
      - Rr. clivi
      - R. sinus cavernosi med.
    - A. caroticocavernosa sup.
      - Rr. petrosi ant.
      - Rr. petrosi post.
      - Rr. pori trigemini
      - R. sinus cavernosi lat.
      - R. tentorii lat.
    - A. caroticocavernosa post.
      - Rr. clivi
      - R. canalis n. abducentis
      - Rr. petrosi posteriores
  - Tr. caroticocavernosus lat.
    - A. meningea centralis
      - R.n. III
      - R.n. IV
      - R. clinoideus
    - R. fissurae orbitalis
    - R.n. trigemini
      - R. partis triangularis
      - R. ganglionaris R.n. ophthalmici
      - R.n. ophthalmici
      - R.n. maxillaris
      - R.n. mandibularis
    - R.n. abducentis
    - Rr. petrosi ant.
  - Aa. capsulares
  - A. hypophysialis inf. med.
  - A. hypophysialis inf. ant.

Die aufgeführten Arterien anastomosieren zum Teil mit Ästen der A. carotis externa über die Aa. meningea media, meningea accessoria und A. meningea post., die aus der A. pharyngea ascendens entspringt. Zusätzlich ergeben sich in dieser Region Anastomosen zu meningealen Ästen der A. vertebralis.

Chirurgische Relevanz

Eingriffe an Sella, Clivus, Pyramidenspitze

Lang J (1979)

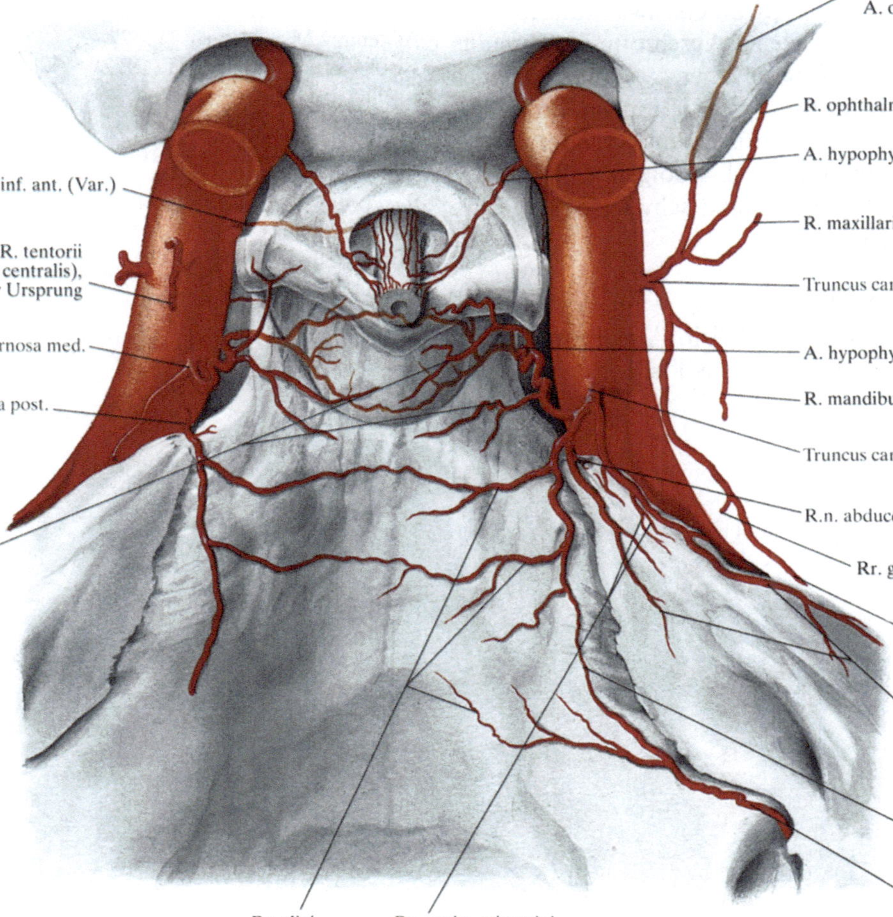
R. fissurae orbitalis (anastomosiert mit Zweigen der A. ophthalmica)
R. ophthalmicus
A. hypophysialis sup.
A. hypophysialis inf. ant. (Var.)
R. maxillaris
R. tentorii (A. meningea centralis), isolierter Ursprung
Truncus caroticocavernosus lat.
A. caroticocavernosa med.
A. hypophysialis inf.
A. caroticocavernosa post.
R. mandibularis
Truncus caroticocavernosus post.
R.n. abducentis
R. dorsi sellae
Rr. ganglionares (V)
Rr. petrosi anteriores
Rr. petrosi post.
Anast. zwischen A. meningea post. und Rr. clivi
A. meningea post.
Rr. clivi
Rr. pori n. trigemini

11.6 (1 – 12) Variationen des Circulus arteriosus cerebri (Willisii)

Dargestellt sind die Kaliberschwankungen und Variationen verschiedener Abschnitte des Circulus Willisii sowie die Aplasie einer A. comunicans posterior. Die Klärung der Situation im Einzelfall, insbesondere eines suffizienten Kollateralkreislaufs kann angiographisch erfolgen. Die Abweichungen von der Norm sind schwarz bzw. gestrichelt dargestellt.

Chirurgische Relevanz

Eingriffe am Circulus Willisii, Aneurysmachirurgie, Carotis-Sinus-cavernosus-Fistel

Adachi B (1928)
Askenazy M u.Mitarb. (1952)
Firbas W u. Sinzinger H (1972)
Fischer E (1938)
Guerrier Y u. Villaceque G (1949)
Hochstetter F (1937, 1938)
Iontov A (1962)
Krmpotić-Nemanić J (1978)
Miller-Fischer C (1965)
Mitterwallner F (1955)
Müller F (1978)
Platzer W (1962)
Puchades-Orts A u.Mitarb. (1976)
Vogel G u. Bauer G (1978)

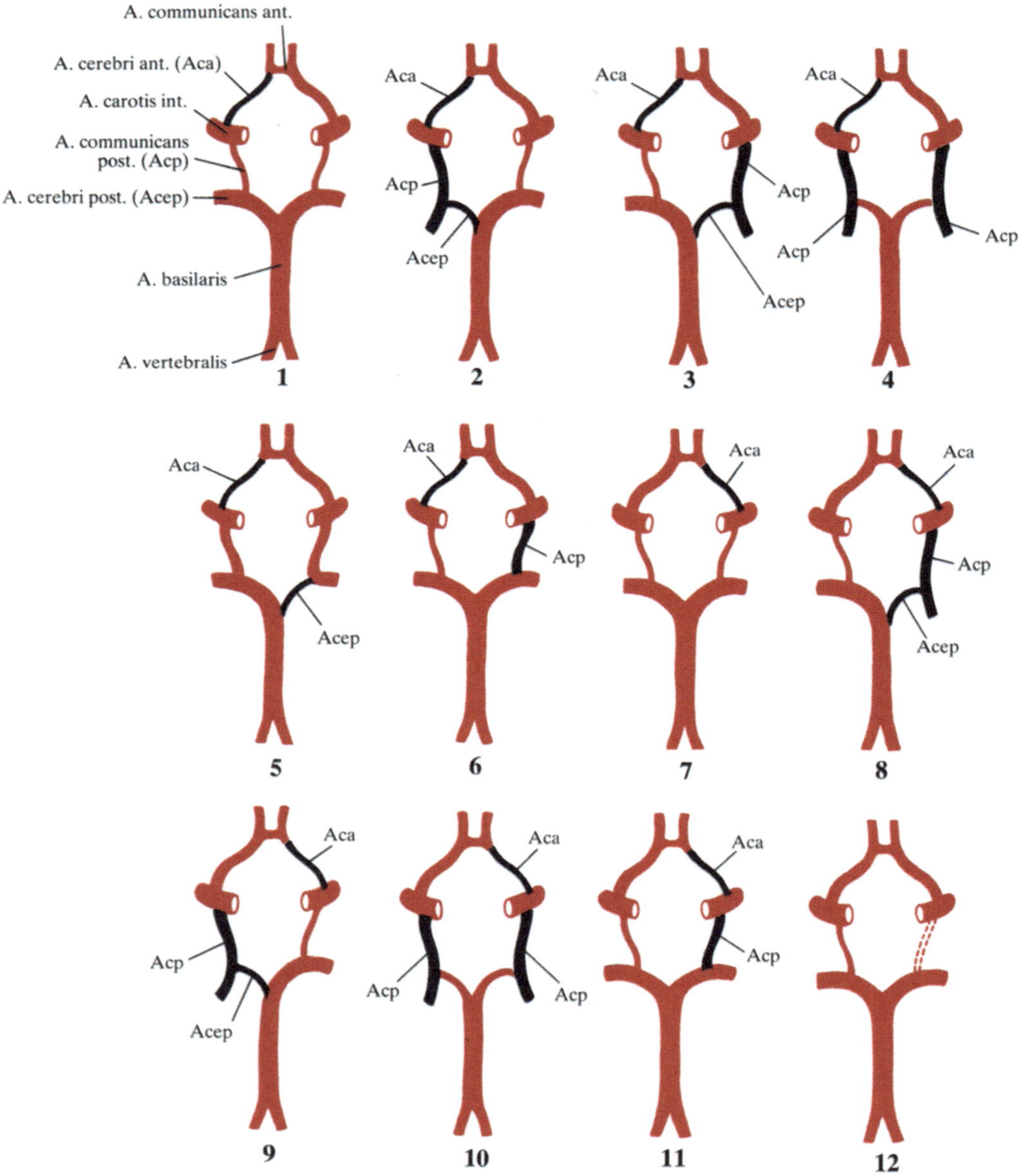

11.7 (1 – 73) Die Variationen der A. communicans anterior (nach Krmpotić in Anlehnung an Miller-Fischer)

Dargestellt ist eine große Zahl von Variationen der Aa. cerebri anteriores. Nach Operationen, insbesondere von Aneurysmen, können bei Mehrfachanlage kommunizierender Verbindungen funktionstüchtige Kollateralkreisläufe entstehen. Die Variationen der A. cerebri anterior sind häufig mit denjenigen der A. cerebri posterior kombiniert (Miller-Fischer).

Chirurgische Relevanz

Eingriffe am vorderen Teil des Circulus Willisii, Eingriffe an der A. carotis interna, soweit ein intracranieller Kollateralkreislauf benötigt wird. Aneurysmachirurgie, Carotis-Sinus-cavernosus-Fistel

Miller-Fischer C (1965)

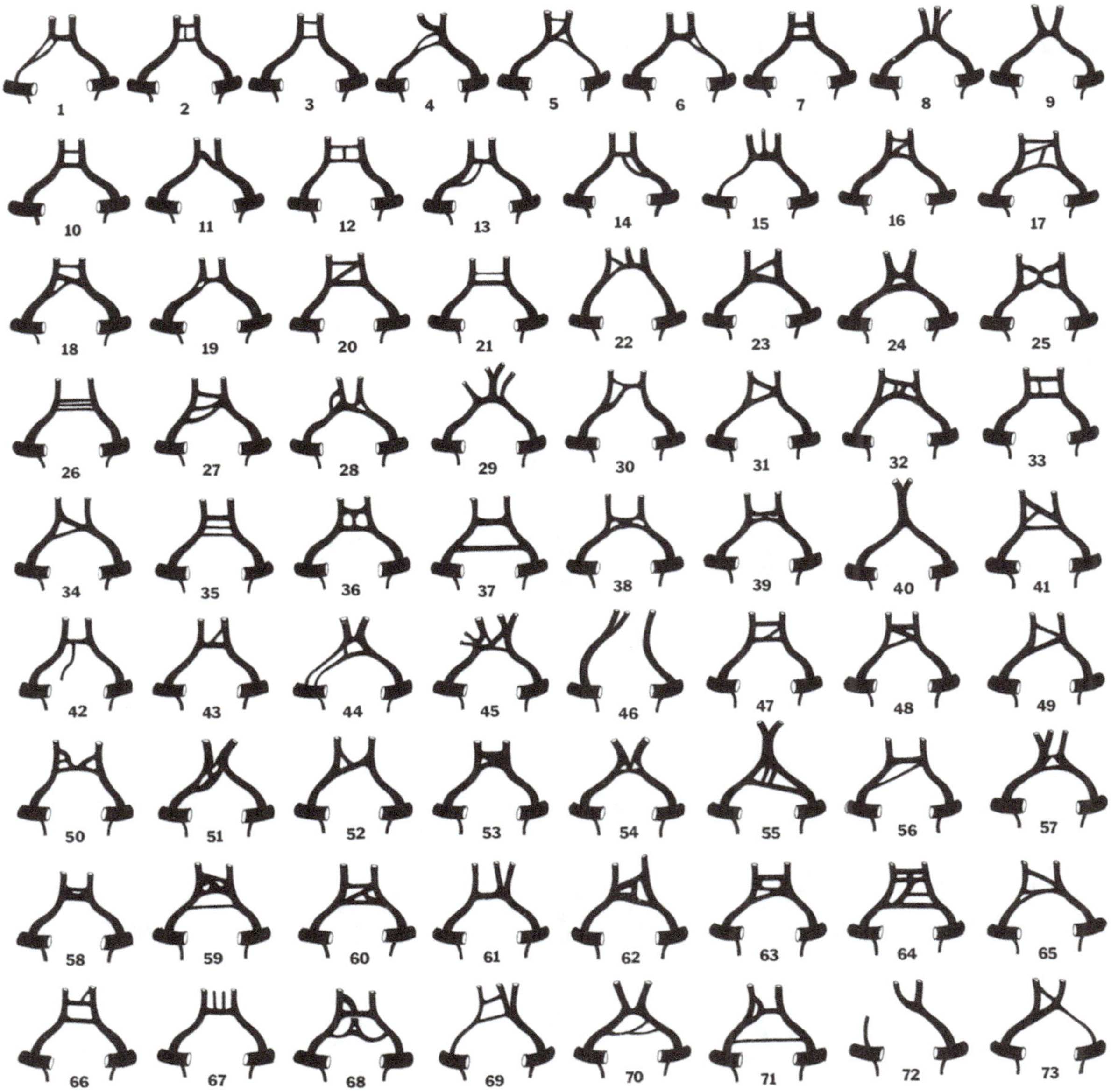

11.8 (1 – 8) Variationskombinationen der Aa. cerebri anterior und posterior (aus Krmpotić-Nemanić)

Im vierten Fetalmonat weisen alle Segmente des Circulus arteriosus (Willisii) gleiche Kaliber auf. Erst später entwickeln sich die beim Erwachsenen nachweisbaren Kaliberdifferenzen. Als abnormale carotico-basiläre Anastomosen sind gelegentlich eine A. trigemina primitiva, seltener eine A. hypoglossa oder eine A. acustica zu beobachten.
Der Circulus arteriosus cerebri (Willisii) wird in unterschiedliche Typen eingeteilt. Im Idealfall weisen alle Segmente des Circulus Willisii gleiche oder ähnliche Kaliber auf. Großkalibrige Aa. communicantes posteriores gewährleisten naturgemäß eine breite Kommunikation zwischen A. vertebralis- und A. carotis Interna-Zustrom. Nur dünn ausgeprägte hintere Verbindungsarterien bedingen eine weitgehende Unabhängigkeit der Versorgungsgebiete der A. carotis interna und der A. basilaris. Für die A. communicans anterior wurden Kaliber zwischen 0,1 und 2 mm, für die A. communicans posterior zwischen 0,1 und 3 mm gemessen. Kaliberweiten scheinen sich proportional den Bedürfnissen der Blutversorgung einzustellen. Sie können nach Beobachtungen von Lazorthes deshalb im Laufe des Lebens schwanken.

Chirurgische Relevanz

Aneurysmachirurgie, Eingriffe am Hals mit Ligatur der A. carotis communis oder A. carotis interna, Subclavian-Steal Syndrom, Chirurgie der A. vertebralis

Lazorthes G u.Mitarb. (1979)

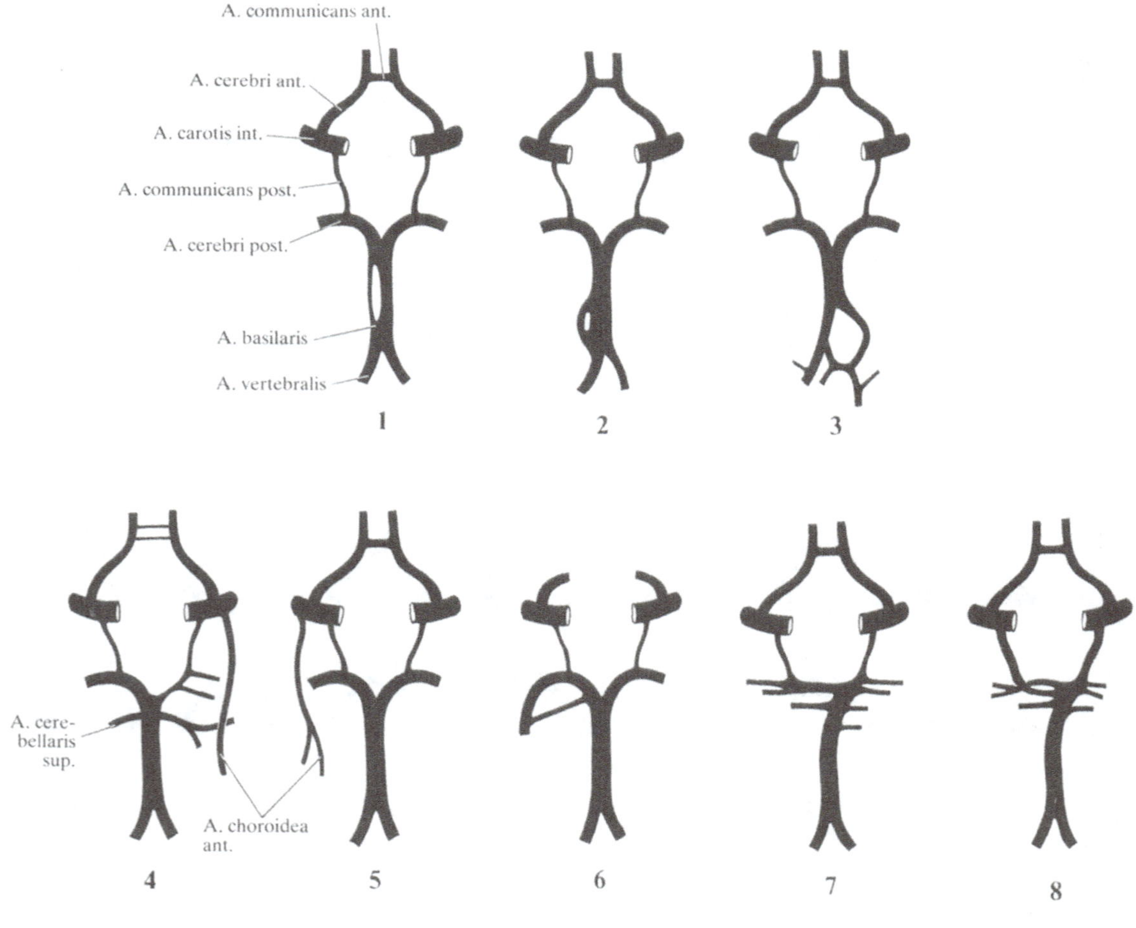

11.9 (1 – 9) Variationen des Ursprungs der A. vertebralis (aus Krmpotić-Nemanić)

Meist entspringt die A. vertebralis aus der A. subclavia und tritt in das Foramen costotransversarium VI ein. Ausnahmsweise zieht sie in den Querfortsatz des V. oder IV. Halswirbels. In diesen Fällen ist das Tuberculum ventrale stärker ausgebildet als dasjenige des VI. Querfortsatzes. Die „Normalsituation" ist unter (1) dargestellt. Der Ursprung der A. vertebralis kann variieren. Sie kann aus jedem Ast des Aortenbogens oder aus dem Aortenbogen selbst einfach oder gedoppelt entspringen. Entwickelt sie sich aus dem Aortenbogen, so verläuft sie vor dem Ductus thoracicus und nicht, wie normalerweise, hinter demselben.
Unterschiedliche Ursprungsformen sind in der Teilzeichnung (2) in schwarz wiedergegeben (s. auch Abb. 11.11).

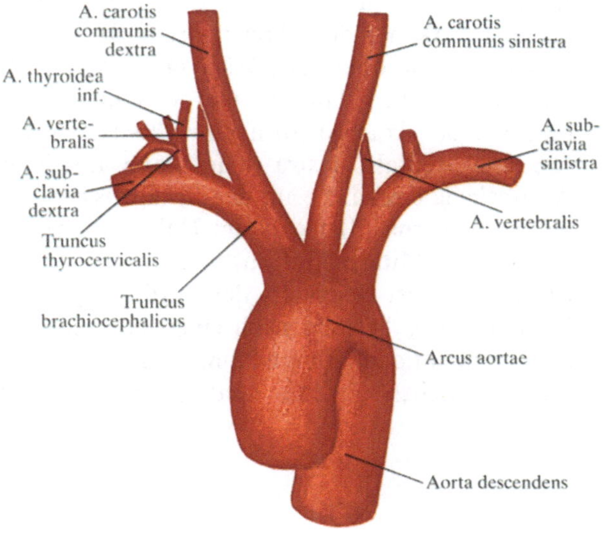

1

Chirurgische Relevanz

Chirurgie der A. vertebralis, Chirurgie der Halswirbelsäule, Neck dissection, Ligatur der A. vertebralis

Cormier JM u.Mitarb. (1979)
Krmpotić-Nemanić J (1978)
Lang J (1979)
Scotti G u.Mitarb. (1978)

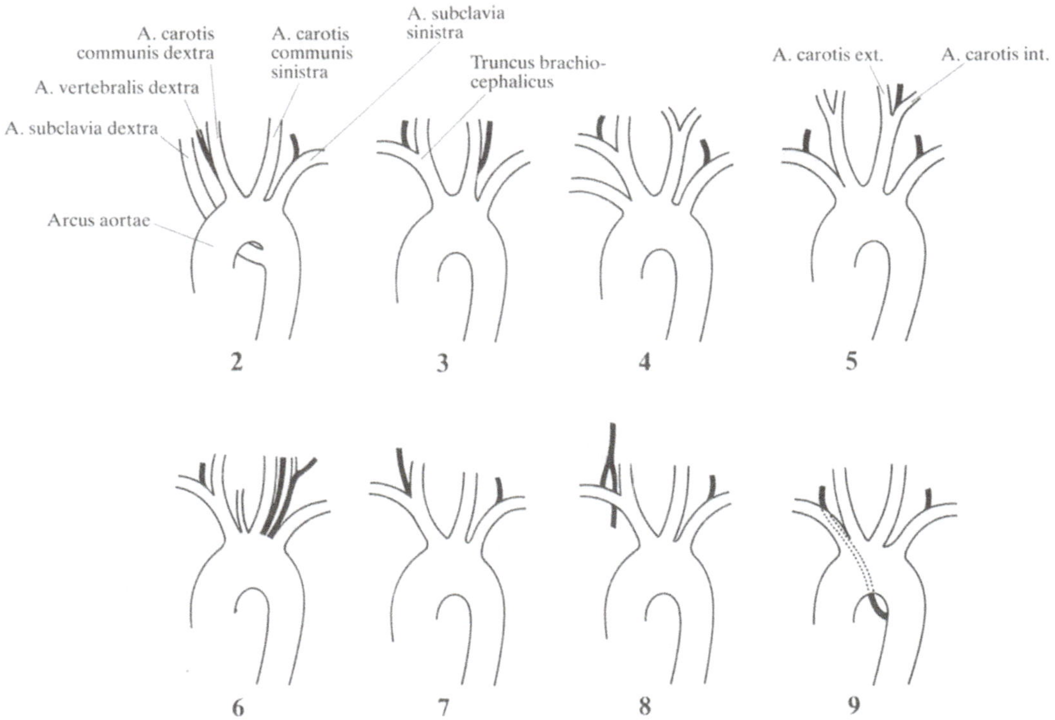

11.10 (1 – 6) Ursprung der A. vertebralis dextra bei atypischem Abgang der rechten A. subclavia von der Aorta und Variationen in der Lagebeziehung dieser A. subclavia dextra zu Oesophagus und Trachea

In diesem Falle entspringt die A. subclavia dextra als letzter Ast aus dem Arcus aortae. Sie verläuft hinter dem Oesophagus (Dysphagia lusoria) (4), seltener zwischen Trachea und Oesophagus (5) oder vor der Trachea (6) nach rechts (Locatelli). Die A. vertebralis dextra (blau) kann aus dieser A. subclavia dextra (1), aus der A. carotis communis oder interna (3) rechts am Hals hervorgehen (Bernardi u. Mitarb., Sutton).

Zu beachten ist besonders der in (6) dargestellte Verlauf, da er bei und nach einer Tracheotomie zu Komplikationen führen kann. Liegt die A. subclavia zwischen Trachea und Oesophagus (5), kann es durch Kompression der Luftröhre zu dauerndem oder wechselndem Stridor kommen.

Chirurgische Relevanz

Dysphagia lusoria, Oesophagoskopie, Tracheotomie, Stomachirurgie, Chirurgie des N. recurrens, Neck dissection

Bernardi L u. Dettori P (1975)
Locatelli E u.Mitarb. (1977)
Sutton D (1950)

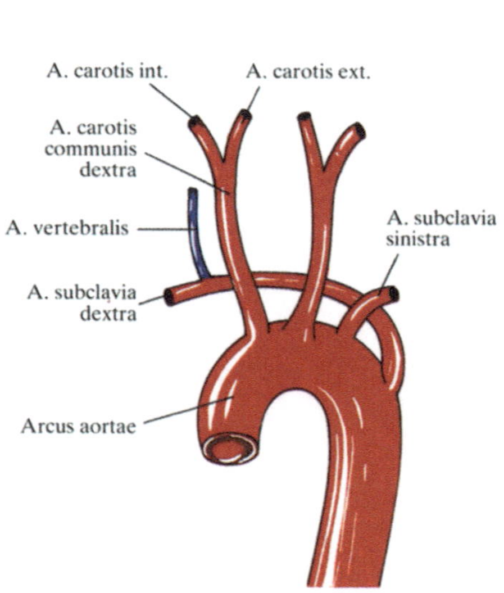

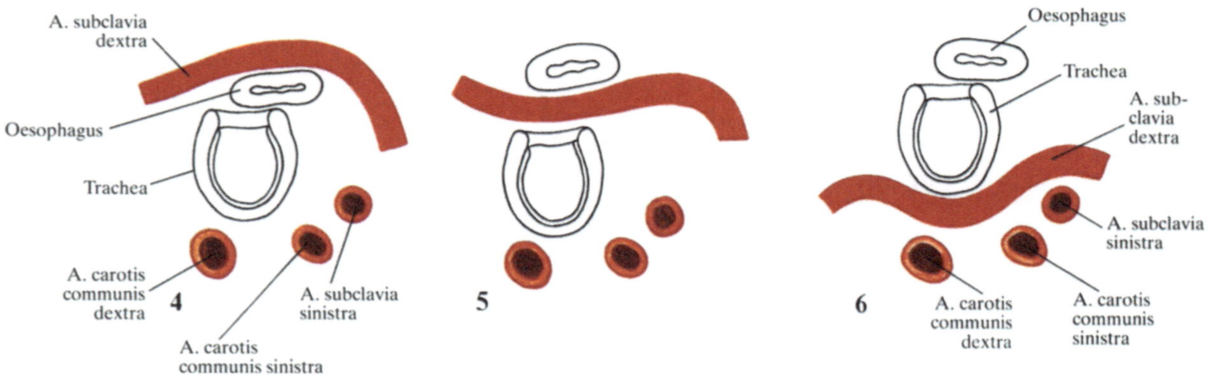

Nach dem Austritt aus dem Foramen costotransversarium atlantis liegt die A. vertebralis im Sulcus A. vertebralis des hinteren Atlasbogens und zieht durch die Membrana atlantooccipitalis und das Foramen occipitale magnum nach vorne in das Schädelinnere.
Sie wird im hinteren lateralen Teil des Atlasbogens, im Trigonum nuchae, aufgesucht. Dieses Dreieck ist von den kleinen Muskeln: Mm. rectus capitis dorsalis (posterior) major, obliquus capitis (superior) und obliquus atlantis (capitis inferior) begrenzt (s. Abb. 4.1).
Dargestellt ist weiter das sogenannte ‚Punctum nervosum' (Erb) am Hinterrand des M. sternocleidomastoideus, wo dieser die untere Begrenzung des M. splenius capitis kreuzt. Hier liegt auch der Druckpunkt bei Neuralgien des N. occipitalis minor.

Der hier sehr oberflächlich liegende N. accessorius ist bei Halslymphknotenexstirpationen besonders gefährdet.
Der N. occipitalis major ist wenig lateral der Protuberantia occipitalis ext. palpabel.

Chirurgische Relevanz

Chirurgie der A. vertebralis, des Atlas, der Tumoren und Tumormetastasen im Nacken, großer intra- extracranieller Glomustumoren, prophylaktische Vertebralisligatur, Neck dissection, Lymphknotenoperationen am Hals

Lang J (1979)

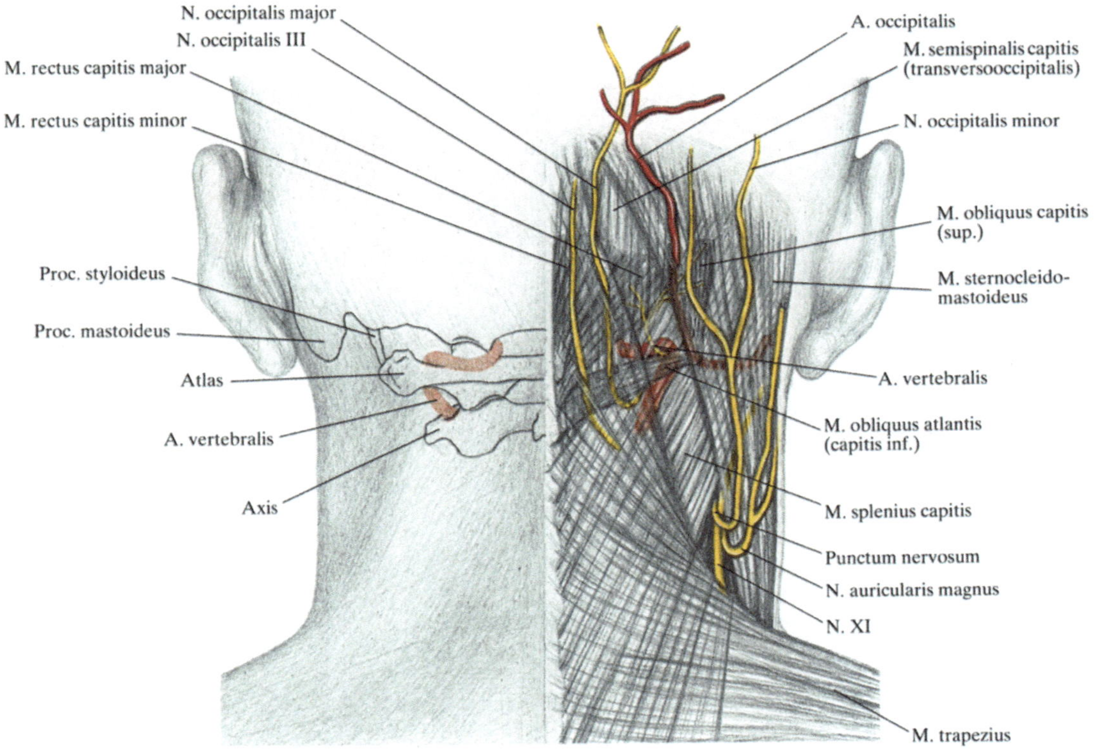

11.12 Topographie der A. vertebralis, des Hirnstammes und des Dens axis in Höhe des Atlas von oben

Bei 6,2% bis 10% der Erwachsenen ist die Arterienfurche im Atlas fibrös (Lig. atlantooccipitale posterius) oder knöchern bedeckt (Foramen arcuale atlantis, Kimmerle). Dieser Befund wird unilateral oder bilateral beobachtet. Liegt ein knöchernes Foramen arcuale atlantis vor, kann die Arterie bei der Retroflektion, Drehung und Beugung des Kopfes zwischen dem Atlas und dem Rand des Foramen occipitale magnum eingeklemmt werden, wodurch die Blutzirkulation erschwert und der periarterielle, sympathische Plexus irritiert werden kann. Diese Situation kann reflektorisch zur vertebrobasilären Insuffizienz (Syndrom von Lieou-Barré) beitragen.

Chirurgische Relevanz

Eingriffe am Foramen magnum, Eingriffe am Atlasbogen, Chirurgie in der Tiefe des Halses, Diagnostik der vertebrobasilären Insuffizienz

Argenson C u.Mitarb. (1979)
Bernasconi M u. Marasciuolo S (1972)
Lang J (1979)
Saraniti G u.Mitarb. (1976)

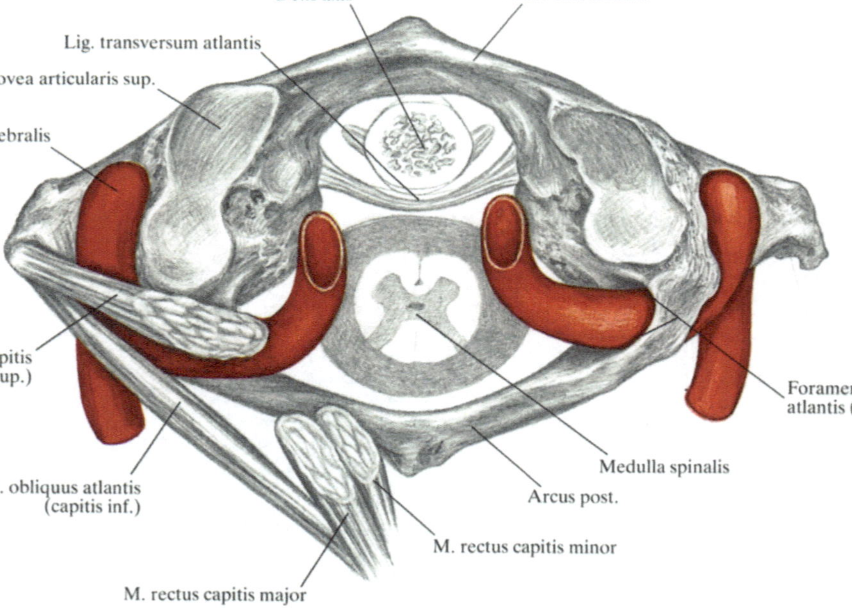

11.13 Verlauf der A. vertebralis am vertebrooccipitalen Übergang von dorsal (in Anlehnung an Lang)

Die A. vertebralis verläuft vom weiter lateral liegenden Foramen costotransversarium atlantis auf dem hinteren Atlasbogen nach medial. Beim Eintritt in die Dura überkreuzt sie zwischen dem dorsalen Atlasbogen und dem Os occipitale die erste zervikale Wurzel. Die Radix cervicalis n. accessorii liegt dorsal dieser intraduralen Verlaufsstrecke der Arterie. Unmittelbar nach dem Eintritt in den Intraduralraum in der hinteren Schädelgrube zweigt die A. cerebelli inferior post. ab.

Chirurgische Relevanz

Vertebrobasiläre Insuffizienz, Vertebralisligatur am Foramen magnum

Lang J (1979)

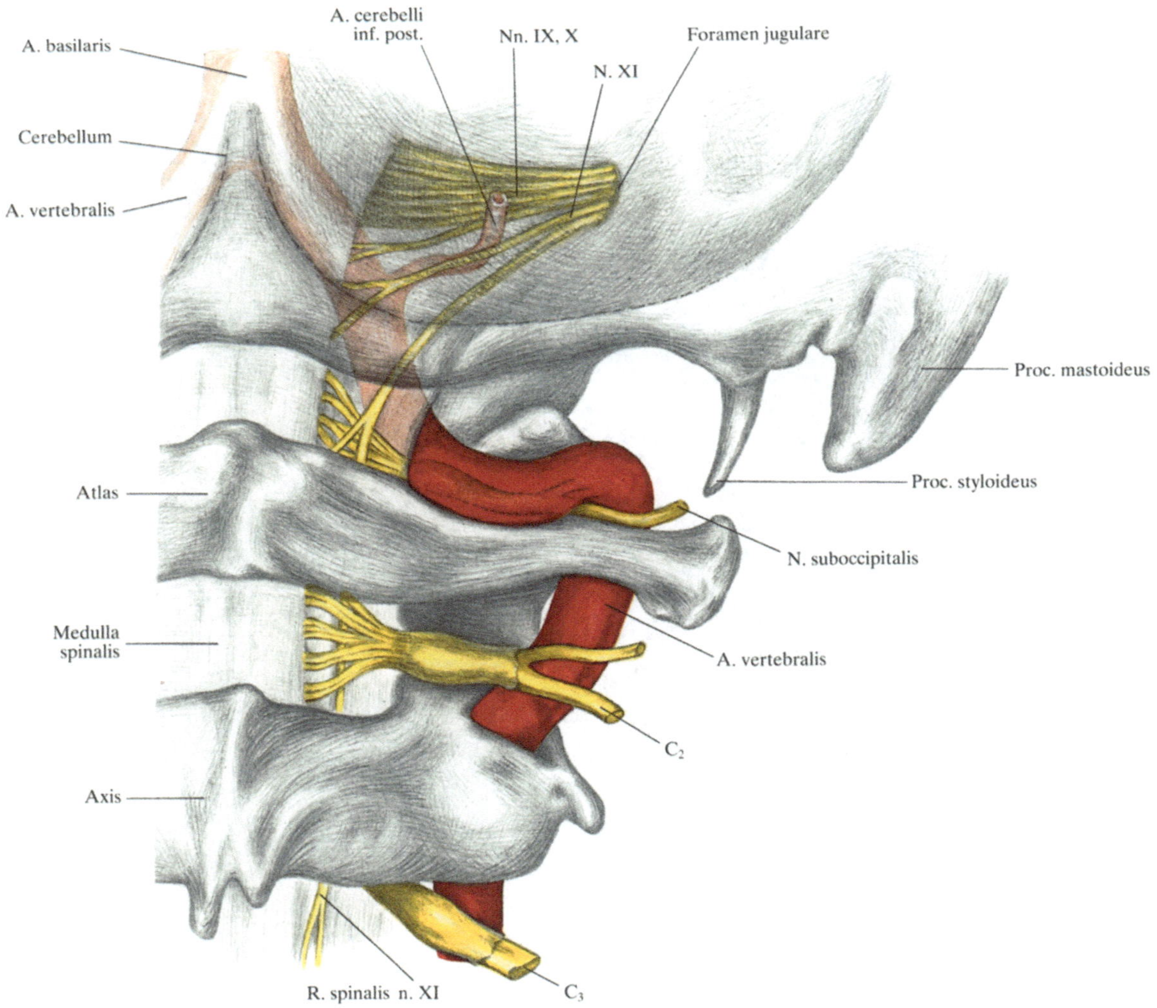

11.14 (1 – 2) Topographische Situation bei der Freilegung der A. vertebralis am Atlasbogen nach Drüner (1) und im Verlauf durch die Foramina costotransversaria nach Herlin (2)

Zur Versorgung posttraumatischer arteriovenöser Fisteln und zur Blutstillung bei Verletzungen kann die A. vertebralis im oberen Hals an zwei charakteristischen Verlaufsstrecken aufgesucht werden. Beim Vorgehen nach Drüner werden die den Atlasbogen bedeckenden Muskeln gelöst und die Arterie auf diese Weise sichtbar gemacht (1).
Zur Darstellung des Verlaufs durch die Foramina costotransversaria wird nach Herlin die Halsgefäßscheide nach hinten verlagert. Die Querfortsätze der Halswirbelkörper werden von vorne seitlich erreicht und die A. vertebalis unter Schonung der Nervenwurzeln aufgesucht (2).

Chirurgische Relevanz

Ligatur der A. vertebralis

Drüner u. Herlin (zit. nach Schwemmle K (1980))

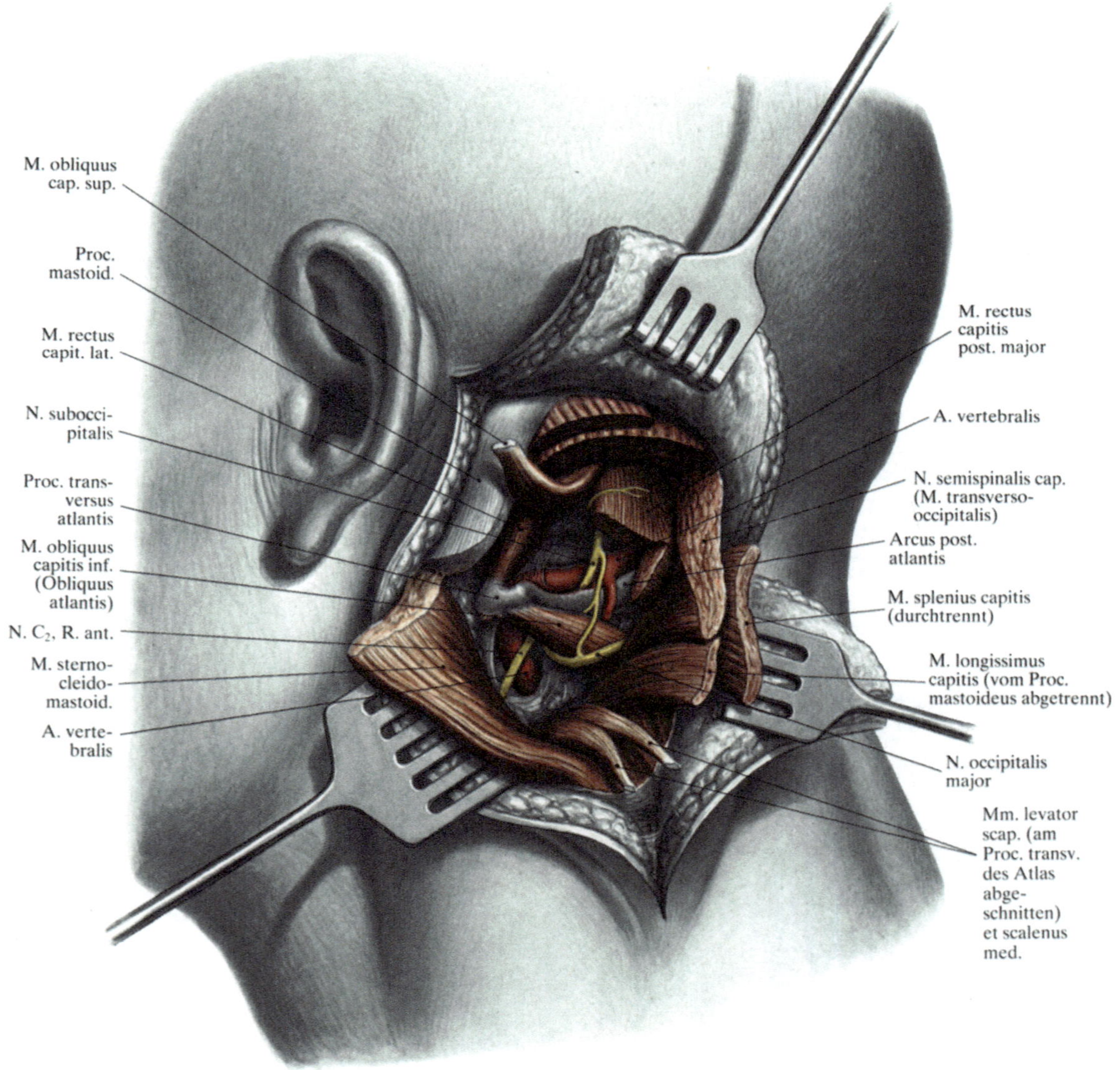

1

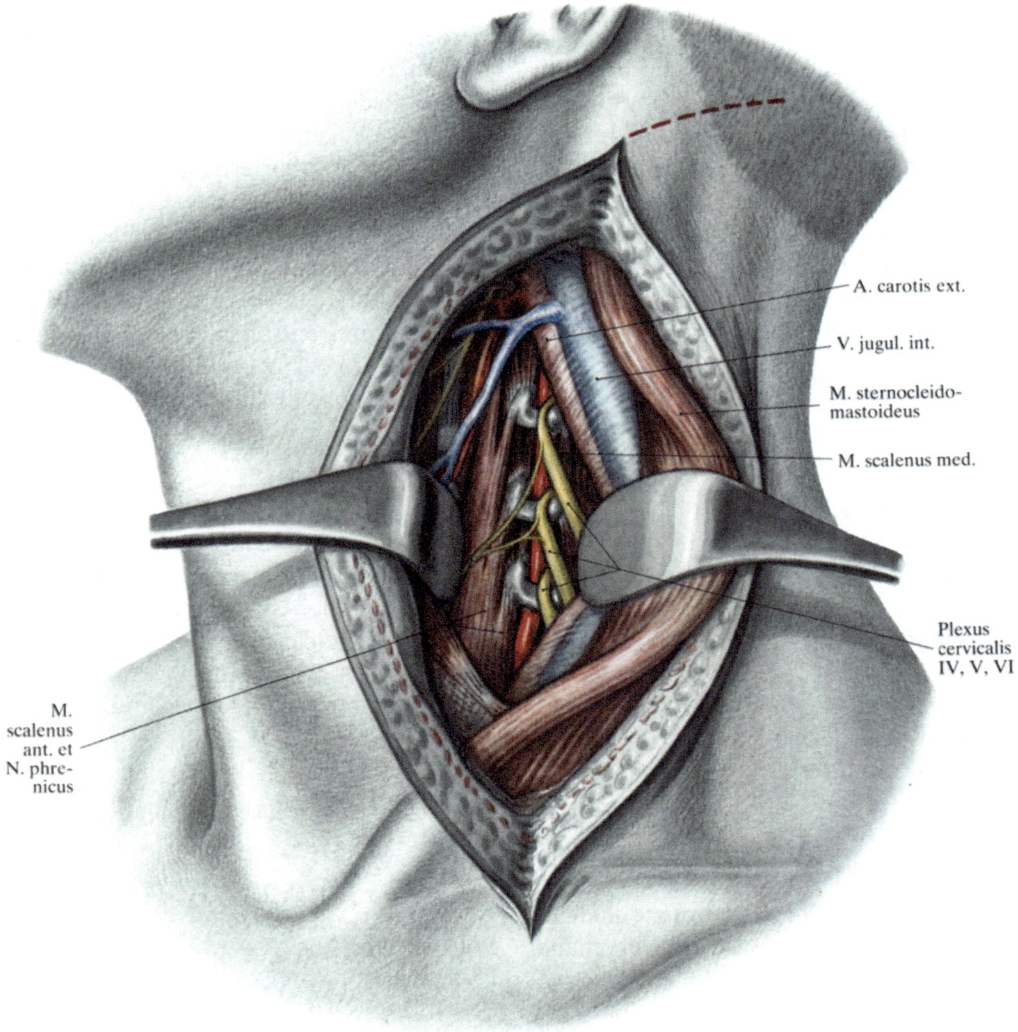
A. carotis ext.
V. jugul. int.
M. sternocleido-
mastoideus
M. scalenus med.
Plexus
cervicalis
IV, V, VI
M.
scalenus
ant. et
N. phre-
nicus

2

11.15 Ursprung der Labyrintharterien

Der Ursprung der Labyrintharterien ist sehr variabel. In der anatomischen Nomenklatur wird von der A. labyrinthi gesprochen. Klinische Beobachtungen und Untersuchungen an Gefäßpräparaten der hinteren Schädelgrube (Fisch, Marquet, Tschabitscher und Perneczky, Hansen) ergaben, daß unregelmäßig häufig bis zu 14 Arterien von der A. basilaris bzw. ihren Ästen zum Labyrinth ziehen. Die unterschiedlichen Beobachtungen wurden von Lang aus der Literatur zusammengestellt. Es ergeben sich folgende Daten:

Aus der A. cerebelli inferior ant. nach	
Mazzoni	80%
Sunderland	83%
Stopford	63%
Aus der A. basilaris nach	
Sunderland	17%
Stopford, rechts	36%
links	28%
Watt u. McKillop	5%
Cavatori, 1908, rechts	70%
links	67%
Perneczky und Tschabitscher	5%
Aus den Aa. cerebelli inferior ant. und vertebralis nach Mazzoni	3%
Verdoppelung nach Mazzoni	45%
Dreifach nach Mazzoni	4%

Da als Ursache der Trigeminusneuralgie und des Facialisspasmus eine Kompression der Nervenaustrittszonen am Hirnstamm als gesichert angesehen werden kann (Gardner, Rand, Janetta, Samii, Penzholz), ist diese detaillierte Kenntnis von klinischer Bedeutung. Die aus den komprimierenden Gefäßen (A. cerebelli anterior inferior) hervorgehenden Labyrintharterien können bei der sog. vaskulären Dekompression der Hirnnerven V und VII geschädigt werden, so daß cochleäre und vestibuläre Funktionsausfälle resultieren. Die Bedeutung einer vaskulären Kompression des N. vestibulocochlearis mit entsprechender klinischer Symptomatik (sog. cochleo-vestibuläre Dysfunktion) ist noch nicht vollständig geklärt (Wigand).

Chirurgische Relevanz

Angiographische Diagnostik in der hinteren Schädelgrube, Chirurgie im Kleinhirnbrückenwinkel, Kompressionssyndrome der Hirnnerven in der hinteren Schädelgrube, Trigeminusneuralgie, Facialisspasmus (Vessel loop compression), Chirurgie des inneren Gehörganges und des Labyrinthes

Gardner WJ (1962)
Guerrier Y u. Villaceque G (1949)
Janetta P (1982)
Lang J (1976)
Perneczky A u. Tschabitscher M (1976)
Samii M u. Janetta PJ (1981)
Wigand ME (1982)

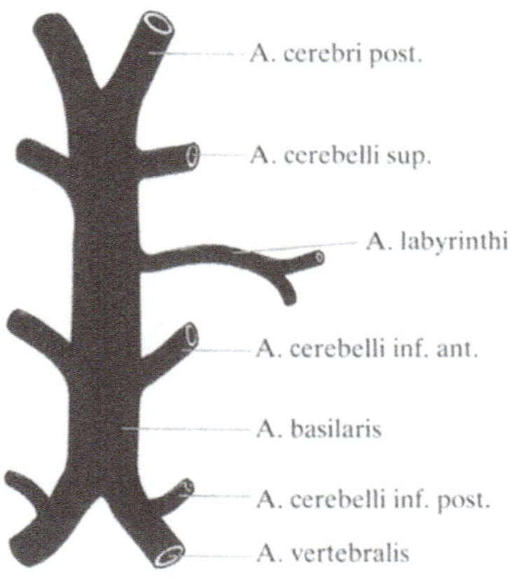

11.16 (1 – 9) Schlingenbildungen der A. cerebelli inferior anterior am Porus acusticus internus von dorsal

Diese Schlingen haben klinische Bedeutung, da sie zu unterschiedlichen Funktionsstörungen der Nn. facialis, wahrscheinlich auch cochlearis und vestibularis führen können. Verklebungen der Kleinhirnarterie mit der Felsenbeindura und den Nerven im inneren Gehörgang können zu präparationstechnischen Schwierigkeiten bei Eingriffen an der Pyramidenhinterfläche und im Kleinhirnbrückenwinkel führen. Die Arterien für das Labyrinth zweigen an unterschiedlichen Punkten der Kleinhirnarterienschlinge ab, so daß bei Verlagerung des Hauptgefäßes auch eine Gefährdung für das Innenohr und für das Gleichgewichtsorgan resultieren kann.

Bei systematischen Untersuchungen fand Mazzoni eine Schlingenbildung am Porus acusticus internus in 33% der Fälle, Perneczky u. Tschabitscher sahen sie bei 64% der Präparate (1, 2, 3, 7, 8).

Ein Gefäßverlauf im Porus acusticus internus sahen Mazzoni in 27% und Tschabitscher u. Perneczky in 22% (4, 5, 9).

Eine Verlaufsvariante im Meatus acusticus internus zeigte sich bei Fisch in 36% und bei Perneczky u. Tschabitscher in 14% der Präparate.

Die Schlingen der Hirnarterien liegen am häufigsten zwischen dem N. facialis und dem N. cochlearis (1, 2, 5, 7, 8). Es können 1, 2 oder mehrere Aa. labyrinthi und die A. subarcuata (1, 3, 4, 5, 7, 8) in der Nähe des Porus acusticus internus aus der A. cerebelli inferior anterior abgehen. Die A. cerebelli inf. ant. und die A. subarcuata können oberhalb des Porus acusticus internus an der Dura fixiert sein (Mazzoni) und dann präparatorische Schwierigkeiten bereiten.

Die A. cerebelli inf. ant. liegt in der Mehrzahl der Fälle basal des N. abducens (81–86%), seltener dorsal dieses Nerven.

Chirurgische Relevanz

Chirurgie des Labyrinths und des inneren Gehörgangs sowie des Kleinhirnbrückenwinkels

Fisch U (1968)
Lang J (1979)
Mazzoni A (1969)
Perneczky A u. Tschabitscher M (1976)

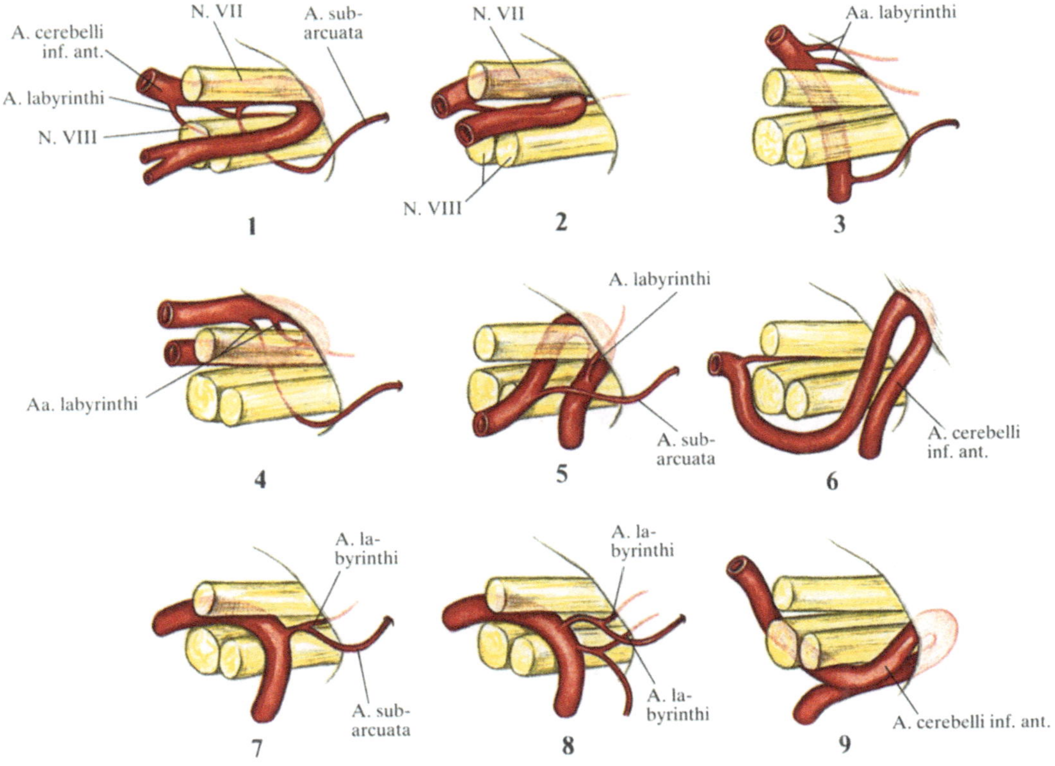

11.17 Angaben zum Kaliber der basalen Hirnarterien (in Anlehnung an Lang in Lanz-Wachsmuth)

Schematisch sind die basalen Hirnarterien mit ihren Außendurchmessern dargestellt.

Lang J (1979)

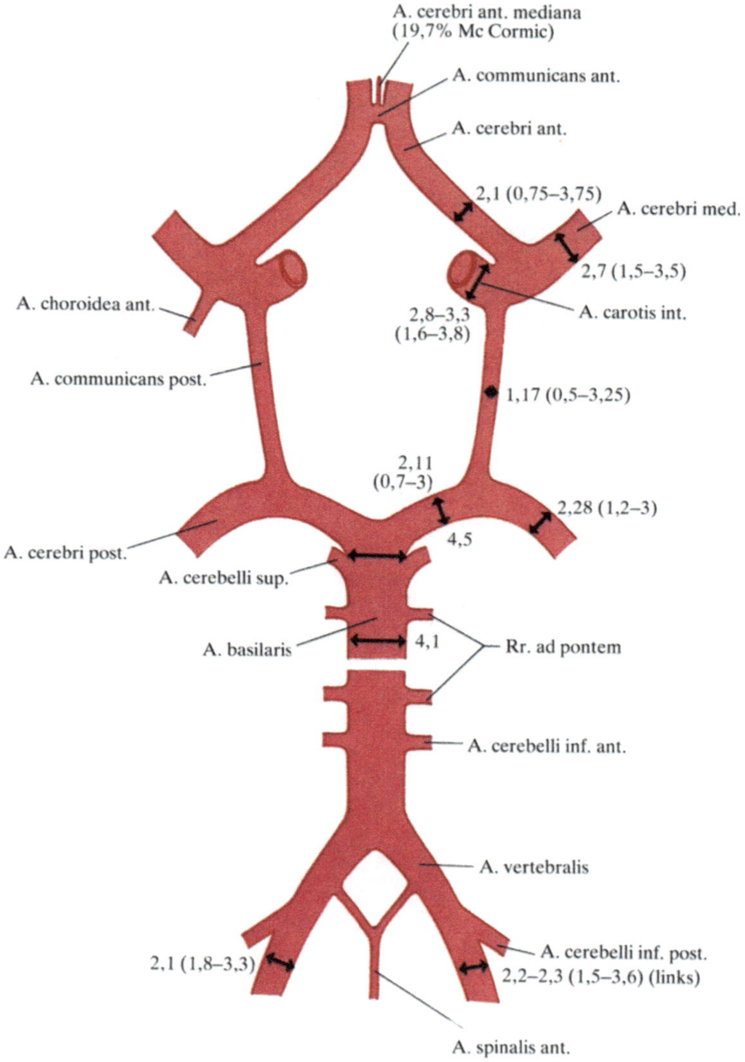

11.18 (1 – 6) Ausgewählte, klinisch wichtige Verlaufsanomalien der duralen Sinus, von hinten gesehen

In der Regel teilt sich der Sinus sagittalis superior in einen rechten, mächtigeren, und linken, dünnen Sinus transversus (1). Die Teilungsstelle befindet sich in der Höhe des Protuberantia occipitalis interna. An dieser Stelle liegt der Confluens sinuum, d.h. die Vereinigung der Sinus saggitalis superior, Sinus transversi und Sinus occipitalis.

Der Sinus transversus setzt sich in den Sinus sigmoideus fort. Wenn der Sinus occipitalis vorhanden ist (3, 6), teilt er sich in der Regel in einen rechten und linken Sinus marginalis (5, 6), die zusammen mit dem Sinus sigmoideus in den Bulbus jugularis einmünden.

Der rechte oder linke Sinus transversus kann fehlen (2, 4). Der vorhandene kontralaterale Sinus transversus ist dann großkalibriger entwickelt.

Fehlen beide Sinus transversi, so sind kompensatorisch der Sinus occipitalis und die beiden Sinus marginales entsprechend stark entwickelt (5).

Die Ligatur der Vena jugularis einer Seite kann bei Aplasie des entsprechenden Sinus der Gegenseite zu venösen Stauungen im Endocranium führen.

Chirurgische Relevanz

Chirurgie bei Sinusthrombosen, Neck dissection

Helms J (1978)
Krmpotić J u. Šercer A (1960)

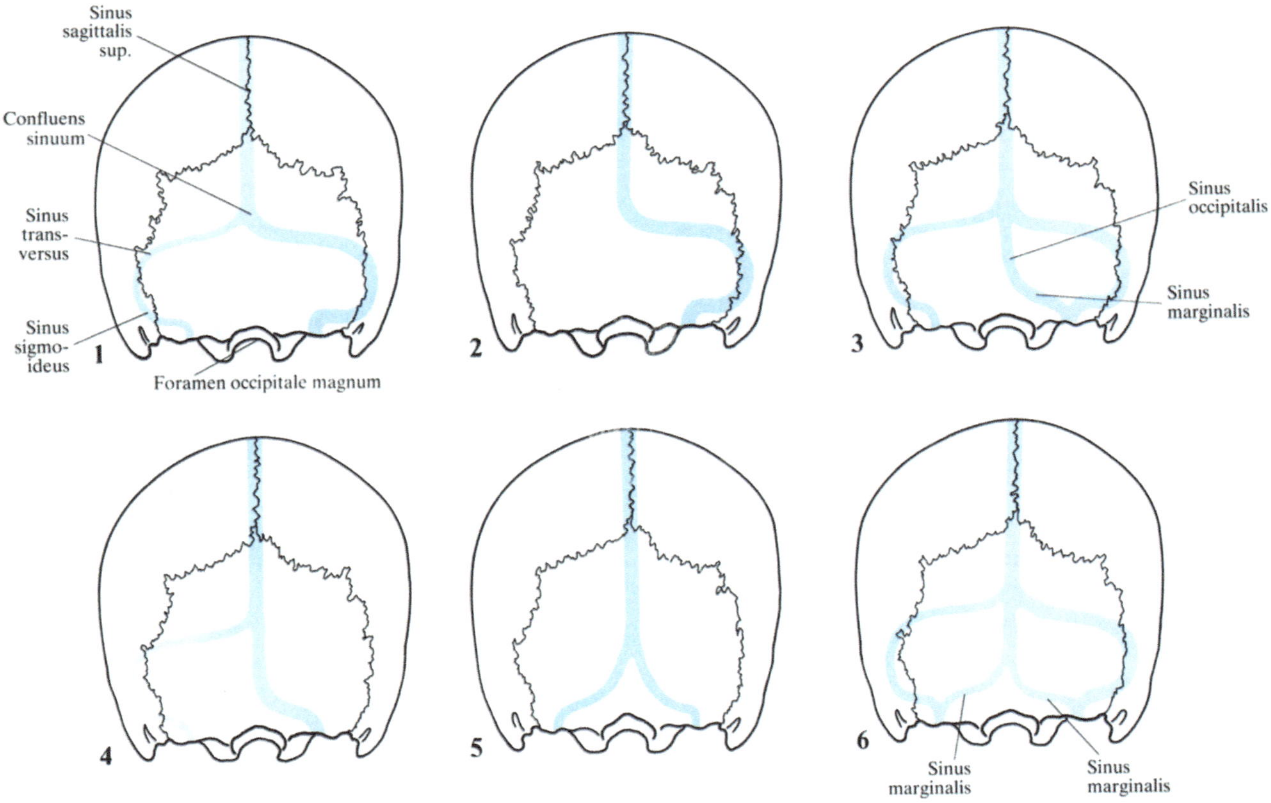

11.19 (1 – 2) Blick von oben (1) und von der Seite (2) auf die transbasalen Venenwege (aus Denecke)

Dargestellt sind die venösen Verbindungen zwischen Sinus transversus, Bulbus und Vena jugularis und dem Sinus cavernosus.
Eine vollständige Blutstillung nach Eröffnen des Sinus sigmoideus oder des Bulbus jugularis durch alleinige Ligatur des Sinus transversus und der V. jugularis interna wird durch diese Querverbindungen erschwert. Glomustumoren (Chemodektome) neigen dazu, sich entlang dieser transbasalen Venenwege auszubreiten.

Chirurgische Relevanz

Chirurgie der lateralen Schädelbasis und des Felsenbeines, Sinus sigmoideus-Ligatur, Bulbusoperation nach Grunert, Eingriffe bei großen Tumoren der Pyramidenspitze, z.B. Glomustumoren. Translabyrinthärer und retrosigmoidaler Zugang zum Kleinhirnbrückenwinkel und inneren Gehörgang. Chirurgie des Foramen jugulare

Denecke HJ (1980)
Teufel J (1964)

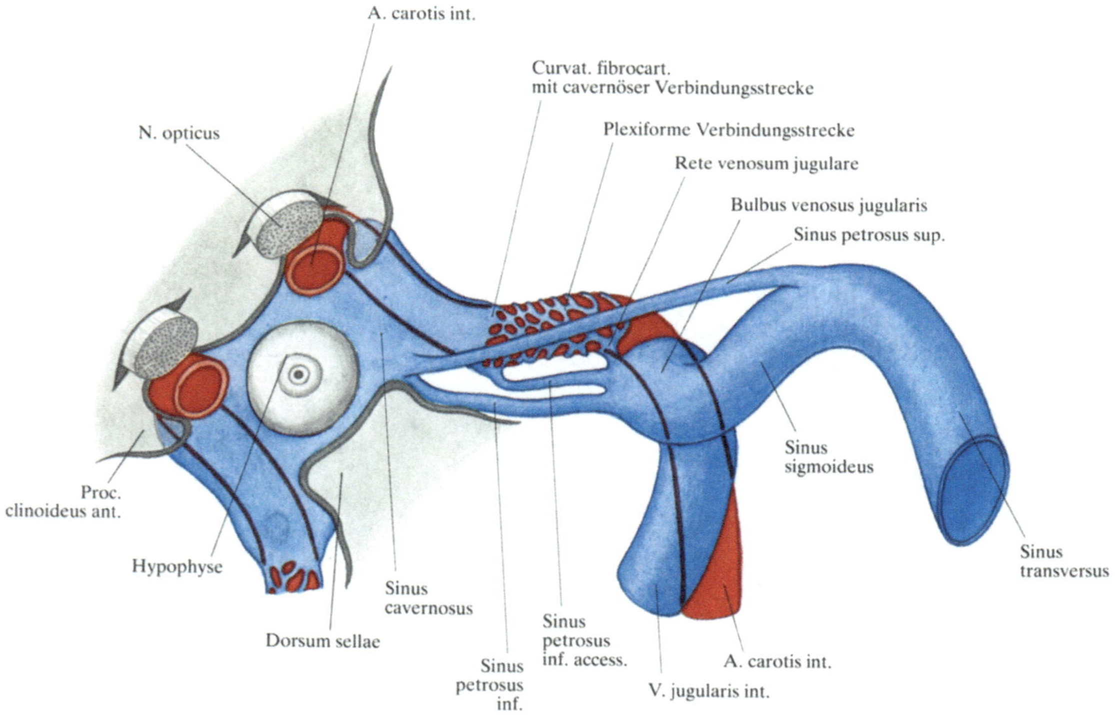

1

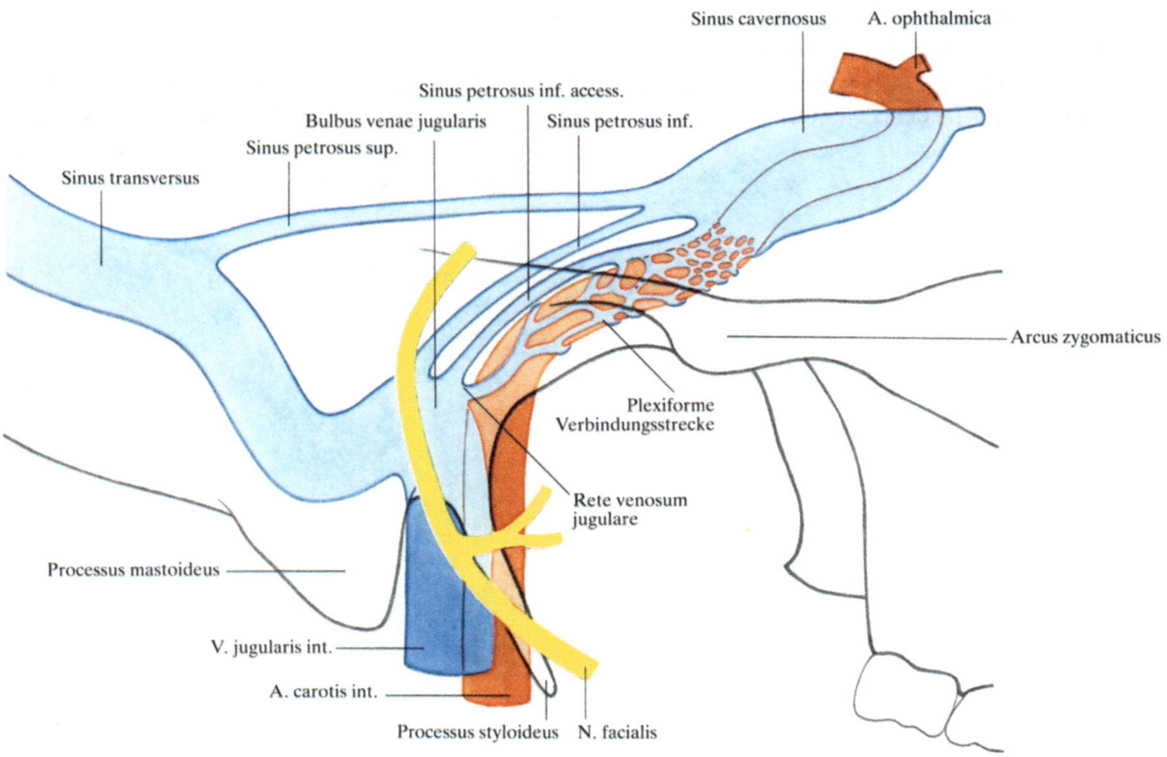
Sinus cavernosus
A. ophthalmica
Sinus petrosus inf. access.
Bulbus venae jugularis
Sinus petrosus inf.
Sinus petrosus sup.
Sinus transversus
Arcus zygomaticus
Plexiforme
Verbindungsstrecke
Rete venosum
jugulare
Processus mastoideus
V. jugularis int.
A. carotis int.
Processus styloideus
N. facialis

2

11.20 Verbindungen zwischen intra- und extracraniellen venösen Abflußwegen

Die Venen des Kopfes sind sowohl durch Anastomosen als auch durch die venösen Plexus miteinander verbunden. Die Verbindungen und Stromrichtungen sind in der Zeichnung schematisch dargestellt.

Chirurgische Relevanz

Thrombosen der Sinus sigmoideus, transversus, cavernosus, sagittalis superior, pterygoideus, Chirurgie bei Nasen- und Oberlippenfurunkel, Chirurgie bei Jugularisthrombosen

Krmpotić-Nemanić J (1978)

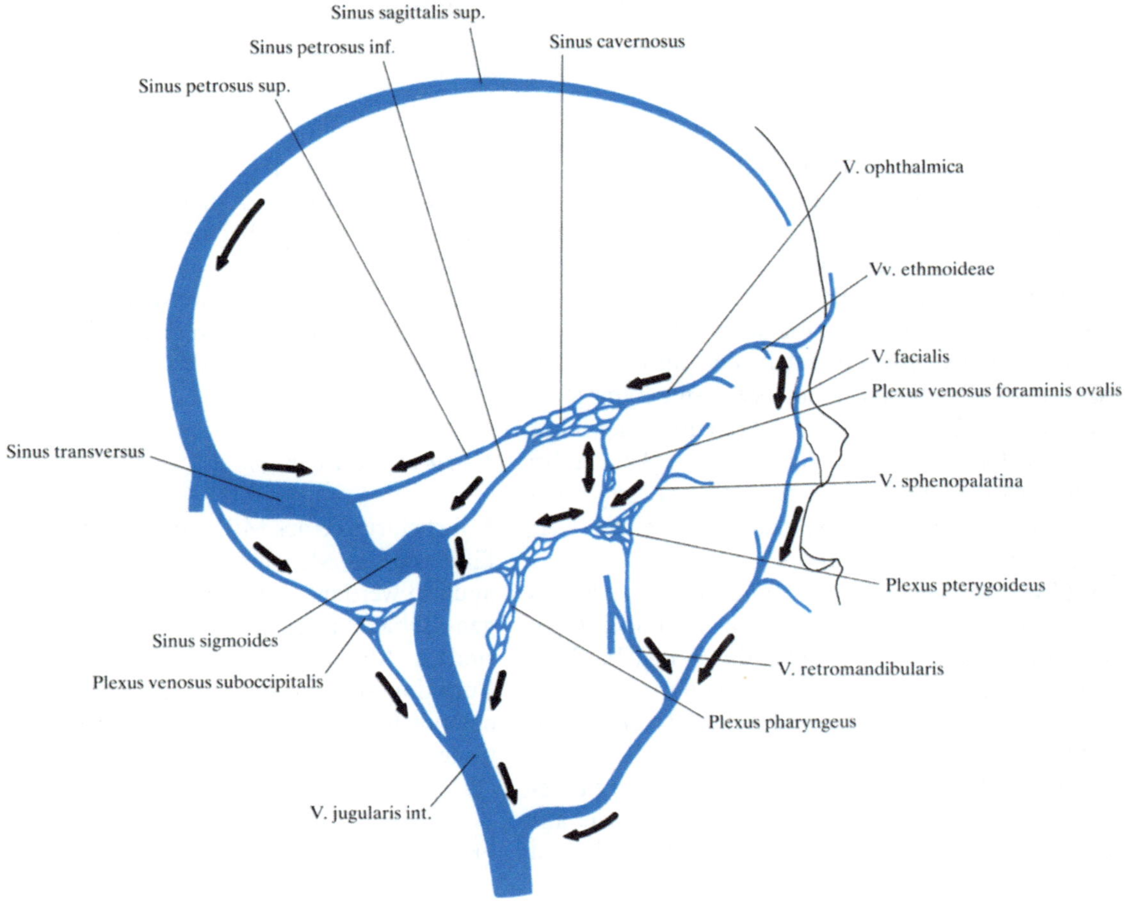
Sinus sagittalis sup.
Sinus petrosus inf.
Sinus cavernosus
Sinus petrosus sup.
V. ophthalmica
Vv. ethmoideae
V. facialis
Plexus venosus foraminis ovalis
Sinus transversus
V. sphenopalatina
Plexus pterygoideus
Sinus sigmoides
Plexus venosus suboccipitalis
V. retromandibularis
Plexus pharyngeus
V. jugularis int.

11.21 Klinisch relevante intracranielle Gefäßanomalien durch Persistenz präsegmentaler Arterien

Die A. trigemina primitiva entspringt aus der A. carotis interna im intrakavernösen Segment in Höhe der Vereinigung der C_4 – C_5 Segmente (Fischer). Sie verläuft zwischen dem N. oculomotorius und dem I. Trigeminusast, verläßt den Sinus cavernosus zwischen Ligamentum petroclinoidale und Pyramide und mündet in den mittleren Abschnitt der A. basilaris ein (sie kann Symptome der Nn. III, IV, VI oder eine Trigeminusneuralgie hervorrufen). Bei einem Verschluß der Aa. cerebri anterior oder media kann über eine A. trigemina primitiva ein Kollateralkreislauf ermöglicht werden (s. Abb. 11.26. 1–8).

Häufiger wird eine persistierende A. stapedia als Anastomose zwischen Aa. carotis int. und ext. gefunden. Diese Arterie gelangt durch den Paukenboden in das Cavum tympani, verläuft zwischen den Steigbügelschenkeln hindurch und zieht in den tympanalen Anteil des Canalis facialis. Sie anastomosiert mit dem R. posterior der A. meningea media (s. Abb. 8.12). Gelegentlich entspringt sie aus der A. maxillaris. Nach Zuckerkandl bleibt ein Rudiment der A. stapedia auch beim Erwachsenen erhalten. Solche durch den Steigbügel verlaufende Rudimente werden bei der Stapedektomie sichtbar.

Neben der A. stapedia werden gelegentlich auch andere durch die Pauke verlaufende großkalibrige Arterien beobachtet (s. Abb. 8. 11).

Chirurgische Relevanz

Mikrochirurgie des Mittelohres (großkalibrige Gefäße, die das Mittelohr kreuzen, sollten nicht koaguliert werden, da Funktionsausfälle im abhängigen Gebiet insbesondere des N. facialis möglich sind), s. Abb. 8.12, 8.19 und andere.

Funktionsstörungen der Nerven III, IV, V, VI, entsprechende vaskuläre Dekompressionsoperationen

Fischer AGT (1914)

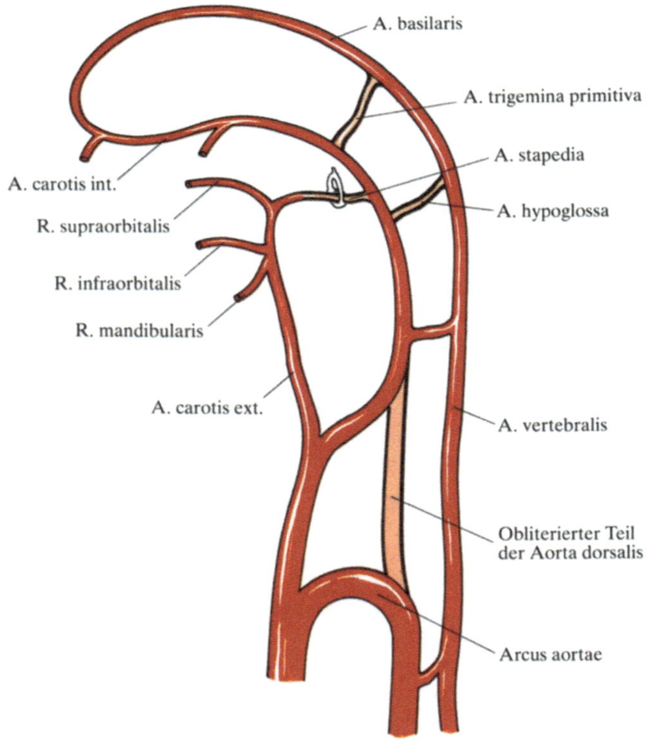

11.22 Verlauf einer persistierenden A. hypoglossa

Die persistierende A. hypoglossa zieht in diesem Fall mit dem N. hypoglossus durch den gleichnamigen Kanal und bildet mit einer dann dünnen A. vertebralis der Gegenseite die A. basilaris. Diese Fehlbildung wird selten beobachtet.
Im Röntgenbild (Tomogramm) stellt sich normalerweise der Hypoglossuskanal symmetrisch und glattwandig dar. Beim Vorliegen einer persistierenden A. hypoglossa ist er glattwandig erweitert und kann das Bild eines gutartigen Tumors (z.B. eines Hypoglossusneurinoms) vortäuschen.

Chirurgische Relevanz

Chirurgie des N. hypoglossus, der A. basilaris, der hinteren Schädelgrube

Begg AC (1961)
Blain JG u. Logothetis J (1966)
Keller HL u. Weiß D (1973)
Khodadad G (1977)
Kodama N u.Mitarb. (1976)
Krmpotić-Nemanić J (1978)
Oertel O (1922)
Shapiro R (1979)
Springer TD u.Mitarb. (1974)

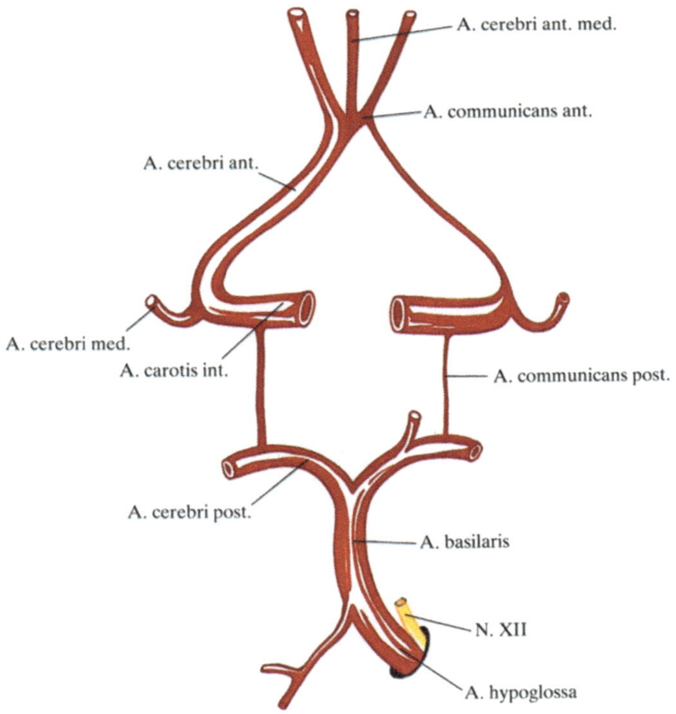

11.23 (1 – 5) Normalverlauf und typische Variationen der A. cerebri media (nach Holbach u.Mitarb.)

Die verbesserten Möglichkeiten der radiologischen Gefäßdiagnostik und die sich daraus ergebenden chirurgischen Konsequenzen in Form der intra-extracraniellen Mikrogefäßchirurgie haben detaillierte anatomische Kenntnisse der zugrunde liegenden Variationen zur Voraussetzung. In (1) ist die ‚Normalsituation' wiedergegeben. (2 – 5) geben häufiger vorkommende Verzweigungsmuster der A. cerebri media nach Holbach u.Mitarb. wieder.

Chirurgische Relevanz

Radiologische Gefäßdiagnostik, mikrovaskuläre intra-extracranielle Anastomosenchirurgie

Holbach KH u.Mitarb. (1976)

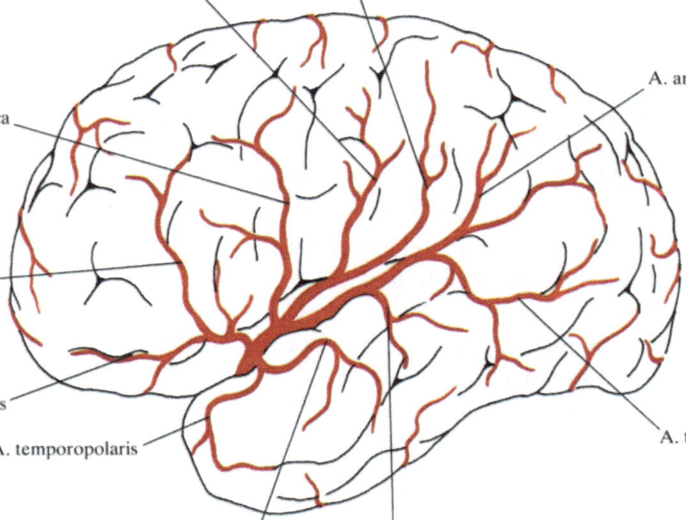

1

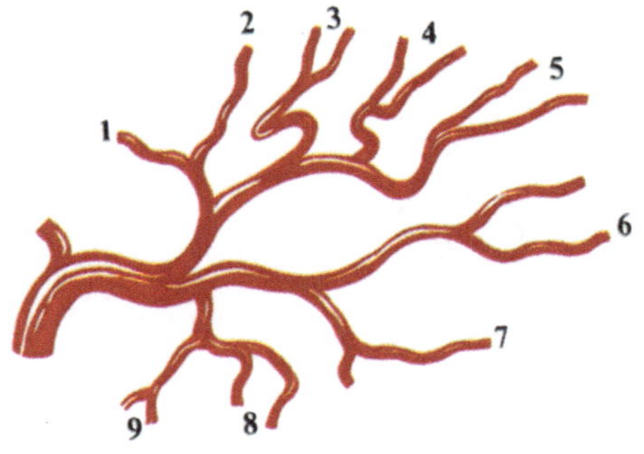

2

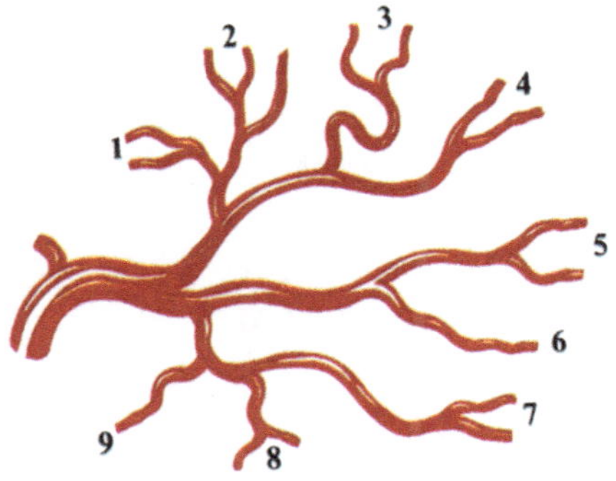

3

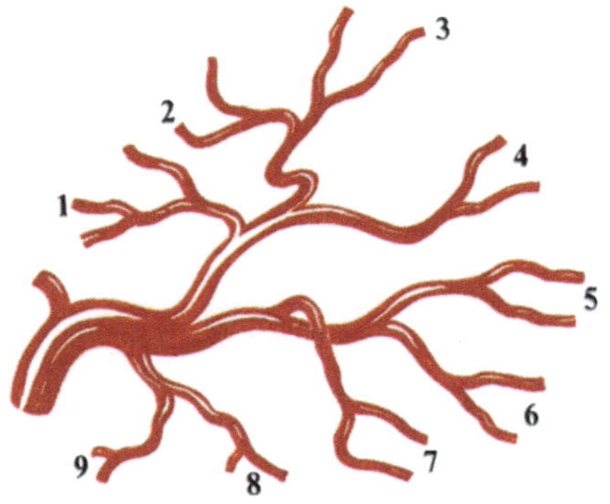

4

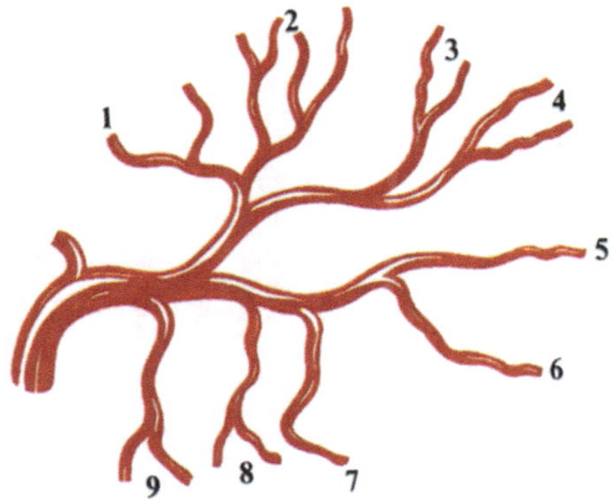

5

1 A. orbitofrontalis
2 A. operculofrontalis
3 A. rolandica
4 A. parietalis ant. et A. parietalis post.
5 A. angularis
6 A. temporalis post.
7 A. temporalis med.
8 A. temporalis ant.
9 A. temporopolaris

11.24 Möglichkeiten zur Ausbildung eines Externa-Interna-Kollateralkreislaufs bei einem protrahierten Verschluß der A. carotis interna

Bei einem langsamen Verschluß der A. carotis interna kann sich ein Kollateralkreislauf über Äste der A. carotis externa ausbilden.
Es bestehen normalerweise Anastomosen zwischen den Hirnarterien und Zweigen der A. carotis externa sowie der A. subclavia. Diese sind dünn und ‚unterentwickelt'.
Beim Verschluß der A. carotis interna bilden sich wesentliche Zuflüsse nach intracraniell über die A. ophthalmica. Gelegentlich bewirken diese Anastomosen persistierende Blutungen trotz Unterbindung der A. carotis interna (Denecke) und externa.

Chirurgische Relevanz

Blutungen im Versorgungsgebiet der A. carotis interna und externa, Carotis-Sinus cavernosus-Fistel

Denecke HJ (1968)
Krmpotić-Nemanić J (1978)
Quiring DP (1949)

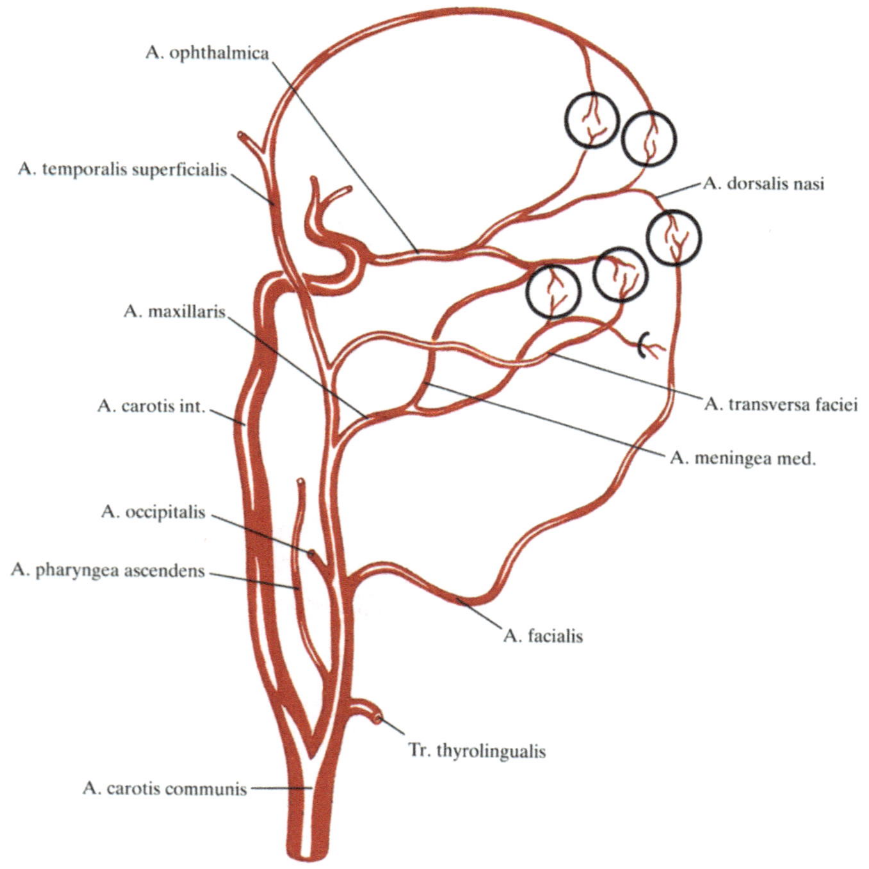

11.25 Möglichkeiten des Blutzustroms zum Zentralnervensystem aus den Aa. carotis externa und subclavia (aus Krmpotić)

Die Anschlußarterien an das Stromgebiet des Zentralnervensystems sind die Aa. ophthalmica (s. Abb. 11.24), spinalis anterior und tympanica anterior.
Die klinische Bedeutung der letzten beiden Anastomosen ist gering. Gelegentlich läßt sich ein auch objektivierbarer Tinnitus mit einer weiten Anastomose im Felsenbein erklären.

Chirurgische Relevanz

Chirurgie des Tinnitus, Chirurgie der Orbita und Chirurgie der Halswirbelsäule

Krmpotić-Nemanić J (1978)
De Le Gars u.Mitarb. (1980)

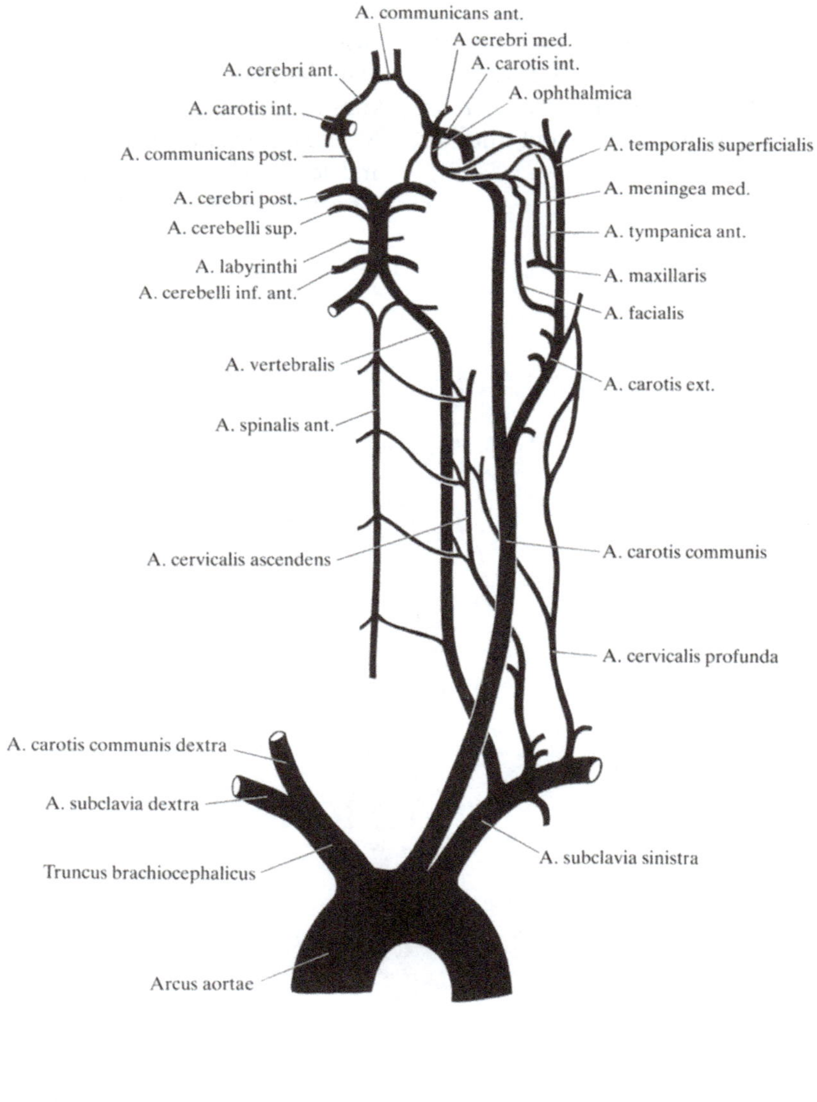

11.26 (1 – 8) Ausbildung von Kollateralen bei einem langsamen Verschluß unterschiedlicher Hirnarterien

Ein Verschluß der A. carotis interna (schwarz) kann unter günstigen Umständen bei Vorliegen zahlreicher Anastomosen fast symptomlos verlaufen, während er ohne Anastomosen Ausfälle verursacht.

(1) Dargestellt ist die „Normalsituation".

(2) Bei Blockierung der A. carotis interna sind folgende Anastomosen möglich (violett):
Aa. communicans ant. und post., ophthalmica, trigemina primitiva, Rete mirabile zwischen den duralen Ästen der A. menigea media und Ästen der A. cerebri ant., caroticotympanale und leptomeningeale Anastomosen.

(3) Bei einem Verschluß der A. cerebri ant. können sich folgende Gefäße kompensatorisch erweitern:
Leptomeningeale Anastomosen der Aa. cerebri media und post., communicans ant. und anterior accessoria.

(4) Ein Verschluß der A. cerebri media ist nur beschränkt kompensationsfähig über:
Leptomeningeale Anastomosen zwischen den Aa. cerebri ant. und post., Rete mirabile zwischen duralen Ästen der A. meningea media und pialen Ästen der verlegten A. cerebri media.

(5) Eine Obstruktion der A. cerebri posterior bewirkt eine kollaterale Versorgung über die A. communicans post., leptomeningeale Anastomosen zwischen Aa. cerebri ant. und media, chorioidale Anastomosen, Rete mirabile zwischen der A. occipitalis und pialen Ästen der verlegten A. cerebri post.

(6) Ein Perfussionsstop in der A. basilaris ist nur ausnahmsweise kompensationsfähig, auch wenn er sehr langsam entsteht. Folgende Kollateralen kommen in Betracht:
A. communicans post., A. trigemina persistens und leptomeningeale Anastomosen zwischen den Aa. cerebellaris sup. und inferior post.

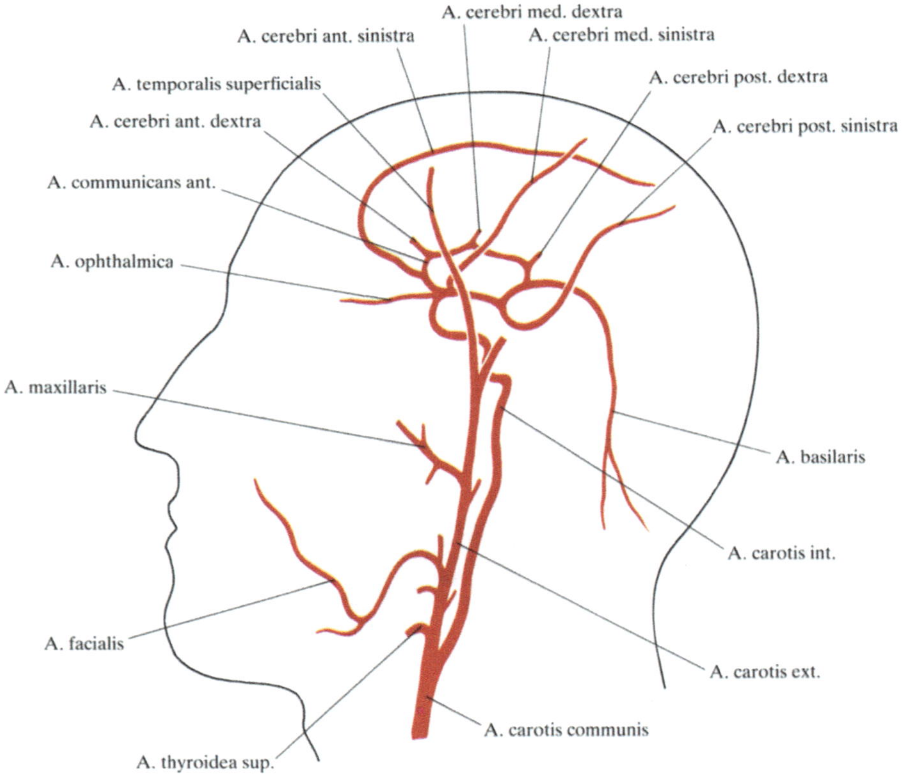

1

(7) Die Mangelperfusion einer A. vertebralis kann kompensiert werden durch die kollaterale gleichartige Arterie und die Aa. communicans post., trigemina, hypoglossa, occipitalis oder spinalis ant.

(8) Liegt der Block der A. vertebralis in der Nähe ihres Ursprungs aus der A. subclavia, ergeben sich als zusätzliche Anastomosen weitere segmentale Verbindungen zur A. spinalis ant. aus dem Truncus costocervicalis. Dargestellt ist die Ansicht von vorne.

Chirurgische Relevanz

Diagnostik von cerebralen Durchblutungsstörungen, superselektive Angiographie, Doppler-Sonographie, Chirurgie bei Minderperfusion einzelner Hirnareale, intra-extracranielle Anastomosenchirurgie

Buccigrossi G u.Mitarb. (1975)

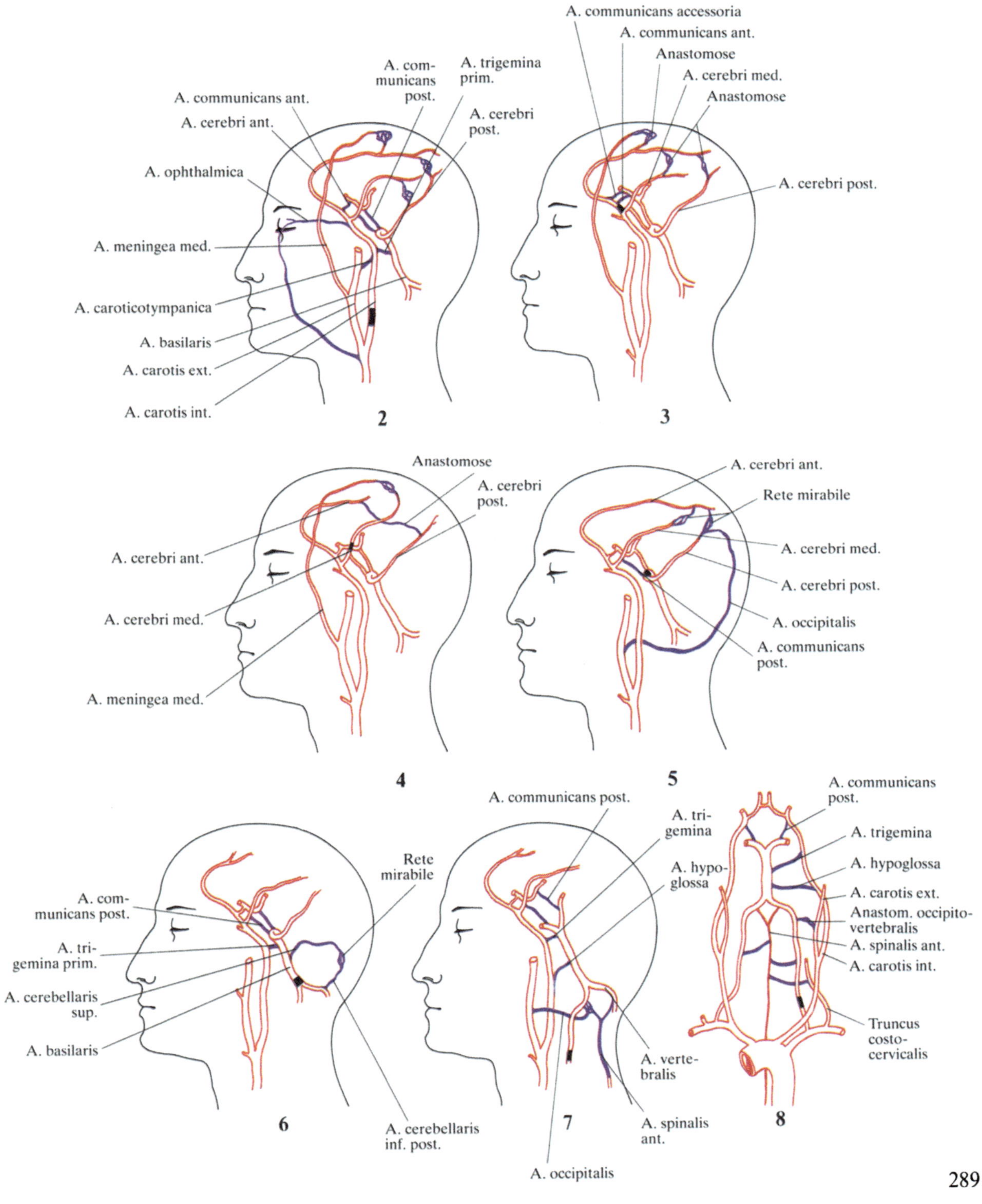

12 Paraganglien

12.1 Die Lokalisation der nicht chromaffinen Paraganglien an der Schädelbasis und am Hals (aus Graf u. Fisch in Berendes, Link, Zöllner)

Nicht chromaffine Paraganglien kommen an der Schädelbasis (Paraganglion oder Glomus tympanicum, Paraganglion jugulare), in der Carotisgabel (Paraganglion caroticum, Glomus caroticum), am Larynx, an der A. subclavia, der Aorta (Paraganglion aortale) und an der A. pulmonalis vor. Diese Paraganglien werden dem Kiemenbogensystem zugeordnet und als branchiomere Paraganglien bezeichnet.

Eine besondere Gruppe stellen die orbitalen und intravagalen Paraganglien dar. Diese außerhalb der Nebenniere gelegenen extraduralen Paraganglien entstehen aus Zellen der Crista neuralis. Klinisch sind sie wichtig, da daraus Tumoren (Paragangliome, Chemodektome) entstehen können. Die Chemodektome oder Glomustumoren sind durch infiltrierend-destruierendes Wachstum und außerordentlichen Gefäßreichtum charakterisiert. Dies bedingt ihre chirurgische Problematik (Denecke, Draf u. Samii). Bei sehr großen Chemodektomen am Hals und an der Schädelbasis ist der Ursprungsort oft nicht mehr festzulegen. Die vom Glomus caroticum ausgehenden Chemodektome sind am häufigsten. Echte Malignität mit Metastasierung soll in 10% der Fälle vorkommen.

Chirurgische Relevanz

Chirurgie der Chemodektome

Denecke HJ (1966)
Draf W u. Samii M (1983)
Graf K u. Fisch U (1979)

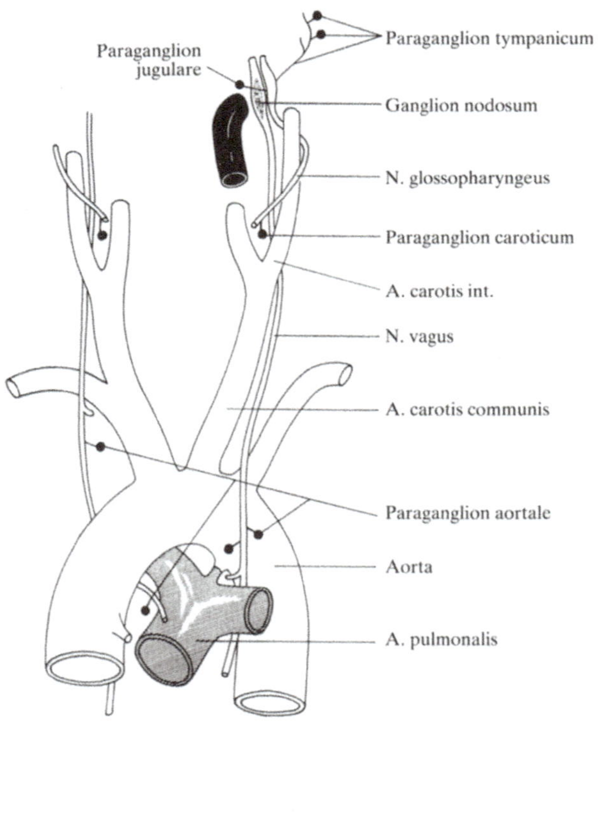

12.2 Lagemöglichkeiten von Paraganglien als Ausgangspunkt von Paragangliomen und Chemodektomen im Felsenbein sowie an der lateralen und hinteren Schädelbasis (aus Graf u. Fisch in Berendes, Link, Zöllner)

Die schwarzen Punkte markieren die Lagemöglichkeiten von nicht chromaffinen Paraganglien, welche zum Ursprungsort invasiv und destruktiv wachsender Chemodektome und Paragangliome werden können. Ein pulsierendes Ohrgeräusch ist häufig erstes klinisches Symptom. Ist das Foramen jugulare betroffen, können eine Recurrensparese und weitere Hirnnervenausfälle im Foramen jugulare beobachtet werden. Die Tumoren können zu Knochendestruktionen führen und in die mittlere und hintere Schädelgrube einwachsen, aber auch entlang der venösen Hirnblutleiter (transbasale Venenwege, Denecke, Teufel) und der A. carotis interna wachsen. Sie können operationstechnische Probleme bieten. Nur die vollständige Tumorentfernung verhindert ein Rezidiv.

Selten können Paragangliome auch in der Nase, im Nasopharynx und im Larynx vorkommen. Die laryngealen Paragangliome können oberhalb des vorderen Endes der Stimmritzen, im Verlauf des Ramus internus N. laryngei superioris, zwischen Schild- und Ringknorpel, im Verlauf des N. recurrens, lateral der Cartilago cricoidea und in der Gegend des M. arytaenoideus transversus vorkommen. Die aryepiglottischen Falten sind bevorzugter Lokalisationsort im Hypopharynx-Kehlkopfbereich (Batsakis).

Chirurgische Relevanz

Chemodektome des Felsenbeins und der mittleren sowie lateralen hinteren Schädelbasis

Batsakis J (1979)
Denecke HJ (1966)
Graf K u. Fisch U (1979)
Teufel J (1964)

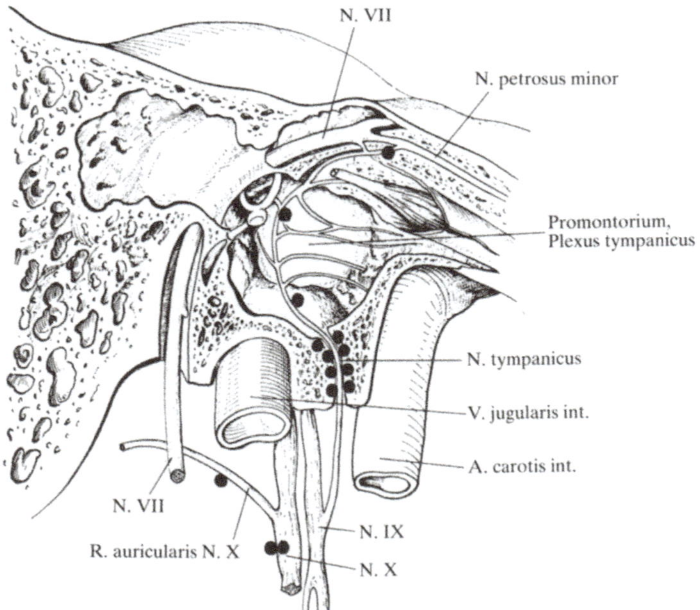

Literatur

Aaron C, Chawaff AR (1967) Variations de la carotide externe et de ses branches. Etude anatomique et anatomoradiologique. CR Ass Anat 137:125–134

Abbé R (1898) A new plastic operation for the relief of deformity due to double harelip. Med Record 53:477

Abrahams P, Webb P (1978) Klinische Anatomie diagnostischer und therapeutischer Eingriffe. Springer, Berlin Heidelberg New York

Actis G, Marello M (1980) Anestesia loco-regionale in oftalmo-chirurgia plastica e ricostructiva, Minerva Anestesiol 46:1095–1098

Adachi B (1928) Das Arteriensystem der Japaner. Kyoto, Maruzen

Adachi B (1933) Das Venensystem der Japaner. Kyoto, Maruzen

Akazaku FK, Wyke B (1979) Innervation of the subglottic mucosa of the larynx and its significance. Folia Phoniatr (Basel) 31:271–283

Anderl H (1973) Reconstruction of the face through cross-face-nerve transplantation in facial paralysis. Chir Plastica (Berlin) 2:17–46

André M, Guerrier Y (1981) The anterior comissure of the larynx. Clin Otolaryngol 6:259–264

André P, Guerrier Y, Pinel J (1964) Oto-rhino-laryngologie et gros vaisseaux du cou. Paris, Arnette

Andrea H (1981) Vasculature of the anterior comissure. Ann Otol 90:18–20

Andrieu-Guitancourt J, Narcy P, Borde J, Melin Y, Manch Y, Dehesdin D, Desse P (1979) Duplications digestives de localisation pharyngée ou fistules de la quatrième poche endo-branchiale. A propos de 4 observations. Ann Otolaryngol Chir Cervicofac 96:863–879

Anson BJ, Donaldson JA (1973a) Surgical anatomy of the temporal bone and ear, II ed. Saunders, Philadelphia London Toronto

Anson BJ, Donaldson JA, Warpeha RL, Rensink MJ, Schilling BB (1973b) Surgical anatomy of the facial nerve. Arch Otolaryngol 97:201–213

De Antoni E, Murafori L, Buonocore F (1971) La preparazione del nerve laringeo inferiore nella chirurgia della tiroide; osservazioni anatomiche e casistica operatoria. Ann Ital Chir 46:479

Argenson C, Francke J, Sylla S (1979) The vertebral arteries (segments V_1 and V_2). Anat Clin 2:29–41

Ariyan S (1979) One-stage reconstruction for defects of the mouth using a sternomastoid myocutaneous flap. Plast Reconstr Surg 63:618

Ariyan S (1980) Pectoralis major, sternomastoid and other musculo-cutaneous flaps for head and neck reconstruction. Clin Plast Surg 7/1:89–109

Asamrah DK, Foy PM (1979) Some radiological abnormalities of the cervical carotid artery and their clinical significance. Clin Radiol 30:593–599

Askenazy M, Wisjenbeek EE, Herzberger E (1952) Absence de l'artère communicante postérieure. Du role favorisante possible de cette anomalie dans la pathogenie de l'obstruction de la carotide. Rev Neurol 86:274–275

Baldini N (1970) Su un caso della paralisi del faciale da otite media traumatica in soggeto portatore di deiscenza del canale di falloppio. Ann Laringol 69:197–203

Baldini M, Mosca L, Princi L (1980) The empty sella syndrome secondary to Rathke's cleft cyst. Acta Neurochir. (Wien) 53:69–78

Bardenheuer B (1931) Zit aus J Josef (1931) Nasenplastik und sonstige Gesichtsplastik, S. 638. Kabitzsch, Leipzig

Bartels P (1909) Lymphgefäßsystem. Fischer, Jena

Bassiounov A, Newlands WJ, Ali H (1982) Maxillary sinus hypoplasia and superior orbital fissure asymmetry. Laryngoscope 92:441–448

Batsakis J (1979) Tumors of the head and neck. Clinical and pathological considerations, II ed. Williams and Wilkins, Baltimore

Baumel JJ (1974) Trigeminofacial nerve communications, their function in facial muscle innervation and reinnervation. Arch Otolaryngol 99:34–44

Beauvillain C, Simon C, Wesoluch M (1982) Contribution à l'étude de l'anatomie du nerve facial du nouveau-né. 2e et 3e portions: application chirurgicale. Ann Otolaryngol Chir Cerficofac 99:223–230

Beck K (1933) Über die Behandlung von Stirnhöhlenentzündungen durch Drainage von außen. Laryngol Rhinol Otol (Leipz) 24:369–373

Beck K, Schneider P (1926) Missbildungen und Anomalien des Kehlkopfes und der Luftröhre und der großen Bronchien. In: Denker A, Kahler O (Hrsg) Handbuch der Hals-Nasen-Ohrenheilkunde, Bd II, Teil 2, S 423

Becker H, Newton TH (1978) Arteria carotis interna-Zuflüsse bei juvenilen Angiofibromen. Fortschr Roentgenstr 128/6:674–679

Bedford MA (1966) The cavernous sinus. Br J Ophthalmol 50:41

Begg AC (1961) Radiographic demonstration of the hypoglossal artery. A rare type of persistent anomalous carotid-basilar anastomosis. Clin Rad 12:187–189

Bernardi L, Dettori P (1975) Angiographic study of rare anomalous origin of the vertebral artery. Neuroradiol 9:43–47

Bernasconi M, Marasciuolo S (1972) L'ossificazione del legamento atlantooccipitale e la sindrome cervicale. Ann Laringol 71:43

Björk V (1969) Tracheal- und Bronchotrachealresektion. Langenbecks Arch klin Chir 322:886–899

Blain JG, Logothetis J (1966) The persistent hypoglossal artery. J Neurol Neurosurg Psychiatry 29:346–349
Boenninghaus G (1923) Die Operationen an den Nebenhöhlen der Nase. In: Katz L, Blumenfeld F (Hrsg) Handbuch der speziellen Chirurgie des Ohres und der oberen Luftwege, Bd III, 3. Aufl. Kabitzsch, Leipzig, S 91–286
Boisvert P, Tournier J, Larouche A (1980) Polypose nasale récidivante et neurectomie vidienne: rapport prélim. J Otolaryngol 9:235–240
Bollobas B (1980) Passive Pneumatisation. Nuovo Arch Ital Otol 8:11–24
Bose B (1982) Cervical auricle. Arch Surg 117:968–969
Bossy J (1980) Development of olfactory and related structures in staged human embryos. Anat Embryol (Berl) 161:225–236
Botmann JWM, Jongkees LBW (1955) Endotemporal branching of the facial nerve. Acta Otolaryngol 45:111
Bouchet A (1978) Les mégadolichoartère du système carotidien. A propos d'un cas opéré avec succès. Rev Otoneuroophthalmol 50:95–98
Boudin G, Laude M, Frèche Ch (1982) Anatomical bases for the surgical approach to the Vidian nerve (n canalis pterygoidei). Anat Clin 3:239–242
Boutet JJ, Legent F, Beauvillain C (1982) Le ligament manubrial postérieur. Ann Otolaryngol Chir Cervicofac 99:263–264
Bremond GM, Garcin J, Magnan J, Pradour P, Pech-Gourg F (1976) Anatomie des acustico-facialen Komplexes. Acta Otorhinolaryngol Belg 30: 145–150
Bryce S, Choragiewicz B, Rakowski P, Vogue M (1979) Origine de l'artère vertébrale gauche de la carotide interne homolatérale: une variante anatomique inconnue. Rev Otoneurophthalmol 51:421–423
Buccigrossi G, Mensorio C, Interligi M (1975) Sulla circolazione arteriosa collaterale del cervello in alcune sindromi neurologiche particolari. Chir Ital 23:41–51
Busuttil A, Davis BC, Maran AGD (1981) The soft tissue/catilage relationship in the laryngeal glottis. J Laryngol Otol 95:385–391

Cachin Y, Guerrier Y, Pinel J (1969) Les adénopathie cervicales néoplastiques. Soc française d'oto-rhino-laryng et de pathol cervico-faciale. Arnette, Paris
Caix M, Outrequin G (1979) Variability of the bony semicircular canals. Anat Clin 1:259–265
Calsao Hiosch (1925) Lehrbuch der Lokalanästhesie des Ohres und der oberen Luft- und Speisewege. Ewe, Stuttgart
Carlier M, Geertruyden J van (1980) Kyste Parathyroidien mediastinal. Ann Chir 34:99–102
Carter DR (1981) The anatomy of the Mediastinum. ENT J 60:153–157
Carter DR, Meyers AD (1979) Anatomy of the subglottic larynx. Otolaryng Head/Neck Surg 87:203–206
Chandler JR, Mitchell B (1981) Branchial cleft cysts, sinuses and fistulae Otolaryngol Clin North Am 14:175–186
Chevrel JP, Hurau J, Lassau JP (1965) Les voies de drainage veineux du corps thyroide, incidences chirurgicales. CR Ass Anat 124:457–463
Chidichino G, Pucci A, Rabitti G (1978) Il bypass temporaneo nella chirurgia carotidea. Chir Torac 31:374–377
Chouard CH, Charachon R, Morgon A, Cathala HP (1972) Anatomie pathologie et chirurgie du nerf facial. Masson, Paris
Citelli (1906) Solco glottideo. Internat Mschr Anat Physiol 23:421
Clara M (1942) Das Nervensystem des Menschen. Barth, Leipzig
Clemente CD (1975) Anatomy. A regional atlas of the human body. Lea u Febiger, Philadelphia
Combelles R, Bastide G, Juskiewenski S, Beçue J, Vaysse P, Roux P (1974) Vascularisation arterielle superficielle de la face. Bull Assoc Anat (Nancy) 58:833–841
Combelles R, Beçue J, Bastide G, Juskiewenski S (1974) Vascularisation arterielle des maxillaires. Bull Assoc Anat (Nancy) 58:85–94
Conley JJ (1970) Concepts in head and neck surgery. Thieme, Stuttgart. Gruner & Stratton, New York
Conley JJ (1971) Treatment of facial paralysis. Surg Clin North Am 51/2:403–416
Conley JJ (1975) Salivary glands and the facial nerve. Thieme, Stuttgart
Conley JJ (1976) Regional flaps of the head and neck. Thieme Stuttgart
Conso FJ, Reignier B, Salmon P, Honnart F, Gayral F, Calmat A (1974) Etude sur la position de la naissance et le trajet du tronc brachyocéphalique artériel par papport à l'axe médian et l'axe de la trachée. Ann Chir Thorac Cardiovasc 13/3:255–256
Converse JM (1942) New forehead flap for nasal reconstruction. Proc R Soc Med 35:811
Converse JM (1955) The cartilaginous structures of the nose. Ann ORL (St Louis)
Converse JM (1977) Deformities of the forehead, scalp and calvarium in reconstructive, plastic surgery. Saunders, Philadelphia
Conway H, Murray JE (1953) Indications for recostruction at the time of surgical excision of cancer of the oral cavity. Cancer 6:46
Corlieu P, Aaron C, Godefrov D (1981) Radioanatomie de la base du crâne, étage moyen et postérieur. Ann Otolaryngol Chir Cervicofac 98:173–179
Cormier JM, Ricco JB, Franceschi C (1979) 82 cas de reimplantation de la souclavière ou de la vertébrale dans la carotide primitive. Chirurgie 105:592–596
Correll RW, Jensen JL, Taylor JB, Rhyne RR (1979) Mineralisation of the Stylohyoid stylomandibular ligament complex. A radiographic study. Oral Surg 48:286–291
Cottle MH (1955) The structure and function of the nasal vestibule. Arch Otolaryngol 62:173
Counter RT (1980) A superior thyroid cornu anomaly: a report of a case. J Laryngol Otol 94:1087–1088
Czerny LJ (1973) Muscular dystopia in the facial nerve canal. Arch Otolarnygol 98:201–204

Davis RA, Anson BJ, Budinger JM, Kurth LE (1956) Surgical anatomy of the facial nerve and parotid gland based upon study of 350 cervicofacial halves. Surg Gynecol Obstet 102:384
Demard F, Charvet B Les sinus de la face. J Franç ORL 31:449–460
Denecke HJ (1961) Korrektur des Schluckaktes bei einseitiger Pharynx- und Larynxlähmung. HNO 9:351–353

Denecke HJ (1966) Zur Chirurgie ausgedehnter Glomustumoren im Bereich des Foramen jugulare. Arch Oterhinolaryngol (NY) 187:656–662
Denecke HJ (1968) Unfallchirurgie des Gesichtes und des Halses. Arch Otorhinolaryngol 191:217–404
Denecke HJ (1980) Die otorhinolaryngologischen Operationen im Mund- und Halsbereich. Springer, Berlin Heidelberg New York
Denecke HJ (1953) Die otorhinolaryngologischen Operationen. Die allgemein-chirurgischen Eingriffe am Hals. II Aufl. Springer, Berlin, Göttingen Heidelberg
Denecke HJ, Meyer R (1964) Plastische Operationen am Kopf und Hals. I Nasenplastik Springer, Berlin Göttingen Heidelberg
Denker A, Kahler O (1925) Handbuch der Hals-Nasen-Ohrenheilkunde Bd I Luftwege und Mundhöhle. Springer, Berlin. Bergmann, München
Dervaux JL, Bargy F, Labayle J (1976) A propos de la recherche du nerf récurrent droit dans la chirurgie thyroidienne à la base du cou. Ann Otolaryngol Chir Cervicofac 93:710–712
Desnos J, Andrieu-Guitrancourt J, Dehesdin D, Dubin J (1980) Vascular strictures of the respiratory tract in children. Internat J of Pediatric Otorhinolaryng 2:269–285. Biomedical Press, Elsevier/N Holland
Desnos J, Andrieu-Guitrancourt J, Dehesdin D (1981) Sténoses de la trachée et des bronches souches chez l'enfant. J Franc ORL 30:313–320, 323–333
Deutschmann H, Scharnagl E (1980) Skalpierungsverletzungen: Die Durchblutung der Kopfschwarte. Z Plast Chir 4:124–130
Diamant H, Wiberg A (1965) Does the chorda tympani in man contain secretory fibres for the parotid gland? Acta Otolaryngol 60:255–264
Domenech Mateu JM, Pueyo Mur FJ (1980) Development and arrangement of the tympanic plexus and the nerve of the pterygoid canal during human embryonic and fetal periods. Acta Morphol Neerl Scand 18:253–272
Domarus Hv, Weimer J, Friedrich HJ (1984) Die Hautarterien des Gesichtes. Variationen und mittlerer Verlauf dargestellt mit der Ultraschall-Doppler-Sonographie. Dtsch Z Mund-Kiefer-Gesichts-Chir 8:112–121
Donaghy RMP, Yasargil MG (1967) Microvascular Surgery. Thieme Stuttgart
Donaldson I (1980) Surgical anatomy of the tympanic nerve. J Laryngol Otol 94:163–168
Draf W (1978) Die Endoskopie der Nasenhöhlen. Springer, Berlin Heidelberg New York
Draf W (1978) Bedrohliche Zwischenfälle bei Trägern von Trachealkanülen. Notfallmedizin 4:14–23
Draf W (1982) Die chirurgische Behandlung entzündlicher Erkrankungen der Nasennebenhöhlen. Indikation, Operationsverfahren, Gefahren. Fehler und Komplikationen, Revisionschirurgie. Arch Otorhinolaryngol 235:133–305
Draf W (1983) Endoscopy of the paranasal sinuses. Springer, Berlin Heidelberg New York
Draf W, Samii M (1983) Fronto-basal injuries. Principles in diagnosis and treatment. In: Samii M, Brilaye J (eds) Traumatology of the skull base. Springer, Berlin Heidelberg New York, pp 61–68
Droulias C, Whitehurst JO (1976) The lymphatics of the tongue in relation to cancer. Am Surg 42:670–674
Droulias C, Tzinas S, Harlaftis N, Akin JT, Gray SW, Skandalakis JE (1976) The superior laryngeal nerve. Am Surg 42:635–638
Dupuch KM, Munier E, Lallemand D (1981) Kystes à localisation latérale cervicale du tractus aéro-digestif chez l'enfant. Rapport des investigations radiologiques. J Radiol 62:385–390

Eagle W (1958) Elongated styloid process. Arch Otolaryngol 67:172–175
Egami T, Sando I, Myers EN (1979) Temporal bone anomalies associated with congenital heart diseases. Ann Otol Rhinol Laryngol 88:72–78
Eickhoff W, Herberhold C (1968) Die Lymphbahnen der menschlichen Schilddrüse. Springer, Berlin Heidelberg New York
Eitschberger E, Rosslau A, Weidenbecher W (1981) Gefäßsystem und Präparationstechnik des pektoralen myokutanen Insellappens. HNO 29:79–82
Ercegovac N, Davidović R (1970) Foramen arcuale atlantis kao etiološki faktor vertebro bazilarne insuficijencije-dekompresija arterije vertebralis. Vojnosanit Pregl 10:435–441
Estlander JA (1872) Eine Methode aus der einen Lippe Substanzdefekte der anderen zu ersetzen. Langenbecks Arch Chir 14:622
Evans TH (1956) Carotid canal anomaly. Other instances of absent internal carotid artery. Med Times 84/10:1069–1072

Feldmann H (1975a) Supraganglionärer Verlauf des Nervus facialis durch Warzenfortsatz und Epitympanon; eine bisher nicht beobachtete Anomalie. Arch Ohr-Nas-Kehlkheilkd 210:346
Feldmann H (1975b) Anomalie des supraganglionären Facialisabschnittes Laryngol Rhinol Otol (Stuttg) 54:445–451
Feneis H (1982) Anatomisches Bildwörterbuch der internationalen Nomenklatur, 5. Aufl. Thieme, Stuttgart
Firbas W, Sinzinger H (1972) Über den Anfangsteil der Arteria cerebri anterior. Acta Anat (Basel) 83:81–86
Fisch U (1968) The surgical anatomy of the so-called internal auditory artery. 10. Nobel Symposium. Almquist and Wiksell, Stockholm, S 121
Fischer AGT (1914) A case of complete absence of both internal carotid arteries with a preliminary note on the development of the stapedial artery. J Anat Physiol 48:37
Fischer AGT (1915) Sigmoid tortuosity of the internal carotid artery and its relations to the tonsil and pharynx. Lancet 2:128
Fischer E (1938) Die Lageabweichungen der vorderen Hirnarterie im Gefäßbild Zentralbl Neurochir 3:300–313
Flament JB, Delattre JF, Pluot M (1982a) Vascularisation artérielle des glandes parathyroïdes. Incidence en chirurgie thyroïdienne. Anat Clin 3:16–20
Flament JB, Delattre JF, Pluot M (1982b) Arterial blood supply to the parathyroid glands: implications for thyroid surgery. Anat Clin 3:279–284
Fowler EP Jr (1961) Verlaufsanomalien des N. facialis im Schläfenbein. Z Laryngol Rhinol Otol 40:360

Francke JP, Macke J, Clarisse J, Libersa JC, Dobbelaero P (1982) The internal cariotid arteries. Anat Clin 3:243–261

Freche C, Boudin G (1982) Les nerfs recurrents. J Franc ORL 31:51–64

Freeland AP (1974) Microphil angiography: a demonstration of the microvasculature of the larynx with reference to tumor spread. In: Albert PW, Bryce P (eds) Centenn. Conference on laryngeal cancer. Appleton-Cent-Grofts, New York, p 279

Fujii K, Chambers SM, Rhoton AL (1979) Neurovascular relationship of the sphenoid sinus. A microsurgical study. J Neurosurg 50:31–39

Gardner JW, Stowell A, Dutlinger R (1947) Resection of the greater petrosal nerve in treatement of unilateral headache. J Neurosurg 4:105

Gars de le, Lepage M, Deramond H (1980) Souffle intracrânien et malformations vasculaires. Rev Otoneuroophthalmol 52:135–141

Gerhardt HJ, Otto HD (1981) The intratemporal course of the facial nerve and its influence on the development of the ossicular chain. Acta Otolaryng (Stockh) 91:567–573

Gibo H, Lenkey C, Rhoton AL (1981) Microsurgical anatomy of the supraclinoid portion of the internal carotid artery. J Neurosurg 55:560–574

Glasscock ME, Dickins JRE, Jackson CG, Wiet JR (1980) Vascular anomalies of the middle ear. Laryngoscope 90:77–88

Godlewski G, Bossy J, Pradal D (1976) Contribution à l'étude des anastomoses des branches terminales du nerf facial et du nerf trijumeau. Bull Assoc Anat (Nancy) 60:677–693

Godlewski G, Lopez J, Pavart JC, Giraudon M, Dussaud J (1979) Etude anatomoradiologique de la vascularisation arterielle de l'articulation temporo-mandibulaire. Cah ORL Chir Cervicofac 14:397–402

Goethe JW v (1784) Über den Zwischenkiefer des Menschen und der Tiere. Zur Morphologie, Bd I Heft 2 (1820): Verh d. Kaiserlich Leopoldinisch-Carolinischen Akademie d. Naturforscher (1831) In Stapf P (Hrsg) Goethes Werke Bd 8. Naturwissenschaftl. Schriften, S. 879 Emil Vollmer Wiesbaden 1983

Golding-Wood PH (1962) Pathology and surgery of chronic vasomotor rhinitis. J Laryngol Otol 76:969–977

Godziewski S, Niserkowski C, Kindlik R (1979) Die morphologische Analyse des Canalis infraorbitalis und des Foramen infraorbitale beim Menschen. Anat Anz 145:517–527

Goodman RS, Cohen NL (1981) Aberrant internal carotid artery in the middle ear. Ann Otol Rhinol Laryngol 90:67–69

Gradenigo G (1907) Über die Paralyse des N abducens otitischen Ursprungs. Arch Hals-Nasen-Ohrenheilkd 74:249

Graf K, Fisch U (1979) Geschwülste des Ohres und des Felsenbeins. In: Berendes J. Link R, Zöllner F (eds) Hals-Nasen-Ohrenheilkunde in Praxis und Klinik, Bd V II. Thieme, Stuttgart

Grant JCB, Basmajian JV (1965) Grant's method of anatomy, VII. Williams and Wilkins, Baltimore

Grapulin G (1976) Le complicanze della chirurgia tiroidea, Acta Ital 32:347–389

Greenway RE, Hurst L, Fenton NA (1981) An unusual first branchial cleft cyst. J Otolaryngol 10:219–225

Grisoli F, Vincentelli F, Henry J (1982) Anatomical bases for the transsphenoidal approach to the pituitary gland. Anat Chir 3:207–220

Guerrero L, Leiva O (1979) Antrolitiasis maxilar. Rev ORL (Santiago) 39:69–70

Guerrier Y (1951) Les artères du nerf facial. Bull Sc ORL (Lyon) 2/4:83

Guerrier Y (1953) Terminaison du nerf laryngé externe. CR Assoc Anat 275

Guerrier Y (1981a) Essai d'explication anatomique de l'ophthalmoplégie et de l'amaurose après Videctomie. Cah ORL Chir Cervicofac 16:703

Guerrier Y (1981b) Les nerfs pétreux, le nerf vidien. Problèmes de nomenclature anatomique. Cah ORL Chir cervicofac 16:143–144

Guerrier Y (1981c) Essai d'explication anatomique de l'ophthalmoplégie et de l'amaurose après videotomie. Cah d'ORL J XVI, no 7:703

Guerrier Y, Andrea M (1977) La vascularisation des cartilages du larynx. Son importance clinique. Ann Otolaryngol (Paris) 94:273–289

Guerrier Y, Charissoux G (1981) L'artère pharyngienne ascendente. Cah ORL Chir cervico-fac 16:805–808

Guerrier Y, Franchebois P (1960) Phlébectasie jugulaire. Soc Chir Montpellier

Guerrier Y, Villaceque G (1949) Origine et compartament des artères cerèbelleuses moyennes CR Assoc Anat 65:377

Guleke N (1953) Die allgemein-chirurgischen Eingriffe am Halse. In: Guleke N, Zenker N (eds) Allgemeine und spezielle chirurgische Operationslehre, 2. Aufl, Bd 5.

Gupta SK, Sharma OP, Mohan V (1979) First and second branchial arch syndrome. ENT J 58:261–264

Guyader A le, Gayotte J, Baffont J, Renard M, Deteil C, Picard L, Brice M, Masson JP (1968) Variations morphologiques du polygone de Willis à propos de 170 observations anatomiques. Etud Anat Fac Med (Nancy) 2:45–55

Haar JG, Boulos EJ, Sadeghi NH (1981) Association of a thyroglossal duct cyst and a dermoid cyst in the neck. A case report. Ann 84 Otol (St Louis 90:181–182

Haecker V (1927) Goethes morphologische Arbeiten. G Fischer, Jena

Hafferl A, Thiel W (1969) Lehrbuch der topographischen Anatomie, 3. Aufl. Springer, Berlin Heidelberg New York

Halbrock KH (1960) Zweiteilung des N. facialis im Warzenfortsatz. Arch Ohr-Nas-Kehlkheilkd 194:465

Hayek M (1915) Pathologie und Therapie der entzündlichen Erkrankungen der Nebenhöhle der Nase. 4. Aufl. Deuticke, Leipzig Wien

Hall RM (1979) High tracheal bifurcation. Anaesthesia 34:503–505

Harner SG, McDonald TJ, Reese DF (1981) The anatomy of congenital choanal atresia. Otolaryngology (Rochester MN) 89:7–9

Healy JE, Seybold WD (1969) A synopsis of clinical anatomy. Saunders, Philadelphia London Toronto

Heiderich F (1934) Kopf, Hals, Bauch und Becken des Kindes. In: Peter K, Wetzel G, Heiderich F (eds) Handbuch der Anatomie des Kindes, Bd I. Bergmann, München

Helms J (1963) Über den Winkel zwischen Dens und Epistropheus. Diss München

Helms J (1978) Zur chirurgischen Anatomie des Felsenbeins in Kleinhirnbrückenwinkeltumoren. Plester D, Wende S, Nakayama N (Hrsg) Springer, Berlin Heidelberg New York

Helms J (1980) Variations of the course of the facial nerve in the middle ear and mastoid. Symposium on cranial nerves, Hannover 2/6

Helms J (1981) Variations of the course of the facial nerve in the middle ear and mastoid. In: Samii M, Janetta FJ (eds) The cranial nerves. Springer, Berlin Heidelberg New York

Helms J, Kimpel G (1978) Die Transposition der Zungengrundschilddrüse. Z Laryngol Rhinol Otol 57:252–256

Hermann Fr (1908) Gehirn und Schädel. Fischer, Jena

Himalstein MR (1979) Phylogeny of the cervical sinus with clinical correlation. ENT J 58:256–260

Himalstein MR (1980) Branchial cysts and fistulas. ENT J 59:23–29

Hiroto J, Hirano M, Tomita H (1968) Electromyographic investigation of human vocal cord paralysis. Ann Otol Rhinol Laryngol 77:296–304

Hiura A (1980) An anomalous ophthalmic artery arrising from the middle meningeal artery. Anat Anz 147:473–476

Hochstetter F (1937) Über einige Fälle einer bisher anscheinend noch nicht beobachteten Varietät der Arteria cerebralis posterior des Menschen. Z Anat Entwickl-Gesch 107/5:638–646

Hochstetter F (1938) Über eine Varietät der Vena cerebralis basialis des Menschen nebst Bemerkungen über die Entwicklung bestimmter Hirnvenen. Z Anat Entwickl-Gesch 108/2:311–336

Holbach KH, Wappenschmidt J, Bodosi M (1976) Angiographische Befunde bei extra-intrakraniellen Anastomosen. Radiologe 16:416–423

Holzapfel G (1899) Ungewöhnlicher Ursprung und Verlauf der Arteria subclavia dextra. Anat Hefte 12:369–523

House WF, Belal A (1980) Translabyrinthine surgery: Anatomy and pathology. Am J Otol 1:189–198

House WF (1964) Monograph I, transtemporal bone microsurgical removal of acustic neuromas. Arch Otolaryngol (Chic) 80:597–756

Iontov A (1962) Variationen im Verlauf der Arteria cerebri anterior beim Menschen. Tr Nauchnoissl Psikonevrol Inst Bekhterev (Leningrad) 28:45–68

Jacquemard C (1971) Le larynx, la trachée et les bronches de l'enfant. Rappel anatomique et physiopathologique. J Franc ORL 20:815–818

Jahrsdorfer RA, Cail WS, Cantrell RW (1981) Endolymphatic duct obstruction from a jugular bulb diverticulum. Ann Otol (St Louis) 90:619–623

James TM, Presley R, Steel F (1980) The foramen ovale and sphenoidal angle in man. Anat Embryol (Berl) 160:93–104

Janetta PJ (1977) Etiology and definitive microsurgical treatment of hemifacial spasm. J Neurosurg 47:321–328

Jo A, Trauzettel H (1974) Topographische Beziehungen der Venen in der Orbita. Verh Anat Ges 68:539

Johnson LG, Kingsley TC (1970) Herniation of the facial nerve in the middle ear. Arch Otolaryngol 91:598

Jost G (1975) Atlas of Aesthetic Plastic Surgery. Masson and Co. Paris

Jovanović S (1961) Supernumerary frontal sinuses on the roof of the orbit: their clinical significance. Acta Anat (Basel) 45:133

Jovanović S, Lotrić N, Radojević V (1954) Razvitak, morfologija i topografija sfenoidalnih sinusa kod djece. Acta Med Jugosl 8:232

Jumen-Lavillauroy C, Roux O, Reyt E (1981) Kystes du tractus thyreoglosse, réflexions à propos d'une série de 45 cas. J Franc ORL 30:257–261, 263–264

Juniper RP (1981) The superior pterygoid muscle. Br J Oral Surg 19:121–128

Juri J (1975) Use of parieto-occipital flaps in surgical treatment of baldness. Plast Reconstr Surg 55:456–460

Juri J, Juri C, Arufe HN (1978) Use of rotation skalp flaps for treatment of occipital baldness. Plast Reconstr Surg 61:23

Kaufman Arenberg I (1982) Abnormalities congenital anomalies and unusual anatomic variations of the endolymphatic sac and vestibular aqueduct: clinical, surgical and radiographic correlations. Group 3, 4 and 5 abnormalities. Am J Otol 3:221–240

Keller HL, Weiss D (1973) Ursprung einer das Vertebralisgebiet versorgenden Arterie aus dem Halsabschnitt der rechten Arteria carotis interna. Fortschr Roentgenstr 118:472–474

Kemmetmüller H (1911) Über eine seltene Varietät der Arteria vertebralis. Anat Hefte 44/2:307–360

Kempe LG (1968) Operative neurosurgery, vol 1 Cranial, cerebral and intracranial vascular diseases. Springer, Berlin Heidelberg New York

Kempe LG (1970) Operative neurosurgery vol II Posterior fossa, spinal cord and peripheral nerve diseases. Springer, Berlin Heidelberg New York

Keros P (1965) Über die praktische Bedeutung der Niveauunterschiede der Lamina cribrosa des Ethmoids. Z Laryngol Rhinol 41:808

Keros P, Nemanić G (1966) Research results in conduction anesthesia of the infraorbital nerve. Med J 88/2:4–9

Keros P, Nemanić G (1967) The terminal branching of the recurrent laryngeal. Practica Otol Rhinol Laryngol 39:5–10

Khodadad G (1977) Persistent hypoglossal artery in fetus. Acta Anat 99:447–481

Kiesselbach W (1884) Über spontane Nasenblutung. Berlin Klin Wochenschr

Kiesselbach W (1885) Über Nasenbluten. Wien Med Zeitung

Killian G (1903) Die Nebenhöhlen der Nase in ihrer Lagebeziehungen zu den Nachbarorganen. Fischer, Jena

Killien FC, Wyler AR, Cromwell LD (1980) Duplication of the internal carotid artery. Neuroradiology 19:101–102

Kiyotaka Fujii, Chambers MS, Rhoton LA Jr (1979) Neurovascular relationsship of the sphenoid sinus. A microsurgical study. J Neurosurg 50:31–39
Klausberger EM, Samec P (1975) Foramen retroarticulare atlantis und das Vertebralisangiogram, Med Wochenschr 117:483
Kodama N, O'Hara H, Suzuke J (1976) Persistent hypoglossal artery associated with aneurisms. J Neurosurg 45:449–451
Kodama Akira, Sando Isamu (1982a) Postnatal development of the vestibular aqueduct and endolymphatic sac, vol 91, no 4. Ann Otol Rhinol Laryngol [Suppl 96] 4:3–12
Kodama Akira, Sando Isamu (1982b) Dimensional anatomy of the vestibular aqueduct and the endolymphatic sac (rugose portion) in human temporal bones. Statistical analysis of 79 bones, vol 91, no 4. Ann Otol Rhinol Laryngol [Suppl 96] 4:13–20
Koebke J (1976) Kompression der A carotis externa. Laryngol Rhinol Otol (Stuttg) 55:913–917
Konaschko PJ (1927) Die Arteria auditiva interna des Menschen und ihre Labyrinthäste. Z Anat Entwickl Gesch 83:241
Krause W (1905) Handbuch der Anatomie des Menschen. Hirzel, Leipzig
Krayenbühl H, Yasargil MG (1965) Die cerebrale Angiographie. Thieme, Stuttgart
Kreutzer EW, Iafek BW (1980) The vomeronasal organ of Jacobson in the human embryo and fetus. Otolaryng Head Neck Surg 88:119–123
Križan Z (1960) Beiträge zur descriptiven und topografischen Anatomie der Arteria maxillaris. Acta Anat (Basel) 41:319
Krmpotić J (1946) O izuzetnom lateralnom smještaju izvanje karotide prema stražnjem trbuhu mišića biventera u retromandibularnoj udubini. Liječ Vjesn 3/4:1–10
Krmpotić J (1960a) L'index neuromusculaire des nerfs relatifs à la phonation. Rev Laryngol Otol Rhinol (Bord) 81/3–4:232–343
Krmpotić J (1960b) Données anatomiques indispensables à connaître pour une chirurgie efficace du nerf statoacoustique. CR 57 Congrès franc à 'ORL 1959, Arnette, Paris
Krmpotić J (1963) L'index neuromusculaire chronométrique en otolaryngologie. Acta Otolaryngol (Stockh) 56/2–3:298–303
Krmpotić J (1965) Limfni sistem glave i vrata. Chirurgia Maxillofac Plast 5/1:4–19
Krmpotić J, Nikolić V (1964) Praktisch wichtige topographische Beziehungen des N. petrosus superficialis major in der mittleren Schädelgrube. Z Laryngol Rhinol Otol 43/12:748–753
Krmpotić J, Šercer A (1960) L'enfoncement profond du bulbe supérieur de la veine jugulaire dans la paroi inférieure de la pyramide comme cause de bourdonnements d'oreille et de surdité. Bull Acad Nat Med (Paris) 144:29–30, 701–704
Krmpotić J, Sunarić R (1963) Chirurgische Behandlung otogener und rhinogener Kopfschmerzen. Z Laryngol Rhinol Otol 4:260–266
Krmpotić J, Sunarić R (1963) Neue Gedanken zur operativen Ozaenatherapie. Arch Ohr-Nas-Kehlk-Heilkd, Z Hals-Nas-Ohr-Heilk 182/2:488
Krmpotić-Nemanić J (1977) Entwicklungsgeschichte und Anatomie der Nase und der Nasennebenhöhlen in Hals-Nasen-Ohrenheilkunde in Praxis und Klinik (1977) Berendes-Link-Zöllner, Bd 1. Obere und untere Luftwege. Thieme, Stuttgart
Krmpotić-Nemanić J (1978) Anatomie, Variationen und Mißbildungen der Gefäße im Kopf und Halsbereich. Arch Otorhinolaryngol 218:1–77. II Teil: Erläuterungen, Diskussionsbemerkungen und Schlußworte zu den Ref 219:285–330
Krmpotić-Nemanić J, Keros P (1973) Funktinale Bedeutung der Adaptation des Dens axis beim Menschen. Verh Anat Ges 67:393–397
Krmpotić-Nemanić J, Kostović I, Rudan P, Nemanić G (1972) Aging changes of the form and infrastructure of the external nose and its importance in rhinoplasty. Plast Reconstr Surg 1:84–91. Aesthetic Surgery 1972
Kümmerle F, Rothmund M, Diethelm L, Brünner H (1974) Primärer Hyperparathyroidismus mit mediastinaler Adenomlokalisation. Dtsch Med Wochenschr 9:983
Kwak S, Nagashima T, Kobayashi S (1980) Anomalous origine of the posterior meningeal artery. Neuroradiology 19:103–104

Lang J (1971) Zur Vascularisation der Dura mater cerebri. I. Z Anat Entwickl Gesch 135:20–34
Lang J (1979) Kopf. Teil B, Gehirn- und Augenschädel. In: Lanz-Wachsmuth (Hrsg) Praktische Anatomie, Bd I/1. Springer, Berlin Heidelberg New York
Lang J (1981) Klinische Anatomie des Kopfes. Springer Berlin Heidelberg New York
Lang J (1981) Neuroanatomie der Nn opticus, trigeminus, facialis, glossopharyngeus, vagus, accessorius und hypoglossus. Arch Otorhinolaryngol 231:1–69. Kongreßbericht Teil II 451–482
Lang J (1983) Macroscopic bony deficiency of the tegmen tympani in adult temporal bones. J Laryngol Otol 97:683–688
Lang J, Götzfried HF (1982) Über praktisch-ärztlich wichtige Masse an der Fossa cranialis media. Anat Anz 151:433–453
Lang J, Sakals LE (1981) Über die Höhe der Cavitas nasi, die Länge ihres Bodens und Masse sowie Anordnung der Conchae nasales und der Apertura sinus sphenoidalis. Anat Anz 149:297–318
Lang J, Schlehahn FA (1981) Ueber die postnatale Entwicklung der Fissurae orbitales. Gegenbaurs Morphol Jahrb 127:849–859
Lang J, Weigl M (1983) Nerve-vessel relations in the region of the jugular foramen. Anat Clin 5:41–56
Lang J, Schafhauser O, Hoffmann S (1983) Über die postnatale Entwicklung der transbasalen Schädelpforten: Canalis caroticus, Foramen jugulare, Canalis hypoglossalis, Canalis condylaris und Foramen magnum, Anat Anz 153:315–357
Lanz T v, Wachsmuth W (1955) Praktische Anatomie Bd I/2, Hals. Springer, Berlin Göttingen Heidelberg
Lamberty BGH, Živanović S (1973) The retroarticular vertebral artery ring of the atlas and its significance. Acta Anat (Basel) 85:113–119
Lasjaunias P (1981) Cranio-facial and upper cervical arteries, Vol. I Williams and Wilkins, Baltimore

Lasjaunias P (1983) Cranio-facial and upper cervical arteries, Vol. II Williams and Wilkins, Baltimore
Lasjaunias P, Manelfe C (1979) Arterial supply for the upper cervical nerves and the cervicocarotid anastomotic channels. Systematisation of radiological anatomy. Neuroradiol 10:125–131
Lasjaunias P, Moret J (1978) Normal and non-pathological variations in the angiographic aspects. Neuroradiol 15:213–219
Laudadio P, Casolino D, Lorenzo P (1981) Considerazioni su 34 casi di cisti branchiali latero-cervicali. Valsalva 57:44–52
Laude M, Gars de le (1980) Anatomic descriptive de la portion rétrogassérienne du nerf trijumeau chez l'homme. Anat Clin 2:223–228
Lautenschläger A (1912) Doppelbildung der Stimmbänder. Arch Laryngol Rhinol 26:706
Lautenschläger A (1934) Chirurgische Eingriffe an der Nase und ihren Anhangsgebilden. In: Kirschner M (Hrsg) Allgemeine und spezielle Operationslehre, 3. Bd, II. Teil. Springer, Berlin
Lazorthes G (1981) Les douleurs rapportées. Quelques exemples dans le domaine oto-neuro-ophthalmologique. Rev Otoneuroophthalmol 53:145–150
Lazorthes G, Gouaze A, Santini JJ, Salamon G (1979) The arterial circle of the brain circulus arteriosus cerebri. Anat Clin 1:241–257
Legent F, Beauvillain C, Kersaint-Gilly A (1981) Fosse pterygomaxillaire (fossa infratemporalis). Division topographique. Moyens d'exploration. Abord transmandibulaire de la region des pterygoidiens. Ann Oto-laryngol Chir Cervicofac 98:435–442
Leonardi HK, Nagger CZ, Ellis FH (1980) Dysphagia due to aortic arch anomaly Diagnostic and therapeutic considerations. Arch Surg 115:1229–1232
Lerault P, Freche C, Bouche J (1981) Note préliminaire sur l'anatomie et la physiologie du nerf pharyngien de Bock. Ann Otolaryngol 98:145–147
Lesoine W (1966) Experimentelle und klinische Untersuchungen über die Funktion des Zungenbeines beim Schluckakt. HNO 14:272–273
Lesoine W (1970) Die Morphologie des Zungenbeines. Z Laryngol Rhinol Otol 49:461–465
Lexer E (1908) General surgery. A presentation of the scientific principles upon which the practice of modern surgery is based. Appleton and Company, New York
Lexer E, Eden R (1911) Über die chirurgische Behandlung der peripheren Facialis-Lähmung. Beitr Klin Chir 73:116
Liston SL (1981) Fourth branchial fistula. Otolaryng. Head Neck Surg 89:520–522
Liston SL, Siegel LG (1979) Branchial cystes, sinuses and fistulas. ENT J 58:504–509
Little JR, Yamamoto YL, Feindel W, Meyer E, Hodge ChP (1979) Superficial temporal artery to middle cerebral artery anastomoses. Intraoperative evaluation by fluorescein angiography and Xenon 133 clearence J Neurosurg 50:560–69
Locatelli E, Catenacci N, Gentile G, Romagnino A (1977) Classificazione su base embriogenetica degli aneli vascolari periesofagotracheali. Chir Torac 30:457–462
Lood DM Mc, Karandy EJ (1981) Aberrant cervical thymus. A rare cause of acute respiratory distress. Arch. Otolaryngol 107:179–180
Loré (1973) Atlas of head and neck surgery, II. edn. Saunders, Philadelphia London Toronto

Madeira MC, Percinoto C, Silva MGM (1978) Signification clinique de l'innervation des incisives inférieurres: Etude du nerf mylohyoidien par dissection, Oral Surg 46:608–614
Maffei G, Zini C, Jemmi A, Botazzi D (1967) Ricerche sopra la vascolarisazione del nervo faciale (con particolare riguardo al decorso intratemporale). Arch Ital Otol [Suppl] 78:51
Malin JP (1979) Zur Aetiologie der Phrenicusparese. Bericht über 58 Fälle und Literaturüberblick, Nervenarzt 50:448–456
Malmgren LT, Gacek RR (1981) Acetylcholinesterase staining of fiber components in feline and human recurrent laryngeal nerve. Topography of laryngeal motor fiber region. Acta Otolaryngol 91:337–352
Mandiola E, Delgado A, Chatain I (1979) Contribucion al estudio de la fossa pterigopalatina/I Contenido vascular y tecnica de abordaje por la via transantral. Rev Otorhinolaryngol 39:39–46
Mangold U, Lierse W, Pfeifer G (1980) Die Arterien der Stirn als Grundlage des Nasenersatzes mit Stirnlappen. Acta Anat 107:18–26
Mann W (1980) Die Lymphdrainage der Kieferhöhle. Laryng Rhinol Otol (Stuttg) 59:782–786
Marquet J (1981) The incudo-malleal joint. J Laryngol Otol 95:543–565
Martin H, Helsper JP (1957) Spontaneous return of function following surgical section of VII cranial nerve in the surgery of parotid tumors. Ann Surg 146:715 (zit Miehlke, 1960)
Martin R, Saler K (1959) Lehrbuch der Anthropologie, Bd II. Fischer, Stuttgart
Martini A (1978) Considerazioni per una analisi filogenetica e modellistica dei canali semicircolari, Ann Laring (Pisa) 76:455–466
Masing H (1964a) Klinisch-anatomische Bemerkungen zur Cartilago septi nasi. Z Laryngol Rhinol Otol 43:604–612
Masing H (1964b) Ist die Killiansche Fensterresektion des Septums heute noch zeitgemäß? Z Laryngol Rhinol Otol 43:651–660
Mason J, Dugdale R, Price DJ (1979) Simplified theatre monitoring techniques to minimize the risks of carotid ligation, Acta Neurochir (Wien) [Suppl] 28:585–587
Maxwell GP, Manson PN, Hoopes JE (1979) Experiences with thirteen latissimus dorsi myocutaneous free flaps. Plast Reconstr Surg 4:1–18
Mazzoni A (1969) Internal auditory canal. Arterial relations at the porus acusticus, Ann Otol Rhinol Laryngol 78:797–815
Mazzoni A (1979) Vein of the vestibular aqueduct, Ann Otol Rhinol Laryngol E 3:759–767
Mazzoni A, Hansen CC (1970) Surgical anatomy of the arteries of the internal auditory canal. Arch Otolaryngol 91:128
McGregor (1963) The temporal flap in intra-oral cancer. Its use in repairing the postexcisional defect. Br J Plast Surg 16:329
Mehnert E (1901) Über topographische Altersveränderungen des Atmungsapparates, Jena

Mercier Ph, Cronier P, Mayer B, Billet J, Fischer G (1982) Microanatomical study of the arterial blood supply of the facial nerve in the pontocerebellar angle. Anat Clin 3:263–270
Merland JJ, Riche MC, Monteil JP (1980) Classification actuelle des malformations vasculaires, Ann Chir Plast 25:105–111
Messerklinger W (1978) Endoscopy of the nose. Urban & Schwarzenberg, Baltimore Munich
Mestdagh H, Drizenko A, Ghestem P (1981) Anatomical bases of suprascapular nerve syndrome. Anat Clin 3:67–71
Miehlke A (1960) Die Chirurgie des N facialis. Urban & Schwarzenberg, München Berlin
Miehlke A (1973) Surgery of the facial nerve, 2nd edn. Urban & Schwarzenberg, München Berlin Wien
Mihalkovics Vv (1899) Die Anatomie der Nase und ihrer Nebenhöhlen. In Hdb der Laryng und Rhinol, Wien
Miller-Fischer C (1965) The circle of Willis. Anatomical. Variations. Vasc Dis 2:99–105
Minatogawa T, Kumoi T, Hosomi H, Kokan T (1980) The blood supply of the facial nerve in the human temporal bone. Auris-Nasus Larynx (Tokyo) 7:7–18
Mitterwallner F (1955) Variationsstatische Untersuchungen an den basalen Hirngefäßen. Acta Anat (Basel) 24:51–88
Miura T, Grillo HC (1966) The contribution of the inferior thyroid artery to the blood of the human trachea. Surg Gynecol Obstet 123:99–102
Moffat DB (1962) The embryology of the arteries of the brain. Ann R Coll Surg Engl 30:368–382
Moretti A (1980) Rilevazione strumentale del piano glottico sulla cartilagine tiroidea nella laringectomia sopraglottica, Nuovo Arch Ital Otol 4:783–786
Moretti S, Babini L (1966) Studio anatomo-radiografico dei plessi venosi cervicali, Otorino Ital 35:134–158
Morita S (1902) Über eine seltene Varietät des Verlaufes und der Verästelung der Arteria carotis externa. Tokio Iggakwai-Zasshi 16:692
Most A (1917) Chirurgie der Lymphgefäße und der Lymphdrüsen. In: Küttner H (Hrsg) Neue Deutsche Chirurgie, Bd 24. Enke, Stuttgart
Müller F (1978) Die Arteria falcea anterior des Erwachsenen. Acta Anat (Basel) 102/1:1–12
Myerson CM (1932) The natural orifice of the maxillary sinus. Arch Otolaryngol 15:80

Nager GT, Proctor B (1982) II anatomical variations and anomalies involving the facial canal. Ann Otol 91:45–61
Nakajima H, Martyama Y, Koda E (1981) The definition of the vascular skin territories with Prostaglandin E_1. The anterior chest, abdomen and tigh-inguinal region. Br J Plast Surg 34:258–263
Narcy P, Mansch Y, Gandiche O, Brasnu D (1979) Tronc artériel brachiocéphalique compressif et reflux gastro-oesophagien dans les suites opératoires d'atresie de l'oesophage. Ann Otolaryngol 96:841–847
Natvig P, Sether LA, Gingrass RP, Gardner WD (1971) Anatomical details of the osseous cartilaginous framework of the nose. Plast Reconstr Surg 48:528
Naumann (1976) Kopf und Halschirurgie, Bd 3
Nemanić G (1968a) Kritički osvrt na dijagnostiku i operativnu terapiju paranazalnih sinusa u svijetlu novih morfoloških spoznaja, Diss Biološki Glasnik 21:53
Nemanić G (1968b) The reflection of some anatomical structures of the maxillary sinus on the clinical and x-ray diagnostic. Ref XII. Kongres UAJ Novi Sad
Nikolić V (1961) O kolateralnim granama gornjeg dijela zajedničke karotide, Rad Med Fak Zagrebu 3:269–278
Nikolić V (1963) O odnosima etmoidnih ćelija i čeonog sinusa i o mjehurastim izbočenjima tih ćelija u frontalni sinus. Rad Med Fak Zagrebu 11:141
Nikolić V (1967) Variations du trou sphenopalatin, Acta Anat 68:189–198
Nikolić V, Jo A (1967) Öffnungen und Dehiszenzen an der Vertikalplatte des Gaumenbeins. Anat Anz 121:272–282
Nikolić V, Rudež V (1961) Variation der Lage des oberen Knies des sigmoiden Sinus. Liječn Vjesn 88:381–388
Nitzsche H (1980) Kombination einer seltenen Aortenbogenmißbildung (cervical aortic arch) mit einer A lusoria. Fortschr Roentgenstr 132/1:93–94
Noyek AM, Friedberg J (1981) Thyroglossal duct and ectopic Thyroid disorders, Otolaryngol Clin North Am 14:187–201

Oertel O (1922) Über die Persistenz embryonaler Verbindungen zwischen der Arteria carotis interna und der Arteria vertebralis cerebralis, Anat Anz 55:281–291
Ogawa A, Sando I (1982) Spatial occupancy and facial nerve in the facial canal. Ann Otol 91:14–19
Ogura YJ, Clemis D (1971) A study of the gross anatomy of the human vestibular aqueduct, Ann Otol 80:813
Okano Y, Sando I, Mayers EN (1980) Branch of the singular nerve (posterior ampullary nerve) in the otic capsule. Ann Otol 89:13–19
Olsen KD, Maragos NE, Weiland LH (1980) I branchial cleft anomalies. Laryngoscope 90:423–436
Onishi T (1981) Bony defects and dehiscences of the roof of the ethmoid cells. Rhinology 19:195–202
Onodi A (1922) Die topographische Anatomie der Nasenhöhle und ihrer Nebenhöhlen. In: Katz L, Blumenfeld F (Hrsg) Handbuch der speziellen Chirurgie des Ohres und der oberen Luftwege, Bd 1, 1. Hälfte. Kapitzsch, Leipzig, S 61
Osborn AG (1980) The vidian artery: Normal and pathological anatomy. Radiology 136:373–378
Owsley JQ (1981) Functional upper eyelid anatomy as applied to aesthetic blepharoplasty, Aesh Blast Surg 5:115–121

Palmer FJ (1977) Origin of the right vertebral artery from the right common carotid artery: angiographic demonstration of three cases. Br J Radiol 50:185–187
Papadatos D (1978) Deux observations anatomiques d'un nerf récurrent – non récurrent. Anat Anz 144:97–106
Papangelou L (1972) Study of the human internal auditory canal. Laryngoscope 82:125

Papangelou L (1974) Volumetric study of the human internal auditory canal. J Laryngol. 88, 349
Parry RH (1904) A case of tinnitus and vertigo treated by division of the auditory nerve. J Laryng (London) 19:402–406
Pech A, Cannoni M (1969) La chirurgie correctrice de la pointe du nez. Cah d'ORL 4 La Simarre, Tours, 317
Pech A, Cannoni M, Latil G, Gitenet P (1976) La chirurgie thyroidienne et les anomalies de la region recurrentielle. A propos de 100 dissections chirurgicales, Les Cah d'ORL 11/2:125–131
Pérez Olivares F, Schuknecht HF (1979) Width of the internal auditory canal. A histological study, Ann Otol 88:316–323
Perneczky A, Tschabitscher M (1976) Kleinhirnarteriensegmente: Verh Anat Ges 70:385
Pernkopf E, Ferner H (1963) Atlas der topographischen und angewandten Anatomie des Menschen, Bd I. Kopf- und Hals. Urban & Schwarzenberg, München Berlin
Perović D (1954) Beiträge zur Kenntnis der Entwicklung und des Baues des menschlichen Oberkiefers sowie des Sinus maxillaris. Bull Sci Cons Acad RPF (Yougosla) 11:5
Perović D (1961) Über den Agger nasi. Wien Klin Wochenschr 54/7:1–12
Perrin Cl, Truong-Mink E, Long FX (1979) Réflexions sur la technique de Nomura pour la résection du nerf vidien, J Franc d'ORL 28/6:345–351
Pesch HJ, Glas Wv, Stephan M, Thull R (1981) Zum Ossifikationsprinzip des Schildknorpels. Arch Otorhinolaryngol (NY) 231:829–831
Peter K (1925) Entwicklungsgeschichte der Nase und ihrer Nebenhöhlen. In: Denker A, Kahler O (Hrsg) Handbuch der Hals-Nasen-Ohrenheilkunde, I. Bd. Luftwege und Mundhöhle. Springer, Berlin. Bergmann, München
Peter K, Wetzel G, Heiderich F (1934) Handbuch der Anatomie des Kindes, Bd 1. Bergmann, München
Pfiffer CR, Zorzetto NL (1980) Course and relations of the abducens nerve, Anat Anz 147:42–46
Pisk E (1914a) Über eine seltene Varietät im Verlaufe der Arteria carotis externa. Z Angew Anat Konstitut 1:99
Pisk E (1914b) Über eine seltene Varietät im Verlaufe der Arteria carotis externa beim Menschen und beim Hunde, Anat Anz 45:373
Platzer W (1962) Verlauf und Varietäten der Arteria carotis interna als Grundlage der Karotisangiographie. Wien Klin Wochenschr 74:245–248
Plester D, Wende S, Nakayama N (1978) Kleinhirnbrükkenwinkeltumoren. Springer, Berlin Heidelberg New York
Poncet P, Miller P (1979) Le trajet abérrant de la carotide interne intrapétrause dans la caisse du tympan. Analyse d'un cas personel. Revue de la littérature. Ann Otolaryngol (Paris) 96:793–804
Portmann M, Sterkers JM, Charachon R, Chouard CH (1975) The internal auditory neatus. Anatomy, pathology and surgery. Livingstone, Edinburgh London New-York
Portmann, M, Guillen G, Chabrol A (1982) „How I do it": head and neck. A targeted problem and its solution. Elektrocoagulation of the Vidian nerve via the nasal passage. Laryngoscope 92:453–455
Proctor B, Nager ST (1982) The facial canal: normal anatomy, variations and anomalies. I. Normal anatomy of the facial canal. Anm Otol 1:44
Proctor B, Nielsen E, Proctor C (1981) Petrosquamisal suture and lamina. Otolaryngol Head Neck Surg 89:482–495
Prot D, Narcy F, Manach N (1979) Faux aspects d'arc aortique au cours de la laryngomalacie. Ann Otolaryngol (Paris) 96:913–918
Puchades-Orts A, Nombela-Gomez N, Ortuño-Pacheco G (1976) Variations in Form of Circle of Willis. Some Anatomical and Embryological Considerations. Anat Rec 185/1:119–123

Quiring DP (1949) Circulation collaterale. Lea and Febiger, London
Quisling RS (1980) Intrapetrous carotid artery branches: pathological application. Radiology 131:109–113

Rabattu JP (1981) L'abscêss de la bourse de Tornwald. L'organe vomeronasal de Jacobson. Pathologie méconnue, pathologie cubliée, Cah ORL Chir Cervicofac 16:571–573
Rabischong P, Guerrier J, Vignaud J, Traserra J, Tolosa F (1981) Anatomical bases for the surgical acces to the pterygopalatine fossa. 2:209
Rácz L, Maros T (1981) Anatomische Variationen des Nervus lingualis beim Menschen. Anat Anz 149:64–71
Rácz L, Maros T, Geres-Sturm L (1981) Die anatomischen Variationen des N. alveolaris inferior und ihre Bedeutung in der Praxis. Anat Anz 149:329–333
Radojević S, Negovanović B (1963) La gouttière et les anneaux osseux de l'atlas. Acta Anat (Basel) 55:183
Ray J, Bouche J (1980) Le rettrapage des echecs de la desensibilisation par la chirurgie vidienne dans les allergies nasosinusiennes. Ann Otolaryng 97:375–383
Ricbourg B, Mitz V, Lassen JP (1975) Artère temporale superificelle. Etude anatomique et deductions prattiques. Ann Chir Plast: 20:197–213
Roch JB, Bouchayer M, Cornut G (1981) Le sulcus glottidis, Rev Laryngol Otol Rhinol (Bord) 102:336–346
Romeo G, Falco A, Gaini RM, Vecchi E (1980) Il cordoma rinofaringeo (Profilo anatomo clinico di 5 osservazioni. Nuovo Arch Ital Otol 8/I:25–37
Rose KG, Ortmann R, Seegers D (1979) Vidian neurectomy: neuroanatomical considerations and a report on a new surgical approach. Arch Otorhinolaryngol 224:157–168
Rothmund M (1980) Hyperparathyreoidismus. Thieme, Stuttgart New York
Rowe LD, Lowry LD, Keane WM, Manoucher Fallenjad (1978) Aortic arch anomalies in adult disorders of deglutition. Ann Otol 87:498–508
Rudež V (1960) Topografski odnošaj etmoidnog labirinta prema maksilarnom sinsusu. Diss Med Fakultet Zagreb
Runne J (1957) Strumaresektion und Stimmbandlähmung. Zentralbl Chir 82/44:1841

Saad EF (1980) The underdeveloped palate in ear, nose and throat practice. Laryngoscope 90:1371–1377
Sadeghi EM, Bell WA (1980) Developmental cyst of floor of the mouth: soft tissue variety of median mandibular cyst. J Oral Surg 38:841–843
Saito H (1976) On the tracheoesophageal arteries of the human cervical and upper thoracic regions. Acta Anat Nippon 51:409 (cit Staindl)
Salassa JR, Pearson BW, Payne WS (1977) Gross and microscopical blood supply of the trachea. Ann Thorac Surg 24:100
Salvi G (1901) Anom Lar hum. Arch Psichiatr 22:369
Samii M (1975) Modern aspects of peripheral and cranial nerve surgery. In: Advances and technical standards in Neurosurgery, vol 2. Springer, Berlin Heidelberg New York, S 35–85
Samii M, Janetta PJ (1981) The cranial Nerves. Springer, Berlin Heidelberg New York
Saraniti G, Cusimano F, Ferrara P (1976) Aspects oto-rhino-laryngologiques de l'anomalie de Kimmerle. Rev Laryngol Otol Rhinol (Bord) 97:411–416
La Scala G, Feltrin G, Liessi G, Della Costa F (1978) Agnesi della carotide int. Acta Chir Ital 34:343–347
Schaefer SD, Byrg HS, Holmes RE (1980) Forehead and scalp reconstruction after wide-field resection of skin Carcinoma Arch Otolaryngol 106:680–684
Schewitsch I, Stalsberg H, Schroder KE, Mair IWS (1980) Cysts and sinuse of the lateral head and neck. J Otolaryngol 9:1–6
Schimmelbusch C (1931) (zit aus Joseph J) Nasenplastik und sonstige Gesichtsplastik. Kabitzsch, Leipzig, S 643
Schlemmer M, Navratil J, Stiskal A, Wimmer M (1979) Trachealkompression durch Knickung des Truncus brachiocephalicus. Paediatr Paedol 14:455–462
Schlungbaum (1921) Über die Bildung mehrerer Nebenräume der Nasenhöhle im Oberkiefer und ihre Deutung, mit Berücksichtigung der Beziehungen der Zähne zu ihnen. Vierteljahrhundertsschrift für Zahnheilkunde 43.
Schumacher S (1925) Histologie der Luftwege und der Mundhöhle: In: Denker A, Kahler O (Hrsg) Handbuch der Hals-Nasen-Ohrenheilkunde, Bd 1/I. Springer, Berlin Bergmann München, S 295
Schuman DM (1981) Nasolabial cysts: mechanism of development. ENT J 60:389–394
Sciascia R, Coppini L, Ronandelli R (1937) La vascolarisacione del nervo faciale con particolare riguardo all'arteria petrosa. Otorinolaryngol Ital 35:231–242
Schwemmle K (1980) Die allgemeinchirurgischen Operationen am Halse. Springer, Berlin Heidelberg New York
Scotti G, Grandi C de, Colombo A (1978) Ectasie of the intracranial arteries diagnosed by computed tomography. Neuroradiology 15:183–184
Sedgwick C, Cady B (1980) Surgery of the thyroid and parathyroid glands. II. edn. Saunders, Philadelphia
Seiffert A (1928) Unterbindung der A maxillaris (sh Denecke 1953)
Sellars I (1981) An anatomical study of the bursa subhyoidea. J Laryngol Otol 95:487–491
Šercer A (1951) Otolaringologija. Medicinska Knjiga (Beograd-Zagreb)
Šercer A (1960) Communication préliminaire sur la chirurgie du nerf statoacoustique. Comptes rendus 57 Congrès français d ORL, 1959. Arnette, Paris
Šercer A, Krmpotić J (1958) Über die Ursache der progressiven Altersschwerhörigkeit (Presbyacusis). Acta Otolaryngol Suppl 143:1–36
Šercer A, Mündnich K (1962) Plastische Operationen an der Nase und an der Ohrmuschel. Thieme, Stuttgart
Seriat-Gautier B, Collet S (1981) The anatomical basis for percutaneous puncture of the internal jugular vein in the newborn infant Anat Clin (Berl) 2:87–90
Shapiro R (1979) Enlargement of the hypoglossal canal in the presence of a persistent hypoglossal artery. Radiology 133:395–396
Shugar MA, Healy GB (1980) The fourth cleft anomaly. Head Neck Surg 3:72–75
Silver AJ, Mawad ME et al. (1984) Computed tomography of the carotid space and related cervical spaces, Part I, Anatomy. Radiology 150:723–728
Šimunić V (1974) Dobne promjene arterija unutrašnjeg uha. Magisterarbeit Universität Zagreb
Sistrunk WE (1920) The surgical treatment of cysts of the thyreoglossal Tract. Ann Surg 71:121–122
Sistrunk WE (1928) Technique of removal of cysts and sinuses of the thyroglossal Duct. Surg Cynecol Obstet 46:109–112
Skandalakis JE, Droulias C (1976) The recurrent laryngeal nerve. Am Surg 42:629–634
Skerlev M, Mačković M (1981) Die Variationen der Dimensionen des Saccus endolymphaticus. Medicinar
Smith D, Larsen JL (1979) On the symmetry and asymmetry of the bifurcation of the common carotid artery. A study of bilateral carotid angiograms in 100 adults. Neuroradiology 17:245–247
Springer T, Fischbone G, Shapiro R (1974) Persistent hypoglossal Artery Associated with Superior Cerebellar Artery Aneurysm. J Neurosurg 40:397–399
Staindl O (1984) Zur Pathogenese und Therapie cervikaler Trachealstenosen; Habilitationsschrift aus der Hals-Nasen-Ohrenabteilung der Landeskrankenanstalten Salzburg, Universität Wien
Stamm WK (1981) Anatomy of the pterygopalatine foramen and the fontanella in the lateral nasal wall. Rhinology 19:87–91
Stennert E (1979) Combined approach in extratemporal facial nerve reconstruction. Clin Plast Surg 6:481–486
Stewart GR, Mountain JC, Colcock BP (1972) Nonrecurrent laryngeal nerve. Br J Surg 59:379–381
Stock AL, Collins HP, Davidson TM (1980) Anatomy of the superficial temporal artery. Head Neck Surg 2:466–469
Storrs LA (1976) Vascular anomalies of the Middle Ear. Laryngoscope 86:247–250
Su WY, Marion MS, Hinojosa R (1982) Anatomical measurement of the cochlear aqueduct, round window membrane, round window niche and facial recess. Laryngoscope 92:483–486
Subotić R (1979) The high position of the jugular bulb. Acta otolaryngol (Stockh) 87:340–344
Sunarić R (1963) O osteomima paranazalnih sinusa. Diss Medicinski Fakultet (Zagreb)
Sutton D (1950) Anomalous Carotid-basilar Anastomosis. Br J Radiol 23:617–619
Štern-Padovan R (1977) Promjene unutrašnjeg slušnog hodnika u tijeku postnatalnog života. Magisterarbeit, Universitat Zagreb

Tabb HG, Becker FF (1971) Bilateral benign mixed tumor of the deep lobe of the parotid gland. Arch Otolaryngol 94:158–161
Tabb HG, Tannehill JF (1973) The tympanomastoid fissure: A reliable approach to the facial nerve in parotid surgery. South Med J 66/11:1273–1276
Tabb HG, Scalco AN, Fraser SF (1970) Exposure of the facial nerve in parotid surgery. Laryngoscope 80/4:559–567
Taguchi K (1898) Über das Foramen clinoideo-opthalmicum mit Berücksichtigung der A. ophthalmica beim Menschen. Jap Tokyo Igakkwai Zashi 12:117
Taillens JP (1960) Etudes anatomoclinique des chaines ganglionnaires lymphatiques du cou et de leurs ganglion sattelites bucco-linguopharyngés, vol 22. Practica ORL 1:44–58
Tan WS, Spigos DG (1979) Right vertebral artery originating from the right common carotid. Radiologe 19:155–156
Terracol J, Ardouin P, Truffet P (1965) Anatomie des fosses nasales et des cavités annexes Libr Maloine, Paris, S 1
Teufel J (1964) Einbau der A carotis in den canalis caroticus unter Berücksichtigung des Venenabflusses. Gegenbauers Morphol Jahrb 106:188–274
Thomas JR (1979) Thyroglossal-duct cyst, Ent J 58:510–514
Thomas JR (1980) Tympanic neurectomy and chorda tympani section, Aust NZJ Surg 50:352–355
Thomassin JM (1982) Le nerf laryngé supérieur. J Franç ORL 31:139–150
Thomsen J, Reiter S, Borum P (1981) Tomography of the internal acoustic meatus. A critical evaluation of the radiological appearance in normals and in patients with acoustic neuromas. J Laryngol Otol 95:1191–1204
Tiraboschi R, Grupi G, Locatelli G, Siew Yen Ho, Parenzan L (1980) Cervical aortic arch with aortic obstruction: report of two cases. Thorax 35:26–30
Tobin GR, Schusterman M, Peterson GH, Nichols G, Bland KI (1980) The intramuscular neurovascular anatomy of the latissimus dorsi muscle: the basis for splitting the flap. Plast Reconstr Surg 637–641
Toldt C, Hochstetter F (1979) Anatomischer Atlas, 27. Aufl. Urban u. Schwarzenberg, München Berlin Wien (J Krmpotić-Nemanić)
Tornwaldt GL (1885) Über die Bedeutung der Bursa pharyngea für die Erkennung und Behandlung gewisser Nasenrachenkrankheiten. Bergmann, Wiesbaden
Tschabitscher M, Perneczky A (1974) Über die Beziehungen von Kleinhirnarterien zum Meatus acusticus internus. Acta Anat (Basel) 88:231–234
Tucker AG (1981) A case of postauricular sinus. J Laryngol Otol 95:619–621
Tucker HM (1978) Human laryngeal reinnervation: Long-term experiences with nerve-muscle pedicle technique. Laryngoscope 88:598–604
Turvey TA, Fonseca RJ, Hill Ch (1980) The anatomy of the internal maxillary artery in the pterygopalatine fossa: its relationship to maxillary surgery. J Oral Surg 38:92–95

Underwood AS (1910) An inquiry into the anatomy and pathology of the maxillary sinus. J Anat Physiol 44

Vergnon L, Gotlieb O (1979) Ophtalmoplégie totale après section du nerf vidien. A propos de deux cas. Ann Otolaryngol (Paris) 96:407–410
Vidyasagen C (1979) Persistent embryonic veins in arteriovenous malformations of the posterior fossa. Acta Neurochir (Wien) 48:67–82
Vogel G, Bauer G (1978) Über eine Varietät des Circulus arteriosus. Gegenbaurs Morphol Jahrb 124: 360–363
Vogt K, Schrade F (1979) Anatomische Varianten des Ausführungsgangsystems der Stirnhöhle. Laryngol Rhinol Otol 58:783–794
Vuillard P, Bouchet A, Gouillat C, Armand D (1978) Le nerf laryngé inférieur non recurrent. A propos de 15 cas opératoires. Bull Assoc Anat 62:497–505

Wang CA (1976) The anatomic basis of parathyroid surgery. Ann Surg 183–271
Wang CA (1977) Parathyroid reexploration: A clinical and pathological study of 112 cases. Ann Surg 186–140–145
Warfel JH (1976) The head, neck and trunck: muscles and motor points, 4th edn. Lea Febiger, Philadelphia
Watanabe K, Watanabe J (1980) The ultrastructural characteristics of the capillary walls in human nasal mucosa. Rhinology 18:183–195
West JM, Bandy BC, Jafek BW (1974) Aberrant jugular bulb in the middle ear cavity. Arch Otolaryngol 100:370–372
Wigand ME, Haid T, Berg M, Rettinger G (1982) The enlarged transtemporal approach to the cerebellopontine angle: Technique and indications. Acta otorhinol. ital. 2:571–582
Wigand ME, Haid T, Berg M, Rettinger G (1983) Hirnnerven bei cochleovestibulären Störungen über einen erweiterten transtemporalen Zugang. Mikrochirurgische Neurologie des VIII. HNO 9:295–302
Wilbrand HF (1974) Multidirectional tomography of minor detail in the temporal bone. Acta Univ Upsaliensis, Abstracts of Uppsala Dissertationis 187, Uppsala
Wilson JSP, Galvas MSL, Brough MD (1980) The application of hearbearing flaps in head and neck surgery. Head and Neck Surgery, May-June, S 386–406
Winerman I, Nathan H, Arensburg B (1980) Posterior ligament of the incus: variations in its components. ENT J 59:227–231

Yasargil MG (1969) Microsurgery applied to Neurosurgery. Thieme, Stuttgart

Zanolli L, Viada J (1979) Hemorrhagia tarda post traqueostomia. Rev ORL (Santiago) 39:77–81
Zehm S (1966) Die Topographie des retromaxillären Raumes in chirurgischer Sicht. Habil Schrift Würzburg
Zehm S (1970) Der retromaxilläre Raum. Thieme, Stuttgart
Zelnik J, Gingrass RP (1979) Anatomy of the alar cartilage. Plast Reconstr Surg 64:650–653

Ziarah HA, Atkinson ME (1981 a) The surgical anatomy of the cervical distribution of the facial nerve. Br J Oral Surg 19:171–179

Ziarah HA, Atkinson ME (1981 b) The surgical anatomy of the mandibular distribution of the facial nerve. Br J Oral Surg 19:159–170

Zuckerkandl E (1882) Normale und pathologische Anatomie der Nasenhöhle und ihrer pneumatischen Anhänge, Bd I. Braunmüller, Wien Leipzig

Ždanov DA (1952) Šeinaja čast grudnogo protoka, obščaja anatomij i fiziologija limfatičeskoj sistemi. Lenjingr Otdel 273–281

Verzeichnis der Operationen und sonstiger chirurgischer Relevanzen

Der größte Teil der Operationen ist unter dem Stichwort Chirurgie oder unter dem Stichwort des jeweiligen Zielorgans zu finden. Die Nummern geben die Seitenzahlen an.

Sachverzeichnis

Kursive Seitenzahlen weisen auf die Abbildungen hin

H.J. Denecke, W. Ey

Die Operationen an der Nase und im Nasopharynx

mit Berücksichtigung der transsphenoidalen Operationen an der Hypophyse und der Eingriffe am vegetativen Nervensystem des Kopfes

Unter Mitarbeit von M. U. Denecke

1984. 153 überwiegend farbige Abbildungen. XIII, 320 Seiten. (Allgemeine und spezielle Operationslehre, Band V, Teil 1, 3., völlig neubearbeitete Auflage). Gebunden DM 360,-. **Subskriptionspreis:** Gebunden DM 288,- (Der Subskriptionspreis gilt bei Verpflichtung zur Abnahme des Gesamtwerkes). ISNB 3-540-12946-4

Inhaltsübersicht: Chirurgie der äußeren Nase. - Operationen an der inneren Nase. - Eingriffe bei Verletzungen der Nase. - Eingriffe bei Mißbildungen der Nase. - Transsphenoidale Eingriffe am N. petrosus major, am N. Vidianus und Ganglion pterygopalatinum.-Literatur. - Sachverzeichnis.

Die Operationen an der Nase und im Nasopharynx haben seit Erscheinen der letzten Auflage 1953 im Rahmen der Kirschnerschen Operationslehre erheblich zugenommen und eine wesentliche Verfeinerung erfahren. Mit der Neuauflage dieses Teilbandes werden dem Leser sowohl die altbewährten wie auch die modernen Operationsverfahren dieser Regionen dargelegt.

H.J. Denecke

Die oto-rhinolaryngologischen Operationen im Mund- und Halsbereich

Unter Mitarbeit von M. U. Denecke

1980. 473 überwiegend farbige Abbildungen in 833 Teilbildern. XVII, 805 Seiten. (Allgemeine und spezielle Operationslehre Band V, Teil 3, 3., völlig neubearbeitete Auflage). Gebunden DM 870,-. **Subskriptionspreis:** DM 696,- (Der Subskriptionspreis gilt bei Verpflichtung zur Abnahme des Gesamtwerkes). ISBN 3-540-09572-1

Aus den Besprechungen:

„Das Werk bedarf keiner Empfehlung, es gereicht seinen Schöpfern zur Ehre. Es ist unentbehrlich für Fachärzte aller Disziplinen, die sich mit der Chirurgie des Kopfes und des Halses befassen."

Prof. Becker in Larynologie-Rhinologie-Otologie

„...Kaum ein anderer als der Autor kann mit einem so profunden Wissen aufwarten ... Man kann dem gelungenen Werk nur die weite Verbreitung wünschen, die ihm gebührt."

Zentralblatt für Hals-, Nasen- und Ohrenheilkunde

Springer-Verlag
Berlin
Heidelberg
New York
Tokyo

J. Lang

Klinische Anatomie des Kopfes

Neurokranium - Orbita - Kraniozervikaler Übergang

1981. Mit 388 vierfarbigen Abbildungen, 177 Schemata.
XIV, 492 Seiten. Gebunden DM 1230,–. ISBN 3-540-10595-6

Inhaltsübersicht: Schädel, Übersicht. - Vv. diploicae, Gehirnhäute und Kopfschwarte. - Augenhöhle und Inhalt. - Vordere Schädelgrube, Zugang zur Orbita und zum Siebbein. - Augenhöhlenboden. - Hypophysenregion und vordere Schädelgrube, kraniale Zugangswege. - Hypophysenregion, transnasaler Zugang. - Hypophyse und Diencephalon, Zisternen und Gefäße. - Sinus cavernosus und Ganglion trigeminale. - Hirnkammern der vorderen und mittleren Schädelgrube. - Mittlere Schädelgrube, Boden und Inhalt. - Mittelhirn und Nachbarstrukturen. - Hintere Schädelgrube und Inhalt. - Kraniozervikaler Übergang. - Schädel, Grundlagen zur Computer-Tomographie. - Literaturverzeichnis. - Sachverzeichnis.

Dieser Atlas stellt anhand außergewöhnlich instruktiver Farbaufnahmen die Anatomie des Kopfes speziell im Bereich des Neurokranium, der Orbita und der Kraniozervikalen Übergangsregion dar. Er vermittelt anatomische Grundlagen für die ärztliche Tätigkeit der Neurochirurgen, Neuroradiologen, Neuropathologen, Ophthalmologen, Oto-Rhino-Laryngologen, Allgemeinchirurgen und Orthopäden, die sich mit der Kraniozervikalen Übergangsregion befassen.

Die Schwerpunkte der Darstellung beruhen auf Untersuchungen, die gezielt auf derzeit im Vordergrund stehende Fragen der Kliniker unternommen wurden. Die Zusammenarbeit mit Ärzten aller angesprochenen Fächer ermöglichte eine praxisbezogene Auswahl der Farbfotogramme. Graphische Darstellungen und Tabellen erläutern Mittelwerte, Grenzwerte und Variabilität der Strukturen.

Springer-Verlag
Berlin
Heidelberg
New York
Tokyo

GPSR Compliance

The European Union's (EU) General Product Safety Regulation (GPSR) is a set of rules that requires consumer products to be safe and our obligations to ensure this.

If you have any concerns about our products, you can contact us on ProductSafety@springernature.com

In case Publisher is established outside the EU, the EU authorized representative is:

Springer Nature Customer Service Center GmbH
Europaplatz 3
69115 Heidelberg, Germany

Batch number: 10692447

Printed by Printforce, the Netherlands